Standard Textbook

# 標準麻酔科学

第7版

**監修**
古家　仁　前・奈良県立医科大学附属病院院長

**編集**
稲田　英一　順天堂大学主任教授
森﨑　浩　慶應義塾大学教授
西脇　公俊　名古屋大学大学院教授

医学書院

**歴代監修者・編集者一覧** （五十音順）

| 茅　稽二 | 熊澤光生 | 後藤隆久 | 宮崎正夫 |
| 弓削孟文 | 吉武潤一 | 吉村　望 | |

**標準麻酔科学**

発　行　1987年10月15日　第1版第1刷
　　　　1992年 1月15日　第1版第3刷
　　　　1993年10月 1日　第2版第1刷
　　　　1996年 2月 1日　第2版第2刷
　　　　1998年 4月 1日　第3版第1刷
　　　　2001年 6月 1日　第3版第4刷
　　　　2002年 4月15日　第4版第1刷
　　　　2005年 1月 6日　第4版第3刷
　　　　2006年 6月 1日　第5版第1刷
　　　　2009年 2月 1日　第5版第3刷
　　　　2011年 4月15日　第6版第1刷
　　　　2016年 2月15日　第6版第4刷
　　　　2018年 3月 1日　第7版第1刷ⓒ
　　　　2021年12月15日　第7版第2刷

監修者　古家　仁（ふるや　ひとし）
編集者　稲田英一（いなだえいいち）・森﨑　浩（もりさきひろし）・西脇公俊（にしわききみとし）
発行者　株式会社　医学書院
　　　　代表取締役　金原　俊
　　　　〒113-8719　東京都文京区本郷1-28-23
　　　　電話　03-3817-5600（社内案内）
印刷・製本　三報社印刷

本書の複製権・翻訳権・上映権・譲渡権・貸与権・公衆送信権（送信可能化権を含む）は株式会社医学書院が保有します．

ISBN978-4-260-03030-4

本書を無断で複製する行為（複写，スキャン，デジタルデータ化など）は，「私的使用のための複製」など著作権法上の限られた例外を除き禁じられています．大学，病院，診療所，企業などにおいて，業務上使用する目的（診療，研究活動を含む）で上記の行為を行うことは，その使用範囲が内部的であっても，私的使用には該当せず，違法です．また私的使用に該当する場合であっても，代行業者等の第三者に依頼して上記の行為を行うことは違法となります．

JCOPY　〈出版者著作権管理機構　委託出版物〉
本書の無断複製は著作権法上での例外を除き禁じられています．複製される場合は，そのつど事前に，出版者著作権管理機構（電話 03-5244-5088，FAX 03-5244-5089，info@jcopy.or.jp）の許諾を得てください．

**執筆** (執筆順)

| | | |
|---|---|---|
| 古家　　仁 | 前・奈良県立医科大学附属病院院長 | |
| 菊地　博達 | 元・我孫子東邦病院理事長 | |
| 風間　富栄 | 埼玉医科大学客員教授 | |
| 小板橋俊哉 | 東京歯科大学市川総合病院教授 | |
| 福田　和彦 | 京都大学大学院教授 | |
| 川真田樹人 | 信州大学教授 | |
| 鈴木　孝浩 | 日本大学主任教授 | |
| 稲田　英一 | 順天堂大学主任教授 | |
| 内野　博之 | 東京医科大学主任教授 | |
| 南　　敏明 | 大阪医科大学教授 | |
| 齊藤　洋司 | 島根大学教授 | |
| 藤原　祥裕 | 愛知医科大学教授 | |
| 岡本　浩嗣 | 北里大学主任教授 | |
| 重見　研司 | 福井大学教授 | |
| 落合　亮一 | 東邦大学教授 | |
| 森松　博史 | 岡山大学大学院教授 | |
| 西脇　公俊 | 名古屋大学大学院教授 | |
| 尾崎　　眞 | 前・東京女子医科大学教授 | |
| 山蔭　道明 | 札幌医科大学教授 | |
| 廣瀬　宗孝 | 兵庫医科大学主任教授 | |
| 村川　雅洋 | 前・福島県立医科大学教授 | |
| 外　　須美夫 | 国際医療福祉大学大学院教授 | |
| 野村　　実 | 東京女子医科大学教授 | |
| 松本美志也 | 山口大学大学院教授 | |
| 山崎　光章 | 富山大学教授 | |
| 上園　晶一 | 東京慈恵会医科大学教授 | |
| 稲垣　喜三 | 前・鳥取大学教授 | |
| 松川　　隆 | 山梨大学大学院教授 | |
| 森本　裕二 | 北海道大学大学院教授 | |
| 土田　英昭 | 前・金沢医科大学教授 | |
| 西川　俊昭 | 秋田大学大学院教授 | |
| 廣田　和美 | 弘前大学大学院教授 | |
| 槇田　浩史 | 東京医科歯科大学名誉教授／杏雲堂病院部長 | |
| 齋藤　　繁 | 群馬大学大学院教授 | |
| 川口　昌彦 | 奈良県立医科大学教授 | |
| 河本　昌志 | 広島大学大学院教授 | |
| 上村　裕一 | 鹿児島大学大学院教授 | |
| 大西　佳彦 | 国立循環器病研究センター中央診療部門長（手術部長併任） | |
| 横山　正尚 | 高知大学教授 | |
| 橋口さおり | 聖マリアンナ医科大学教授 | |
| 森﨑　　浩 | 慶應義塾大学教授 | |
| 川前　金幸 | 山形大学主任教授 | |

# 第7版 序

　標準麻酔科学は1987年に初版が出版されてから30年という長きにわたりわが国における麻酔科学の代表的な教科書として位置づけられ，多くの学生，麻酔科医に愛用されてきた寿命の長い教科書である．その間，多くの大学の教授やその道の権威といわれる先生方がその専門分野を中心に，「重要な点は漏らさず，かといって冗長にならないように簡潔に表現をする」という本書の大きな特徴に留意して執筆されてきた．私のかかわりも分担執筆から始まり，第4版からは編集にも携わらせていただいた．

　第7版は，稲田英一先生(順天堂大学)，西脇公俊先生(名古屋大学)，森﨑　浩先生(慶應義塾大学)が編集の任にあたられ，私は監修をさせていただいた．今版では前版からの改正点や学生からのコメントを反映し，また「学習のポイント」としてGIO，SBOを示し，教科書として役立つように工夫した．その結果要点が網羅され，また学生にもわかりやすい内容になっていると思われる．

　内容は麻酔科学にかかわる重要な項目すべてを網羅している．その背景を少し説明すると，まず麻酔は科学であり，かつ経験に基づく全身管理学である．本を読むだけでは麻酔の実践は困難である反面，技術だけ身につけていてもその理論的背景を理解していないと適切な薬剤投与や麻酔中のいろいろな場面に対応できない．そのため，知識として生理学，薬理学，その他の基礎医学を理解したうえで麻酔の実践をすることによって質の高い麻酔管理が可能となる．

　たとえば手術中の血圧の変化ひとつとってみても数多くの原因が考えられる．まず変化を察知するためには「モニタリングの知識」が，原因を追究し究明するために「病態生理の知識」が，薬剤で対処する場合は「薬理学の知識」が必要となる．こういった知識を組み合わせることで適切な管理が可能となる．この究明・対処の過程は麻酔科医として非常に興味を感じる場面である．また，麻酔中に原因が究明できない現象に遭遇することがときどきあり，その原因を追究しようとすることが研究にもつながる．

　さらに手術中の麻酔は全身管理が基本であり，呼吸，循環，代謝などの管理をしながらもっとも重要な疼痛管理を行う．患者の全身管理を行うために，患者がもっているあらゆる病態，たとえば心不全や腎不全，糖尿病などの病態を理解し管理方法を理解したうえで麻酔を行う必要がある．すなわち麻酔を学ぶことで幅広くいろいろな知識を身につけることができる．よって，麻酔領域だけでなく集中治療，救急医療，ペインクリニック，緩和医療など多くの分野で麻酔科医が活躍することができる．

　以上のような麻酔にかかわる重要な項目を本書で学ぶことで，麻酔科医を目指す学生や医師だけでなく，麻酔以外の領域を目指す学生，医師にとっても有用な書であると信じている．

最後に，今回の改訂にあたり執筆をしていただいた多くの先生方，編集を担当された稲田先生，西脇先生，森﨑先生，そして本書の出版に力を注がれた医学書院編集部の皆さまに心から感謝を申し上げたい．

　　2018年1月　奈良にて

古家　仁

# 初版 序

　本書は医学部学生および研修医のために書かれた教科書である．また麻酔科学を専攻し，麻酔指導医認定試験を受験する人の基礎的勉強と，まとめの際に活用していただくためにも編集されている．

　執筆者は既に御自分の教科書を書いておられる方以外の，全国ほとんどの医科大学で学生教育と麻酔科運営に携わっておられる，第一線の臨床経験豊かな麻酔科学教室の教授である．もちろん，それぞれ御専門の分野は考慮したが，理解しやすさと普遍的であることを念頭に，必須事項と最新の知見の両方を織り込んで著述していただいた．

　麻酔科学は現在きわめて広大な医学・医療の分野に展開していて，中心となる麻酔学のみならず，集中治療医学，蘇生学，救急医学，疼痛治療医学そしてプライマリ・ケアにまで，その領域は及んでいる．したがって学問体系としても，呼吸・循環・内分泌の解剖学，生理学や薬理学，そして病態生理・病理学，さらに物理化学やME，コンピュータなどの諸学問領域を踏まえて立っている学問である．

　臨床的にも麻酔器や人工呼吸器，種々のモニター機器を駆使し，輸液・輸血を行なって患者管理に徹し，周産期麻酔，極小未熟児麻酔から超高齢者まで，救急部，手術部，ICU，CCUを仕事の場として活躍しているのが麻酔科医である．麻酔薬や救急蘇生薬剤の作用機序からみて当然，心，肺，肝，腎，中枢末梢神経，血液などの諸臓器病態生理学者でもあらねばならない職務である．

　本書には，以上述べた現代麻酔科学の領域をカバーするために，まず生体機能に関する基礎的考察を呼吸・循環・体液の主要機構について行ない，次に麻酔と術前・術後の管理の基本的方法，第3になぜ麻酔がかかるか，そして麻酔にはどんな方法があるかについて著述した．これらは，学生にとっては医師国家試験の基礎的理解事項として必要な各編である．

　第4編は各科の麻酔の特徴について，学生にも理解が要求され，また麻酔科入局当初の研修医や各科からローテートしてくる研修医が，まずいろいろな麻酔を実施する際に必要な手引きとなる部分であり，そのために必要な実際的手順にも触れている．

　最後の部分では，麻酔以外の活躍の場で行なう作業の要点を述べた．学生諸君は麻酔科以外の科に進まれるときも，この編の救急・蘇生・中毒治療法を，医師としての最低必要能力として知悉して実行する能力を常に保持すべきである．同時に自分の診る患者の疼痛やショック状態をみて，早く麻酔科に送る診断能力を養成して欲しい．

　最後にブルー頁(65～88頁)は，とくに患者管理に必要な麻酔や生体機能検査項目のまとめとして，実際に手術室，ICU，CCUそして病棟で使うデータを整理し

た．医師国家試験，麻酔指導医認定試験および，各科専門医試験の際の最後のまとめのメモとして御活用願えれば幸いである．

　終わりに，麻酔科というきわめて多忙な業務の中で，本書のために貴重な時間をさいていただいた執筆の教授の方々，ともに編集作業の労をとっていただいた吉武潤一，茅稽二両教授，および本書の出版に盡力された医学書院の編集部，制作部の皆様に心から御礼申し上げたい．

　1987年　盛夏

宮崎正夫

# 目次

## 第I編 麻酔科学序説　1

■本編の構成マップ———2

### 第1章 麻酔科学とは
古家 仁　4
- Ⓐ 麻酔の本質———4
- Ⓑ 麻酔の作用機序———6
- Ⓒ 麻酔科医の役割———7
- Ⓓ 科学としての麻酔—特に研究を中心として———8

### 第2章 麻酔科学の歴史
菊地博達　10
- Ⓐ 歴史———10
- Ⓑ 第1段階(有史以前〜近代麻酔誕生まで)———10
- Ⓒ 第2段階(近代麻酔の誕生〜今日まで)———14

## 第II編 各種麻酔法と用いられる薬物　17

■本編の構成マップ———18

### 第3章 吸入麻酔薬と麻酔法
風間富栄　20
- Ⓐ 吸入麻酔薬の構造による分類———20
- Ⓑ 吸入麻酔薬の近代化———21
- Ⓒ 吸入麻酔薬開発に影響を与えた麻酔薬———22
- Ⓓ 求められる吸入麻酔薬の条件———23
- Ⓔ 吸入麻酔薬の開発の方向性に逆行した麻酔薬(セボフルラン)———24
- Ⓕ デスフルラン———25
- Ⓖ 麻酔導入,覚醒,維持———25

### 第4章 静脈麻酔薬と麻酔法
小板橋俊哉　30
- Ⓐ 薬物動態学と薬力学———30
- Ⓑ 薬物動態学———32
- Ⓒ 薬力学———35
- Ⓓ 薬効に影響を与える因子———37
- Ⓔ バランス麻酔———38

### 第5章 オピオイド
福田和彦　40
- Ⓐ オピオイド受容体———40
- Ⓑ 薬理作用———40
- Ⓒ 薬物動態———42
- Ⓓ 麻酔領域における臨床応用———43
- Ⓔ 麻薬拮抗薬———43

### 第6章 局所麻酔薬
川真田樹人　45
- Ⓐ 局所麻酔薬とは———45
- Ⓑ 構造と分類———45
- Ⓒ 作用機序と物理化学的性質———46
- Ⓓ 薬理作用———49
- Ⓔ 副作用———50
- Ⓕ 代謝と薬物動態———51

## 第7章 筋弛緩薬

鈴木孝浩 52

- Ⓐ 神経筋接合部の構造と刺激伝達 — 52
- Ⓑ 筋弛緩薬の分類と作用機序 — 53
- Ⓒ 筋弛緩薬の特殊な投与法 — 55
- Ⓓ 筋弛緩拮抗薬 — 56
- Ⓔ 筋弛緩モニタリング — 57
- Ⓕ 非脱分極性筋弛緩薬に影響する代表的薬物 — 58
- Ⓖ 特殊状態での筋弛緩薬の作用変化 — 58

# 第Ⅲ編　麻酔管理総論　61

■ 本編の構成マップ — 62

## 第8章 術前評価と麻酔計画

稲田英一 64

- Ⓐ 術前評価の目的 — 64
- Ⓑ 術前評価の流れ — 64
- Ⓒ 病歴の聴取 — 65
- Ⓓ 身体所見 — 68
- Ⓔ 検査所見の解釈について — 68
- Ⓕ 術前評価をまとめる — 68
- Ⓖ 麻酔計画の立て方 — 68
- Ⓗ 麻酔前投薬 — 71
- Ⓘ モニタリングの選択 — 72
- Ⓙ 輸液・輸血管理計画 — 72
- Ⓚ 麻酔導入法 — 73
- Ⓛ 麻酔維持法 — 74
- Ⓜ 麻酔からの覚醒 — 74
- Ⓝ インフォームドコンセント — 74

## 第9章 全身麻酔と気道管理

内野博之 75

- Ⓐ 気道管理とは — 75
- Ⓑ 気道の評価と管理計画 — 76
- Ⓒ 人工呼吸管理の適応と方法 — 79
- Ⓓ 気管挿管について — 80
- Ⓔ 麻酔導入と気道管理 — 85
- Ⓕ 覚醒・抜管について — 87
- Ⓖ 気道確保困難症例への対応（DAM） — 88

## 第10章 局所麻酔法

94

### 脊髄くも膜下麻酔

南　敏明 94

- Ⓐ 施行に必要な解剖 — 94
- Ⓑ 分類 — 96
- Ⓒ 適応と禁忌 — 98
- Ⓓ 脊髄くも膜下麻酔の実際 — 98
- Ⓔ 局所麻酔薬と神経線維の関係 — 99
- Ⓕ 皮膚分節，皮膚知覚帯（デルマトーム） — 99
- Ⓖ 各科手術における必要な麻酔高 — 100
- Ⓗ 各種局所麻酔薬 — 100
- Ⓘ 副作用と合併症 — 101
- Ⓙ 脊髄くも膜下麻酔と硬膜外麻酔の比較 — 101
- Ⓚ 脊髄くも膜下麻酔と硬膜外麻酔の併用 — 102

### 硬膜外麻酔

齊藤洋司 102

- Ⓐ 硬膜外腔の解剖 — 103
- Ⓑ 硬膜外麻酔の作用 — 103
- Ⓒ 生理学的変化 — 104
- Ⓓ 硬膜外麻酔の実際 — 105
- Ⓔ 副作用と合併症 — 109
- Ⓕ 利点と欠点 — 110
- Ⓖ 適応と禁忌 — 110
- Ⓗ 硬膜外術後鎮痛法 — 111

### その他の局所麻酔

藤原祥裕 111

- Ⓐ 局所麻酔法の分類 — 111
- Ⓑ 末梢神経ブロック — 111
- Ⓒ 静脈内区域麻酔 — 116

## 第11章 モニタリング
岡本浩嗣　117

- Ⓐ 麻酔担当医師の存在
（医師によるモニタリング）————117
- Ⓑ 酸素化のモニタリング————118
- Ⓒ 換気のモニタリング————119
- Ⓓ 循環のモニタリング————121
- Ⓔ 体温のモニタリング————128
- Ⓕ 筋弛緩のモニタリング————129
- Ⓖ 脳波のモニタリング————129

## 第12章 循環管理
重見研司　131

- Ⓐ 酸素運搬と酸素需給関係を規定する4要素————132
- Ⓑ 血圧を規定する4要素————133
- Ⓒ 麻酔中の循環変動の要因と対処————138
- Ⓓ 重要臓器の血流調節————142
- Ⓔ 心血管作動薬————144
- Ⓕ 循環に影響する術前常用薬の特徴————146

## 第13章 呼吸管理
落合亮一　148

- Ⓐ 全身麻酔中の陽圧換気について————148
- Ⓑ 麻酔管理における人工呼吸の適応————150
- Ⓒ 麻酔関連薬剤の呼吸器系への影響
—麻酔関連薬剤と呼吸抑制————154
- Ⓓ 気道確保困難の予測因子————156
- Ⓔ 術後呼吸器系合併症のリスク因子————156

## 第14章 輸液・輸血，酸塩基平衡，代謝の管理
森松博史　159

- Ⓐ 輸液製剤の種類（晶質液，膠質液）————159
- Ⓑ 周術期輸液療法の指標————160
- Ⓒ 改訂Starlingの法則と血管内皮グリコカリックス————162
- Ⓓ 輸血の合併症————163
- Ⓔ 術中大量出血に伴う対応と問題点————164
- Ⓕ 酸塩基平衡の原理と緩衝系————165
- Ⓖ アルカローシス，アシドーシスによる影響————168
- Ⓗ 術中術後の酸素消費量の変化————170
- Ⓘ 外科的糖尿病の原因と対応————171

## 第15章 止血凝固・線溶系の管理（PTEを含む）
西脇公俊　173

- Ⓐ 周術期の止血凝固・線溶系管理の重要性————173
- Ⓑ 止血凝固・線溶系の生理————173
- Ⓒ 止血凝固機能の評価法————177
- Ⓓ 止血凝固・線溶系の管理に用いる薬剤————178
- Ⓔ 周術期における血液凝固能の変化————180
- Ⓕ 出血傾向を呈する疾患————182
- Ⓖ 血栓傾向を呈する疾患————183
- Ⓗ 出血傾向と同時に血栓傾向を呈する疾患————188

## 第16章 周術期体温管理
尾崎　眞　191

- Ⓐ 体温はバイタルサイン————191
- Ⓑ 周術期は偶発的低体温症になる傾向————191
- Ⓒ 低体温療法————192
- Ⓓ 身体中心部と末梢の温度（体温測定部位）————192
- Ⓔ 全身麻酔中の体温調節機構————195
- Ⓕ 周術期低体温への対策————197
- Ⓖ 周術期の高体温————199

## 第17章 術後鎮痛
山蔭道明　201

- Ⓐ 術後鎮痛の重要性————201
- Ⓑ 術後痛の種類と機序————201
- Ⓒ 術後痛が生体に与える影響————202
- Ⓓ 術後鎮痛計画————203
- Ⓔ 術後鎮痛に用いられる薬剤，鎮痛法，投与法————203
- Ⓕ 手術部位および術式を考慮した術後鎮痛————206
- Ⓖ 痛みの評価法————209
- Ⓗ 術後早期の合併症————210
- Ⓘ 術後鎮痛とチーム医療————212

## 第18章 感染予防
廣瀬宗孝　213

- Ⓐ 麻酔管理における感染予防の重要性————213
- Ⓑ 麻酔管理における感染予防対策————214
- Ⓒ 滅菌，消毒，洗浄————216
- Ⓓ 感染をもつ患者の麻酔管理————217

# 第Ⅳ編　麻酔管理各論　219

■本編の構成マップ————220

## 第19章　一般的手術における麻酔管理
222

### 腹部外科手術の麻酔　村川雅洋　222
- A 食道————223
- B 胃————223
- C 肝臓————224
- D 胆囊————224
- E 膵臓————225
- F 小腸，大腸————225
- G 脾臓————226

### 胸部外科手術の麻酔　外 須美夫　226
- A 術前評価————226
- B 麻酔管理————227
- C 術中管理————228
- D 術後管理————229

### 心臓血管外科手術の麻酔　野村 実　229
- A 心臓血管外科の麻酔の実際————229
- B 人工心肺と補助手段————230
- C 術後管理————232
- D 人工心肺の合併症————232
- E さまざまな心臓手術————233

### 脳神経外科手術の麻酔　松本美志也　233
- A 脳循環・代謝の生理————233
- B 麻酔薬・麻酔補助薬が脳循環・代謝に及ぼす影響————235
- C 術前管理とモニタリング————235
- D 麻酔管理————236

### 産科麻酔　山崎光章　238
- A 産科麻酔の特徴————238
- B 妊娠に伴う生理学的な変化————238
- C 麻酔薬の胎盤通過性と胎児への移行————239
- D 帝王切開術の麻酔————239
- E 胎児機能不全————240
- F 特別な配慮が必要な病態————240
- G 無痛分娩————241

### 小児麻酔　上園晶一　241
- A 小児麻酔とは————241
- B 小児における酸素の需要と供給バランス————242
- C 精神面での発達————243
- D 小児における薬理学————243
- E 小児麻酔の実際————244
- F 術後管理————246

### 高齢者の麻酔　稲垣喜三　246
- A 加齢による生理学的変化————246
- B 加齢による臓器機能変化————247
- C 加齢に伴う麻酔薬の臨床薬理学的変化————250
- D 周術期における高齢者の問題点————251

### その他の外科手術の麻酔　松川 隆　252
- A 気管内異物の麻酔————252
- B 整形外科の麻酔————253
- C 耳鼻咽喉科手術の麻酔————254
- D 泌尿器科手術の麻酔————254

### 緊急手術の麻酔　森本裕二　256
- A 緊急手術の特徴————256
- B 麻酔前評価（表）と準備————256
- C 実際の麻酔管理————257
- D 誤嚥性肺炎————258
- E 術後管理————258

## 第20章　合併症を有する患者の麻酔
259

### 循環器疾患を有する患者の麻酔　土田英昭　259
- A 循環器疾患の病態————259
- B 術前リスク評価————259
- C 個々の循環器疾患の周術期管理————260

### 呼吸器疾患を有する患者の麻酔　西川俊昭　263
- A 呼吸器疾患患者の問題点————263
- B 閉塞性肺疾患患者の麻酔————263
- C 拘束性肺疾患患者の麻酔————266

Ⓓ 呼吸器感染症患者の麻酔 ― 266

## 内分泌・代謝疾患を有する患者の麻酔
廣田和美 267

Ⓐ 糖尿病 ― 267
Ⓑ 褐色細胞腫 ― 268
Ⓒ Cushing 症候群 ― 270
Ⓓ 甲状腺機能亢進・低下 ― 271

## 腎疾患を有する患者の麻酔　槙田浩史 272

Ⓐ 腎障害患者の病態生理とリスク ― 272
Ⓑ 周術期管理目標 ― 273
Ⓒ 術前評価 ― 273
Ⓓ 麻酔管理 ― 273
Ⓔ 術後管理の注意点 ― 275

## 肝疾患を有する患者の麻酔　齋藤　繁 275

Ⓐ 周術期管理に関係する肝臓の生理学的特徴 ― 275
Ⓑ 末期肝障害の病態 ― 275
Ⓒ 肝機能への麻酔・手術の影響 ― 276
Ⓓ 肝疾患患者の周術期管理 ― 276

## 神経・筋疾患を有する患者の麻酔　川口昌彦 277

Ⓐ 神経変性疾患 ― 277
Ⓑ 脱髄性疾患 ― 279

Ⓒ 運動ニューロンの障害 ― 279
Ⓓ 神経筋接合部の障害 ― 280
Ⓔ 末梢神経障害 ― 281
Ⓕ 筋細胞障害 ― 281
Ⓖ その他の筋疾患 ― 282

## 精神神経疾患を有する患者の麻酔
河本昌志 283

Ⓐ 向精神薬服用患者の周術期の注意点 ― 283
Ⓑ 統合失調症 ― 283
Ⓒ うつ病 ― 284
Ⓓ 電気痙攣療法(ECT)の麻酔管理 ― 284

## 肥満患者の麻酔　上村裕一 285

Ⓐ 病態生理とリスク ― 285
Ⓑ 周術期管理目標 ― 285
Ⓒ 術前評価と術前管理 ― 286
Ⓓ 麻酔管理 ― 286
Ⓔ 術後管理 ― 287

## 脳死判定の仕方，臓器移植に関する諸問題
大西佳彦 288

Ⓐ 脳死臓器移植の歴史 ― 288
Ⓑ 脳死判定から臓器摘出への流れ ― 288
Ⓒ 臓器移植手術 ― 289
Ⓓ 臓器移植の今後の問題点 ― 291

# 第Ⅴ編　麻酔関連領域　293

■ 本編の構成マップ ― 294

## 第21章 ペインクリニック　横山正尚 296

Ⓐ 疼痛の定義と分類 ― 296
Ⓑ 疼痛の基礎科学 ― 297
Ⓒ ペインクリニックにおける診断 ― 300
Ⓓ 疼痛治療 ― 302
Ⓔ ペインクリニックにおける難治性疼痛 ― 304

## 第22章 緩和医療　橋口さおり 305

Ⓐ 定義 ― 305
Ⓑ 緩和医療における包括的評価 ― 306

Ⓒ 症状マネジメント ― 306
Ⓓ チーム医療 ― 309

## 第23章 集中治療　森﨑　浩 311

Ⓐ 対象疾患とその役割 ― 311
Ⓑ 患者評価 ― 313
Ⓒ 基本的な呼吸管理 ― 314
Ⓓ 基本的な循環管理 ― 315
Ⓔ 急性腎障害の診断と基本的な腎機能管理 ― 317
Ⓕ 基本的な感染管理 ― 319
Ⓖ 基本的な栄養管理 ― 319
Ⓗ チーム医療 ― 320

- Ⓘ 疼痛・不穏・せん妄管理 ―――――― 321
- Ⓙ 敗血症の概念 ―――――――――― 322

## 第24章 救急医療
川前金幸　324

- Ⓐ 救急医療の役割 ―――――――――― 324
- Ⓑ 救急医療システム ――――――――― 324
- Ⓒ トリアージ ――――――――――― 325
- Ⓓ 緊急病態―ショック ―――――――― 325
- Ⓔ 救急蘇生法 ――――――――――― 326

- ■和文索引 ―――――――――――― 337
- ■欧文索引 ―――――――――――― 344

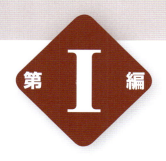

# 第I編

# 麻酔科学序説

# 「第Ⅰ編 麻酔科学序説」の構成マップ

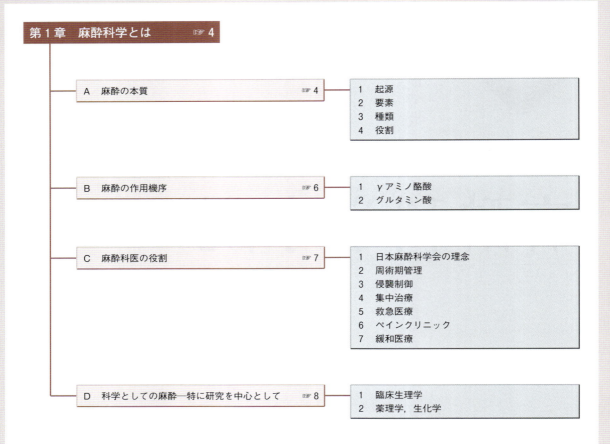

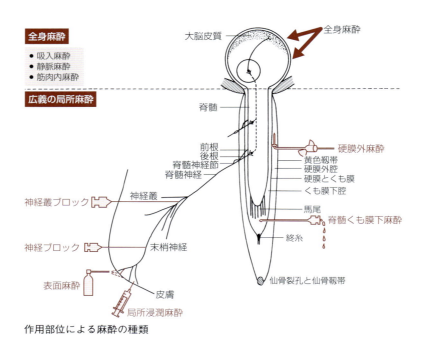

作用部位による麻酔の種類

## 第2章　麻酔科学の歴史　☞ 10

- A　歴史　☞ 10
- B　第1段階（有史以前〜近代麻酔誕生まで）　☞ 10
  1. 古代
  2. 薬草・薬石による鎮痛法
  3. 18〜19世紀ヨーロッパ
  4. わが国における麻酔の歴史
- C　第2段階（近代麻酔の誕生〜今日まで）　☞ 14
  1. 吸入麻酔法
  2. 静脈麻酔法
  3. 局所麻酔法
  4. おわりに

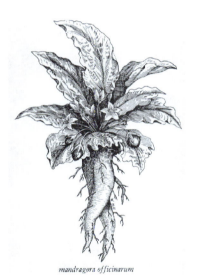

mandragora officinarum

マンドレイク

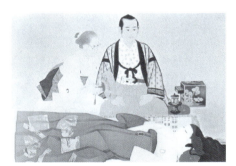

華岡青洲

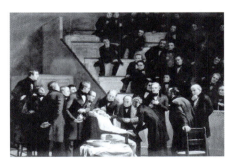

Mortonによる初めてのエーテルの公開麻酔を再現した絵

# 第1章 麻酔科学とは

**麻酔の概念と作用機序，麻酔科医の役割について理解する**

学習の **Point**
① 麻酔について概念を理解する
② 麻酔の作用機序について要素を知る
③ 麻酔科医の役割について理解する

## A 麻酔の本質

### 1 起源

　麻酔は，痛みの制御を試みたことがその出発点である．古来より痛みは人類のもっとも大きな苦しみであり，古代や原始の世界では痛みをとることができる人は回りから畏敬の目でみられた．それは時にはシャーマンや巫女としての役割であったが，時には魔女として恐れられ，また時には医師として尊敬され頼りにされるなど，一般の人とは区別される存在として特別視されてきた．その方法は，呪術や物理的なもの（温める，冷やす，など），薬草を使うもの（アヘンやマンダラゲなど）などさまざまであったが，理論的に確立された方法とはいえなかった．

　しかし，古来より骨折の整復などの手術は存在し，手術による痛みをとることは，医師としての役割であり，名医とは痛みをとることができた医師であったといえる．そして多くの痛みをとる治療手段の中で，手術による痛みをとることが医療・医学としての麻酔の出発点であろう．この麻酔という表現は，わが国に anesthesia（an＝ない＋esthesia＝知覚）という表現が渡来したとき〔嘉永3（1850）年〕に，杉田成卿が命名した名称で，「麻」はしびれる，「酔」は薬によって意識が喪失した状態を示している．

　Anesthesia という米国での呼び方自体も1846年に Morton がエーテルによる全身麻酔に成功したときに初めて生まれた呼称であり，それ以前にはこのような手術によって生じる痛みをとる系統立った医療は存在しなかったといえる．

### 2 要素

　わが国では，1804年に華岡青洲が通仙散を使って全身麻酔に成功した．通仙散の処方には鎮痛・鎮静の作用を有する生薬が含まれており，この考え方は現在の麻酔に通じる．しかし，わが国では西洋医学のように理論として残されず，またわが国の明治以降の医学の発展が西洋医学に基本を置いた結果，華岡青洲の全身麻酔理論は世界に広まらなかった．

　一方米国での Morton の全身麻酔の結果はすぐに欧米に広がり，エーテルからクロロホルムと進んでいく．1846年に Morton が全身麻酔に成功したころから，麻酔の本質が痛みの除去からより広い範囲に及ぶようになってくる．しかし，この段階では，痛みをとるために眠らせること（理論的には痛みをとるのではなく記憶として残さないことになる），いわゆる鎮静や痛みの記憶が残らない，手術中意識がない，などの状態が麻酔であった．

　その後麻酔が広まって各国で行われるにつれ

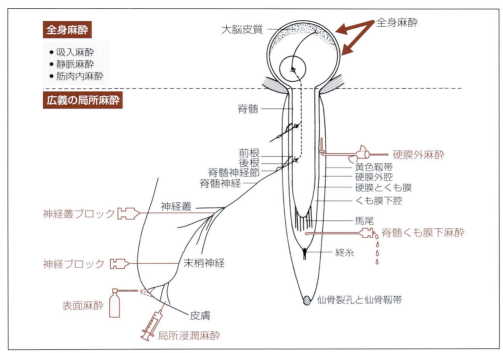

**図 1-1 作用部位による麻酔の種類**
〔宮崎正夫（編）：標準麻酔科学（第 2 版），p9, 医学書院，1993 より一部改変〕

て，麻酔による事故も増加した．その主な原因は麻酔薬による呼吸・循環の抑制，さらに低酸素血症の発生による危機的状況と考えられ，その結果，呼吸管理の技術，蘇生の基本的技術が発展してきたといえる．また，手術に必要な要件として**筋弛緩（不動化）**が，医療技術の発展に伴って循環管理が加わってくる．これらの点を考えると，麻酔科医が，蘇生，呼吸管理，循環管理の専門家となるのは必然のことである．

以上のように**麻酔の要素**として，いろいろな因子が加わり，現在では麻酔に必要な要素として，鎮痛・鎮静，筋弛緩に加えて，種々の刺激に伴う有害反射の抑制が加わっている．

### 3 種類

麻酔は，大別して意識がない全身麻酔と，意識がある局所麻酔に分類される（**図 1-1**）．全身麻酔は，鎮静・鎮痛が主たる要素であり，筋弛緩薬が使われることが多く，その場合，人工呼吸により管理される．

一方，局所麻酔は，意識はあるが鎮痛された状態であるといえる．その中には，脊髄くも膜下麻酔（脊麻），硬膜外麻酔，局所浸潤麻酔，伝達麻酔などがある．

### 4 役割

麻酔の要素は，鎮痛・鎮静，筋弛緩，有害反射の抑制などであるが，これ以外に手術が生体に与える悪影響（侵害刺激）を制御することが麻酔の大きな役割である．生体に侵害刺激が加わると，侵害受容器が刺激され，神経細胞の興奮，脱分極が起こる．脱分極は伝導路である軸索を伝わり，脊髄後角に伝わる．そのとき，意識があれば意識的に逃れようとし，意識がなくても鎮痛が十分でなかったり，筋弛緩が得られていなかったりすれば逃避反射（**脊髄反射**）が生じ，体が動く．

筋弛緩薬が投与されていれば体は動かないが，鎮痛が十分でないと他の影響（例：血圧の上昇や

頻脈)が出る．これは脊髄まで伝わった痛みがシナプスを介して上行し，その刺激が**脊髄，脊髄上行路，視床，大脳皮質**と伝わり，最終的に大脳皮質で認識されるためである．この伝達の過程で，交感神経中枢に刺激が伝わったり，**視床下部-下垂体-副腎系**が賦活されたりすることによって，カテコラミンやミネラルコルチコイドの放出などが起こり，血圧の上昇，脈拍の増加が起こる．このような反応が起こったときにその状況を正常に復するための治療を行うこと，さらにこのような循環系の反応を起こさないようにすることも麻酔の役割である．

　このような反応は，痛み刺激が大脳皮質に伝わるまでの間で遮断することにより防ぐことができる．**局所麻酔薬**を，**局所浸潤麻酔，末梢神経ブロックや脊髄くも膜下麻酔，硬膜外麻酔**などの区域麻酔に使用することで，神経の興奮伝導を遮断することができる．また，**麻薬やケタミン**により主に**シナプス**における**神経伝達物質**の放出・受容をブロックすることや，**吸入麻酔薬，静脈麻酔薬**により大脳レベル，脳幹網様体レベル，脊髄レベルでの神経細胞の興奮を抑制することなどによって達成できる．手術刺激が加わる局所で物理的な細胞損傷，血管損傷，出血などにより動員される種々のメディエータ(**ブラジキニン，ヒスタミン，サブスタンスP，サイトカイン，プロスタグランジン**など)を，消炎鎮痛薬やステロイドなどを使って制御することも麻酔の役割である．

## B 麻酔の作用機序

　麻酔の作用機序としていろいろ説明されているが，まだその作用機序が解明されたとはいえない．しかし，脳波活動をみると活動を抑制する所見が多くの麻酔薬でみられ，こういった麻酔薬では細胞の活動自体を抑制しているといえる．しかし中には興奮性の所見がみられる麻酔薬もある．すなわち一般的な吸入麻酔薬，鎮静作用のあるガス，静脈麻酔薬など多くの麻酔作用を有する薬剤が，単一の特異的な部位に作用して麻酔作用を発揮するとは考えにくい．現在，ベンゾジアゼピンやプロポフォールなどの静脈麻酔薬は，後述する**GABA受容体**との結合で神経活動を抑制し，吸入麻酔薬は，脳神経細胞，脊髄神経細胞だけでなく，軸索や前・後シナプスでの膜電位を抑制することにより麻酔作用を示すと考えられている．

　細胞に作用する機序として，細胞膜への関与から脂質との関係を論じたMeyer-Overtonの法則(1901年)がある．これは，「麻酔薬の脂質への溶解度が高いほど力価が高いという相関関係がある」ということであるが，現在この法則だけでは麻酔の作用機序を説明することはできない．しかし，麻酔薬の1つの性質を示しているといえる．

　次に，神経伝達物質，特にGABAとグルタミン酸の役割について記載する．

### 1 γアミノ酪酸

　鎮静のような麻酔状態では，$GABA_A$(GABA type A)受容体に多種類の麻酔薬が作用し，その構造を変化させて神経系の抑制を生じていると報告されている．神経伝達物質のγアミノ酪酸(γ-aminobutyric acid：GABA)は，シナプス前ニューロンから放出され，シナプスを介してシナプス後ニューロンの受容体に結合し，塩素イオンの流れ(カレント)を引き起こす．その結果，細胞内の陰イオン濃度が上昇するため，活動電位を発生できなくなり，神経の興奮が抑制される．

### 2 グルタミン酸

　興奮性の神経伝達物質としてグルタミン酸がある．この物質は，グルタミン酸受容体(Glu受容体)に結合し，作用を発揮する．Glu受容体の1つに**NMDA受容体**(N-methyl-D-aspartate)があり，麻酔薬であるケタミンはこの受容体と結合して受容体の作用を抑制する．

　今後麻酔の機序に関する研究は，分子生物学的手法と生物物理学的，生化学的手法を駆使して行う必要があり，麻酔科領域の他の分野での研究ともあいまって麻酔科医の主要な研究分野になると思われる．

## C 麻酔科医の役割

麻酔の役割に関しては前述したが，その役割を考えていくと現在の麻酔科医の役割が説明できる．麻酔科医は侵襲の制御と全身管理の専門家であり，その能力を生かした手術の麻酔以外に，集中治療，救急医療，ペインクリニック，緩和医療などで活動できる．

### 1 日本麻酔科学会の理念

日本麻酔科学会は麻酔科医の役割，使命を理念として示している．そこには，「日本麻酔科学会は，周術期の患者の生体管理を中心としながら，救急医療や集中医療における生体管理，種々の疾病および手術を起因とする疼痛・緩和医療などの領域において，患者の命を守り，安全で快適な医療を提供することを目的とする」と記されている．

### 2 周術期管理

周術期とは手術を中心に，術前・術中・術後を通じての期間を指し，麻酔科医はこの期間の管理に携わる**周術期管理医師**(perioperative physician)といえる．

手術前は，患者の状態や服用している薬剤の確認，麻酔や手術への影響などを確認し，適宜対応しておく必要がある．

手術中は，麻酔の影響，手術の影響に即した呼吸，循環，代謝管理を行う．基本はそれぞれの患者にとって最適の状態を作り出すことである．例えば術前に収縮期血圧が 150 mmHg 以上あるような高血圧患者の血圧を，手術中に正常収縮期血圧である 120 mmHg に維持する必要はない．生体の恒常性が維持できる，その患者にとっての最適な血圧を維持するべきである．

現在手術中患者から多くの情報を得るための**モニタリング**が発達している．基本は**バイタルサイン**といわれる，呼吸(数)，血圧，脈拍，体温の4つのサインであるが，痛みの評価を加えて5バイタルサインとしたり，救急医療では意識状態を加えたりすることもある．例えば循環に関して，非観血の血圧測定に加えて観血的に動脈ラインからモニタリングをしたり，肺動脈カテーテルによる肺動脈圧や心拍出量の測定を行ったり，また最近は経食道エコー装置の発達により重症患者管理を経食道心エコー法(trans-esophageal echocardiography：TEE)で行ったりする麻酔科医も増えてきている．

手術後は，集中治療室で管理すべき状態であれば集中治療を行う．病棟で管理する場合，主として疼痛管理が麻酔科医の大きな役割である．術後鎮痛を効果的に行うことで回復を早め，入院期間の短縮をはかることができる．

### 3 侵襲制御

手術に際しては，前述のように大きな侵襲が生体に加わり全身性の反応を起こす．これをいろいろな手段を講じて制御することが麻酔科医に求められている．

基本的には**先行鎮痛**(pre-emptive analgesia)を講じる．末梢からの侵害性入力が痛覚系の**可塑的変化や痛みの記憶**を残すと考えられており，先行鎮痛はこれを防止すると説明されている．この効果は臨床で常に認められるものではなく，その有効性には議論があるが，方法自体は難しいものではなく，実施することにより患者の不利になることはないと考える．方法として，局所麻酔薬と消炎鎮痛薬，麻薬，ケタミンを使用する．特に硬膜外麻酔は有用である．

### 4 集中治療

手術中の患者管理を行うことによって，健常者の全身管理能力が身についてくる．基本的な全身管理能力が身につくと，重症患者の全身管理に発展できる．集中治療(intensive care)では基本的な呼吸循環代謝管理に加えて，**血液透析や経皮的心肺補助装置**(percutaneous cardiopulmonary support：PCPS)，**大動脈内バルーンパンピング**(intraaortic balloon pumping：IABP)などの補助循環，**全身性炎症反応症候群**(systemic inflammatory response syndrome：SIRS），感染の制御などの能力が必要になってくる．

## 5 救急医療

基本的に救急医の役割は，救命処置，**トリアージ**と集中治療である．病院内の患者と異なり外傷や事故により救急外来に運び込まれる患者の全身状態を把握し，治療方法を確定する．救命処置が必要な患者については，病院では主に**二次救命処置**（advanced cardiovascular life support：ACLS）が行われる．治療の最初に行われる気道確保は，麻酔科医が基本として身につけている能力であり，この時点ですでに麻酔科医の得意分野といえる．その後も麻酔科医の専門である循環管理が行われる．

救命処置を進めながら，あるいは救命処置が必要でない場合でもその病態に応じた鑑別診断をし，治療を行う．内科的な治療であっても必要な場合は内科の専門医が治療を行い，また外科的な治療は外科の専門医が行うことで質の高い医療を提供できる．そしてその後，救急医が集中治療を行うことが望ましい．救急医療はトリアージの能力を備えた麻酔科医の得意とする分野であり，今後さらに麻酔科出身の救急医が増加すると思われる．

## 6 ペインクリニック

ペインクリニックにおける治療は，その名の通り「痛みの治療」である．急性期の痛みの制御は麻酔科医の得意分野であるが，加えて慢性疼痛に関する知識や治療方法を習得することでペインクリニックも麻酔科医の役割となる．わが国だけでなく，海外でも麻酔科医がペインクリニックを専門とする施設が多いのは，麻酔科医がペインクリニック分野での活動に向いていることを示していると思われる．

ペインクリニックは，急性疼痛に加えて慢性疼痛の治療が中心となる．そのため，**痛みの悪循環**を取り除くために交感神経節ブロックや薬剤による交感神経ブロック，X線透視下や超音波ガイド下での神経ブロックなどが行われる．各種末梢神経ブロックに加えてX線透視下超音波ガイド下での神経ブロックもペインクリニックの重要な武器である．また施設によっては，脊椎疾患に対する外科的な処置を含む経皮的椎間板摘出術，脊髄刺激装置植込術などを行うこともある．

さらに，慢性疼痛に対して，抗うつ薬や漢方などの薬物治療もペインクリニックにおける重要な治療方法である．

## 7 緩和医療

がん患者だけでなく，症状を緩和する必要がある病気はいろいろ存在する．こういった患者は，痛み，特にtotal painとしての治療が中心であるが，痛み以外にも全身管理が必要である．痛みと全身管理は麻酔科医の専門であり，このため緩和医療における麻酔科医の役割が今後さらに増すと思われる．

しかし，急性期医療が専門の麻酔科医がすぐに緩和医療の専門家になれるかというとそうではなく，頭の切り替え，患者との対応能力の習得など，身につけなければならないことが多々ある．しかし，基本的な手技などは身についているため，その能力を発展させ肉付けすることで緩和医療の専門家になることができる．

## D 科学としての麻酔 —特に研究を中心として

麻酔科だけでなくすべての科にいえることであるが，臨床現場での疑問や必要性が基礎研究につながる．特に，麻酔科医の役割は上記のように多岐にわたる．その分野は全身に広がり非常に多くの研究対象が存在する．中でも臨床生理学，臨床薬理学的研究が臨床に直結している．そしてそれぞれの分野を追求することによってより深い知識が得られ，系統立って研究することで科学として成立する．

## 1 臨床生理学

麻酔科医が行う全身管理は，生理学を理解することでより理論的な管理につながる．基礎医学で学ぶ生理学は臨床ではすべての科の基本となるが，なかでも麻酔科領域では，呼吸，循環，神経の生理学が重要である．

### A 呼吸生理学

手術中や集中治療，救急医療で人工呼吸を行うことが多く，その基本的な研究は麻酔科医が必要に迫られて研究してきた領域である．現在ほとんどの人工呼吸で用いられている陽圧換気は，ポリオが全世界的に流行した1950年代に「鉄の肺」による陰圧換気に代わって導入された．その後，人工呼吸に関する研究は麻酔科領域における主たる研究となって発達してきた．

現在でも急性呼吸不全や肺障害，酸素運搬など多くの分野で研究が行われている．

### B 循環生理学

麻酔科医がもっとも得意とする分野である．生理学的な研究として脳循環，冠循環と麻酔薬，酸素運搬，循環管理を中心として，最近はTEEを用いた循環管理などの臨床に即した研究が行われている．基礎研究では，心筋虚血や脳虚血など虚血に対する保護（preconditioning）の研究は，細胞レベルでの生化学的な研究に深くかかわっている．

### C 神経生理学

現在麻酔科領域でもっとも研究者が多い分野である．この分野は大きく3つに分類される．1つは脳循環の研究である．次に多いのが虚血に関する研究である．この分野は細胞レベルでの研究が中心で，脳虚血をいかに防ぐかといった研究が行われている．もっとも多いのが疼痛に関する研究である．分子生物学的な手法の発展によって痛みの機序が解明されてきており，多くの麻酔科医がこの分野に進出している．最近は痛みと遺伝子に関する研究も数多く行われている．

## 2 薬理学，生化学

薬理学的な研究では2つの領域がある．1つは臨床薬理的研究で，薬剤，特に麻酔薬や循環作動薬を薬物動態・薬力学的に研究している．臨床ではコンピュータを用いてTCI（target controlled infusion）による麻酔管理を行う研究が行われており，麻酔を理論的に行うことができる．もう1つは基礎的な研究で，筋弛緩薬の研究や種々の麻酔薬の影響を検討する研究，麻酔の機序に関する研究，サイトカインなどのメディエーターの研究など，ウエスタンブロット，フローサイトメトリー，マイクロダイアリシス，パッチクランプ法などの生理学的・生化学的手法を駆使して行われる研究がある．

以上のほかにも麻酔科領域における研究はマクロ，ミクロにかかわらず全身が対象でありテーマはいくらでも存在するといえる．

# 第2章 麻酔科学の歴史

**学習のPoint**

**麻酔および麻酔薬の歴史を理解する**
① 麻酔の歴史から見た麻酔の必要性について理解できる
② 華岡青洲についての理解を深める
③ Mortonについて理解を深める
④ 吸入麻酔薬,静脈麻酔薬,局所麻酔薬の歴史を理解する

## A 歴史

なぜ,歴史を知らなければならないのであろうか.Dannemannの大自然科学史の序文に,その答えがある.「自然の謎を解くにつれて,さらに新しい困難にぶつかる.…歴史を振り返ったとき…初めて自然現象に関連性があることに気づく.結果的に『科学は常に未完成なものであり,現在も発展している』…」.われわれは,過去の上に1つ1つ現在を積み重ねているのであり,単に歴史の一場面に登場しているにすぎない.したがって,過去を知ることが現在の状況を理解し,未来の方向性を模索するうえで重要である.

ここでは,麻酔の歴史を2段階に分けてとらえてみる.第1段階は有史以前から近代麻酔誕生まで,第2段階は近代麻酔の誕生から今日までである.第2段階からは多くの成書,専門書があるので,重要な事柄のみに限定した.

## B 第1段階(有史以前~近代麻酔誕生まで)

麻酔の歴史は鎮痛状態を作り出すことから始まっている.

### 1 古代

古代から,痛みを和らげるために患部を冷やしたり,温めたりする.一方,痛みは悪魔の仕業であると考え,祈祷師,シャーマンによる悪魔祓いも行われていた.今日でも未開発地域でみられる.

### 2 薬草・薬石による鎮痛法

実際的な鎮痛法は,薬草・薬石などを使用しはじめてからである.

#### A ヒヨス

粘土板にバビロニアの楔形文字で,「ヒヨス(henbane)を粉にして,樹脂とこね,呪文を3度唱えてむし歯の空洞に詰めよ」と記述されているものが最古である.ヒヨスは2種類のアルカロイド(スコポラミンとヒヨスチアミン)を含んだナス科の植物である.紀元前5世紀にはコスやクラトナの医師が主に歯痛の鎮痛剤として用いていた.

#### B 阿片

いつごろかは不明であるが,アジアで主に使用されていた.ローマ時代でも阿片の麻酔作用を認めた記録が残っている.阿片,ヒヨス,マンドレイクなどに浸して乾燥させた海綿を「催眠海綿」と

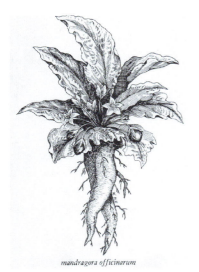

**図 2-1 マンドレイク**
朝鮮朝顔(曼荼羅華)に似ており，塊根は人間の形をしている．西洋では引き抜くとき，悲鳴を上げ，聞いた人間は死んでしまうといわれた．
〔Thompson, CJS：The Mystic Mandrake. Rider & Co, 1934より〕

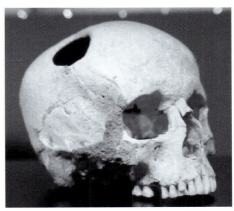

**図 2-2 穿頭術を受けた頭蓋骨**
骨断端が再生しており，術後長期にわたり生存したと推察される．

呼び，Hippocrates(紀元前460～370年ごろ)やGalen(129～200年)などが使用していた．

17世紀中ごろでは**阿片**の静注を試みたり，18世紀後半では阿片を蒸気として吸引させるか，粉末として与えて麻酔を行っていた．19世紀早期から手術時の疼痛緩和のために内服させたとの記録が散見される．阿片の含有量，製剤の吸収率が一定でないこともあり，効果が不十分であったり，逆に過剰となり死亡したりした．1806年にモルヒネが単離されて以降，比較的安全に使用できるようになった．1847年にはモルヒネ内服で乳房切除術が行われている．スコットランドのWoodは，モルヒネ中毒になるのは内服であるためと考え，静注するために注射器(現在のものとほぼ同じもの)を考案した．しかし，彼の妻は結局モルヒネの静注で中毒になってしまった．

### C 大麻，マンドレイク，コカ，メンフィス石，物理的手法など

西アジアでは古代より大麻からの蒸気を吸っていた．3世紀には，中国の華陀はインド大麻の主成分から麻沸散をつくり，酒と一緒に飲ませて開腹手術をしたとのことであるが，組成の記録は発見されていない．

マンドレイク(図2-1)は古くから用いられ，特にローマ人は手術時の麻酔薬として愛用していた．西アジアでは自白剤として，また磔刑の苦しみを和らげるために使用したらしい．真偽はともかく，キリストも飲んだとのことである．中世ヨーロッパでは好色なものと考えられていたが，シェークスピアの『ロミオとジュリエット』，『アントニーとクレオパトラ』にも登場し，催眠薬として使用されていた．ハリーポッターの映画でもこのマンドレイクの栽培がみられる．

インカにおいては，**コカ**の葉を噛んで術野に吐きかけ，穿頭術を行っていた(図2-2)．穿頭術はデンマークでも発見されており，おそらく局部の冷却で行っていたのであろう．

ギリシャ・ローマ時代では，メンフィス石(炭酸カルシウム)に酢をかけて二酸化炭素を発生させ，患者の感覚を鈍らせた．

初期のエジプトでは，局所を冷やして切開したり，神経や血管を圧迫していた．また，頸動脈を圧迫し，失神させて手術を行っていたらしい．

以上の原始的方法は次第にすたれたが，18～19世紀にかけて再び登場してきた．

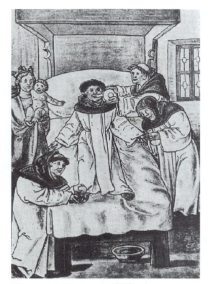

**図 2-3 アルコール麻酔**
中世ヨーロッパではワインを飲ませて，手術をした．

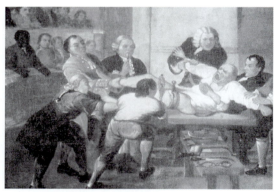

**図 2-4 圧迫装置を用いた下肢切断術**
Moore の圧迫装置を用いた下肢切断術．多くの人が患者を押さえ込んでいる．

## 3 18～19 世紀ヨーロッパ

### A アルコール

主にワインが愛用され，大量に飲ませて鎮痛効果を得て，脱臼・骨折の整復に用いた．時に昏睡状態に陥るまで飲ませて，執刀していた（図 2-3）．

### B 物理的手法

17 世紀まで，イタリアでは首を締めて失神させて手術を行っていた．

神経圧迫法は 1565 年フランスで始められ，1700 年に英国の Moore J（1729～1802 年）によって復活した．Moore はこのための道具を考案した（図 2-4）．

冷却法は，19 世紀ロシア遠征中にナポレオンの外科医であった Larrey, DJ（1766～1842 年）が，長く雪の上に横たわった負傷兵は四肢を切断されても痛みを訴えなかったことに気づいたのがきっかけで考案された．のちにエーテル，エチルクロライドの局所噴霧法のヒントとなった．液体窒素を用いた冷却麻酔の起源であろう．

### C 暗示法

暗示療法は 18 世紀後半に流行した．1779 年にオーストリアの Mesmer F（1732～1815 年）は，「メスメリズム」といわれた暗示療法で，乳房切除術，下腿切断術を行った．しかし，フランス国王の命で Lavoisier A（1743～1794 年），Guillotin JI（1738～1814 年），Franklin B（1706～1790 年）らにより構成された調査会で，何ら治療力をもたないとの結論が出された．しかし，インドでは多くの暗示法による手術が行われていた．

### D 化学物資の使用

ジエチルエーテルは 13 世紀スペインの錬金術師により発見され，"sweet vitriol" と名づけられた．15 世紀に，Paracelsus（1493～1541 年）が「ヒヨコが食べて眠りに陥り，やがて何事もなかったかのように目覚めた．つまり，ヒヨコは麻酔にかかった」という事実を再発見した．しかし，広く知れわたることはなかった．

1818 年，化学者の Faraday M（1791～1867 年）は，ジエチルエーテルには知覚を失わせ，昏迷をきたす作用があることに気づいたが，彼の著書は医師の眼には触れなかった．

亜酸化窒素（笑気）は，Priestley J（1733～1804 年）により発見された．Davy は動物および人間に対して鎮痛効果作用，発揚作用があることに気づき，著書に記述したが，やはり医師の眼に触れることはなかった．

19 世紀前半，英国の Hickman HH（1800～1830

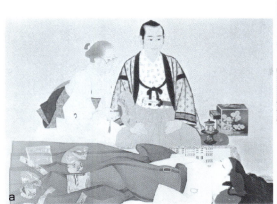
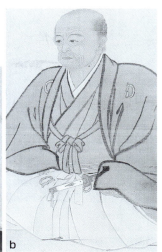

**図 2-5 華岡青洲**
a：妻加恵に通仙散を飲ませて麻酔効果を確認している．シカゴにある国際外科学会博物館に展示されている．
b：紋付きの紋が外科結びである．1804 年 10 月 13 日に乳房切除術を行った．Morton のエーテル麻酔の発見の約 40 年も前である．
〔青洲の里　展示室より〕

年）は二酸化炭素の吸入による麻酔法を考えついた．

## 4　わが国における麻酔の歴史

紀州（現在の和歌山県）の医師，**華岡青洲**（1760～1835 年）は朝鮮朝顔（曼荼羅華）に麻酔作用があり，草烏頭に知覚麻痺作用があることに注目した．まずイヌ・ネコで実験を行ったとされているが，松木明知は動物での効果がないことを実証している．自身および実母於継と妻加恵に試し，人への作用を実証したらしい．

こうして麻沸散（別名：通仙散）と名づけた全身麻酔薬が作り上げられた．朝鮮朝顔，草烏頭，白芷，南星沙を 3：2：2：1 の比率で混ぜ，4 g 当たり約 360 mL の水で煎じて約 320 mL とした．服用 1～2 時間で麻酔状態となり，5～6 時間後に麻酔から醒めた．5～10 歳で成人の半量，10～16 歳で成人の 7 割とした．物語としては小説『華岡青洲の妻』は一読に値する．

彼はこの薬剤を用いて 1804 年 10 月 13 日（注：10 月 13 日は麻酔の日），乳がんの手術に成功した．これが世界最初の全身麻酔による手術である．用いた薬剤の組成と投与量が正確に記録されており，米国シカゴにある国際外科学会博物館にも展示されている．

華岡青洲は乳がん手術 153 例を行い，うち再発 8 例，さらにこの内再々発は 2 例であった．その他に鎖肛，鎖陰，尿道結石，脱疽，痔瘻，口唇裂などの手術を行った．1835 年に 76 歳で死亡．ちなみに朝鮮朝顔とマンドレイクは外見上似てはいるが，異なる植物である．和歌山県紀州市には「青洲の里」があり，当時を再現した春林軒には手術場面などが展示されている（図 2-5）．

古代から鎮痛剤あるいは鎮静剤として阿片，アトロピン，スコポラミン，ヒヨスチンを含有するマンドレイク，ヒヨス，朝鮮朝顔，さらにカンナビスを含有する大麻などが用いられてきた．朝鮮朝顔を主成分とした通仙散はこのスコポラミンの作用により麻酔状態をつくった．スコポラミンは中枢神経系作用（眠気，健忘，催眠作用など）を有し，ヒヨスチンとも呼ばれ，ムスカリン受容体拮抗薬である．抗コリン作用を有する．近代においては，有痛時に投与し自白剤としても使用された．また，健忘作用を有することで，南米では種々の犯罪に使用されている．

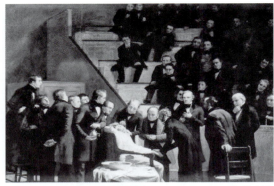

**図 2-6　Morton による初めてのエーテルの公開麻酔を再現した絵**

マサチューセッツ総合病院のエーテルドームとよばれている階段教室の背もたれには，まさに座っていた医師の名前を彫ったプレートがはめ込まれている．当時はこのような階段教室で手術が行われていた．手術室を operating theater とよぶのはこのようなことに由来している．エーテルドームは講義あるいは会議に使用されており，空いた時間であれば自由に見学できる．

〔History of Anesthesiology（スライド資料）．American Society of Anesthesiologists より〕

## C　第 2 段階（近代麻酔の誕生～今日まで）

### 1　吸入麻酔法

#### A　亜酸化窒素（笑気）

1844 年 12 月 10 日，歯科医の Wells H（1815～1848 年）はコネチカット州の州都ハートフォードで行われた笑気吸入による巡回公演に参加した際，知り合いの雑貨屋の店員が笑気ガスを吸い，机の脚に脛をぶつけて血を流しているにもかかわらず，はしゃいで走り回っているのを目撃した．興行主を説得し，翌日，自分の歯科医院に笑気をもってこさせ，Wells 自身が吸入し，友人の歯科医に親知らずを抜いてもらい，全く痛みがないことを体験した．多くの知り合いの歯科医に教え，**笑気**吸入による抜歯法を広めた．その後，当時すでに医学の中心であったボストンのマサチューセッツ総合病院に出向き，患者に笑気ガスを吸わせた手術を公開したが，吸入時間が短く，さらに笑気ガスの麻酔力が小さいこともあり，患者は苦痛に叫び，この試みは失敗に終わった．

#### B　ジエチルエーテル

19 世紀初期，英国と米国では肺結核の治療に**ジエチルエーテル**（以降，エーテル）が使用されていたが，麻酔に利用するには至らなかった．笑気ガス，エーテルを吸入すると愉快になるということで巡回公演なるものが流行し，大学などでは学生による笑気パーティーやエーテル遊びが流行していた．

1842 年 1 月，Clarke WE（1819～1898 年）はタオルに滲み込ませたエーテルをかがせ，苦痛なく抜歯を行った．これが記録に残るエーテル麻酔の最初である．1842 年 3 月には，ジョージア州ジェファーソンの Long CW（1815～1878 年）がエーテル吸入ののち友人の後頸部の腫瘤を全く痛みなく切除している．もう 1 つの腫瘤も後日エーテル吸入後摘出している．これを論文にしたのは 1849 年 12 月であった．後述する Morton W TG（1819～1868 年）によるエーテル麻酔は，1846 年 Bigelow HJ（1818～1890 年）と Warren JC（1778～1856 年）により報告されていた．

1846 年 10 月 16 日，Morton はマサチューセッツ総合病院の階段教室（現　エーテルドーム）でエーテルを吸入させ，Warren 教授の執刀で全く痛みを伴わずに下顎の血管腫摘出術に成功した（図 2-6）．このニュースは大西洋を渡り，1846 年 12 月にはパリ，ロンドンでもエーテル麻酔が行われた．

#### C　クロロホルム

1847 年 1 月，エジンバラ大学産婦人科教授の Simpson JY（1811～1870 年）もエーテル麻酔を行った．その後友人たちと種々の化学物質を吸入し，11 月 4 日に**クロロホルム**が麻酔作用をもち，しかも非常に速く麻酔状態とすることを発見した．その 4 日後にはクロロホルム麻酔を成功させた．しかし，産科でのクロロホルム麻酔の使用は，当時の教会との約 7 年にわたる激烈な論争に発展した．お産は神が与えた受難であり，痛みを取り除くことは神の意志に反するとの意見に対して，Simpson はアダムからイブを取り出すとき，神はアダムを深い眠りへと導いたとの旧約聖書の一節

（創世記第2章21節）を引用して反論した（**図2-7**）．1853年4月7日，Victoria女王（1819〜1901年）が第8王子Leopold（1853〜1884年）の出産時に，**Snow J**（1813〜1858年）によるクロロホルム麻酔（事実は迷妄状態にしただけであったが）を受け入れたことで，この論争に終止符が打たれた．

クロロホルムは，麻酔の導入覚醒が非常に早いという特徴があるが，激烈な肝障害が発生するために，現在では用いられない．

### D 安全に全身麻酔をかける方法

オープンドロップ法はクロロホルム麻酔を考案したSimpsonにより始められた．女王陛下の麻酔科医Snowはクロロホルムの正確な濃度を吸入させる吸入器を作製している．だれでも麻酔を安全にかけられるようにとの目的で，**Guedel AE**（1883〜1956年）はエーテル麻酔時の麻酔深度と呼吸・循環器系，自律神経系の症状とを表にした．以降広く使用されたこの表も，今では教科書には記載されていない．

### E 麻酔記録

当初より，麻酔記録は麻酔の安全性向上のために記されていた．最初の麻酔科医Snowの記録は有名であるが，現在のようなものは脳神経外科医Cushing H（1869〜1939年）により考案された．

### F 気管挿管と人工呼吸

人工呼吸は旧約聖書（第2章7節）にみられ，神の御業とされている．イスラム医学で著明な医師Avicenna IS（980?〜1037年）が1020年代に呼吸をさせる目的で気管挿管したとの記録が最初であろう．1543年Vesaliusは犬の気管に葦を挿入し，息を吹き込み，生命維持に有用と考えていたが，長年忘れ去られていた．

1869年ドイツの外科医Trendelenburg F（1844〜1924年）は麻酔のために気管切開をして挿管を行い，成功した．1885年にはジフテリアの治療法として柔軟性のある金属チューブを用いて挿管した．その後チューブの先端付近を円錐状に改良し，陽圧換気が可能になった．その後幾多の改良が加えられ，第一次世界大戦後ゴム製の気管

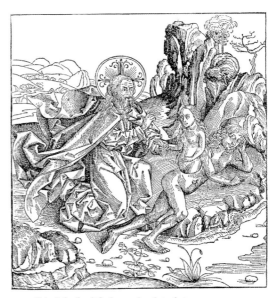

"And the Lord God caused a deep sleep to fall upon Adam, and he slept."

**図2-7 創世記第2章21節**
アダムからイブを取り出すとき，神はアダムを深い眠りへと導いた．
〔Keys TE：The History of Surgical Anesthesia. Dover Pub, New York, 1963より〕

チューブが作製され，広く用いられるようになった．1926年Guedelはカフ付き気管チューブを考案し，現在の気管チューブの原型ができ上がった．ラリンジアルマスクは19世紀に考案されていたが，1981年にBrain A（1842〜?年）により今日の形になり，製品化された．

1913年に喉頭鏡の原型ができ，1941年にはMiller RA（1906〜1976年）とMacintosh RR（1897〜1989年）がほぼ同時期に現在の喉頭鏡を作製し，直接声帯を直視できるようになったため気管挿管はさらに容易になった．技術の進歩により，さらに容易に気管挿管できるエアウェイスコープなど，種々の挿管用機器が開発されてきている．

一方，1942年1月23日カナダの**Griffith HR**（1894〜1985年）と**Johnson E**（1909〜2001年）は虫垂切除術に筋弛緩薬クラーレを用い，その後開腹術に応用し，全身麻酔時の筋弛緩薬使用の道を拓いた．筋弛緩薬は，現在でも挿管操作にはほぼ必須の薬物である．

### G 麻酔器

現在使用している麻酔器の原形（Boyle型）は1917年に製造され，亜酸化窒素と酸素のボンベ2本ずつと，水柱マノメータ式の流量計とエーテルの気化器により構成されていた．現在でもよく知られた呼吸回路の分類は，1954年 Mapleson WW（1926年～）によってなされ，1923年二酸化炭素の吸着剤としてソーダライムが使用された．その後幾多の改良がなされ現在に至っている．

## 2 静脈麻酔法

ペントタールナトリウム（pentothal sodium）を最初に臨床使用したのは Waters RM（1863～1979年）である．その後種々の静脈麻酔薬が開発され，消えていった．

フランスでは自律神経系を遮断することにより大きな侵襲が加えられても生体は防御されると考え，1959年 De Castro と Mundeleer は強力な鎮痛作用をもつフェノペリジンと強力な神経遮断薬ハロペリドールを静注することで「眠りのない全身麻酔」（neuroleptic anesthesia：NLA）を考えついた．現在用いられているプロポフォール（厳密には鎮痛効果はない）と鎮痛薬であるレミフェンタニルあるいはフェンタニルを組み合わせた全静脈麻酔（total intravenous anesthesia：TIVA）の源流である．

## 3 局所麻酔法

1884年オーストリアの Koller C（1857～1944年）はコカインをカエルの角膜に点眼し，その局所麻酔作用を見出し，友人である精神科医 Freud S（1856～1939年）の勧めでドイツの学会で発表した．後年，Koller はニューヨークで眼科医として開業した．

1885年 Corning JL（1855～1923年）はイヌにコカインでくも膜下脊髄ブロックを施行し，ヒトにも行ったが，実は硬膜外ブロックであった．1899年ドイツの Bier A KG（1861～1949年）はコカインでくも膜下脊髄ブロックを行った．そして自身もこの方法で麻酔を受け，鏡を見ながら自身の鼠径ヘルニアの手術を行った．手術は大成功でワインと葉巻でその晩は盛り上がったが，大量の髄液が流出したために，術後7日ほど持続した頭痛で起き上がれなかった．いわゆる脊麻後頭痛，正確には低髄圧性頭痛である．穿刺針の太さと頭痛の発生に相関があることより，現在ではなるべく細い針を用いている．

1904年コカインの毒性が強いことより，コカインの誘導体であるプロカイン塩酸塩が合成された．以降リドカインなどのアミド型の局所麻酔薬が開発されている．

## 4 おわりに

1850年に刊行された『済生備考』の中で蘭学者の杉田成卿（1817～1859年）がドイツのエーテル麻酔のオランダ版を翻訳した際に，「麻酔」という言葉を初めて用いた．同音異語の麻睡の「睡」は自然睡眠であり，薬で眠るのは「酔」を用いるのが正確であると判断したためとされる．なお，この貴重な翻訳本は神戸にある日本麻酔科学会の博物館に寄贈され，展示されている．

歴史を振り返ることの楽しさは，その研究の起源と現在までの過程を知ることにある．参考にあげた書籍を読めばより深く経過を知ることができ，歴史はいっそう楽しいものになるであろう．

● 参考文献

1) Keys TE：The History of Surgical Anesthesia. Dover Pub, New York, 1963
2) 松木明知：麻酔の歴史—150年の軌跡．克誠堂出版，1998
3) 有吉佐和子：華岡清州の妻．新潮社，1970
4) スティーブン・ジョンソン（著），矢野真千子（訳）：感染地図—歴史を変えた未知の病原体．河出書房新社，2007
5) 天木嘉清：アマゾンからの贈り物—矢毒クラーレの旅．真興交易出版，2010
6) Maltby JR：Notable Names in Anaesthesia. Royal Society of Medicine Press, London, 2002（マルトバイ・JR（著），菊地博達，他（訳）：麻酔の偉人たち．総合医学社，2016）

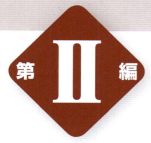

# 第Ⅱ編
# 各種麻酔法と用いられる薬物

# 「第Ⅱ編 各種麻酔法と用いられる薬物」の構成マップ

## 第3章 吸入麻酔薬と麻酔法 ☞ 20
- A 吸入麻酔薬の構造による分類 ☞ 20
- B 吸入麻酔薬の近代化 ☞ 21
- C 吸入麻酔薬開発に影響を与えた麻酔薬 ☞ 22
- D 求められる吸入麻酔薬の条件 ☞ 23
- E 吸入麻酔薬の開発の方向性に逆行した麻酔薬（セボフルラン） ☞ 24
- F デスフルラン ☞ 25
- G 麻酔導入，覚醒，維持 ☞ 25

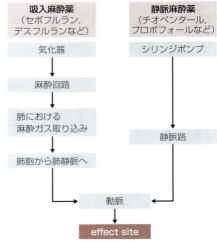

投与から effect site 到達までの経過

## 第4章 静脈麻酔薬と麻酔法 ☞ 30
- A 薬物動態学と薬力学 ☞ 30
- B 薬物動態学 ☞ 32
- C 薬力学 ☞ 35
- D 薬効に影響を与える因子 ☞ 37
- E バランス麻酔 ☞ 38

## 第5章 オピオイド ☞ 40
- A オピオイド受容体 ☞ 40
- B 薬理作用 ☞ 40
- C 薬物動態 ☞ 42
- D 麻酔領域における臨床応用 ☞ 43
- E 麻薬拮抗薬 ☞ 43

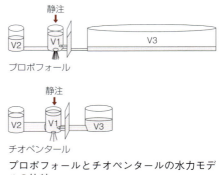

プロポフォールとチオペンタールの水力モデルの比較

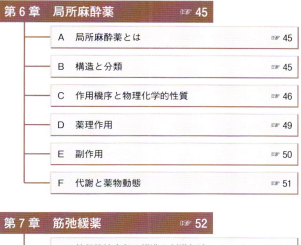

| 第6章 | 局所麻酔薬 | ☞ 45 |
|---|---|---|
| A | 局所麻酔薬とは | ☞ 45 |
| B | 構造と分類 | ☞ 45 |
| C | 作用機序と物理化学的性質 | ☞ 46 |
| D | 薬理作用 | ☞ 49 |
| E | 副作用 | ☞ 50 |
| F | 代謝と薬物動態 | ☞ 51 |

| 第7章 | 筋弛緩薬 | ☞ 52 |
|---|---|---|
| A | 神経筋接合部の構造と刺激伝達 | ☞ 52 |
| B | 筋弛緩薬の分類と作用機序 | ☞ 53 |
| C | 筋弛緩薬の特殊な投与法 | ☞ 55 |
| D | 筋弛緩拮抗薬 | ☞ 56 |
| E | 筋弛緩モニタリング | ☞ 57 |
| F | 非脱分極性筋弛緩薬に影響する代表的薬物 | ☞ 58 |
| G | 特殊状態での筋弛緩薬の作用変化 | ☞ 58 |

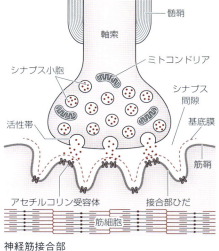

神経筋接合部

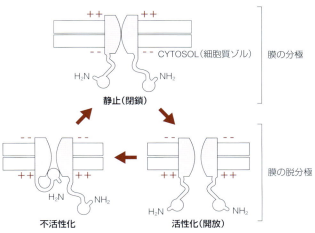

Naチャネルの静止から不活性化への過程

# 第3章 吸入麻酔薬と麻酔法

> **学習のPoint**
>
> **吸入麻酔薬の薬理と投与法について理解する**
> ① 吸入麻酔薬の特徴を理解する
> ② 吸入麻酔薬の理解に必要な概念を説明できる：最小肺胞濃度，血液ガス分配係数など
> ③ 吸入麻酔薬の各臓器への影響を説明できる
> ④ 吸入麻酔薬の投与法について説明できる
> ⑤ 吸入麻酔薬による導入について説明できる
> ⑥ 吸入麻酔薬による麻酔維持について説明できる
> ⑦ 吸入麻酔薬からの覚醒について説明できる

　全身麻酔薬がこれまでに多く開発されてきた．しかし，完璧な全身麻酔薬には，まだ至っていないのが現状と考える．したがって，吸入全身麻酔薬の特徴を理解するうえで，その開発の経緯を理解することは重要である．

　19世紀に開発された吸入麻酔薬の中には，亜酸化窒素のように今日でも日常の臨床麻酔で補助的に使用されている優れた麻酔薬もある．しかし，その他の麻酔薬は麻酔深度調節の困難さや毒性などの点で問題をもっていた．

　その後1956年にハロタンが開発されるまでシクロプロペン，トリクロロエチレンなどいくつかの新しい麻酔薬が開発された．その開発の目的はとりもなおさず，化学的に安定な化合物であること，不燃性であること，麻酔作用が強いことなどである．化学的に安定であることは代謝されないということで，麻酔薬の毒性と密接に関係する．

##  A 吸入麻酔薬の構造による分類

　吸入麻酔薬の構造による種類は**希ガス**，**窒素酸化物**，**炭化水素化合物**の3種類に分類できる．

### 1 希ガス

　臨床的に有意な麻酔作用があるのは**キセノン**のみであり，その麻酔作用の強さは亜酸化窒素と同程度である．キセノンは大気中に極微量に含まれ，それを回収することで製造されているため，きわめて高価である．

### 2 窒素酸化物

　現在臨床使用されているものは**亜酸化窒素**である．亜酸化窒素は鎮痛作用が強いが，麻酔作用の強さを示す**最小肺胞濃度**（minimum alveolar concentration：**MAC**）は100%を超えるため亜酸化窒素単独での全身麻酔は不可能であり，主に他の揮発性吸入麻酔薬と併用しその補助薬として使

用している．亜酸化窒素は高濃度で用いるために**濃度効果**（concentration effect）や**二次ガス効果**（second gas effect）を示す．つまり，セボフルランやイソフルランで麻酔をする場合，これらの揮発性吸入麻酔薬単独よりも，亜酸化窒素を併用すると，concentration effect で大量に亜酸化窒素が血中に移行する．この肺胞から血中に溶け込んだ亜酸化窒素の空いたスペースに新たに亜酸化窒素と揮発性吸入麻酔薬の混合ガスが吸入されるため，結果的に揮発性吸入麻酔薬の肺胞内濃度が上昇し，麻酔導入が速やかとなる（second gas effect）．麻酔から覚醒する場合は，この逆の現象で，肺胞内に大量の亜酸化窒素が血中から溶け出すために肺胞内酸素濃度が低下し低酸素血症となる〔拡散性低酸素症（diffusion hypoxia）〕．

## 3 炭化水素化合物

炭素と水素だけの炭化水素とエーテル結合を有するエーテル型にさらに分類される．前者は炭素と水素のみだけからなるため燃性，爆発性の問題がある．例えば**シクロプロペン**は典型的な炭化水素で炭素と水素のみから構成されている．それゆえ爆発性がある．爆発や可燃性を防止する目的もあり，水素原子をハロゲン元素で置換した誘導体が合成され調べられてきた．吸入麻酔薬の開発過程で明らかになった事実を以下にあげる．

1）ハロゲン化麻酔薬では炭素とフッ素結合は爆発性を減少させる．また，それは化学的な安定性を増す．
2）炭素原子をフッ素でハロゲン化すると麻酔作用が低下する．
3）フッ素ではなく，より大きな原子量のハロゲン元素である臭素やヨウ素で炭素原子をハロゲン化すると麻酔作用は強化されるが分解されやすい．

特に $CF_3$ 基はきわめて化学的に安定しており分解されない．このような試行錯誤で，あらゆる構造式の化合物が合成され麻酔作用が試験された．それらの中で臨床使用に耐えるものとして残った最初のハロゲン化吸入麻酔薬が，1956年に開発された**ハロタン**である．ハロタンは非爆発性であり，喘息患者などに臨床使用され，術後の悪心・嘔吐が少ないなどの利点があった（現在，販売中止）．

ハロタンの欠点としては，光に対して感受性が強いためにチモールを必要とし，また遮光性の容器に保存する必要があることである．チモールはゴムや金属に対して腐食作用があり，これが原因で麻酔器や気化器が損傷する．また，ハロタンにはアドレナリンによる心筋の感受性を増強する作用があり，手術中に止血などの目的でアドレナリンを使用する場合は注意を必要とする．また，低換気で動脈血二酸化炭素分圧が上昇した場合も不整脈が発生しやすい．さらに，肝組織障害を起こす（後述）．

## B 吸入麻酔薬の近代化

現在吸入全身麻酔を行う場合，作用発現が吸入麻酔薬と比較して迅速な静脈麻酔薬による麻酔導入を行う．意識がなくなったところで筋弛緩薬を投与し，気管内に挿入したチューブを介して初めて吸入麻酔薬を体内に投与する方法がとられる（rapid induction）．この方法の原型は1950年代に確立された．1942年 Griffith HR により筋弛緩薬クラーレ（d-ツボクラリン）が臨床使用された．そのため，麻酔のかかった患者を人工呼吸管理する必要があり，全身麻酔には気管挿管が不可欠となった（図3-1）．

1950年以前の麻酔死亡率（麻酔が原因で死亡する割合）は 1/1,560 ときわめて高率であった．麻酔薬理学の発達により，麻酔死亡率の大きな原因の1つが，吸入麻酔薬の毒性にあるということがわかってきたのもこのころである．

1950年以降からの麻酔薬理学の発展は目覚ましく，前述の吸入麻酔薬の条件をできるだけ満たすような新しい薬剤，主にハロゲン化エーテル型の麻酔薬が開発され，動物実験による前臨床試験を経て臨床に使用されたが，すべての薬剤がその後も問題なく使用されつづけられたわけではない．むしろ，種々の障害を生体に与えるということで，臨床使用されなくなった薬剤がほとんどであり，現在も臨床で使用されているのはイソフル

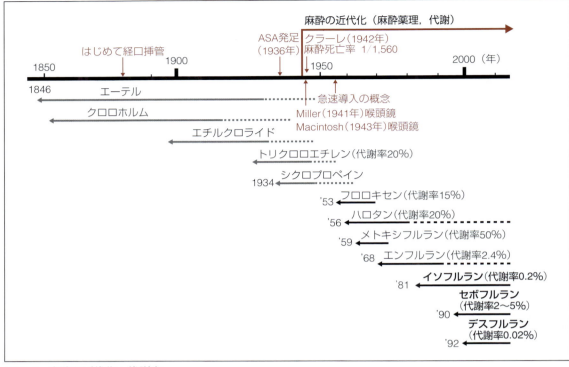

**図 3-1　麻酔の近代化と代謝率**
現在も使用されている麻酔薬を**太字**で示した．

ラン，セボフルラン，デスフルランである．これらの麻酔薬開発の方向に大きな影響を与えた吸入麻酔薬はメトキシフルランとハロタンである．(図3-1参照)

## C 吸入麻酔薬開発に影響を与えた麻酔薬

### 1 メトキシフルラン

　1950年以前の高率な麻酔死亡率の原因は，麻酔薬そのものに毒性があることであったため，それ以降に開発されたものは薬剤自体のもつ毒性は低い．1953年にフロロキセン，1956年にハロタン，1959年に**メトキシフルラン**が開発された．これらの中で，フロロキセンは急性肝毒性を示すことから短期間で使用されなくなった．メトキシフルランは強力な麻酔薬で，それ自体に毒性はなかったが，麻酔薬が体内で代謝され大量の無機フッ素が生じ，それが腎障害を引き起こすことが明らかになった．その結果，1973年以降は使用率が激減し，販売中止となった(図3-1参照)．

### 2 ハロタン

　1958年にBurnapがハロタン麻酔後の肝障害により死亡した症例を報告して以来，**ハロタン肝炎**の症例数は年々増加した．その当時はまだ吸入麻酔薬が生体内での分解を受けるとは考えられていなかった．それを覆したのが1964年のVan Dykeによる「ラジオアイソトープでラベルしたいくつかの吸入麻酔薬を動物に投与したとき，その尿中に放射能活性を認めた」という報告である．吸入麻酔薬も含めほとんどの**薬剤の代謝は嫌気的代謝と好気的代謝の2つの経路があり**，その代謝経路によってハロタン麻酔後の肝障害も以下の2種類に分類することができる．

### A 嫌気性代謝による代謝産物によるもの

黄疸などの臨床的な肝障害症状はほぼない．単に AST，ALT などの上昇が血液検査で認められる比較的軽い肝障害で頻度は高く，比較的早期（ハロタン麻酔後1〜3日後）に発生する．

### B 好気性代謝による代謝産物によるもの

きわめて広範な肝細胞壊死を主体とし，臨床症状も黄疸などを伴い重症であるが，頻度は稀である．好気性代謝過程で産生されたトリフルオロ酢酸の抗体が産生されており，アレルギー反応の1つとされる．したがって，抗体が産生された2回目以降のハロタン麻酔に多い．肝障害の発症は比較的遅い（ハロタン麻酔後7〜10日）．

ハロタンの好気性代謝産物トリフルオロ酢酸自体は，毒性が低いが，トリフルオロ酢酸がタンパクと結合してハプテンとなり免疫反応を惹起し，これが原因で重篤な肝障害を引き起こす．従来言及されてきたハロタン肝炎は，この好気的代謝によって発生するトリフルオロ酢酸が原因である．代謝過程でトリフルオロ酢酸が産生される吸入麻酔薬は，頻度は少ないが重篤な肝障害を引き起こす可能性がある．

吸入全身麻酔の近代化以降に開発された麻酔薬は，麻酔薬そのものに毒性のあるものは前臨床試験で除外されているので，臨床に使用されることはない．したがって，吸入麻酔薬使用後に生体に悪影響を及ぼす理由としては，その代謝産物によるものが考えられる．代謝産物による毒性は，代謝自体にある程度時間を要する．また，代謝産物の血中濃度は一般的に，吸入麻酔薬の吸入時間や濃度に影響されるために，動物実験の段階で詳細に検討することが不可能である．例えば，メトキシフルランの場合は，代謝により血中無機フッ素濃度が上昇するが，無機フッ素濃度で腎障害が出現するのはある一定の血中濃度（50 $\mu$Mol/L）を超えた場合であり，それ以下であれば障害を示さない．一方，ハロタンの肝障害の場合は，トリフルオロ酢酸に対するアレルギー反応が主体であるので，吸入麻酔薬量自体がごく微量でも重篤な障害を生体に及ぼす．

代謝の結果，毒性のある物質に変化するかどうかが重要な課題であるが，生体内でどのように代謝され，代謝産物のどれが，どのような機序で障害を及ぼすかを100%解明することはきわめて困難な問題であり，使用方法によっては重篤になったり，全く問題にならない場合もある．一方，体内に取り込まれた吸入麻酔薬量のうち，どれくらいが代謝されるかは，正確に計測可能である．つまり，麻酔薬それ自体の毒性はないものだけが臨床使用されるので，当然代謝されない麻酔薬であればあるほど前述の代謝産物による障害の可能性は低くなり，安全であるといえる．したがって，メトキシフルラン，ハロタン以降の新しい吸入麻酔薬の開発は，代謝されない麻酔薬ほど安全性の面で優れているという考えのもとで進められた（図 3-1 参照）．

1950年以降に臨床使用された麻酔薬の代謝率も図 3-1 に示した．50年代に開発された麻酔薬の代謝率は 20〜50% であるが，その後に開発されたエンフルラン，イソフルラン，デスフルランの代謝率は 2.4，0.2，0.02% と飛躍的に低下しており，代謝されない理想の麻酔薬に近づきつつあった．

## D 求められる吸入麻酔薬の条件

1963年に Terrell RC により**エンフルラン**が合成され，臨床使用された．エンフルランはハロタンやメトキシフルランより代謝されにくく，アドレナリンによる心筋の感受性もハロタンより低く優れた麻酔薬であったが，過換気状態で高濃度を吸入させたときに痙攣を誘発する．また，メトキシフルランほどではないが無機フッ素が代謝産物として生じるなどの理由で，その異性体であるイソフルランの登場により臨床使用されなくなった（現在，販売終了）．

**イソフルラン**は通常の使用条件での化学的安定性，非可燃性，爆発性などの点では何ら危険性はない．刺激臭，気道刺激性を若干有しているものの，代謝率も 0.2% と低く安全であると考えられ

表 3-1　主な吸入麻酔薬の性質

| | | 亜酸化窒素 | ハロタン | エンフルラン | イソフルラン | セボフルラン | デスフルラン |
|---|---|---|---|---|---|---|---|
| 分配係数 | 血液/ガス | 0.47 | 2.3 | 1.91 | 1.4 | 0.66 | 0.42 |
| | 脳／血液 | 1.1 | 2.9 | 1.4 | 2.6 | 1.7 | 1.3 |
| | 脂肪/血液 | 2.3 | 60 | 36 | 45 | 51 | 27 |
| | oil／ガス | 1.4 | 224 | 98.5 | 90.8 | 53.4 | 18.7 |
| MAC | | 105 | 0.77 | 1.68 | 1.15 | 1.71 | 6 |
| MACawake | | 71 | 0.41 | 0.51 | 0.43 | 0.63 | 2.5 |
| MACawake/MAC 比 | | 0.68 | 0.53 | 0.3 | 0.37 | 0.37 | 0.41 |
| 代謝率（%） | | 0 | 20 | 2.4 | 0.2 | 3 | 0.02 |

MAC：minimum alveolar concentration（最小肺胞濃度）

た．また，いかなる手術，年齢層，軽症，重症を問わずすべての病態に適用できる．

　吸入麻酔薬開発の歴史から，臨床に望まれる**吸入麻酔薬の条件**として以下のような項目をあげることができる．

1）手術中安定した麻酔深度を維持できる．鎮静と鎮痛作用をもつ．
2）麻酔の導入，覚醒が速い．
3）心筋抑制が少なく循環器系機能が安定している．
4）アドレナリンに対する心臓の感受性を亢進させない．
5）気道刺激性が少なく，気管収縮を起こさない．
6）生体内代謝率が低く，肝・腎障害など臓器毒性が少ない．
7）術後悪心・嘔吐を起こさない．
8）筋弛緩薬，鎮痛薬，鎮静薬と相加・相乗効果がある．

### Advanced Studies
**MACawake**
　50%の患者が覚醒（呼名反応に答える）する肺胞内濃度である．しかし，測定するときは脳内と肺胞内が平衡に達する条件下で決定するので，脳内濃度と考えてよい．実際に麻酔科医が測定できるのは肺胞内濃度なので，肺胞と脳内との平衡にかかる時間を考慮する必要がある（Ke0）．
　エンフルラン以降に臨床使用された麻酔薬の MACawake は MAC の約 0.3 倍である．臨床において MAC は鎮痛の指標であり，MACawake は鎮静の指標ともいえる．

## E　吸入麻酔薬の開発の方向性に逆行した麻酔薬（セボフルラン）

　セボフルランの開発が中止された理由は代謝産物（メトキシフルランと同様な無機フッ素）による毒性の可能性と炭酸ガス吸収剤との反応性である．図 3-1 で示すように，セボフルランが臨床使用される以前 1981 年にイソフルランが臨床使用され，その代謝率は 0.2% ときわめて低い値であった．さらに，米国ではデスフルランというさらに代謝率の低い（0.02%）吸入麻酔薬の開発が進んでおり，代謝率が 2〜5% というセボフルランは，ほとんど興味をもたれなかった．このようにセボフルランはその他の長所も短所も明解にされないまま，米国での開発は中止された．その後の臨床応用を目指した開発はわが国に移り，臨床使用が日本で初めて許可された．

　セボフルランの最大の特徴は血液/ガス分配係数が約 0.6 ときわめて低いという特徴である（**表 3-1**）．ハロタン，エンフルラン，イソフルランのそれは 2.3，1.91，1.4 であるので，それらと比較してもきわめて低い値であった．低い血液/ガス分配係数の臨床における利点は，麻酔の導入，覚醒時間が速くなることである．また，麻酔中の麻酔深度調節を迅速に行うことが可能となるために，侵襲が大きく変化する手術においても，侵襲の程度に応じた麻酔深度を適切にコントロールできることなどである．前項にあげた臨床に望まれる吸入麻酔薬の条件の中の，「2）麻酔の導入，覚醒が速

い」,「5) 気道刺激性が少なく気管収縮を起こさない」などの点がセボフルランに当てはまる.

代謝産物の無機フッ素による腎毒性は,セボフルランの分解酵素とメトキシフルランの分解酵素の違いによる代謝部位の相違,高フッ素濃度の持続時間の違いなどにより,これまでほとんど腎障害例の報告はなく,安全性が確保されている.また,セボフルランの代謝産物にはトリフルオロ酢酸は発生しないため,ハロタンのような肝障害の危険性も皆無である.炭酸ガス吸収剤との反応性について,最近セボフルランと反応しない吸収剤が開発されたことにより,この問題も解決しつつあるが,低流量麻酔や閉鎖循環麻酔では注意が必要かもしれない.

## F デスフルラン

麻酔の近代化とともに Terrell RC, Eger EI らが中心として行ってきた安全で優れた吸入麻酔薬の最終的なものがデスフルランである.最大の長所は,化学的安定性であり,最大の短所は気道刺激性である.

薬剤そのものに毒性はなく,生体内では,代謝率は 0.02％でほとんど代謝されない安定した薬剤である.生体外では,これまでの揮発性吸入麻酔薬と同様,炭酸ガス吸収剤とわずかに反応し,臨床的に問題にならない程度のごく微量の一酸化炭素が産生されるものの,きわめて安定した安全な麻酔薬である.その安定性から,他の麻酔薬では難しい閉鎖循環麻酔が可能となり,医療経済上の長所ともなる.

デスフルランはセボフルランに勝る低血液/ガス分配係数を有するが,低血液/ガス分配係数に由来するセボフルランの長所をそのままデスフルランに当てはめることはできない.麻酔手術中は,特に大きく変化する手術侵襲に対して急速に麻酔深度を調節する必要があるが,吸入デスフルラン濃度を 1 MAC 以上に高めた場合,交感神経緊張,気管収縮などの可能性が否定できない.したがって,臨床的にはタイトレーションを鎮痛薬主体で行うことになり,この場合,全静脈麻酔で指摘されているような術中覚醒の可能性が増加する.高濃度で喘息患者の治療にも使用するハロタンやセボフルランと比較して高濃度での気道刺激を有するデスフルランは麻酔管理の主体であるタイトレーションに適した麻酔薬とはいえない.

低血液/ガス分配係数のメリットは,濃度を上昇させるときには絶対的な優位性はない.吸入濃度を上昇させることができれば,血液/ガス分配係数が高くても麻酔深度を深くするという目的は同じように達成できる.低血液/ガス分配係数のメリットは濃度を低下させるときにはある程度有効であるが,麻酔維持濃度の調節により,少なくとも覚醒に関しては大きな違いは出にくく,それより低濃度で影響が出る認知機能の回復には優位に働くであろう.

セボフルランもデスフルランも理想的な麻酔薬ではない.しかし,その方向に向かっている究極の麻酔薬である.

## G 麻酔導入,覚醒,維持

### 1 吸入麻酔導入の種類

#### A 緩徐導入

緩徐導入は,吸入麻酔ガスのみを使用して徐々に濃度を上昇させ入眠させる方法であり,主に小児で麻酔導入前に静脈確保が難しい症例に適用されてきた.意識のある患者に最初から吸入麻酔薬を吸入させるため,その刺激臭や気道刺激性が大きく影響する.

#### B 急速導入

急速導入は,静脈路より静脈麻酔薬を静注して急速に入眠させ,挿管を必要とする場合はさらに筋弛緩薬を投与し,挿管する方法である.静脈麻酔薬は,静脈路に投与されてから薬剤が実際に効果を発揮する effect site に到達するまでの時間が吸入麻酔薬と比べて短時間である.

静脈に投与された薬剤が脳に到達するまでは約 20 秒であり,それから実際に効果部位(effect

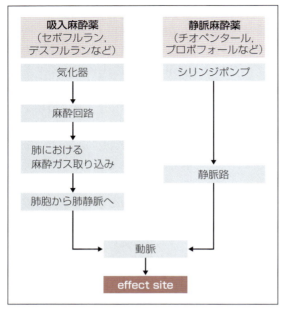

図 3-2　投与から effect site 到達までの経過

site) である脳組織に移行するのにさらに時間的遅れがある．この時間的遅れを表した係数を keO（→27頁）とよぶ．麻酔導入に使用する静脈麻酔薬チオペンタール，プロポフォールはこの時間的遅れはきわめて小さく，ほとんど同時に効果を発揮する．ちなみにプロポフォールの keO は 0.3 前後である．半減期である $t_{1/2}keO$ は 1.5〜2.9 分である．

一方，吸入麻酔薬の中できわめて導入が速いといわれているセボフルランの $t_{1/2}keO$ は 3.5 分で，導入が速いといわれているセボフルランと静脈麻酔薬プロポフォールは血液から effect site への移行に関する時間がほとんど同じであるといえる．しかし，図 3-2 に示すように吸入麻酔薬が effect site に到達するまでは気化器からはじまり，麻酔回路，肺，肺動静脈，動脈と，いくつかの障壁を通るため，必然的に時間がかかる．これが一般的に急速導入には静脈麻酔薬が使用される理由である．

### C VIMA

吸入麻酔薬だけで迅速に麻酔を導入する試みとして，回路内をあらかじめ高濃度の麻酔ガスで充満させ，患者には深呼吸をしてもらうことにより就眠させる方法がある．これを VIMA (volatile induction and maintenance of anesthesia) 法とよぶ．VIMA 法には，導入覚醒の速いセボフルランが適している．VIMA の導入方法には従来の緩徐導入のほか，**深呼吸導入法**，**深呼吸急速導入法**（深呼吸に Valsalva 操作を追加して息ごらえをする）などがある．

また，静脈麻酔で入眠してから吸入麻酔薬を投与して麻酔深度を深くする方法（Ⅳ-Mask induction）など，吸入麻酔，静脈麻酔の利点をうまく取り入れた麻酔導入法が試みられている．しかし，吸入麻酔ガスを投与し，その効果がどれくらいの時間で現れるかはきわめて重要な問題であり，吸入麻酔薬の薬理学的性質が大きく影響する（表 3-1 参照）．

## 2 吸入麻酔導入時間を決定する因子

### A 濃度

吸入濃度を上昇させればその濃度に比例して導入時間は短縮する．つまり，ハロタンのように血液/ガス分配係数が他の麻酔薬に比較して大きい吸入麻酔薬による導入でも，吸入麻酔薬濃度を上昇させれば理論的に速い麻酔導入が可能である．しかし，安全性の点から気化器の濃度には上限があり（セボフルラン，イソフルラン，ハロタンの場合，多くは 5％）それ以上の上昇は不可能である．また，吸入麻酔薬濃度を上昇させれば単純に導入時間が短縮するわけではない．例えばイソフルランやデスフルランは気道刺激性があるため，麻酔の導入時には高濃度を最初から投与することは好ましくない．

### B 新鮮ガス流量

新鮮ガス流量を低下させると導入時間は延長する．同様に低流量麻酔や閉鎖循環麻酔では，濃度を変化させた場合に，血液内や脳内の濃度が変化するには相応の時間が必要である．

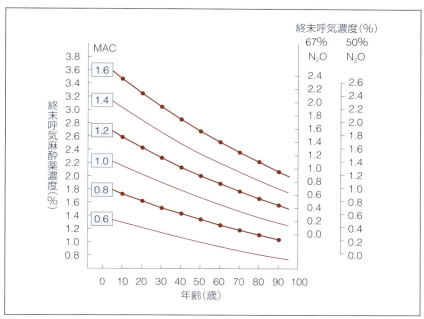

図 3-3　MAC と年齢（セボフルランの場合）
〔Nickalls RWD, et al：Age-related iso-MAC charts for isoflurane, sevoflurane and desflurane in man. Br J Anaesth 91：170-174, 2003 より〕

### C 麻酔回路容量

回路の容量が増加すれば導入時間は延長する．

### D 換気量

換気量を増加させると，吸入麻酔薬吸気濃度の変化にはほとんど影響を与えないが，動脈血，脳内濃度の上昇は早くなる．また換気量増加による$PaCO_2$の低下による脳血流量減少が，逆に導入を遅くする可能性もある．

### E 血液/ガス分配係数

**血液/ガス分配係数**は図 3-2 の肺胞から血液に移行するときの動向に大きく作用し，一般に血液に溶けにくい（血液/ガス分配係数が小さい）麻酔薬ほど，麻酔の導入・覚醒が速いといわれる．これは麻酔の覚醒に関しては容易に理解できるが，導入に関しては単純に考えると理にかなっていないように見受けられる．

しかし，麻酔の導入・覚醒はあくまでも脳内の濃度の変化である．仮に肺での換気能力が理想的，つまり麻酔ガスが血中に取り去られてもすぐにそれを補うことが可能な換気能力の肺（例：鳥類の肺）であれば，血中に溶け込みやすい麻酔薬ほど麻酔の導入は速いといえる．しかし，実際の肺の換気能力には制限があり，低下した肺胞内濃度をすぐには補うことができない．したがって，血中に溶け込みやすい麻酔薬は肺胞の麻酔薬濃度が低下し，その結果脳内の濃度も低下し麻酔の導入は遅くなる．

イソフルラン，セボフルラン，デスフルランの血液/ガス分配係数はそれぞれ 1.4，約 0.6，0.4 でハロタンの 2.3 より低い（**表 3-1 参照**）．セボフルラン，デスフルランは従来用いられてきた揮発性吸入麻酔薬と比較して血液/ガス分配係数が小さいために，吸入開始時の血中濃度の上昇速度は大きく，吸入中止時の低下速度も大きいとされる．

### F keO

これは血中濃度と effect-site の濃度との間の時間的ずれを意味する係数である．小さいほど血中濃度の変化に対して短時間で効果が変化することを意味する．

麻酔の導入・覚醒が迅速であることは，基本的

には有用な性質であるが，麻酔からの覚醒が速いと術後の疼痛が他の麻酔薬より急速に現れるため，血圧の上昇や疼痛による術後の不穏の原因の1つになる．

## 3 麻酔維持

### A MAC（最小肺胞濃度）

最大痛み刺激を加えたときの体動は，吸入麻酔薬の強さを比較する gold standard になっている．MAC は半数の患者が皮膚切開刺激で体動を示さないときの肺胞内麻酔薬濃度であり，吸入麻酔薬の強さの指標として用いられている．また，麻酔薬の特徴として安全域がきわめて小さい．例えば，皮膚切開時の MAC の濃度を少し超えて麻酔すると呼吸・循環抑制が著明になることがあるので注意を要する．

一般的に高齢になるほど MAC は低下する（図3-3）．このほか MAC に影響する因子として体温，血圧，甲状腺機能，年齢，妊娠，低酸素，貧血などを考慮する必要がある．

### B 手術侵襲によって変化する麻酔深度

麻酔深度は麻酔薬による中枢神経系機能の抑制と手術侵襲による中枢神経の刺激との相対的関係によって決まる．したがって，手術内容によって手術刺激が異なる場合は，たとえ中枢の麻酔薬濃度が一定であっても麻酔深度は変化する．つまり，侵害刺激の強さに応じて吸入麻酔薬の濃度を変化維持させなければ麻酔深度は浅くなったり，深くなったりする．脳波上，筋弛緩薬で筋が弛緩していたほうが麻酔深度が深くなることや，スキサメトニウムで筋の伸展受容体（stretch receptor）を直接刺激すると筋からの求心性刺激による脳波の賦活化（muscle afferent activity）が起こることはよく知られた事実である．

また，咳によっても脳波の周波数は増加し振幅は低下するし，筋弛緩薬なしの手術では夢をみることが多いという報告もある．覚醒が遅延したときなど種々の刺激を加えて覚醒させることは実際の臨床の場で行われている．前述したように刺激により麻酔深度は浅くなり患者は覚醒するかもしれないが，刺激がなくなれば刺激前の状態に戻るため，患者が本当に覚醒したことにはならないことに留意しなくてはいけない．

## 4 循環に与える影響

揮発性麻酔薬は循環抑制作用がある．イソフルランも血圧は低下するが，健常者における心拍出量は覚醒時と同程度に維持する．したがって，イソフルランは主に末梢血管抵抗を下げることによって血圧が低下し，セボフルランによる血圧低下は主に心拍出量の低下によると考えられる．

イソフルランは健常者において心拍数を増加させる．その原因として，イソフルラン麻酔では交感神経よりも迷走神経抑制のほうが強いことがあげられる．また，イソフルランは大動脈と頚動脈の圧受容体反射を抑制する程度が小さいために，血圧低下に伴う反射性の心拍上昇を抑制していない可能性もある．セボフルランでは心拍数の増加作用はない．

イソフルランでは冠血管の自己調節能が抑制され冠動脈スチール（coronary steal）現象が起こる．セボフルランでは報告がない．

近年，低酸素プレコンディショニング効果を踏まえ，その臨床応用の1つとして薬理学的プレコンディショニングが研究されてきた．すでに数多くの動物実験モデルで揮発性吸入麻酔薬を中心にその効果が実証されており，その機序として $K_{ATP}$ チャネルの開口が重要とされている．セボフルランもイソフルランなどと同様に，ブタの心臓で $K_{ATP}$ チャネルの開口が関与した薬理学的なプレコンディショニング効果が確認され，ヒトでも実証されている．

## 5 呼吸器系に与える影響

吸入麻酔薬イソフルラン，セボフルラン，デスフルランは，末梢受容体の感受性低下，呼吸中枢抑制，呼吸筋の抑制，死腔の増大，機能的残気量の低下，シャントの増大などを惹起し，結果的に1回換気量，分時換気量の低下，低酸素血症，高炭

酸ガス血症を示す．

　吸入濃度が増加すると炭酸ガス分時換気量応答も低下する．その呼吸抑制の強さは，セボフルラン＞デスフルラン＞イソフルランの順であるが，麻酔薬間で大きな差はない．低酸素性肺血管収縮は吸入麻酔薬で抑制され，低酸素血症の原因とされる．肺外科の手術での吸入麻酔薬の使用は注意が必要である．

　イソフルランは麻酔導入時の息ごらえと咳嗽の頻度はハロタンに比べて高い．また，喉頭痙攣，しゃっくり，気管支痙攣もより多い傾向がみられる．これは静脈麻酔薬による急速導入を行っても同様である．したがって，イソフルランで緩速導入をする場合は最初から高濃度を用いずゆっくりと2～5呼吸ごとに吸入濃度を増加させる必要がある．デスフルランも気道刺激性が強いため同様の注意が必要であり，小児への使用は禁忌とされている．

　セボフルランは気道刺激性の少ない点や血液/ガス分配係数の低い利点を用いて，急速吸入麻酔導入も可能である．急速吸入麻酔導入は気道刺激性が少ないことが前提条件となり，セボフルランでは短時間で導入可能である．

## 6 脳波，頭蓋内圧に関する影響

　セボフルランでは0.5～1MACで脳血流量はほとんど変化せず，脳酸素消費量は濃度依存性に低下する．二酸化炭素に対する脳血管の反応性は保たれており，過換気の頭蓋内圧低下効果はイソフルランと同程度に期待できる．

　イソフルランは，エンフルラン，ハロタンより脳血管拡張作用に伴う脳血流増加作用は弱い．また，髄液産生量にも影響しないため頭蓋内圧にも影響を与えない．また，イソフルラン吸入後でも過換気の頭蓋内圧に対する効果を期待できる．

　**痙攣誘発性**は脳代謝亢進やてんかん患者への適応を考えるうえで重要である．通常の臨床の場ではセボフルランが痙攣を誘発することはほとんどないが，セボフルラン＋亜酸化窒素麻酔中，動脈血二酸化炭素分圧が24 mmHgで四肢の強直性，間代性痙攣が発生したという報告がある．また，セボフルランでは痙攣様運動を認めても脳波は正常であるという報告もある．イソフルランはエンフルランの異性体であるが，エンフルラン麻酔のときのような痙攣脳波が過換気で誘発されることはない．また，痙攣様脳波を認めたとしても痙攣様運動は伴わないとされる．

### Advanced Studies
**アドレナリンに対する心臓の感受性**

　ハロタンに比較してイソフルランでは3～4倍，セボフルランでは6倍量のアドレナリン注入に耐えられるといわれている．臨床麻酔上，セボフルラン，イソフルランの順でアドレナリンによる不整脈誘発は抑制される．

●参考文献
1) Van Dyke RA, et al：Metabolism of volatile anaesthetics to 14CO$_2$ and chloride. Biochem Pharmacol 13：1239-1243, 1964
2) Holaday DA, et al：Clinical characteristics and biotransformation of sevoflurane in healthy human volunteers. Anesthesiology 54：100-106, 1981
3) Schnider TW, et al：The influence of age on propofol pharmacodynamics. Anesthesiology 90：1502-1516, 1999
4) Kazama T, et al：Comparison of MAC and the rate of rise of alveolar concentration of sevoflurane with halothane and isoflurane in the dog. Anesthesiology 68：435-437, 1988
5) Eger EI Ⅱ：The pharmacology of isoflurane. Br J Anaesth 56：71-76, 1988

# 第4章 静脈麻酔薬と麻酔法

**学習のPoint**

**静脈麻酔薬の薬理と投与法について理解する**
① 静脈麻酔薬の特徴を理解する
② よく用いられる静脈麻酔薬を列挙し，その特徴を説明できる
③ 静脈麻酔薬による導入について説明できる
④ 静脈麻酔薬による麻酔維持について説明できる
⑤ TIVAと吸入麻酔との違いについて説明できる

---

麻酔科医が用いる静脈麻酔薬は**鎮静薬**と**鎮痛薬**に大別される．鎮静薬ではプロポフォールが代表であるが，バルビツレートやベンゾジアゼピン，ケタミンなどの古典的薬物も含まれる．鎮痛薬としては，フェンタニルやペチジンなどのいわゆるオピオイド製剤やペンタゾシンやブプレノルフィンなどの拮抗性鎮痛薬に加え，近年では超短時間作用型オピオイドであるレミフェンタニルが汎用されている．さらに，鎮静・鎮痛薬として集中治療領域を中心として$\alpha_2$アゴニストであるデクスメデトミジンが用いられている．

本章では，これらの中からプロポフォール，バルビツレート，ベンゾジアゼピンを，鎮静・鎮痛薬としてデクスメデトミジンを取りあげて解説する．さらには周術期に用いられる制吐薬についても触れる．

## A 薬物動態学と薬力学

薬物を体内に投与した結果，血中濃度が上昇する．その後，組織への再分布や代謝によって血中濃度が低下する．このように薬物の血中濃度や効果部位濃度の変化を分布容積やクリアランスなどから求める学問が**薬物動態学**である．一方，薬物を体内に投与する目的は，その薬物が有する効果を得るためである．就眠薬であれば就眠，昇圧薬であれば昇圧効果がどの程度であるのかについて検討する学問が**薬力学**である．

静脈麻酔薬を投与する目的は就眠や鎮静であるが，かつては眠っているか起きているかの二者択一的な判断しか行えなかった．臨床現場においては，1990年代から就眠程度を定量する目的で皮質脳波を用いた処理脳波モニターが登場し，現在では**BISモニター**がもっとも一般的に活用されている．具体的には覚醒時にはBIS値は90以上，至適麻酔レベルでは40～60，脳波が平坦な場合には0となる．しかし，アーチファクトの問題や麻酔薬濃度がBISモニターにおけるBIS値とリニアに変化しない可能性を有していることなど，全幅の信頼を得るには至っていない．そこで，薬物の血中濃度・効果部位(effect site)濃度を推定し，就眠程度を濃度から推測する手法も必要になる．このため，薬物動態学的知識も必要になる．

昇圧薬であるエフェドリンや降圧薬である$\beta$遮断薬のように，薬物の作用部位が心臓である場合には，静注後比較的早期に昇圧・降圧反応が観察される．一方，静脈麻酔薬では静注後，就眠作用を発揮するまでに数十秒～数分程度のタイムラグを生じる．これは就眠効果を発揮する作用部位と

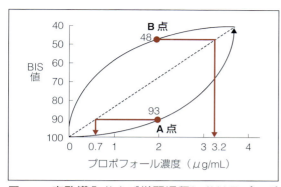

**図 4-1 麻酔導入および覚醒過程におけるプロポフォール予測血中濃度と BIS 値の関係**
破線はプロポフォール効果部位濃度．麻酔導入時（A点）には下に凸の，覚醒過程（B点）では上に凸の曲線で両者の関係が表される．

考えられている脳に薬物が到達するまでに時間的遅れが生じるためである．

図 4-1 にプロポフォールの予測血中濃度と BIS 値の関係を示したグラフを示す．麻酔導入時には下に凸の，覚醒過程では上に凸の曲線で両者の関係が表される．麻酔導入中の A 点では，プロポフォールの予測血中濃度が 2 μg/mL のときの BIS 値は 93 であり，患者は覚醒している．一方，麻酔覚醒過程の B 点では，プロポフォールの予測血中濃度が 2 μg/mL のときの BIS 値は 48 であり，患者は就眠している．

このように同一血中濃度で得られる効果（就眠あるいは覚醒）が大きく異なっていることを説明するために**効果部位**の概念が提唱されている．両曲線の間の直線（破線）が**効果部位濃度**を表す．導入中の A 点を効果部位の直線と交わるまで左に進めると，その時点の効果部位濃度は 0.7 μg/mL となることから，患者が就眠していないことが理解できる．一方，覚醒過程の B 点を効果部位の直線と交わるまで右に進めると，その時点の効果部位濃度は 3.2 μg/mL となり，まだ覚醒していないことを裏づけている．このように，導入と覚醒過程でグラフが異なることをヒステリシスとよぶ．

ヒステリシスとは履歴現象ともいわれ，ある量 A の変化に伴って他の量 B が変化する場合，A が増加するときと減少するときとで，同じ A の

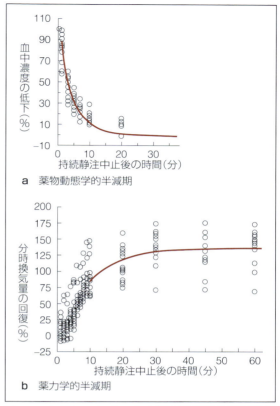

**図 4-2 レミフェンタニルの薬物動態学的半減期と薬力学的半減期の違い**

〔Glass PSA, et al：A review of the pharmacokinetics and pharmacodynamics of remifentanil. Anesth Analg 89：S7-14, 1999 より改変〕

値に対する B の値が異なり，それまでにたどってきた力の影響を受ける現象のことをいう．今回のプロポフォールの場合，A が血中濃度で B が効果部位濃度に相当する．

一般的に**半減期**というと，薬物の血中濃度が半分になるまでの時間を指す場合が多い．ここで薬物動態学と薬力学の違いを明確にする一例として，図 4-2 に**薬物動態学的半減期**と**薬力学的半減期**を示す．これは超短時間作用型オピオイドである**レミフェンタニル**における両半減期を示す．図 4-2a は，レミフェンタニルの持続静注を 0 分に中止したあとの血中濃度の低下を示す．これによると，投与中止後に血中濃度が半分になるまでの時間は 3.2 分であることがわかる（context-sensitive half time → 33 頁）．

一方，図 4-2b はレミフェンタニルの持続静注

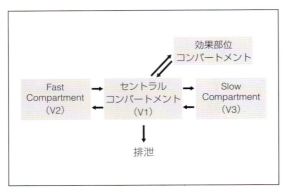

図4-3 プロポフォールの薬物動態オープン3コンパートメントモデル

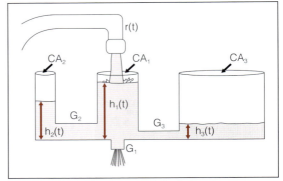

図4-4 プロポフォールの薬物動態を表す水力モデル

〔Hughes MA, et al：Context-sensitive half-time in multicompartment pharmacokinetic models for intravenous anesthetic drugs. Anesthesiology 76：334-341, 1992 より〕

中止後の分時換気量の増加を示す．レミフェンタニルを通常用量用いると呼吸が停止するが，超短時間作用型であることから中止後速やかに呼吸は回復する．分時換気量が正常に復した状態を100％とすると，レミフェンタニル中止後に分時換気量が50％まで回復するまでの時間は5.4分であることがわかる．以上より，レミフェンタニルの薬物動態学および薬力学的半減期はそれぞれ3.2分，5.4分となる．

本来，レミフェンタニルを投与する目的は鎮痛であるので，薬力学的半減期を求める場合には鎮痛効果が半分に減じるまでの時間となるが，鎮痛効果を定量できる手法がいまだ開発されていないことから，呼吸抑制の回復で代用している．

## B 薬物動態学

### 1 コンパートメントモデル

多くの薬物の薬物動態は多コンパートメントモデルで表されることが多い．麻酔薬の多くは2コンパートメントモデルで表されるが，1や3コンパートメントモデルもある．そもそもコンパートメントとは，ある一定の容積をもち，その中の薬物濃度は均一であると仮定した部位や箱のような場所を意味する．コンパートメントモデルは，薬物を生体に投与したあとの動態を速度論的に解析

するための算術的モデルではあるが，薬物が注入される**セントラルコンパートメント**（通常は血中）と，薬物が再分布するいくつかの**末梢コンパートメント**，薬物が効果を発揮する**効果部位**で構成されており，これらに加えて薬物の代謝による消失が加味されている．

図4-3に代表的な静脈麻酔薬であるプロポフォールの薬物動態モデルを示す．プロポフォールは**3コンパートメントモデル**でよく表される．これは，プロポフォールの血中濃度の減衰が一直線（この場合には1コンパートメント）ではなく，いわゆる $\alpha$，$\beta$，$\gamma$ の3相でよく表されることに由来している．しかし，便宜的にV1は血液，V2は筋肉や内臓などの血流が豊富なコンパートメント，V3は脂肪組織などの血流が乏しいコンパートメントと解釈する意見もある．これらの和は**分布容積**とよばれ，一般的に薬物の組織移行性が高いと分布容積は大きくなる．プロポフォールの場合V1，V2，V3の容積はそれぞれ20，35，236 Lである．効果部位は就眠薬の場合には脳であると想定されているが，仮想の空間と定義されているためその容積はゼロである．各コンパートメント間の薬物の移行しやすさは速度定数で表される．

以上の3コンパートメントの容積を水槽の大きさで，速度定数を水槽間のパイプの太さで，さらにはクリアランスの大きさをV1の底の穴からの排出量の大きさで表した水力モデルを考えると，静脈麻酔薬の薬物動態を理解しやすい（図4-4）．

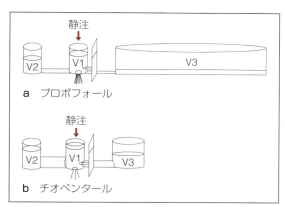

図 4-5 プロポフォールとチオペンタールの水力モデルの比較

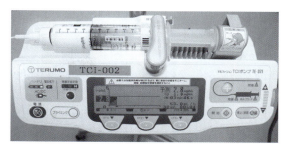

図 4-6 プロポフォール用 TCI ポンプの外観（テルモ社製 TE-371）

図 4-5 にプロポフォールとチオペンタールの水力モデルを表す．なお，効果部位の容積はゼロであるため，水槽ではなく平面で表記している．V3 の容積とクリアランスが大きく異なっているが，これに加えて V1 と V2，V2 と V3 間の速度定数を表すパイプの太さが異なっている．薬物を静注すると V1 の水槽の水かさが上昇し，その後，薬物は効果部位や V2，V3 に移行し，それぞれの水槽の水かさが上昇する．薬物は代謝によって消失するため V1 の水かさは次第に減少するが，プロポフォールに比してチオペンタールの場合には V1 と V2，V3 間のパイプが太いことに加えてクリアランスが少ないことから，代謝による V1 の水かさの減少と V2，V3 から V1 への薬物の再分布による水かさの上昇の差が少ない．このため V1，すなわち血中濃度の低下が少ない特徴を有している．以上の特徴から，チオペンタールでは単回静注時よりも持続静注時に血中濃度は低下しにくく，持続静注を麻酔目的で行うことは稀である．

## ❷ 標的濃度調節持続静注

薬物を持続静注する際には，効果を得るために必要な目標効果部位濃度，血中濃度の設定をしなければならない．**標的濃度調節持続静注**（target controlled infusion：TCI）とは，目標濃度が維持されるために必要な持続静注量を上述の薬物動態パラメータをもとにコンピュータ制御する手法で

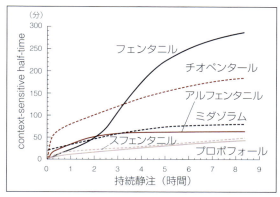

図 4-7 静脈麻酔薬の context-sensitive half-time
〔Hughes MA, et al：Context-sensitive half-time in multicompartment pharmacokinetic models for intravenous anesthetic drugs. Anesthesiology 76：334-341, 1992 より〕

ある．現在，わが国においてはプロポフォールの TCI システムを組み込んだシリンジポンプが市販されている（図 4-6）．年齢と体重，目標血中濃度を入力すると，自動的に単回静注量とそれに続く持続注入量が計算され実行されることから，シリンジポンプの持続静注速度を微調整する必要がなく便利である．しかし，商用の TCI ポンプに年齢は入力しなければならないものの，組み込まれている薬物動態パラメータには年齢が含まれていないことから，体重が同じであれば若年者でも高齢者でも同量のプロポフォールが注入される点に注意が必要である．また，目標血中濃度とともに，予測効果部位濃度や，さらには血中濃度が設定値まで低下するのに要する時間も表示される．

## ❸ context-sensitive half-time

TCI システムを用いて薬物の血中濃度（V1 の

水かさ)を一定に維持したのちに投与を中止したときに，血中濃度が半分に減少するまでの時間をcontext-sensitive half-timeとよぶ．図4-7に代表的な静脈麻酔薬のcontext-sensitive half-timeを示す．横軸は投与中止前に持続静注を行っていた時間を示す．プロポフォールの場合には2時間の持続静注後に投与中止しても6時間の持続静注後に投与中止しても，血中濃度が半減するまでの時間はそれぞれ20分，30分程度と大きな差は認められない．

一方，チオペンタールの場合にはそれぞれ100分，160分と持続静注時間が延長するほど血中濃度が半減するまでの時間が延長する．このことは，前述のチオペンタールの水力モデルの説明を裏づけている．

## 4 代表的な静脈麻酔薬の薬物動態

### A プロポフォール

プロポフォールの代謝は肝臓におけるチトクロームP450による水酸化反応と，グルクロン酸・硫酸抱合の2段階である．これらの反応は肝機能に依存しないことから，肝機能障害患者においても覚醒遅延は生じにくい．代謝産物には薬理活性はなく，消失半減期は280分である．

### B チオペンタール

バルビツレートは作用持続時間によって長・中・短・超短時間作用型に分類される．チオペンタール，チアミラールは超短時間作用型のバルビツレートで麻酔導入薬として汎用されてきた．肝臓で代謝され薬理活性のない産物となる．脂溶性が高く，V2コンパートメントに急速に再分布することから，消失半減期は346分であるが，単回静注5〜10分後には覚醒する．

### C ミダゾラム

中枢神経における抑制系神経伝達物質であるGABA受容体に結合し，神経細胞の興奮性を低下させることによって鎮静効果と抗痙攣作用を発揮する．

ミダゾラムは他のベンゾジアゼピン薬であるジアゼパムやロラゼパムよりも脂溶性が高い．しかし，実際には水溶性溶液になっている．これは，pHが4以上の環境(血液内など)では脂溶性であるミダゾラムの化学構造が，pHが3.5になると水溶性に変化するためである．

ミダゾラムは肝臓でミクロゾーム酸化とグルクロン酸抱合を受けて代謝され尿中に排泄される．ミクロゾーム酸化は年齢や肝機能，シメチジンなどの併用薬物の影響を受ける点に注意が必要である．

ミダゾラムは短時間作用型のベンゾジアゼピンに分類され，0.1〜0.3 mg/kgを静注すると3〜5分程度で効果が発現し，最大効果は10分後となる．消失半減期は1.7〜2.6時間と短いが，ベンゾジアゼピン系薬物には拮抗薬としてフルマゼニルが存在し，ミダゾラムの作用を急いで消失させる場合に0.2〜0.5 mgを単回静注する．フルマゼニルはγアミノ酪酸(GABA)受容体におけるベンゾジアゼピン系薬物の競合阻害薬であり，GABA受容体にベンゾジアゼピン系薬物が結合できなくなることによって鎮静作用を消失させる．しかし，フルマゼニルの半減期は50分程度とミダゾラムよりも短いので，フルマゼニルの効果消失後に再度ミダゾラムなどのベンゾジアゼピン系薬物の効果が出現し，患者が再鎮静に陥る危険性を有している．

### D デクスメデトミジン

デクスメデトミジンは肝臓の複数分子種のチトクロームP450によって代謝されることから，P450の誘導・阻害による代謝への影響は少なく，代謝にかかわるもっとも大きな因子は肝血流量である．以上のことから，体重当たりで投与量を設定しても併用薬物による影響は無視できる．しかし，心拍出量が減少する状況においては肝血流量が減少することから，クリアランスの低下には注意が必要である．

デクスメデトミジンの消失半減期は2〜3時間と考えられている．このため持続静注開始後，血中濃度が定常状態になるまでに4〜6時間程度を要する．早期に血中濃度を上昇させたい場合には

持続静注に単回投与を組み合わせる必要があるが，後述のように単回静注に伴う循環動態の変動が懸念される症例では慎重に行う．持続静注後，定常状態になった血中濃度は投与速度をクリアランスで除した値で表される．

デクスメデトミジンのクリアランスは 0.6 L/kg/h であることから，血中濃度は (投与速度 $X\mu g/kg/h$)/0.6 L/kg/h となり，1.67$X$ng/mL となる．デクスメデトミジンの治療域の血中濃度が 0.3～1.3 ng/mL であることから，0.2～0.7 $\mu g/kg/h$ の投与速度が必要となる．

## C 薬力学

### 1 プロポフォール

プロポフォールは化学式では 2,6-ジイソプロピルフェノールで表されるようにフェノール骨格を有しており脂溶性が高く，水に溶けにくいため脂肪乳剤の懸濁液として供給されている．

プロポフォールは$\gamma$アミノ酪酸 (GABA) 抑制性シナプスにおいて作用を増強することにより，鎮静・就眠作用を発揮するが，揮発性麻酔薬のように鎮痛作用や筋弛緩増強作用は有していない．プロポフォールは用量依存的に**脳波を徐波化**する．少量では$\beta$ activation とよばれる速波活動の亢進が生じる．中等量では$\delta$，$\theta$波（徐波）の割合が増え，至適麻酔レベルでは**睡眠紡錘波**が出現する．さらに深くなると**群発抑止 (burst suppression)** から**平坦脳波**に至る．

プロポフォールの注入時には 50～70％の頻度で**血管痛**を生じる．これにはリドカインなどの局所麻酔薬やフェンタニルなどの鎮痛薬の前投与が有用であるが，完全に血管痛を予防できるわけではない．また，手背静脈などの細い血管よりも太い血管から投与すると血管痛は減少するといわれている．血管痛の機序は，プロポフォールの水相中の遊離プロポフォール分子が血管内皮細胞間隙を通って血管基底膜を刺激するためと考えられているが，投与開始時のみでそれ以降は生じないことから詳細は不明である．一方，プロポフォールには制吐作用が認められており，術後悪心・嘔吐の頻度が低いことが報告されている．

他の麻酔薬同様，プロポフォールは呼吸・循環抑制作用を有している．呼吸器系では用量依存的に呼吸回数と 1 回換気量は減少し，高二酸化炭素血症時の換気応答は減弱する．

麻酔導入に用いる用量は，1～2.5 mg/kg の単回静注または TCI による目標予測血中濃度 1～3 $\mu g/mL$ であるが，いずれも併用する鎮痛薬や鎮静薬，個人差などにより大きく異なるため，患者が就眠するまで厳格な監視が必要となる．術中麻酔維持のためには 2～5 $\mu g/mL$ 程度の維持濃度が必要となるが，鎮痛手段や手術侵襲の大きさなどにより必要量は変化する．また，代謝が速やかであることと，薬物の再分布によって投与中止後に血中濃度・効果部位濃度が低下しやすいことから，比較的速やかな覚醒が得られる．

### 2 チオペンタール

チオペンタールの基本的作用は GABA の抑制作用増強によるもので，中枢神経系作用として鎮静・意識消失・抗痙攣作用・脳血管収縮作用を，呼吸系作用として呼吸抑制作用を，循環系作用として末梢血管拡張による血圧低下と心拍出量減少，および圧受容体反射を介する心拍数増加作用を有している．呼吸器系に対しては，用量依存的に呼吸回数と 1 回換気量は減少する．麻酔導入時に単回静注すると，1 分程度の呼吸停止を生じることも稀ではない．

用量依存的に脳代謝率と脳血流量は減少する．また，抗痙攣作用や頭蓋内圧上昇抑制作用を有していることから，蘇生後脳症などに対して集中治療室で持続静注されることもある．脳波に及ぼす影響はプロポフォールと同等である．

薬物動態で記したように持続静注時間の延長とともに context-sensitive half-time が延長することから，通常臨床では単回投与に限られている．4～5 mg/kg の単回静注によって 4～5 分間の意識消失が得られる．また，呼吸抑制や循環抑制も一過性であり，経時的に回復する．

チオペンタールは**強アルカリ製剤** (pH>10) で

あることから，血管外に漏出した場合には組織障害・壊死をきたすことがある．

麻酔導入時には3〜5 mg/kgを静注する．

チオペンタールはポルフィリン合成の律速酵素であるδ-アミノレブリン酸合成酵素を活性化させる．このため，**急性間欠性ポルフィリン血症**や異型ポルフィリン症患者に対して投与すると急性発作を誘発することから，禁忌である．

## ❸ ミダゾラム

ミダゾラムはGABA$_A$受容体に作用し，GABAの抑制作用を増強させることによって鎮静・催眠効果を発揮する．また，記銘力低下を主とする健忘作用，特に前向性健忘作用を有している．

循環系への影響として，心抑制作用が弱いため心機能の低下した患者の麻酔導入に用いられることが多いが，末梢血管拡張作用や心収縮力低下作用を有している．さらに，フェンタニルなどのオピオイドを併用すると循環抑制作用は増強することから，心疾患患者の麻酔導入時には低血圧に留意しなければならない．

呼吸器系への影響としては，強い呼吸抑制作用を有することから鎮静目的で使用する場合であっても無呼吸には注意が必要である．低酸素刺激に対する換気応答を抑制する．

ジアゼパムは脂溶性が高い薬物であることから筋注時痛を生じるが，ミダゾラムは水溶性であるため筋注が可能である．

## ❹ デクスメデトミジン

デクスメデトミジンは，$\alpha_2$アドレナリンアゴニストとして$\alpha_2$アドレナリン受容体に結合しGタンパクの活性化を介して種々の作用を発揮する．具体的には鎮静・抗不安・鎮痛作用である．

### Ⓐ 鎮静作用

脳橋の背外側部に存在する青斑核にはノルアドレナリンニューロンが集積しており，ノルアドレナリンを放出している．前脳基底部に存在する視床下部腹側外側視索前野（VLPO）からはGABAとガラニンの2種類の神経伝達物質が，視床下部尾側に存在する結節乳頭核からはヒスタミンが放出される．覚醒状態では青斑核からノルアドレナリンが放出され，VLPOのノルアドレナリン受容体が活性化する．これによりVLPOからのGABAとガラニンの放出が抑制される．結節乳頭核は通常VLPOから抑制的な制御を受けているが，GABAとガラニンの放出が抑制された結果，結節乳頭核が賦活化しヒスタミンが放出される．このヒスタミンが大脳皮質下の受容体に結合することにより覚醒状態が維持される．

青斑核には$\alpha_{2A}$受容体が高密度に分布していることから，デクスメデトミジンはその受容体に結合し青斑核からのノルアドレナリン放出を抑制する．その結果VLPOからGABAとガラニンを放出し，さらに結節乳頭核からのヒスタミン放出を抑制し，鎮静状態となる．一方，鎮静薬として多用されるベンゾジアゼピンやプロポフォールは，青斑核からのノルアドレナリンの放出を抑制しないため，ノルアドレナリンの放出が持続した状態が継続している．したがって，デクスメデトミジンではより自然睡眠に近い鎮静が得られる．また，デクスメデトミジンはGABA受容体には親和性を示さない点も他の鎮静薬と異なる．

デクスメデトミジンの鎮静作用の特徴として，鎮静の質がよいことがあげられる．また，臨床的には通常使用量のデクスメデトミジンで鎮静されBIS値が60前後を示していても，患者を刺激することにより容易に覚醒し，それに伴いBIS値も90台まで上昇する．

### Ⓑ 抗不安作用

デクスメデトミジンは抗不安作用を有する．抗不安作用は大脳皮質の$\alpha_{2C}$受容体が関与して発現すると考えられている．

### Ⓒ 鎮痛作用

デクスメデトミジンは鎮痛作用を有している．この作用は脊髄後角の$\alpha_{2A}$受容体を介して発現する．さらに，デクスメデトミジンはオピオイド受容体には親和性を示していないことから，他の鎮痛薬と作用機序が異なり中枢性の$\alpha 2$受容体を介

した鎮痛作用も有している．これらの結果，デクスメデトミジンが揮発性麻酔薬のMACを用量依存的に減少させることが報告されている．

### D 循環系作用

デクスメデトミジンにより低血圧と徐脈が生じる．これは$\alpha_{2A}$受容体を介する自律神経系の交感神経活性の遮断と副交感神経亢進作用，すなわち青斑核賦活化の抑制と交感神経終末からのノルアドレナリンの放出抑制により生じる．交感神経終末からのノルアドレナリン放出抑制は，デクスメデトミジンがシナプス前の$\alpha_2$受容体に結合することによる負のフィードバックによるものである．一方，高用量を用いるとはじめに高血圧反応がみられ，その後血圧が低下する．この初期の血圧上昇は，抵抗血管平滑筋に存在する$\alpha_{2B}$受容体を介する血管収縮作用によるもので，その後，前述の$\alpha_{2A}$受容体を介する循環抑制作用が生じる．

### E 呼吸器系作用

他の鎮痛・鎮静薬とは異なり，臨床使用量のデクスメデトミジンには呼吸抑制作用が少ない点が最大の特徴である．用量依存的な二酸化炭素に対する換気応答の抑制が軽度で，1回換気量や呼吸回数が維持される．さらに，舌根沈下などの上気道閉塞をきたしにくく喉頭反射も維持される．

## D 薬効に影響を与える因子

### 1 薬物動態学的多様性と薬力学的多様性

TCIシステムを用いて持続静注している状況において，同一の血中濃度・効果部位濃度であっても薬物によって得られる効果に個体差がみられることが少なくない．例えば導入過程において，プロポフォール 2 μg/mL の効果部位濃度で就眠する患者と覚醒している患者に分かれる．この原因はいくつか考えられる．

第1に薬物動態の多様性である．TCIシステムに用いられている薬物動態パラメータは健常者10人程度から導き出されているため，患者の体格，病態，人種などによってパラメータに差が生じる．すなわち，TCIによって得られる血中濃度・効果部位濃度ともに予測濃度であって実測値ではないことから，パラメータが合っていない場合には表示される予測濃度にズレが生じる点に注意が必要である．特に麻酔導入時に，ある程度効果部位濃度が上昇しているのに就眠しない場合には，効果部位濃度が予測値よりも上昇しにくい症例も含まれている．この場合には，就眠に時間を要するものの通常と同等の効果部位濃度で覚醒することが多い．

第2に薬力学の多様性である．血中に投与された薬物の多くはある程度の割合でタンパクと結合している．血漿タンパク濃度の変化などによってタンパク結合率が変化すると，同一血中濃度であっても薬理作用をもつ遊離の薬物濃度が変化するため薬効は異なる．さらに，プロポフォールの感受性が低い患者の存在もあげられる．この場合には，通常以上のプロポフォール濃度を要するため，就眠時，覚醒時ともに高いプロポフォール濃度が必要となる．

### 2 薬力学的多様性における静脈麻酔薬と揮発性麻酔薬の違い

至適麻酔維持レベルとしてBIS値40〜60が提唱されている．術中，硬膜外麻酔によって十分な鎮痛が得られている状況において，BIS値を50前後に維持するために必要なセボフルラン，プロポフォール濃度を検討した．その結果，セボフルランでは 1.4±0.1 %，プロポフォールでは 3.2±0.6 μg/mL であった．しかし，各25人ずつの患者の必要濃度の最大値と最小値をみると，セボフルランでは 1.8〜0.9 %と約2倍のばらつきがあるのに対して，プロポフォールでは 5.0〜1.8 μg/mL と約3倍のばらつきとなっている．セボフルランでは呼気中の実測濃度であるのに対してプロポフォールでは予測濃度であることから，これらのばらつきに薬物動態学的多様性が関与している可能性は否定できないが，それ以上にプロポフォールの薬力学的多様性の大きさも示唆されている．

### 3 年齢

揮発性麻酔薬の最小肺胞内濃度(MAC)が**年齢**によって影響を受けることはよく知られている．静脈麻酔薬においても年齢が薬効に影響を与えることが報告されている．プロポフォールによる就眠確率は $C^{4.29}/[C^{4.29}+(2.9-0.022\times 年齢)^{4.29}]$ で表される．ここで C はプロポフォール濃度である．就眠確率を 0.5 とすると，そのときの C は 50% の患者が意識消失するプロポフォール濃度($Cp_{50}$)となる．年齢として 20，80 歳を代入すると $Cp_{50}$ はそれぞれ 2.46，1.14 $\mu$g/mL となり，高齢者では約半分のプロポフォール濃度を必要としていることがわかる．

## E バランス麻酔

### 1 バランス麻酔とは

全身麻酔の構成成分として，**鎮痛・鎮静・筋弛緩（有害反射の抑制）** があげられる．かつて用いられていたエーテルのような麻酔薬では，単一薬物で 3 要素を満たしているように思われてきた．このため，麻酔深度という一言で麻酔レベルが表現されてきた．しかし，現在の全身麻酔薬は導入・覚醒が速い一方，比較的弱い麻酔薬に分類されている．したがって，単一薬物で全身麻酔の 3 要素を満たすことは現実的ではない．さらに，深い麻酔深度では全身麻酔中に加わる手術侵襲に伴う生体反応を抑制していると考えられてきたが，近年，深いレベルの全身麻酔によって手術侵襲に対する循環系の亢進が抑制されていても，サイトカインやカテコラミンなどで表される**神経内分泌反応**は抑制できないことが判明している．

そこで，3 要素のそれぞれが至適レベルになるよう鎮静・鎮痛・筋弛緩薬を投与するバランス麻酔が主流になっており，特に**鎮痛**が重要である．なお，硬膜外麻酔などの神経ブロックを併用することによって強力な鎮痛や筋弛緩を得ることも可能であることから，薬物だけではなく局所麻酔法を併用することもバランス麻酔に含まれている．

なお，麻酔薬を併用する場合には薬物相互作用を考慮する必要がある．揮発性麻酔薬に亜酸化窒素を併用する場合には MAC は相加的であるが，異なる受容体に作用する薬物の併用時，例えばプロポフォールとオピオイドなどにおいては相乗的に働く．

### 2 全静脈麻酔

**全静脈麻酔**(total intravenous anesthesia：TIVA)は全身麻酔を静脈麻酔薬のみで行う麻酔であるが，広義では揮発性麻酔薬やガス麻酔薬を用いない方法ととらえられており，硬膜外麻酔などの神経ブロックを併用することも含まれている．TIVA はプロポフォールとフェンタニルの組み合わせで行われてきたが，超短時間作用型オピオイドである**レミフェンタニル**や，蓄積性のより少ない非脱分極性筋弛緩薬である**ロクロニウム**の登場により，施行頻度は上昇している．

TIVA に用いられる鎮静・鎮痛・筋弛緩薬はいずれも作用発現が速く，持続時間が短いことに加え，強力な作用を有していることから，全身麻酔薬の調節性が向上した．TIVA の利点は，揮発性麻酔薬などによるオゾン層破壊といった地球環境への影響がないことと，亜酸化窒素使用に伴う腸管膨大作用や閉鎖腔の問題を回避できることなどがある．

### 3 NLA

NLA とはニューロレプト鎮痛(neuroleptanalgesia)またはニューロレプト麻酔(neuroleptic anesthesia)の略称である．ニューロレプト鎮痛では神経遮断薬(neuroleptics)と鎮痛薬(analgesics)を併用することにより，患者は周囲に無関心な鎮静状態となるが，意識は消失しない．ニューロレプト麻酔ではニューロレプト鎮痛に亜酸化窒素を併用し意識を消失させる．

**NLA には原法と変法があり**，**原法ではドロペリドールとフェンタニル**を用いる．変法では原法以外の組み合わせが用いられ，**ベンゾジアゼピンと拮抗性鎮痛薬**を併用することが多い．

NLAの特徴として循環抑制作用が比較的軽度であることがあげられるが，脱水患者などでは注意を要する．また，術後まで鎮静・鎮痛作用が持続することや，術中に指示動作が可能な点，ドロペリドールを用いる際には強力な制吐作用を得られる点があげられる．しかし，欠点として，鎮痛・鎮静レベルを推定することが困難であることや，手術侵襲による血圧上昇・頻脈がある．かつては，喉頭顕微鏡手術時に発声を要する患者や，長時間手術時の全身麻酔薬節減目的などにNLAを適応していたが，現在では，短時間作用型の鎮静薬・鎮痛薬が主流になっていることから，NLAを行う機会は減少している．唯一，気管支ファイバー下挿管時にNLAが行われる機会が残っている．

## 4 制吐薬

術後に約30％前後の患者が悪心・嘔吐をきたす．術後悪心・嘔吐（postoperative nausea and vomiting：PONV）は，数人に1人が訴える高頻度の不快な症状であることから，欧米で予防薬，リスク因子などが研究されてきた．これによると大きなリスク因子として女性，非喫煙者，PONVや動揺病（乗り物酔い）の既往，周術期のオピオイド使用が，小さなリスク因子として長時間手術，亜酸化窒素の使用，腹腔鏡下手術などがあげられている．大きなリスク因子を3つ，4つ有する患者がPONVをきたす確率はそれぞれ60％，80％とされており，高リスク患者では予防が重要であるが，PONVは生命にかかわる合併症ではないと認識されてきたことから，わが国では治療薬，予防薬が保険適用になっていないものが多い．しかし，特に頭頸部手術後や高齢患者において，術後の嘔吐は誤嚥性肺炎や窒息の危険を有していることを認識しなければならない．

予防薬，治療薬として，もっとも安価で効果的なものはドロペリドールである．ドロペリドールは強力なミネラルコルチコイド作用を有しており，0.5 mgの単回静注1～2分後には悪心は軽快する．2.5～5 mg/日を持続的に用いる予防法もあるが，ドロペリドールには心電図上QT延長作用があることに留意しなければならない．心電図モニタリングされていない環境での使用を米国FDAが認めていないため注意が必要であるが，一般的には悪心・嘔吐の予防治療目的で少量を使用するだけであれば問題はないと考えられる．このほか，同じくドパミン$D_2$受容体拮抗薬であるメトクロプラミドも治療目的に使用される．10～20 mgの単回静注で用いる．

高リスク患者には上記の2薬以外に，ステロイドやセロトニン受容体拮抗薬を組み合わせたmultimodalな治療法が欧米では標準的であるが，わが国では保険適用が得られていない．

### ●参考文献

1) Glass PSA, et al：A review of the pharmacokinetics and pharmacodynamics of remifentanil. Anesth Analg 89：S7-14, 1999
2) Hughes MA, et al：Context-sensitive half-time in multicompartment pharmacokinetic models for intravenous anesthetic drugs. Anesthesiology 76：334-341, 1992
3) 鳥山澄子，他：血中濃度，薬力学，脳波に及ぼす影響．小板橋俊哉（編），武田純三（監修）：デクスメデトミジンの使い方―基礎と応用，pp28-38，真興交易，2007
4) Schnider TW, et al：The influence of age on propofol pharmacodynamics. Anesthesiology 90：1502-1516, 1999
5) Segawa H, et al：Isoflurane and sevoflurane augment norepinephrine responses to surgical noxious stimulation in humans. Anesthesiology 89：1407-1413, 1998

# 第5章 オピオイド

**学習のPoint**

各種オピオイドの特徴と使用法について理解する
① オピオイドとはどのようなものかについて説明できる
② オピオイド受容体とその作用について説明できる
③ オピオイドを列挙し，その特徴について説明できる
④ オピオイドのアンタゴニストについて説明できる
⑤ オピオイドの作用について説明できる
⑥ オピオイドの副作用を列挙できる
⑦ オピオイドの周術期の使用法について説明できる（術後鎮痛法は第17章→201頁）
⑧ オピオイドのペインクリニックにおける使用法について説明できる
⑨ オピオイドの緩和ケアにおける使用法について説明できる

麻薬性鎮痛薬（オピオイド）は，手術侵襲に対する鎮痛と過剰なストレス反応の制御，がん末期のような強い痛みに対する治療手段として広く用いられており，もっとも強力な鎮痛薬であるとともに，麻酔臨床では必要不可欠な薬剤である．

わが国において手術の麻酔で使用される主なオピオイドはモルヒネ，フェンタニル，レミフェンタニルである．その他に鎮痛の目的でペンタゾシン，ブトルファノール（販売終了），ブプレノルフィン，トラマドールが使用される．

## A オピオイド受容体

オピオイドは，神経細胞膜に存在するオピオイド受容体に結合することによってその多彩な薬理作用を示す．生体内には，オピオイド受容体に結合してオピオイド様作用を示す物質として$\beta$エンドルフィン，エンケファリン，ダイノルフィンなどがある．

オピオイド受容体は，各種アゴニストあるいはアンタゴニストとの結合親和性の差に基づいて，$\mu$（ミュー），$\delta$（デルタ），$\kappa$（カッパ）の3種類に大別される（表5-1）．これらの受容体分子は370〜400のアミノ酸からなり，N末端が細胞外，C末端が細胞内に存在し，細胞膜を7回貫通するGタンパク共役受容体に共通の特徴的な構造を有する．オピオイド受容体が活性化されると，細胞内サイクリックAMPの減少，電位依存性$Ca^{2+}$チャネルの抑制，内向き整流型$K^+$チャネルの活性化などの細胞応答を生じる．

3種類のオピオイド受容体の神経系における分布は異なり，それぞれの受容体が活性化された結果生じる生理作用には差がある．オピオイドの鎮痛作用には特に$\mu$受容体に対するアゴニスト作用が重要であると考えられている．

## B 薬理作用

### 1 鎮痛作用

オピオイドは，脊髄後角において一次知覚線維末端からのサブスタンスPやグルタミン酸のよ

表5-1　3種類のオピオイド受容体の特徴

| | μ（ミュー） | δ（デルタ） | κ（カッパ） |
|---|---|---|---|
| バイオアッセイ | モルモット回腸 | マウス輸精管 | ウサギ輸精管 |
| 内因性アゴニスト | ・enkephalin<br>・βエンドルフィン | enkephalin | dynorphin |
| アゴニスト | ・モルヒネ<br>・DAMGO | ・DPDPE<br>・DADLE<br>・deltorphin | ・U50, 488<br>・ブトルファノール<br>・bremazocine |
| アンタゴニスト | ・ナロキソン<br>・naltrexone | ・ナロキソン<br>・naltrindole | ナロキソン |
| 作用 | 鎮痛, 鎮静, 呼吸抑制, 縮瞳, 徐脈, 悪心・嘔吐, 便秘 | 鎮痛（上脊髄）, 呼吸抑制（？） | 鎮痛（脊髄）, 利尿, 不快感 |

うな神経伝達物質の放出を抑制し，脊髄後角に存在する侵害ニューロンの興奮を抑制する．このような作用以外に，オピオイドが中脳水道周囲灰白質に作用することにより下行抑制系（ノルアドレナリン作動性およびセロトニン作動性）が活性化されて脊髄後角における鎮痛作用を示す機序もある．さらに，視床，大脳皮質のレベルにおいても鎮痛作用が現れる．さらに，末梢神経におけるオピオイドの鎮痛作用も報告されている．

薬剤の種類によって鎮痛作用の力価には差がある．鎮痛作用力価の目安をモルヒネを1として表5-2に示す．

## 2 中枢神経系における作用

オピオイドには鎮静作用があり，吸入麻酔薬と併用すると吸入麻酔薬の最小肺胞濃度（MAC）を減少させる効果がある．しかし，単独では大量に投与しても完全な意識消失は起こりにくい．延髄のchemoreceptor trigger zoneに作用して，悪心・嘔吐を引き起こす．動眼神経副核（Edinger-Westphal核）に対する大脳皮質からの抑制が解除されて，縮瞳を起こす．また，長期使用によって耐性，依存性，習慣性を生じることがある．

副作用として瘙痒感をきたすことがある．その機序は明らかにされていないが，延髄または脊髄における作用による可能性がある．

表5-2　オピオイドの鎮痛作用

| 麻薬性鎮痛薬 | 力価 |
|---|---|
| モルヒネ | 1 |
| フェンタニル | 100 |
| レミフェンタニル | 100 |
| ペンタゾシン | 0.25〜0.5 |
| ブトルファノール | 5〜8 |
| ブプレノルフィン | 20〜30 |
| トラマドール | 0.1 |

力価はモルヒネを1として示す．

## 3 抗ストレス作用

生体に手術侵襲のような強力なストレスが加わると，交感神経系の活性化による高血圧，頻脈とともに，下垂体前葉から副腎皮質刺激ホルモン（ACTH），成長ホルモン（GH），下垂体後葉からバソプレシン，副腎皮質からコルチゾールが分泌され，血糖の上昇を生じる．このような生体の神経，内分泌系を介するストレス反応が過剰に起こると，周術期合併症の誘因となる可能性がある．モルヒネやフェンタニルは手術侵襲によって引き起こされる内分泌反応を抑制する．

## 4 呼吸器系における作用

上気道，気管，下部気道における反射を抑制する．鎮咳作用もあり，気道（管）刺激時の反射，咳嗽を抑制することができる．

オピオイドを臨床的に使用するうえで，その呼吸抑制作用が問題になることが多い．オピオイド

表 5-3 モルヒネ，フェンタニル，レミフェンタニルの薬物動態の比較

|  | モルヒネ | フェンタニル | レミフェンタニル |
| --- | --- | --- | --- |
| pKa | 8.0 | 8.4 | 7.1 |
| pH7.4 におけるイオン化率 | 77 | >90 | 33？ |
| 脂溶性（オクタノール/水分配係数） | 1.4 | 813 | 17.9 |
| 血漿タンパク結合率（%） | 20〜40 | 84 | 80？ |
| 定常状態での分布容量（Vdss）（L/kg） | 3〜5 | 3〜5 | 0.2〜0.3 |
| クリアランス（mL/min/kg） | 15〜30 | 10〜20 | 30〜40 |

は脳幹に存在する呼吸中枢に作用して，用量依存性に呼吸抑制を起こし，動脈血二酸化炭素圧上昇や低酸素による換気促進作用が減弱する．高齢者，腎不全や肝障害患者などでは，呼吸抑制が著明に現れることがあるので，注意が必要である．

## 5 骨格筋における作用

オピオイドの投与により，**骨格筋の強直**を起こすことがある．呼吸筋の強直を生じると換気不全を起こして調節呼吸を要する場合もある．骨格筋の強直を生じるメカニズムは不明であるが，オピオイドによって誘発される大脳基底核の GABA 系やドパミン系の変化が関与するとの報告がある．オピオイドは神経筋接合部には作用しないので，筋弛緩薬を投与するとオピオイドによる骨格筋の強直は生じない．

## 6 平滑筋における作用

オピオイドは消化管の蠕動運動を抑制し，下部食道括約筋を弛緩させる．また，胃内容の腸への移動を遷延させる．**Oddi 括約筋を収縮**させて，胆道内圧の上昇を引き起こす．膀胱括約筋の収縮により**尿閉**を起こす．

## 7 循環系における作用

オピオイドは循環抑制作用が少なく，心疾患を有する患者の麻酔や心臓外科手術の麻酔に安全に用いることができる．また，オピオイドを投与することによって，心筋虚血によって生じる梗塞巣の容積を減少させることができるという報告がある．脳幹の迷走神経核を刺激することにより徐脈を起こすことがあるが，アトロピン投与によって拮抗することができる．

## 8 その他の作用

モルヒネは肥満細胞からの**ヒスタミン遊離**を引き起こし，ヒスタミンの血管拡張作用による低血圧が生じる．これを予防するためには，$H_1$受容体拮抗薬（ジフェンヒドラミン，クロルフェニラミンなど）と $H_2$受容体拮抗薬（シメチジン，ラニチジンなど）の両方を投与する必要がある．

## C 薬物動態

モルヒネ，フェンタニル，レミフェンタニルの薬物動態における特徴を示す（**表5-3**）．フェンタニルは脂溶性が高いために定常状態における分布容積が大きいことが特徴で，血中濃度の低下には再分布が大きな意味をもつ．レミフェンタニルはエステル構造を有し，血中あるいは組織中の**エステラーゼ**により速やかに分解される．

生体に投与されたモルヒネの約60%は肝臓で，残りは腎臓で代謝される．肝臓で代謝されたモルヒネはモルヒネ3グルクロナイド（M3G）と**モルヒネ6グルクロナイド（M6G）**になる．M3Gには鎮痛作用がないが，M6Gの鎮痛作用はモルヒネよりも強いといわれている．腎不全患者ではM6Gの排泄が遅れて高度の呼吸抑制をきたす可能性がある．

フェンタニルは肝臓で速やかに代謝されるが，その代謝産物にはほとんど鎮痛作用がない．レミフェンタニルは投与中止とともに速やかに血中濃度が低下するため，術後呼吸抑制の心配が少ない．超短時間作用性オピオイドとして有用であるが，投与中止により速やかに鎮痛効果が消失するので，術後疼痛対策が必須である．

## D 麻酔領域における臨床応用

### 1 全身麻酔における使用

#### A 吸入麻酔あるいは静脈麻酔との併用（バランス麻酔）

現在広く使用されている揮発性吸入麻酔薬（セボフルラン，イソフルラン）や静脈麻酔薬（プロポフォール，バルビツレート）は鎮痛作用が弱く，開腹術や開胸術のような侵襲の大きな手術では，他の手段で鎮痛を行う必要がある．その目的のために，オピオイドは有用な薬物であり，併用することによって吸入麻酔薬あるいは静脈麻酔薬の使用量を減らすことができる．

#### B 全静脈麻酔

静脈麻酔薬（主にプロポフォール），筋弛緩薬とともにフェンタニルあるいはレミフェンタニルを組み合わせて持続静注することにより，吸入麻酔薬を全く使わずに全身麻酔を施行することが可能である．

### 2 その他の投与法

モルヒネ，フェンタニルを硬膜外腔に投与すると，主に脊髄後角に作用して有効な鎮痛手段となる．局所麻酔薬と同時に投与する場合もある．硬膜外腔に留置したカテーテルを用いて持続的に注入することによって，術後鎮痛の目的で使用することも多い．オピオイドの硬膜外投与で術後鎮痛を行うことの長所は，局所麻酔薬と異なり交感神経と運動神経には作用しないので，低血圧，運動麻痺を起こさないこと，全身投与に比べて呼吸抑制を起こしにくいことなどがあげられる．副作用として，呼吸抑制，瘙痒感，悪心・嘔吐，尿閉などがある．

くも膜下腔にフェンタニル，モルヒネを投与することもあり，硬膜外に投与する場合よりも少ない投与量で鎮痛効果が得られる．

術後鎮痛法として，フェンタニル，モルヒネを静脈あるいは皮下に持続注入する方法もある．

### 3 その他のオピオイド

ペンタゾシン，ブトルファノールは麻薬拮抗性鎮痛薬とよばれ，$\mu$受容体アンタゴニストであるとともに，$\kappa$受容体の部分アゴニストであり，術後鎮痛，麻酔中の鎮痛補助の目的で使用される．呼吸抑制作用を示すが，モルヒネとは異なり天井効果があるので，一定投与量以上では呼吸抑制作用は増強しない．

ブプレノルフィンは$\mu$受容体の部分アゴニストで，麻酔前投薬またはバランス麻酔における鎮痛薬として，さらに術後鎮痛のために使用される．トラマドールは弱い$\mu$受容体アゴニスト活性とノルアドレナリンおよびセロトニンの再取り込み阻害作用を有し，術後鎮痛目的などで用いられる．

## E 麻薬拮抗薬

オピオイド受容体のアンタゴニストである**ナロキソン**が**麻薬拮抗薬**として臨床的に使用されている．オピオイドの副作用（呼吸抑制，悪心・嘔吐，瘙痒感，尿閉，骨格筋の強直など）は，ナロキソンの投与によって軽減することができる．静脈注射後1〜2分で作用が現れ，30〜60分持続する．作用時間が短いため，モルヒネのように作用時間の長いものに対して使用するときは，ナロキソンの効果が消失したあとに再びオピオイドの副作用が現れること（renarconization）があり，注意が必要である．ナロキソンの副作用として，血圧上昇，頻脈，肺水腫がある．

●参考文献
1) Fukuda K：Opioid Analgesics. *In* Miller RD (ed)：Miller's Anesthesia (8th ed). pp864-914, Elsevier, New York, 2015
2) 福田和彦：鎮痛薬．稲垣喜三(編)：静脈麻酔．pp61-80　克誠堂出版，2014
3) 植田弘師：鎮痛薬．田中千賀子，他(編)：NEW 薬理学．pp359-370, 南江堂，2017

# 第6章 局所麻酔薬

**学習のPoint**

局所麻酔薬の薬理作用と副作用について理解する
① 局所麻酔薬の作用機序について説明できる
② 局所麻酔薬の分類について説明できる
③ 局所麻酔薬を列挙し，その特徴を説明できる
④ 局所麻酔薬中毒の診断と治療について述べることができる
⑤ 局所麻酔薬の使用法は第10章（➡ 94頁）を参照

## A 局所麻酔薬とは

**局所麻酔薬**（local anesthetics）とは，無痛や筋弛緩を目的として局所投与し，末梢神経の伝導を抑制して可逆的な麻酔作用を発現する薬剤のことである．ここでいう麻酔作用とは感覚遮断，運動麻痺，交感神経遮断を指す．吸入麻酔薬や静脈麻酔薬と異なり，局所麻酔薬には主作用としての意識消失作用や鎮静作用はない．

19世紀に入り，コカの葉からコカインが最初の局所麻酔薬として抽出され，表面麻酔に用いられた．その後プロカインやリドカインなどが合成され臨床使用されてきた．現在ではさらに多くの局所麻酔薬が開発され，手術麻酔，術後鎮痛，ペインクリニック，緩和医療などの広い分野で，さまざまな用途に応じて使用されている．

## B 構造と分類

### 1 化学構造式による分類

局所麻酔薬は細胞膜の脂質二重層（脂溶性）を透過して細胞内に入り込み，細胞膜内側からナトリウム（Na）チャネルの特定アミノ酸部位（親水性）に結合して作用を発現する．したがって，局所麻酔薬は細胞膜を透過するのに必要な脂溶性の芳香族残基部分と，細胞膜内のNaチャネルに結合するのに必要な親水性のアミノ基と，これら両方を結合するための中間鎖から構成されている．中間鎖としては，**エステル結合**（-CO-）と**アミド結合**（-CONH-）があり，それぞれの中間鎖をもつ局所麻酔薬をエステル型，およびアミド型局所麻酔薬とよぶ．一般的な局所麻酔薬の構造式と，代表的な局所麻酔薬の構造式を図6-1に示す．

### 2 立体構造

**光学異性体**（立体異性体）とは，構成する原子の組成と結合状態は同一であるが，不斉結合のために，三次元空間内では重ね合わせることができない鏡像関係の異性体をいう（図6-2）．現在臨床で使用される局所麻酔薬にはリドカイン，メピバカイン，ブピバカイン，ロピバカイン，レボブピバカインなどがあり，リドカイン以外は光学異性体が存在する．こうした局所麻酔薬の光学異性体は，物理化学的性質は等しいが，立体構造の違いのため生物学的活性が異なると考えられている．

光学異性体は，光学活性（旋光性）と不斉炭素の

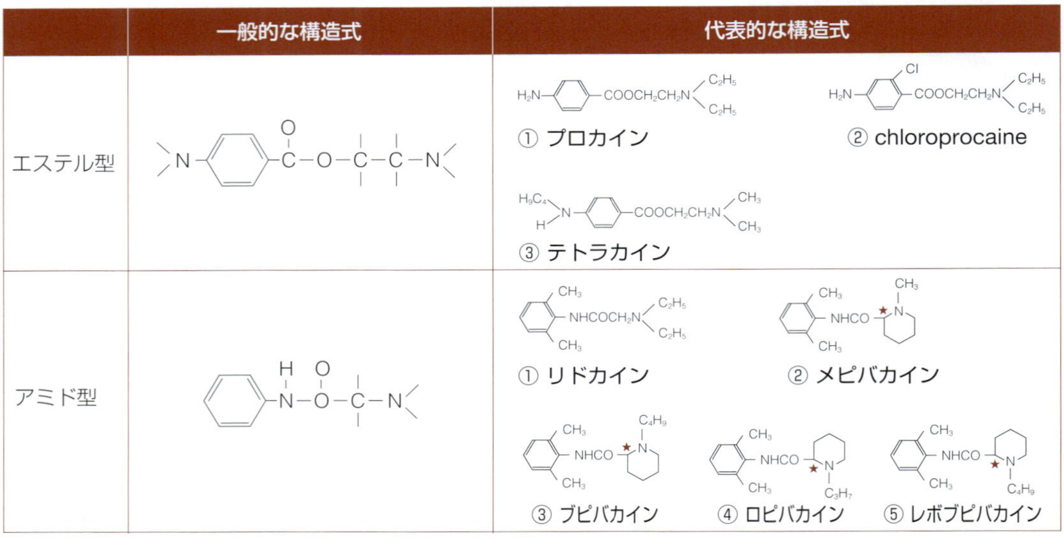

## 第6章 局所麻酔薬

| | 一般的な構造式 | 代表的な構造式 |
|---|---|---|
| エステル型 | [構造式] | ① プロカイン　② chloroprocaine　③ テトラカイン |
| アミド型 | [構造式] | ① リドカイン　② メピバカイン　③ ブピバカイン　④ ロピバカイン　⑤ レボブピバカイン |

**図6-1　エステル型およびアミド型局所麻酔薬の構造式**
★：不斉炭素原子の位置を示す.

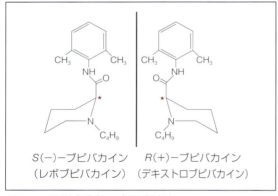

**図6-2　局所麻酔薬の光学異性体**
S(−)−ブピバカイン（レボブピバカイン）とR(+)ブピバカイン（デキストロブピバカイン）は, 立体的に鏡像関係にある. ★：不斉炭素原子の位置を示す.

回りの三次元的な構造から S(−)体と R(+)体に分類される. 通常の合成方法では S(−)と R(+)を等しく含むラセミ体が生成するため, 光学異性体の一方のみを合成するためには不斉合成が必要である. メピバカインとブピバカインはラセミ体で, ロピバカインとレボブピバカイン〔S(−)−ブピバカイン〕は S(−)体のみからなる. R(+)ブピバカインは心収縮力と房室伝導への抑制作用が強いため, 心毒性が S(−)体であるレボブピバカインより強いとされる.

## C 作用機序と物理化学的性質

主な局所麻酔薬の特徴を**表6-1**に示す.

### 1 Naチャネルに対する作用

投与された局所麻酔薬は細胞膜を通過後, 細胞質側から Na チャネル内の特定の結合部位に到達する. フグ毒であるテトロドトキシンは細胞膜の外側で Na チャネルに結合する. 局所麻酔薬もテトロドトキシンも, Na チャネルを構成する α サブユニットのゲート開閉状態を制限することにより, $Na^+$ の流入を遮断し活動電位の発生を抑制する.

α サブユニットには多くのサブタイプが知られており, この α サブユニットにより Na チャネルはサブタイプ（Nav）に分類され, 末梢神経（Nav1.1, Nav1.3, Nav1.6, Nav1.7, Nav1.8, Nav1.9）, 中枢神経（Nav1.1, Nav1.2, Nav1.3, Nav1.6）, 心筋（Nav1.5）, 骨格筋（Nav1.4）など, それぞれのサブタイプチャネルが発現している組織や末梢神経の種類が異なる. また, これらのサブタイプの Na チャネルが協働して活動電位を発生

## 表6-1 主な局所麻酔薬の物理化学的性質と臨床的な作用の特徴

| 局所麻酔薬 | pKa | 脂溶性 | タンパク結合能 | 作用発現 | 作用時間 | 力価 | 主たる用途 |
|---|---|---|---|---|---|---|---|
| プロカイン | 8.9 | 100 | 6% | 遅い | 短い | 1 | 浸・くも膜 |
| chloroprocaine | 9.1 | 810 | — | 速い | 短い | 3 | 表・浸・末・硬 |
| テトラカイン | 8.4 | 5,822 | 76% | 遅い | 長い | 8 | くも膜 |
| リドカイン | 7.8 | 366 | 64% | 速い | 中等度 | 2 | 表・浸・末・硬・くも膜・全身 |
| メピバカイン | 7.7 | 130 | 78% | 速い | 中等度 | 1.5 | 浸・末・硬 |
| ブピバカイン | 8.1 | 3,420 | 95% | 中等度 | 長い | 8 | 浸・末・硬・くも膜 |
| ロピバカイン | 8.1 | 775 | 94% | 中等度 | 長い | 8 | 浸・末・硬 |
| レボブピバカイン | 8.1 | 3,420 | 95% | 中等度 | 長い | 8 | 硬 |

pKa：解離定数，浸：浸潤麻酔，くも膜：脊髄くも膜下麻酔，表：表面麻酔，末：末梢神経ブロック，硬：硬膜外麻酔，全身：静脈からの全身投与

〔Strichartz GR, et al：Local Anesthetics. *In* Miller RD（ed）：Anesthesia Vol 1（6th ed），pp573-603，Churchill Livingstone, 2005 より〕

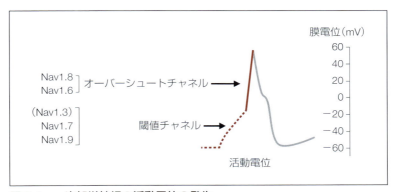

**図6-3　一次知覚神経の活動電位の発生**
一次知覚神経に発現しているNaチャネルサブタイプ（閾値チャネル：Nav1.3，Nav1.7，Nav1.9）により活動電位の閾値まで脱分極し，オーバーシュートを担当するチャネル（Nav1.8，Nav1.6）により活動電位が生じる．

させる（図6-3）．局所麻酔薬はこれらNaチャネルのサブタイプに対する親和性が異なるため，神経の種類によってその遮断作用が異なり，局所麻酔薬中毒（中枢神経毒性や心毒性）の発生率や重篤度に差が生じる．

### 2 use-dependent block

Naチャネルは静止，活性化（開放），不活性化の状態へと移行する（図6-4）．局所麻酔薬は静止状態よりも，活性化と不活性化の2つの状態のチャネルに親和性が高い．反復刺激によって活性化ゲートが繰り返し開閉している状態では，局所麻酔薬の阻害作用が増大する．これを **use-dependent block** という．すなわち，感覚神経に活動電位が繰り返し発生しているときには局所麻酔薬の作用が増強する．

### 3 麻酔作用に影響を与える特性

#### A 脂溶性

一般に脂溶性が高まるほど，麻酔作用は強く作用持続時間も延長する．**高い脂溶性**を有する局所麻酔薬は，容易に神経膜を通過し神経遮断も速やかである．

#### B タンパク結合

局所麻酔薬は血中でアルブミンおよびグロブリンと結合する．タンパク質と結合していない**遊離**

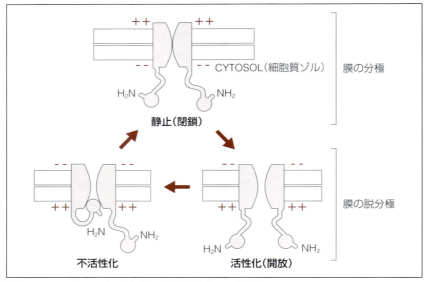

**図 6-4　Na チャネルの静止から不活性化への過程**
静止状態にある Na チャネルに脱分極刺激が入ると細胞膜の脱分極による電位差を感知し，Na チャネルが開放(活性化)し Na イオンが流入する．続いて K イオンが流出する．細胞内ループにより不活性化が起こる．ついで Na チャネルが再活性化を阻害し，神経の興奮伝導を抑制する(膜安定化作用)．

型局所麻酔薬がその作用を発現する．血漿タンパク質濃度の低下やアシドーシスを伴っている患者では，タンパク結合率の高い局所麻酔薬を使用する際には遊離型局所麻酔薬濃度上昇に注意する．

### C 解離定数(pKa)

作用発現時間の決定に重要な因子である．局所麻酔薬は水溶液中で Henderson-Hasselbalch 式に従い，本来の形である非イオン型の第3級アミン構造($R \equiv N$)と，水素イオンが結合したイオン型の第4級アミン構造($R \equiv N^+$)に解離する．非イオン化型とイオン化型の局所麻酔薬濃度比が1:1になる pH を解離定数(pKa)とよぶ．非イオン化型/イオン化型の比は pKa とその部の pH により決定される．pKa が高い局所麻酔薬は，非イオン化型塩基の割合が低く，細胞質内に移行しにくいため作用発現が遅い．また，感染部位など炎症が強く pH がアシドーシスに傾いた組織では，非イオン化型の局所麻酔薬の割合が低下するため，その作用は減弱する．PKa や pH に加え，局所麻酔薬の作用の強さや作用発現時間は投与部位の血流量，局所麻酔薬濃度にも大きな影響を受ける．

### 4 分離神経遮断

分離神経遮断(differential nerve block)とは，特定の末梢神経線維を選択的にブロックすることである．神経線維は太さと髄鞘の有無や，どのような知覚情報を伝達するかにより分類される．従来，分離神経遮断の機序の1つとして細い神経線維が太い神経線維よりも局所麻酔薬に感受性が高いということが考えられてきた．しかし，痛覚を伝導する細い C 線維のリドカイン感受性が低いことが示されており，神経線維の太さと局所麻酔薬の感受性の違いだけでは分離神経遮断の機序を説明できず，その詳細はいまだ不明である．

一方，S(−)体の局所麻酔薬であるレボブピバカインやロピバカインを低濃度使用すると，痛覚だけの分離麻酔が起こりやすいとされる．また，痛覚線維である C 線維に存在する**カプサイシン受容体**(transient receptor potential vanilloid 1：TRPV1)を刺激して局所麻酔薬を投与すると，C 線維のみを選択的に遮断できることが報告され，今後の臨床応用が期待されている．

表6-2 末梢神経の特徴と機能

| 種類 | 神経の種類 | | 直径(μm) | 伝導速度(m/sec) | 機能 |
|---|---|---|---|---|---|
| 有髄 | A | α | 12〜20 | 70〜120 | 深部知覚,運動 |
| | | β | 5〜12 | 30〜70 | 触覚,圧覚 |
| | | γ | 3〜6 | 15〜30 | 筋紡錘,筋緊張 |
| | | δ | 2〜5 | 12〜30 | 痛覚,温冷覚,触覚 |
| | B | | <3 | 3〜15 | 交感神経節前線維 |
| 無髄 | C | | 0.3〜1.3 | 0.5〜2.3 | 痛覚,温冷覚,交感神経節後線維 |

〔Ganong WF:Review of Medical Physiology(13th ed).Appleton & Lange, 1987 より〕

# D 薬理作用

## 1 局所投与による作用

末梢神経は,ミエリン鞘による髄鞘が軸索を囲んでいる**有髄神経(Aα〜Aδ線維,B線維)**と,囲んでいない**無髄神経(C線維)**とがあり,それぞれの神経で機能が異なる(表6-2).神経線維が太くなると伝導速度が速くなる.さらに,有髄神経には一定間隔で髄鞘が存在せずに軸索が露出しているランヴィエ絞輪とよばれる部分がある.この部にはNaチャネルが高密度に分布しており,1個のランヴィエ絞輪で脱分極が生じると,電流は軸索を通って次のランヴィエ絞輪に流れ脱分極を起こす.神経線維の太さによる伝導速度の上昇に加え,この次から次への**ランヴィエ絞輪部での脱分極(跳躍伝導)**により,有髄神経では神経伝導速度がさらに速くなる.

臨床的な局所麻酔薬の効力の指標として,**最小局所麻酔薬濃度**(minimum local analgesic concentration:MLAC)がある.これはある濃度の局所麻酔薬を最初の患者に投与し,有効な鎮痛や無痛のエンドポイントが得られれば,次の患者にはより低い濃度の局所麻酔薬を投与し,鎮痛や無痛が不十分であれば,次の患者にはより高い濃度を投与する.こうした操作をup-down sequential allocation法とよび,半数の患者で有効な鎮痛が得られる最小濃度であるMLACを決定する.本法は比較的少数の患者数でMLACを決定することができる.MLACは吸入麻酔薬の最小肺胞濃度(MAC)に相当する指標であり,局所麻酔薬の臨床的な力価の比較に用いられる.

一方,局所麻酔薬は以下のような投与法を行い,それぞれに特徴的な鎮痛作用を達成する.

### A 表面麻酔

痛覚神経の末梢終末を麻酔する方法で,粘膜・創面に局所麻酔薬の塗布や噴霧などを行う.注射針による痛みを軽減するために,5%リドカインパッチ(貼付薬)を用いることもある.こうした表面麻酔による局所麻酔薬の血中濃度は中毒域より低く,全身的に有害な反応は起こらない.

### B 末梢神経ブロック

体表面〜軟部組織で,比較的限局した手術範囲では,局所麻酔薬による末梢神経ブロックが有効である.腕神経叢,大腿神経,坐骨神経などでは,カテーテルを留置し,局所麻酔薬の持続投与をすることも有効である.

### C 硬膜外麻酔

硬膜外腔に局所麻酔薬を投与することにより,知覚,運動,自律神経系のすべての機能が抑制される.一椎間あたり1.5〜2 mLの局所麻酔薬が必要であり,穿刺部位と麻酔領域に応じて投与量を決定する.硬膜外腔への局所麻酔薬の投与量は,脊髄くも膜下腔と比較すると多量となりその効果発現は遅く,血中濃度は高くなりやすい.

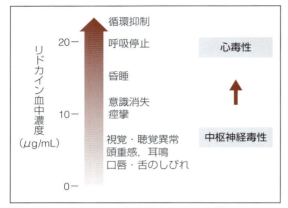

**図 6-5　リドカインの血中濃度と中毒症状**
リドカインの血中濃度と中毒症状の関係を示す．中枢神経系症状が現れたあとに循環抑制が発生する．
〔田中　聡，他：局所麻酔薬，その他．花岡一雄（編）：癌性疼痛，pp188-199，克誠堂出版，2010 より〕

## D 脊髄くも膜下ブロック

　脊髄くも膜下に局所麻酔薬を投与することにより，脳血液関門を介さず中枢神経に到達でき，他の部位の神経ブロックと比較して，少量の局所麻酔薬で広範囲の無感覚と筋弛緩を得ることができる．冷覚，温覚，痛覚，触覚，圧覚，運動神経の順で麻痺する．局所麻酔薬は交感神経線維も遮断するため，高位まで薬剤が広がる場合には血圧低下や徐脈を生じる．

## 2　全身投与による作用

　局所麻酔薬のうち，リドカインが抗不整脈薬や鎮痛薬として，静脈内投与される唯一の薬剤である．抗不整脈薬としては1〜2 mg/kgのリドカインを静脈内投与する．また神経障害性疼痛に対し，リドカイン（1.5〜5.0 mg/kg）を緩徐に静注投与することにより，末梢神経での自発性異所性発火と，脊髄での侵害受容ニューロンの異常興奮が抑制され，疼痛が緩和される．

　抗不整脈作用や疼痛緩和目的で投与された場合，リドカイン血中濃度は5 μg/mL以下でも，耳鳴や舌のしびれ感などの中枢神経系症状が出現することがあることに留意する．

## E 副作用

### 1 中枢神経毒性と心毒性

　Naチャネルは中枢神経や心筋にも存在するため，Naチャネルブロッカーである局所麻酔薬は末梢神経だけでなく，中枢神経系や心筋にも作用し副作用が生じる．これらの副作用を**局所麻酔薬中毒**とよぶ．まず中枢神経系の症状が出現し，次いで心・循環系の症状が出現する（図6-5）．軟部組織に投与された局所麻酔薬が，徐々に血中に移行する場合には，中毒症状は5〜30分後に出現する．一方，血管内に誤注入された場合には，急激に中毒症状が出現する．

　局所麻酔薬中毒では，用量依存性に，初期抑制期，興奮期，後期抑制期，痙攣の順で，4相性の中枢神経系変化が起こる．これは，γアミノ酪酸（GABA）作動性ニューロンの抑制により，抑制性ニューロンの抑制による興奮作用が生じるためである．局所麻酔薬の投与速度が速い場合や，血中への誤注入などにより局所麻酔薬の血中濃度が急激に上昇する場合には，興奮状態から突然**痙攣**が発生する．痙攣に至るまでの量は，リドカイン＞ロピバカイン＞ブピバカインの順であり，一般に力価の高いものは，少量でも中毒症状が誘発される．

　局所麻酔薬が過量になると心収縮が抑制され，心室伝導時間が遅延する．

　長時間作用型局所麻酔薬，特にブピバカインによる心停止は蘇生が難しい．リドカインでは**中枢神経系毒性**がまず出現し，血中濃度が上昇した場合に**心毒性**が出現するが，長時間作用型局所麻酔薬は中枢神経系毒性と心毒性が起こる血中濃度差が小さい．すなわち，長時間作用型局所麻酔薬では中枢神経症状出現後に，直ちに不整脈や循環抑制が生じる可能性がある．局所麻酔薬中毒に対する治療は，これまでは中枢神経毒性や心毒性に対する対処治療であったが，脂肪乳剤の急速投与および持続静注（lipid rescue）が，中枢神経毒性と心毒性のいずれにも有効である．

## 2 局所神経毒性

局所麻酔薬が適量であれば神経遮断効果は可逆的であるが，過量になると不可逆的な伝導遮断が起こる．高濃度局所麻酔薬により細胞膜が破壊されたり，ミトコンドリアの損傷やアポトーシスが誘導される．

## 3 アレルギー反応

エステル型局所麻酔薬では，代謝産物の**パラアミノ安息香酸**がアレルギー反応を惹起することがある．アミド型局所麻酔薬によるアレルギー反応は非常に稀であるが，投与直後のアナフィラキシーや気管支痙攣収縮のような即時型アレルギー（Ⅰ型）だけではなく，投与数日後の局所麻酔薬に対する感受性の上昇と，接触性皮膚炎を症状とする遅延型アレルギー（Ⅳ型）も存在する．

## 4 効果が不十分になる場合

### A 感染と炎症

感染と炎症のため，局所のpHと血流状態が変化することにより，局所麻酔薬の効果が減弱することがある．

### B タキフィラキシー

局所麻酔薬の頻回の反復投与によって，その効果が徐々に減弱することがある．神経内に取り込まれる局所麻酔薬の量が減少するという薬物動態変化がその一因である．局所麻酔薬の種類の変更が有効なこともある．

## F 代謝と薬物動態

### 1 代謝

エステル型局所麻酔薬は，血中の**偽コリンエステラーゼ**により**加水分解**され代謝される．プロカインは加水分解されパラアミノ安息香酸とジエチルアミノエタノールに代謝されるが，前者がアレルゲンとなりアレルギー反応が生じることがある．

アミド型局所麻酔薬のほとんどは肝臓に存在する**チトクロームP450**の薬物代謝酵素により代謝される．このため，クリアランスは肝血流と肝臓における薬物代謝酵素活性に大きく左右され，重篤な肝機能障害時には作用が遷延する．リドカインは肝代謝率が高く，薬物動態に個人差が少ない．しかしそのクリアランスは肝血流量および心拍出量に依存するため，心不全患者では血中濃度が上昇する．他方，メピバカインやブピバカインは肝代謝率が低いため，クリアランスは肝酵素活性に依存し，薬物動態に個人差が大きい．

### 2 薬物動態

局所麻酔薬の血中濃度の上昇は，投与された局所からの吸収の度合いにより大きく影響される．肋間神経ブロック，星状神経ブロック，硬膜外ブロックでは局所麻酔薬の血中濃度が上昇しやすく，脊髄くも膜下ブロックでの上昇は少ない．

硬膜外腔に投与した局所麻酔薬は，10〜20分後に血中濃度がピークに達する．投与した局所麻酔薬の約10％が脳脊髄液中に移行するとされる．繰り返し多量の局所麻酔薬を硬膜外投与する場合は，局所麻酔薬の血中濃度の上昇に注意する．

光学異性体の薬物動態は，$S(-)$体の局所麻酔薬が$R(+)$体に比べてタンパク結合能が高いため，血中濃度が高くなると考えられていた．しかし最近の研究では静脈内投与にせよ硬膜外投与にせよ，ブピバカインの$R(+)$体に比べ，$S(-)$体の血中濃度の上昇は軽度，ないし両者に差はないとされる．こうして薬物動態上両者に大きな差がなく，痙攣誘発量や不整脈誘発量は$S(-)$体のほうが$R(+)$体に比べ高いことから，$S(-)$体の局所麻酔薬がより安全に使用できると考えられる．

# 第7章 筋弛緩薬

### 学習のPoint

**神経筋接合部における筋弛緩薬の作用を理解する**
① 神経筋接合部の生理学について説明できる
② 筋弛緩薬の分類と,作用機序について説明できる
③ 筋弛緩薬作用を増強する因子を列挙できる
④ 筋弛緩の評価について説明できる
⑤ 筋弛緩薬の拮抗法について説明できる
⑥ 筋弛緩薬の残存の危険性について述べることができる

---

　筋弛緩薬は中枢性筋弛緩薬と末梢性筋弛緩薬に分類される.中枢性筋弛緩薬は中枢性に抑制性ニューロンの活動を増強し,筋緊張緩和や筋痙攣治療に用いられる薬物であり,代表薬としてはベンゾジアゼピン,バクロフェン,チザニジンなどが含まれる.一方,末梢性筋弛緩薬は神経筋遮断薬ともよばれ,末梢神経と骨格筋の接合部に作用し,全身麻酔や集中治療における患者の不動化のために使用される麻酔薬である.侵襲の強い気管挿管や手術操作を円滑に遂行するには,鎮痛・鎮静とともに骨格筋の弛緩が必須である.
　しかし,末梢性筋弛緩薬が人工呼吸下で使用されない場合や,末梢性筋弛緩薬の効果が残存する状態で人工呼吸が終了された場合には,呼吸筋麻痺あるいは筋力低下により致死的な状態に陥るリスクがある.毒薬に分類される薬物であることを十分に認識しなければならない.
　末梢性筋弛緩薬の歴史は,狩猟民族が用いていた矢毒であるクラーレに端を発し,抽出された$d$-ツボクラリンが,1942年にGriffith HRらによってはじめて臨床応用された.本章では全身麻酔に用いられる末梢性筋弛緩薬(以下,筋弛緩薬)について概説する.

##  A 神経筋接合部の構造と刺激伝達

　筋弛緩薬の作用を学ぶうえで,神経筋接合部の構造と神経筋刺激伝達を知る必要がある.運動神経は筋線維の近傍では髄鞘を失い,露出した軸索が神経終末として筋線維に到達し,**神経筋接合部**を被覆する(図7-1).神経終末と終板の間には50 nm程度のシナプス間隙が存在し,ここには**アセチルコリンエステラーゼ**を含む基底膜が存在する.終板側は接合部ひだを形成し,その頂部に**アセチルコリン受容体**を密集させ($10,000/\mu m^2$),アセチルコリンを受けとりやすい構造となっている.
　神経終末内で合成された**アセチルコリン**はシナプス小胞内に能動的に輸送され,おのおのの小胞内に約$10^4$個充填される.小胞は貯蔵層に連結されるが,神経終末の脱分極により電位依存性チャネルを介し多量の$Ca^{2+}$が終末内に流入すると,固定が外れた小胞は活性帯に動員される(図7-1参照).1回の脱分極で数百個の小胞が活性帯の神経軸索膜に融合し,大量のアセチルコリンがシナプス間隙に開口分泌される.

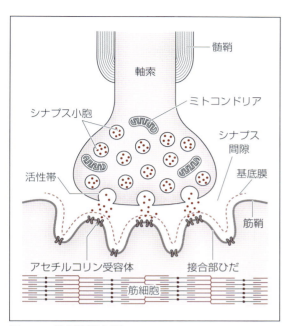

図 7-1 神経筋接合部

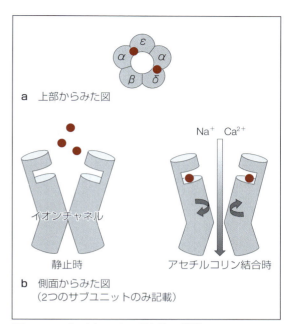

図 7-2 アセチルコリン受容体の構造

アセチルコリン受容体は5つのサブユニット（2つの$\alpha$と$\beta$，$\varepsilon$および$\delta$サブユニット）より構成され，アセチルコリンの結合部位は$\alpha/\varepsilon$-サブユニットおよび$\alpha/\delta$サブユニット境界面にある（図7-2）．シナプス側のロゼットの中心には孔を有し，細胞内に向かって狭まり，最狭部ではイオンチャネルを形成する．アセチルコリン2分子が2つの結合部位に協働的に作用すると，各サブユニットが回転し，イオンチャネルを開口させる（図7-2）．その間に$Na^+$イオンが細胞内に流入する結果，終板は**脱分極**を起こす．放出されたアセチルコリンは受容体に結合するとともに，すぐにアセチルコリンエステラーゼにより分解される．

## B 筋弛緩薬の分類と作用機序

筋弛緩薬はその作用機序より，脱分極性薬と非脱分極性薬に大別される（表7-1）．

表 7-1 筋弛緩薬の特徴

| 分類 | 脱分極性 | 非脱分極性 |
|---|---|---|
| 薬物名 | スキサメトニウム | ロクロニウム<br>ベクロニウム |
| ED$_{95}$ | 0.3 mg/kg | 0.3 mg/kg<br>0.05 mg/kg |
| 初回投与量 | 1 mg/kg | 0.6～0.9 mg/kg<br>0.1～0.15 mg/kg |
| 作用時間 | 10分 | 1～2時間 |
| 使用目的 | 気管挿管 | 気管挿管<br>筋弛緩維持 |

### 1 脱分極性筋弛緩薬

#### A 作用機序

スキサメトニウム（サクシニルコリン）はアセチルコリン2分子を連結した構造をもち（図7-3），アセチルコリンと同様に受容体に結合し，イオンチャネルを開口させ脱分極を生じさせる．ただし，アセチルコリンと異なり神経筋接合部内のアセチルコリンエステラーゼ（真性コリンエステラーゼ）にて分解されないため，反復性に受容体に結合し，さらに神経終末にも作用し反復性発火を生じさせ

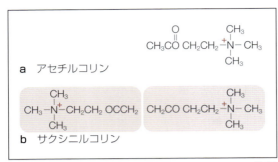

図7-3 アセチルコリンとスキサメトニウムの化学構造

表7-2 スキサメトニウムの副作用

| 副作用 | 原因など |
|---|---|
| 徐脈,心停止 | 心臓ムスカリン受容体刺激による。反復投与時に多い。小児での頻度が高い。 |
| 高カリウム血症 | アセチルコリン受容体のアップレギュレーションが生じる病態で起こる。心室細動に至ることもある。 |
| 血圧上昇 | 血中カテコラミン濃度増加による。 |
| 眼圧上昇 | 外眼筋収縮に起因する。開放性眼損傷時には眼内容脱出に注意する。 |
| 頭蓋内圧上昇 | 筋紡錘刺激が中枢神経刺激となり、脳血流が増加することに起因する。 |
| 胃内圧上昇 | 腹筋の収縮に起因する。フルストマックの患者では胃内容逆流と誤嚥の危険がある。 |
| 筋肉痛 | 不規則な筋線維束攣縮による筋膜損傷が原因である。 |
| 咬筋硬直 | 咬筋の筋線維束攣縮が持続することによる。悪性高熱症へ進行することがある。 |
| 悪性高熱症 | 吸入麻酔薬とスキサメトニウムが原因薬となり、筋小胞体からのカルシウムの異常放出が病態進行のトリガーとなる。 |
| アナフィラキシー | 4級アンモニウム部分が抗原となる。化粧品やかぜ薬あるいは以前に投与された筋弛緩薬により感作される。 |
| 長期無呼吸 | 異型コリンエステラーゼ血症で生じる。本症は遺伝性であり、日本人には少ないとされる。 |

る結果、終板の脱分極を持続させる。脱分極が持続している間、筋線維は攣縮しており、体表から筋攣縮が観察できる。脱分極が持続する結果、終板と筋膜は電気的に不活化状態となり筋弛緩が生じる。スキサメトニウムが終板から細胞外液に拡散し、終板が再分極することにより遮断が終結する。スキサメトニウムは**血漿コリンエステラーゼ**(偽性コリンエステラーゼ)にて分解される。

### B 投与量と作用時間

筋弛緩薬は個人間の効果差が大きいため、気管挿管の際には$ED_{95}$の2～3倍量を投与する。通常、成人では1 mg/kg($ED_{95}$：0.3 mg/kg)を静脈内投与する。筋肉内投与が必要な場合は2～4 mg/kgに増量する。顔面、上肢から下肢に向かい進行する**筋束攣縮(fasciculation)**後、静脈内投与では約1分、筋肉内投与時は3分程度で神経筋伝達が遮断される。投与から約5分後より筋弛緩からの回復が始まり、約10分の経過にて完全回復する。

### C 副作用

現在では本薬の副作用のため、緊急気道確保時の使用に限られてきている。特に小児、思春期の患者においては、心臓ムスカリン受容体刺激により**徐脈**、心停止の発生率が高い。広範囲熱傷や筋挫滅、上位および下位運動ニューロン障害の患者では、スキサメトニウム投与後に**高カリウム血症**となるため使用禁忌となっている。これらの疾患では神経筋接合部が破壊されることで、アセチルコリン受容体のアップレギュレーションが生じており、スキサメトニウムによる脱分極が広範かつ強力に生じ、細胞内から$K^+$が放出されやすくなるためである。その他の副作用として、血圧・眼圧・頭蓋内圧・胃内圧の上昇、筋肉痛、咬筋硬直、**悪性高熱症**、アナフィラキシーなどがある(表7-2)。

通常は短時間作用であるが、肝硬変などでの低コリンエステラーゼ血症、遺伝性の**異型コリンエステラーゼ血症**患者ではスキサメトニウムが分解されにくくなるため、数時間にわたる長期無呼吸が生じる。正常のコリンエステラーゼは局所麻酔薬の1つであるジブカインによりその活性が75%以上抑制されるが、異型コリンエステラーゼの場合、**ジブカインナンバー**とよばれるこの値が25以下と低値を示すのが特徴である。またスキサメトニウムを繰り返し、あるいは持続投与していると、二相性遮断(phase II block)が生じ、非脱分極性筋弛緩薬による遮断に相似し、作用が延長する。

## ② 非脱分極性筋弛緩薬

わが国ではステロイド型筋弛緩薬であるロクロニウム，ベクロニウムが使用できるが，作用発現が速い点でロクロニウムが主に用いられている．気管挿管から麻酔維持まで通して使用できる．

### Ⓐ 作用機序

非脱分極性筋弛緩薬は終板のアセチルコリン受容体にアセチルコリンと競合的に結合し，イオンチャネルを開放できなくすることで伝導を阻害する．2つのアセチルコリン結合部のうちの1つを奪えばその受容体は不活化される．筋弛緩薬分子内の正電荷をもつ4級アンモニウム（図7-4）が，受容体内の陰性荷電あるいは双極子の性質を有するアミノ酸に結合する．

単一筋線維において，すべてのアセチルコリン受容体のうち75％以上非脱分極性筋弛緩薬により占拠されないと筋弛緩効果は全く発現せず，この点で安全域が広い薬物といえる．しかし逆にとらえれば，しっかり筋収縮ができるようになるまで回復しても，その時点では受容体の多くの部分はいまだ非脱分極性筋弛緩薬に占拠されている状態であり，術後にマグネシウムやアミノグリコシド系抗菌薬を投与したり，呼吸性アシドーシスが合併したりすると，再度筋弛緩状態が生じる現象である再クラーレ化が生じる可能性があることに注意が必要である．

### Ⓑ 投与量と作用時間

ロクロニウム，ベクロニウムとも，気管挿管の際にはED$_{95}$の2～3倍量を要する．投与量依存性にその作用発現時間は短縮するが，スキサメトニウムのように迅速性を得るには，ベクロニウムの場合には限界がある．作用発現時間はロクロニウムが1～2分，ベクロニウムが2～3分であり，作用持続時間は両薬とも1～2時間である．ロクロニウムは代謝を受けずに未変化体のまま主に肝臓より胆汁中に排泄されるため，長時間使用しても蓄積性はない．ベクロニウムも同様に肝排泄が主であるが，体内で一部代謝され，筋弛緩作用を有する代謝産物を生成する．よって腎不全患者や長期使用では蓄積し，筋弛緩効果延長に関連する．

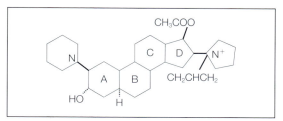

図7-4 ステロイド型筋弛緩薬ロクロニウムの化学構造

### Ⓒ 副作用

過去に使用されたd-ツボクラリンは自律神経遮断作用やヒスタミン遊離作用を有し，循環変動が多かった．ロクロニウム，ベクロニウムに特有の副作用はない．ただしスキサメトニウムを含め，筋弛緩薬は麻酔中に発生するアナフィラキシーの原因薬として最多であるため，その際の対処法を熟知しておく必要がある．

また作用時間の比較的長い非脱分極性筋弛緩薬の場合，残存筋弛緩は術後の呼吸器合併症を誘発するため，適切な筋弛緩モニタリングにより至適回復を評価しなければならない．

## Ⓒ 筋弛緩薬の特殊な投与法

### ① プライミングプリンシプル

安全域理論を応用し，非脱分極性筋弛緩薬の作用発現を早める方法で，作用発現が遅いベクロニウムで応用され，気管挿管時に試みられる．最初にED$_{95}$の10％量を投与し（priming dose），筋弛緩効果が発現しない程度の受容体遮断率（＜75％）を得ておく．その2～3分後に麻酔導入とともに挿管量の筋弛緩薬を投与すると，同量を単回投与した場合と比較して約20～30％作用発現が早まる．筋弛緩薬に対する反応は個体差が大きいため，priming dose投与後，眼瞼下垂，複視，嚥下困難，上気道閉塞などの筋弛緩症状を十分に観察する必要がある．

## 2 プレキュラリゼーション（前クラーレ化）

スキサメトニウムよる筋線維束攣縮に関連する副作用を減らす目的に用いられる．特にフルストマック症例など迅速気管挿管が必要となる症例で試みられる．プライミングプリンシプルと同様に，最初に非脱分極性筋弛緩薬を少量投与し，2～3分後に麻酔導入とともに通常の1.5倍量（1.5 mg/kg）のスキサメトニウムを投与する．

## D 筋弛緩拮抗薬

手術終了時に筋弛緩作用が残存している場合には，適切に拮抗する必要がある．

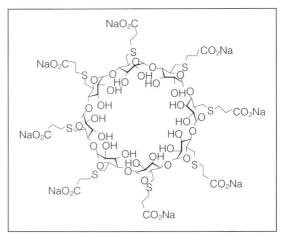

図7-5 スガマデクスの化学構造

## 1 抗コリンエステラーゼ

ネオスチグミン（0.02～0.05 mg/kg），エドロホニウム（0.5～1.0 mg/kg）が用いられる．

### A 作用機序

アセチルコリンエステラーゼの作用を一時的に抑制し，シナプス後膜におけるアセチルコリンの分解を阻害し，アセチルコリン濃度を高める結果，競合性に非脱分極性筋弛緩薬によるアセチルコリン受容体の占拠を解く．また，運動神経末端に直接作用して反復性発火を生じさせ，アセチルコリン放出を亢進させる機序も有する．

### B 副作用

ムスカリン作用による徐脈，気管支痙攣，悪心・嘔吐，分泌物亢進などを生じる．喘息患者では禁忌となる．副作用予防のため，必ず抗コリン薬であるアトロピン（0.01～0.02 mg/kg）を併用投与する．過量投与時にはスキサメトニウム様の筋弛緩作用を発現させる可能性がある．

### C 投与のタイミング

深い遮断状態にて抗コリンエステラーゼを投与した場合，拮抗作用は得られず，むしろイオンチャネルの遮断が生じ，筋弛緩が延長する可能性もある．臨床的には自発呼吸が回復してから，あるいは末梢神経刺激装置を用いた四連刺激において4発とも筋収縮反応が確認できてから投与するのがよい．

## 2 スガマデクス

ロクロニウム，ベクロニウムにのみ作用する点で，特異的筋弛緩回復薬と呼ばれている．わが国ではロクロニウムと**スガマデクス**を組み合わせた使用法が主流である．

### A 作用機序

8個のグルコースが環状に連なったオリゴ糖よりなり，その側鎖にカルボキシル基を結合させている（図7-5）．スガマデクスは空洞内にロクロニウムの4つのステロイドリングを取り込んで疎水性結合し**包接体**をつくる（図7-6）．さらに分子辺縁のカルボキシル基は溶液中ではアニオンとして存在するため，正に荷電するロクロニウムの4級窒素との間で静電結合する．1:1のホスト-ゲスト複合体を形成し，筋弛緩作用に拮抗する．いったん形成された包接体は，解離することなく腎臓より尿中排泄される．理論的にロクロニウム分子に相応するスガマデクス分子を投与すれば，天井効果がなく筋弛緩を拮抗可能であり，ロクロニウ

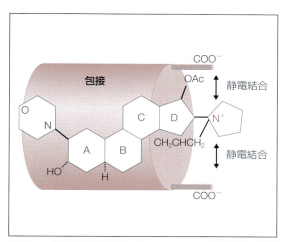

図7-6 スガマデクスとロクロニウム分子間の包接と静電結合

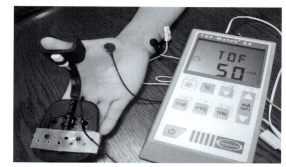

図7-7 加速度感知型筋弛緩モニター

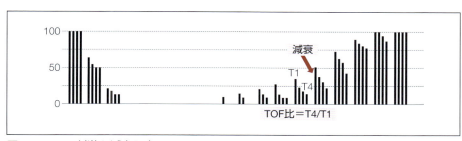

図7-8 TOF刺激と減衰反応

ム投与直後であっても1〜2分で完全拮抗可能である．同じステロイド型のベクロニウムをも拮抗可能であるが，スキサメトニウムには結合しない．

### B 副作用

筋弛緩薬と同様，アナフィラキシーの報告がある．

### C 投与のタイミング

ロクロニウム投与直後であれば16 mg/kg，ポストテタニックカウント（post-tetanic count：PTC）が観察できる深部遮断にある際には4 mg/kg，四連刺激時の筋収縮数が1〜2個以上確認できる程度に回復していれば2 mg/kgが拮抗至適量となる．筋弛緩程度によって投与量を調節すれば，投与後1〜2分で完全拮抗が可能である．

## E 筋弛緩モニタリング

一般に尺骨神経刺激による母指内転筋反応を観察する（図7-7）．

### 1 刺激法

#### A 四連刺激

2 Hz（0.5秒間隔）の四連続刺激で誘発された筋反応（力，加速度など）から四連反応比（train-of-four ratio，TOF比＝T4収縮高/T1収縮高）を求める（図7-8）．非脱分極性筋弛緩薬による部分遮断時には減衰（fade）が生じる．非脱分極性筋弛緩薬は終板の筋型アセチルコリン受容体に結合するとともに，神経終末の神経型アセチルコリン受容

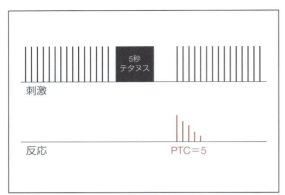

図 7-9　ポストテタニックカウント(PTC)

表 7-3　非脱分極性筋弛緩薬に影響する代表的薬物

| 作用増強 | ・吸入麻酔薬(セボフルラン，デスフルラン＞イソフルラン)<br>・局所麻酔薬<br>・抗生物質(特にアミノグリコシド，ポリペプチド系)<br>・カルシウムチャネル拮抗薬<br>・血管拡張薬(ニトログリセリン，ATP など)<br>・抗不整脈薬(ジソピラミド，キニジン，リドカイン，β遮断薬)<br>・抗精神病薬(炭酸リチウム，クロルプロマジン)<br>・抗リウマチ薬(D-ペニシラミン)<br>・ダントロレン<br>・硫酸マグネシウム |
|---|---|
| 作用減弱 | ・抗てんかん薬(フェニトイン，カルバマゼピンなど)の長期使用時<br>・ステロイド |

体にも作用し，アセチルコリンの動員を抑制することで，神経反復刺激時に減衰を生じると推定されている．脱分極性遮断時には減衰は認められないが，phase Ⅱ block が生じた際には非脱分極薬と同様の反応を示す．

### B テタヌス刺激

50〜100 Hz の高頻度刺激を 5 秒間維持する．筋収縮における減衰の有無により筋弛緩からの回復の判定に用いる．テタヌス刺激後には一時的な筋収縮高の増大(posttetanic potentiation：PTP)が認められる．

### C ポストテタニックカウント

神経を TOF 刺激しても筋収縮の得られない深い遮断状態の判定に用いる．まず 50 Hz のテタヌス刺激を 5 秒間加え，その 3 秒後より 1 Hz の単回刺激を連続する(PTP の原理)．その際，筋収縮が何回確認できるかによって，深部遮断の程度を観察する(図 7-9)．

## 2 残存筋弛緩と TOF 比の関係

以前は，TOF 比＞0.7 に回復すれば肺活量や吸気圧が正常化することから，これが適切な回復の指標とされていた．しかし TOF 比＝0.7〜0.9 では低酸素血症に対する呼吸促進反応，上気道筋収縮による上気道開放機能，咽頭と上部食道の嚥下における協調機能がいまだ十分に回復していないことから，軽度の残存筋弛緩でも呼吸抑制，上気道閉塞，無気肺，誤嚥などの危険な合併症が生じる可能性が高い．そこで現在では TOF 比＞0.9 が至適回復の基準となっている．

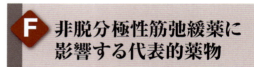

非脱分極性筋弛緩薬に影響する代表的薬物を表 7-3 に示す．

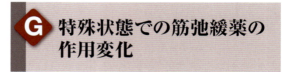

### A 小児

年齢による筋弛緩薬への反応の違いには，神経筋伝達の成熟度(感受性)，細胞外液量の推移および筋肉の発達程度が関連する．脱分極機構が未熟なため，新生児，乳児の終板自体は非脱分極性筋弛緩薬に対し感受性が高い．成長期には筋組織は

2～3倍増加し，最大で体重の40%を占めるようになる．つまり他の年齢層と同じ遮断率を得るには，成長期児においてより多くの量が必要となる．

### B 高齢者

終板の感受性は加齢によって変化しない．高齢者ではロクロニウム，ベクロニウムの作用持続時間は1.5倍程度に延長する．これは肝臓・腎臓における薬物クリアランスの減少に基づく．

### C 妊娠

筋弛緩薬は血中で高率にイオン化しているため，**胎盤通過性**は一般に低い．

ベクロニウムは妊娠の影響を受けやすく，作用持続時間は非妊婦の1.5～2倍と著明に延長する．これは妊娠に伴う相対的肝血流の減少による代謝，排泄の遅延，妊娠期に増加した性ステロイドホルモンと肝臓への取り込みにおける競合などが要因としてあげられる．ロクロニウムの作用持続時間は非妊婦と比較して25%程度延長する．

### D 肥満

非脱分極性筋弛緩薬を実体重換算で投与した場合，肥満患者では作用持続時間が正常患者に比し有意に延長する．筋弛緩薬は脂肪には移行しにくいため，実体重換算量は筋肉にとっては過量投与になる．そこで肥満患者では投与量を理想体重で計算するのが望ましい．

### E 腎不全

ベクロニウムの主排泄経路は肝臓であるが，投与量の30%程度は腎臓より排泄される．よって大量投与あるいは反復投与時には作用時間は延長すると考えてよい．ロクロニウムでは影響が少ない．

### F 肝不全

主排泄経路が肝臓であるロクロニウム，ベクロニウムのクリアランスは有意に減少し，作用持続時間は健常者の約1.5～2倍に延長する．

### G 神経筋疾患

#### 1 ● 重症筋無力症

スキサメトニウムによりphase Ⅱ blockを生じやすい．非脱分極性筋弛緩薬の作用は著明に延長するため，手術中の投与はできるだけ避けるべきである．感受性は抗アセチルコリン受容体抗体値と有意に相関する．

#### 2 ● Eaton-Lambert 症候群

スキサメトニウムおよび非脱分極性筋弛緩薬とも作用は著明に増強する．

#### 3 ● 筋ジストロフィー

スキサメトニウムにより高カリウム血症，悪性高熱症様症状を起こす可能性が高い．非脱分極性筋弛緩薬への感受性は多様性を示す．

#### 4 ● 上位および下位運動ニューロン損傷

アセチルコリン受容体の増生により，スキサメトニウム投与時には高カリウム血症を呈する．非脱分極性筋弛緩薬には抵抗性を示す．

### H 低体温

クリアランスの低下，神経伝導速度の減少，筋収縮の減弱により，作用持続時間は延長する．人工心肺中の低体温時には，ベクロニウムの作用持続時間は通常の約5倍にまで延長する．

### I 酸塩基平衡異常

呼吸性アシドーシス，代謝性アルカローシスでは非脱分極性筋弛緩薬の作用が増強される．

### J 電解質異常

#### 1 ● カリウム

低カリウム血症では細胞膜が過分極となる結果，アセチルコリンによる脱分極に抵抗し，非脱分極性筋弛緩薬の効果を増強する．抗コリンエステラーゼによる拮抗も減弱する．逆に高カリウム血症では非脱分極性筋弛緩薬の作用が弱まる．

## 2 ● カルシウム

カルシウムは神経終末からのアセチルコリン放出や筋興奮収縮連関にとって重要な電解質であり，低カルシウム血症の場合には非脱分極性筋弛緩薬の作用は増強され，逆に高カルシウム血症では作用は減弱する．

## 3 ● マグネシウム

マグネシウムはカルシウムに拮抗する結果，高マグネシウム血症ではアセチルコリン放出と終板の感受性が減少し，非脱分極性筋弛緩薬の作用が増強される．

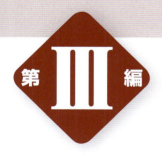

# 麻酔管理総論

# 「第Ⅲ編 麻酔管理総論」の構成マップ

## 第8章 術前評価と麻酔計画　☞ 64
- A 術前評価の目的　☞ 64
- B 術前評価の流れ　☞ 64
- C 病歴の聴取　☞ 65
- D 身体所見　☞ 68
- E 検査所見の解釈について　☞ 68
- F 術前評価をまとめる　☞ 68
- G 麻酔計画の立て方　☞ 68
- H 麻酔前投薬　☞ 71
- I モニタリングの選択　☞ 72
- J 輸液・輸血管理計画　☞ 72
- K 麻酔導入法　☞ 73
- L 麻酔維持法　☞ 74
- M 麻酔からの覚醒　☞ 74
- N インフォームドコンセント　☞ 74

## 第9章 全身麻酔と気道管理　☞ 75
- A 気道管理とは　☞ 75
- B 気道の評価と管理計画　☞ 76
- C 人工呼吸管理の適応と方法　☞ 79
- D 気管挿管について　☞ 80
- E 麻酔導入と気道管理　☞ 85
- F 覚醒・抜管について　☞ 87
- G 気道確保困難症例への対応（DAM）　☞ 88

## 第10章 局所麻酔法　☞ 94
- 脊髄くも膜下麻酔　☞ 94
- 硬膜外麻酔　☞ 102
- その他の局所麻酔　☞ 111

## 第11章 モニタリング　☞ 117
- A 麻酔担当医師の存在（医師によるモニタリング）　☞ 117
- B 酸素化のモニタリング　☞ 118
- C 換気のモニタリング　☞ 119
- D 循環のモニタリング　☞ 121
- E 体温のモニタリング　☞ 128
- F 筋弛緩のモニタリング　☞ 129
- G 脳波のモニタリング　☞ 129

## 第12章 循環管理　☞ 131
- A 酸素運搬と酸素需給関係を規定する4要素　☞ 132
- B 血圧を規定する4要素　☞ 133
- C 麻酔中の循環変動の要因と対処　☞ 138
- D 重要臓器の血流調節　☞ 142
- E 心血管作動薬　☞ 144
- F 循環に影響する術前常用薬の特徴　☞ 146

## 第13章 呼吸管理　☞ 148
- A 全身麻酔中の陽圧換気について　☞ 148
- B 麻酔管理における人工呼吸の適応　☞ 150
- C 麻酔関連薬剤の呼吸器系への影響―麻酔関連薬剤と呼吸抑制　☞ 154
- D 気道確保困難の予測因子　☞ 156
- E 術後呼吸器系合併症のリスク因子　☞ 156

## 第14章　輸液・輸血，酸塩基平衡，代謝の管理　☞ 159

- A　輸液製剤の種類（晶質液，膠質液）　☞ 159
- B　周術期輸液療法の指標　☞ 160
- C　改訂 Starling の法則と血管内皮グリコカリックス　☞ 162
- D　輸血の合併症　☞ 163
- E　術中大量出血に伴う対応と問題点　☞ 164
- F　酸塩基平衡の原理と緩衝系　☞ 165
- G　アルカローシス，アシドーシスによる影響　☞ 168
- H　術中術後の酸素消費量の変化　☞ 170
- I　外科的糖尿病の原因と対応　☞ 171

## 第15章　止血凝固・線溶系の管理（PTE を含む）　☞ 173

- A　周術期の止血凝固・線溶系管理の重要性　☞ 173
- B　止血凝固・線溶系の生理　☞ 173
- C　止血凝固機能の評価法　☞ 177
- D　止血凝固・線溶系の管理に用いる薬剤　☞ 178
- E　周術期における血液凝固能の変化　☞ 180
- F　出血傾向を呈する疾患　☞ 182
- G　血栓傾向を呈する疾患　☞ 183
- H　出血傾向と同時に血栓傾向を呈する疾患　☞ 188

## 第16章　周術期体温管理　☞ 191

- A　体温はバイタルサイン　☞ 191
- B　周術期は偶発的低体温症になる傾向　☞ 191
- C　低体温療法　☞ 192
- D　身体中心部と末梢の温度（体温測定部位）　☞ 192
- E　全身麻酔中の体温調節機構　☞ 195
- F　周術期低体温への対策　☞ 197
- G　周術期の高体温　☞ 199

## 第17章　術後鎮痛　☞ 201

- A　術後鎮痛の重要性　☞ 201
- B　術後痛の種類と機序　☞ 201
- C　術後痛が生体に与える影響　☞ 202
- D　術後鎮痛計画　☞ 203
- E　術後鎮痛に用いられる薬剤，鎮痛法，投与法　☞ 203
- F　手術部位および術式を考慮した術後鎮痛　☞ 206
- G　痛みの評価法　☞ 209
- H　術後早期の合併症　☞ 210
- I　術後鎮痛とチーム医療　☞ 212

## 第18章　感染予防　☞ 213

- A　麻酔管理における感染予防の重要性　☞ 213
- B　麻酔管理における感染予防対策　☞ 214
- C　滅菌，消毒，洗浄　☞ 216
- D　感染をもつ患者の麻酔管理　☞ 217

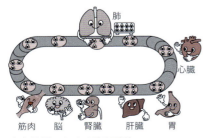

全身循環における酸素受給

# 第8章 術前評価と麻酔計画

**学習のPoint**

術前評価のポイントを理解し，麻酔計画の立て方について理解する
① 術前評価の重要性について述べることができる
② 麻酔計画とは何かについて説明できる
③ 重大疾患の術前評価のポイントについて説明できる
④ 術前の服用薬の投与・停止などについて説明できる
⑤ 気道の評価ができる
⑥ 気道管理確保計画を立てることができる
⑦ 術前評価に従ったモニタリングの選択ができる（詳細は第11章 ➡ 117頁）
⑧ 輸液・輸血計画を立てることができる

## A 術前評価の目的

　術前評価は，術中管理，そして術後管理へとつながる外科治療の出発点である．術前評価の主たる目的は，① 患者が手術を受けるにあたって，特別なリスクがないかを評価し，患者の状態を最良とするような対策をとること，② 患者の状態と予定術式にあった術中から術後にわたる麻酔計画を立てること，③ **患者から適切なインフォームドコンセントを得る**ことにある．

　術前に改善できる問題点がある場合には，できる限りその改善をはかる．リスクが高く，しかも術前の治療によりリスクが低下すると判断した場合には，手術延期や術式の変更も考慮する．術後の鎮痛療法や，術式や患者の状態によっては，術後の集中治療の準備などの術後管理計画を立てる．

## B 術前評価の流れ

　術前評価は，病歴，身体所見，そして検査所見に基づいて行う．病歴を聴取し，問題点について焦点を絞り，身体所見，そして検査所見から評価を行う．検査所見のみに頼るのは誤りである．ポイントを絞って患者から病歴をとることが重要である．小児や知的障害，意識障害があるような患者では，家族などからの情報も重要である．患者に面会する前に診療録，検査所見などに目を通すとともに，主治医や担当看護師などからも情報を得ておくのがよい．

　原疾患や術式などから考えられる重要ポイントのほか，呼吸・循環器疾患，神経疾患など一般的な疾患やアレルギーがないかなどについて評価する．侵襲的モニタリングや，術後人工呼吸管理を含めた集中管理が必要となる呼吸循環疾患や神経筋疾患の評価も重要である．身体所見では，特に麻酔法に関係する気道の評価，区域麻酔に必要な解剖学的評価や禁忌についての評価などが重要である．

## C 病歴の聴取

病歴は，現病歴，投薬歴，既往歴，社会歴，家族歴などについて聴取する．要点について，患者に問診を行い，重大な疾患を見逃さないようにする．病歴から示唆される疾患について，身体所見，検査所見の評価を系統的に行う．

### 1 病歴

原疾患に関係する病歴について，特に周術期リスクや麻酔法に関係するものに関して聴取する．以下に器官ごとに，注意すべき項目をあげる．

#### A 器官別の重要な病歴

##### 1 ● 神経系で注意すべき病歴

神経系で注意すべき病歴として，脳出血，脳梗塞，一過性脳虚血発作（transient ischemic attack：TIA），失神発作，麻痺，感覚障害，てんかん発作などがある．

**意識消失発作は常に重大な疾患の存在を示唆**する．中枢神経系の異常か，循環系の異常かについて鑑別を要する．高血圧，糖尿病，喫煙，脂質異常症など動脈硬化を促進する危険因子が存在する場合には，頚動脈狭窄や頭蓋内動脈狭窄が存在する可能性がある．脳卒中の既往がある場合には運動・感覚障害など後遺症について注意する．心房細動によりできた左房内血栓が原因による TIA や脳塞栓の既往がある場合は，その後の抗血小板療法や抗凝固療法，調律や心室レートコントロールに用いられているジゴキシンやベラパミルなどの薬物に注意する．

##### 2 ● 循環系で注意すべき病歴

循環系で注意すべき病歴には，高血圧，不整脈，冠動脈疾患，胸痛，息切れがある．

**高血圧は動脈硬化の危険因子**である．高血圧患者では，標的臓器である脳や心臓，腎臓疾患の合併に注意する．日常の血圧や，服用している薬物に注意する．高血圧が十分にコントロールされていない患者では，周術期にも高血圧となる可能性が高い．日常の血圧は，周術期の血圧コントロールの指標となる．服用している薬物に注意する．**β遮断薬やクロニジンのように突然の中止により反跳性高血圧を起こす場合がある**．β遮断薬を服用している患者では，循環血液量減少，低血糖など通常は頻脈となる病態でも，心拍数増加の程度が少ないことがある．

動悸や，脈の飛んだ感じがするなど**不整脈の病歴に注意**する．安静時心電図や，必要があればホルター心電図で不整脈の同定を行う．服用している抗不整脈薬を知る．β遮断薬服用患者では徐脈に注意する．ジゴキシンを投与されている患者では，低カリウム血症によりジゴキシン中毒を起こしうる．抗不整脈により新たな不整脈が誘発されることもある（催不整脈作用）．

**胸痛**がある場合には，その部位や放散痛，胸痛を誘発する因子（運動など），胸痛の持続時間，胸痛を軽減するもの（休息，ニトログリセリン服用など），動悸や息切れなどの随伴症状などに注意する．運動麻痺などがあり活動性が低下している患者では，病歴からだけでは運動耐容能の評価が困難である．労作性狭心症，異型狭心症（冠動脈攣縮），急性冠症候群などの鑑別を行う．

運動時の息切れや下肢の浮腫など，**心不全を示唆する病歴に注意**する．心不全の重症度の評価には NYHA 心機能分類を用いる．

##### 3 ● 呼吸器系で注意すべき病歴

呼吸器系で注意すべき病歴には，息切れ，咳，喀痰の量，喫煙歴，慢性閉塞性肺疾患（chronic obstructive pulmonary disease：COPD），気管支喘息，拘束性肺疾患，間質性肺炎，肺結核，気胸，その他の肺疾患がある．

運動時の息切れは，呼吸器疾患でも心不全でも起こる．どの程度の運動で息切れがするかについて問診する．Hugh-Jones の分類（→ 227 頁）により重症度を評価する．咳や喀痰の程度や，喀痰の性状にも注意する．呼吸器感染症が疑われる場合には，術前に治療しておく．

1 日何本（何箱），何年間の**喫煙歴**があるかを問診する．ヘビースモーカーでは，肺気腫などの慢

性閉塞性肺疾患を発症することがあり，術後呼吸器合併症の頻度が上昇する．また，喫煙歴は，肺がん，喉頭がん，膀胱がんなど多くの悪性腫瘍の**危険因子**である．これらの悪性腫瘍に対して手術が行われる場合には，喫煙歴に注意する．

**気管支喘息**は比較的多く認められる疾患である．発作の頻度，最終発作の時期，発作時の治療，日常の治療薬などについて問診する．

### 4 ● 血液で注意すべき病歴

血液で注意すべき病歴には，貧血，出血傾向，易感染性がある．

下血，吐血など消化管出血や，長期間にわたる血尿，子宮筋腫などで過多月経などの病歴があれば，**慢性貧血**を疑う．血液疾患や腎不全，悪性腫瘍に対する化学療法などによる骨髄抑制により貧血や血小板減少症が起こることもある．貧血に伴う動悸，息切れなどの症状に注意する．事故や外傷患者では，骨折，内臓損傷などの出血による貧血を疑う．

手術や歯科治療，外傷を受けたときに出血が止まりにくい，あるいは出血斑や点状出血などの既往に注意する．抗凝固薬や抗血小板薬の投与，肝硬変などの肝疾患による凝固因子産生低下，悪性腫瘍や重症妊娠誘発性高血圧などによる播種性血管内凝固（disseminated intravascular coagulation：DIC），血友病や von Willebrand 病，白血病などの血液疾患などでは，凝固・線溶系が障害されている可能性がある．**出血傾向がある患者では，脊髄くも膜下麻酔や硬膜外麻酔などの区域麻酔は禁忌**となる．

### 5 ● 消化器系で注意すべき病歴

消化器系で注意すべき病歴には，悪心・嘔吐，腹痛，逆流性食道炎，黄疸，腹水，下痢がある．

消化性潰瘍瘢痕や幽門側胃がん，肥厚性幽門狭窄症，癒着や腫瘍による消化管通過障害や消化管運動停止，嘔吐している患者などは，**フルストマック**（胃や上部消化管内容物が停滞していること，周術期に誤嚥を起こす危険が高い）である．滑脱ヘルニアがあり逆流性食道炎がある場合にもフルストマックと考える．急性の腹痛がある患者では，消化管運動が低下しているために，たとえ絶飲食からの時間が経っていても，フルストマックである可能性がある．妊婦で陣痛が始まっている場合にも，胃内容の停滞を疑う．アカラシアや食道憩室などの食道疾患でも，麻酔時に誤嚥を起こす可能性がある．腹水貯留が高度の場合には，胃食道逆流が起こりやすくなっている場合がある．

黄疸がある患者では，肝障害やビタミン K 依存性因子の吸収障害のために出血傾向がある場合があるので注意する．

区域麻酔が可能なら選択し，全身麻酔を行う場合には，意識下挿管や，迅速導入を行って誤嚥を防ぐようにする．

嘔吐が続いている場合には，胃酸（塩酸）や電解質喪失による代謝性アルカローシス，低ナトリウム血症，低カリウム血症，低塩素血症などの電解質異常に注意する必要がある．高度の下痢でも，電解質異常が起こるので注意する．

術後悪心・嘔吐の既往がある患者では，術中からその予防策を講じておく必要がある．

### 6 ● 泌尿器系で注意すべき病歴

泌尿器系で注意すべき病歴には，尿量の異常，血尿，浮腫，高血圧，貧血がある．

尿量が異常な場合には，それぞれの疾患に応じた周術期の水分・電解質管理が必要である．腎機能低下がある場合には，腎排泄性の薬物投与は慎重に行う．血尿の場合には，膀胱，尿管，腎臓からの出血を疑う．貧血に注意する．腎不全による水分・電解質異常，酸塩基平衡異常，心不全，貧血，血小板機能異常などに注意する．慢性腎不全患者では原因疾患，シャントの位置，術前と術後の予定透析日，除水量，透析後のデータなどにも注意する．高度の浮腫や低タンパク血症がある場合にはネフローゼ症候群を考える．

### 7 ● 筋・骨格疾患で注意すべき病歴

筋・骨格疾患で注意すべき病歴には，筋力低下や麻痺，高度の変形がある．

神経筋疾患による筋力低下や，脳卒中による麻痺，脊椎の側弯などに注意する．周術期に高熱を出して死亡したという家族歴がある場合には，悪

性高熱症を疑う．Duchenne 型筋ジストロフィでは，悪性高熱症の頻度が高いといわれている．

#### 8 ● 全身疾患

全身的に影響を及ぼす疾患や Marfan 症候群など特殊な症候群については，全身を系統的に評価する．**動脈硬化がある場合には，標的臓器である脳，心臓，腎臓などの異常に注意**する．糖尿病では，神経症，腎症，網膜症のほか，動脈硬化に伴う冠動脈疾患や大動脈瘤などの血管病変，インスリンを含めた薬物治療に注意する．**関節リウマチでは，関節の変形や環軸椎亜脱臼などの関節病変に加え，肺病変，腎病変，貧血，伝導障害なども起こる**．ステロイド投与による副作用に注意する．

### 2 手術歴・麻酔歴

手術歴や，その際の麻酔歴，麻酔上の問題点についてチェックする．過去の麻酔チャートがあれば，前投薬に対する反応，麻酔法，気道管理や区域麻酔の難易度や困難であった場合の対処法，術中の血行動態，術後悪心・嘔吐や鎮痛など，術後の状態などについてチェックする．

### 3 アレルギー

薬物アレルギーについて聴取を行う．どのような薬物を服用したときに，どのような反応が起こったかを詳細に問診する．キウイやマンゴーなど熱帯性の果実にアレルギーがある患者や，尿道下裂などにより導尿を繰り返しているような患者では，ラテックスアレルギーに注意する．

薬物の副作用がアレルギーとしてとらえられていることもある．しばしば経験するのは歯科治療を受けた際に，気分不快，動悸といった症状が起こったために局所麻酔薬アレルギーと考えられている患者である．局所麻酔薬に添加されたアドレナリンの副作用であることがあり，鑑別が必要である．皮内テストは，危険性もあり，信頼性にも疑問がもたれている．必要に応じてスクラッチテストなどを行う．

### 4 家族歴

遺伝性疾患で特に問題となるのは，悪性高熱症である．頻度は高くないが，発症すれば致死的となりうる．血縁者で麻酔により高度に発熱した者や，術中・術後に死亡した者がいないかについて聴取する．

異型コリンエステラーゼ血症患者は，スキサメトニウムに対して感受性が高く，作用時間が延長する．手術時に遷延性の筋弛緩が起こった家族歴についても問診しておく．

### 5 投薬歴

服用している薬物を詳細に把握する．各薬物の作用や副作用について調べておく．薬物は服用している数が多いほど，薬物相互作用を起こしやすい．特に，麻酔薬との薬物相互作用に注意する．

**β遮断薬やクロニジン**など，突然投与を中止すると高血圧や狭心症の悪化などの反跳現象を起こすものに注意する．**アンギオテンシン転換酵素（ACE）阻害薬やアンギオテンシンⅡ受容体拮抗薬（ARB）を服用している患者では，全身麻酔の導入後に高度の低血圧を起こすことがある**．クロニジンは吸入麻酔薬の最小肺胞濃度（MAC）を低下させるほか，静脈麻酔薬や麻薬の必要量を減少させる．

ワルファリンといった抗凝固薬や，アスピリン，チクロピジン，クロピドグレルといった**抗血小板薬による出血傾向に注意**する．**出血時間は信頼性が低いので**，結果の解釈には注意が必要である．心房細動や心室瘤などによる心腔内血栓により血栓塞栓症を起こした患者や，**肺血栓塞栓症の既往がある患者では，ワルファリンやリバーロキサバン，エドキサバンなどの第Xa阻害薬を服用していることがある**．術前はワルファリン投与を中止し，ヘパリン持続静注を行う．プロトロンビン時間（PT）や PT-INR，部分トロンボプラスチン時間などで評価する．

長期間ステロイドを服用していたり，大量のステロイドを最近投与された患者では，**ステロイドによる副作用に注意**するほか，脳下垂体・副腎系

が抑制されている可能性について考慮する．手術侵襲が大きい場合には，ステロイドカバーが必要なことがある．

糖尿病患者では，**インスリン**の種類と投与量，経口血糖降下薬などの治療薬物とその効果について，空腹時血糖，血糖の日内変動，HbA1c濃度などから評価する．経口血糖降下薬は手術前日に中止する．周術期に高血糖となれば，レギュラーインスリンの静注や持続静注で対処する．

### 6 社会歴，嗜癖

喫煙やアルコール摂取などに注意する．喫煙は動脈硬化を起こす重大な危険因子であるだけでなく，発がんの重大な原因でもある．そのため，心血管系手術やがん手術を受ける患者では，喫煙歴に注意する．喫煙者では，術前4〜8週間以上**禁煙をしないと術後肺合併症が起こりやすくなる**．

慢性的にアルコール摂取量が多い患者では，肝機能異常に注意する．栄養障害も起こしている場合がある．アルコールの禁断症状に注意する．

## D 身体所見

身長や，体重，血圧や心拍数，体温などのバイタルサインに注意する．動脈硬化が強く大動脈主要分枝の狭窄がある症例や**大動脈炎症候群**（高安病），**大動脈縮窄症**など，四肢で血圧が異なる可能性がある場合には，四肢で脈拍を触れ，血圧測定も行う．

病歴から示唆されるものに関する身体所見のほか，麻酔に関係する所見について注意を払う．特に**気道の評価**（→76頁）は重要である．脊髄くも膜下麻酔や硬膜外麻酔などを予定している場合には，その禁忌となる所見（穿刺部の感染症など）や，施行を困難とする要因（患者の協力，可動性，側弯症，亀背など脊椎の高度の変形など）がないかについて，評価する．

## E 検査所見の解釈について

検査を行えば行うほど，診断の精度が上がるわけではない．身体的・精神的・経済的負担などについて考慮する．また，検査には**偽陽性**（疾患がないのに疾患があると診断すること）も**偽陰性**（疾患があるのに疾患がないと診断すること）もある．検査所見の解釈にあたっては，感度や特異度，陽性および陰性的中率，病歴や身体所見その他の検査所見などを総合的に判断する．

術前検査とみるべきポイントについて**表8-1**に示す．

## F 術前評価をまとめる

麻酔計画を立てるためには，術前評価を系統立てて行う必要がある．患者の予後に関係する要因，術前に改善できる可能性についての評価，禁忌事項のピックアップも必要である．術前の問題は，予後や術前管理に関係した重要度，術前の改善が可能かどうかといった観点から整理しておく．

患者の全身状態の評価には，**米国麻酔学会（ASA）PS分類**（表8-2）がよく用いられる．ただし，ASAのPS分類は麻酔法の決定などには関係がない．日帰り手術や自己血貯血などの適応に応用されたり，日本麻酔科学会「麻酔関連偶発症例調査」などのように統計的に患者のリスクを分類する場合などによく用いられる．

## G 麻酔計画の立て方

予定術式やその侵襲の程度，予定手術時間，術前評価などを考慮して麻酔計画を立てる．麻酔計画を立てる場合には，術後に患者をどのような状態にしたいか，またどのような状態が可能なのかというゴール（目標）を決める必要がある．そのゴールを達成するために，術前管理から始め，術中管理，術後管理へと麻酔計画を立てる．

以下のようなものを考慮する．

表 8-1　術前一般検査と評価のポイント

| | | 検査結果 | 主な原因やチェックポイント | 周術期管理上の注意点 |
|---|---|---|---|---|
| 血算 | 赤血球 | 増加 | 低酸素血症の有無(チアノーゼ性心疾患, 肺疾患など), 真性多血症, ストレス赤血球増多症 | 脱水により血栓の危険 |
| | | 減少 | 出血性疾患, 血液疾患, 薬物や炎症による骨髄抑制, 膠原病, 腎不全, 溶血性貧血, 乳児や妊婦の生理的貧血 | 酸素運搬能低下, 原因に応じ鉄剤投与, 輸血 |
| | 白血球 | 増加 | 感染の有無, 白血病など血液疾患 | 感染症治療 |
| | | 減少 | 血液疾患や化学療法の副作用に注意, 易感染性 | 感染症治療, 易感染性のため厳密な清潔操作が必要 |
| | 血小板数 | 増加 | 真性多血症などの血液疾患, 炎症性疾患, 脾摘後 | |
| | | 減少 | 血液疾患, 薬物の副作用, ヘパリン起因血小板減少症(HIT), 肝硬変, 播種性血管内凝固 | 特発性血小板減少に対しては免疫グロブリン, ステロイド投与, 原因薬物の中止, 血小板輸血. 播種性血管内凝固に対しては原因治療, ヘパリン, アンチトロンビンⅢ製剤投与 |
| 血液生化学検査 | 総タンパク | 増加 | 多発性骨髄腫などによる異常タンパクの増加, 肝硬変, 膠原病などによる免疫グロブリン増加 | 原因疾患の検索と治療 |
| | | 減少 | 栄養障害, 肝疾患によるアルブミン合成低下, ネフローゼ症候群などによるアルブミン喪失増加 | 厚生労働省の輸血に関する指針[注]に従い, 必要に応じアルブミン溶液投与 |
| | BUN | 増加 | 腎疾患, 脱水, 消化管出血 | |
| | | 減少 | 栄養不足, 妊娠 | |
| | クレアチニン | 増加 | 腎疾患, 脱水 | |
| | | 減少 | 妊娠 | |
| | カリウム | 増加 | 腎不全, カリウムを多く含む薬物投与やカリウム保持性利尿薬投与 | 伝導障害, 不整脈, 心停止などに注意, スキサメトニウム投与やアシドーシスによる血清カリウム濃度上昇 |
| | | 減少 | ループ利尿薬やサイアザイド投与によるカリウム喪失, アルカローシス, 高血糖などによるカリウムの細胞内移行, 下痢, カテコラミンなど $\beta_2$ 受容体刺激薬投与, 原発性アルドステロン症 | 原因に応じた治療が必要. 不整脈の発生(特にジギタリス併用時), 筋力低下 |
| | ナトリウム | 増加 | 脱水, 尿崩症で水分補正が不十分な場合 | 脱水の補正 |
| | | 減少 | 嘔吐, 心不全, 利尿薬投与, 腎不全, 副腎皮質機能不全, 抗利尿ホルモン分泌異常症候群(SIADH) | 低ナトリウム血症による害, 急速なナトリウム補正による橋障害 |
| | 塩素 | 増加 | 下痢, 高カロリー輸液, 代謝性アシドーシス, 呼吸性アルカローシス, 尿細管性アシドーシス | 代謝性アシドーシスの補正 |
| | | 減少 | 嘔吐, 利尿薬投与などによる代謝性アルカローシス, 呼吸性アシドーシス | 代謝性アルカローシスの補正 |
| | AST, ALT | 上昇 | 肝機能異常 | 肝臓代謝性の薬物の慎重な投与 |

(つづく)

表 8-1 術前一般検査と評価のポイント(つづき)

| | | 検査結果 | 主な原因やチェックポイント | 周術期管理上の注意点 |
|---|---|---|---|---|
| 凝固検査 | 出血時間 | 延長 | 血小板数減少, 血小板無力症や尿毒症, von Willebrand 病, 抗血小板薬による血小板機能異常, Osler 病など血管異常 | 脊髄くも膜下麻酔や硬膜外麻酔は禁忌, 経鼻挿管, 閉鎖神経ブロックなど圧迫止血が困難な手技に注意, 必要に応じ抗血小板薬の術前投与中止 |
| | プロトロンビン時間(PT) | 延長 | ワルファリン投与, 凝固因子欠乏(Ⅱ, Ⅴ, Ⅶ, Ⅹ因子, フィブリノゲン) | 血小板輸血, 必要に応じビタミン K, 新鮮凍結血漿投与 |
| | 活性化部分トロンボプラスチン時間(APTT) | 延長 | 血友病や von Willebrand 病, 凝固因子欠乏(Ⅱ, Ⅴ, Ⅹ, Ⅺ, Ⅻ因子), 播種性血管内凝固, ワルファリンやヘパリン投与, 新生児 | 脊髄くも膜下麻酔や硬膜外麻酔は禁忌, 経鼻挿管, 閉鎖神経ブロックなど圧迫止血が困難な手技に注意, 必要に応じヘパリンのプロタミンによる中和 |
| 胸部Ｘ線写真 | 心臓 | | 心不全, 弁膜症, 高血圧などによる心肥大 | 治療薬に注意 |
| | 縦隔 | | 縦隔腫瘍, 胸部大動脈瘤 | 気管の偏位, 圧迫による気道確保困難に注意 |
| | 気管・肺野 | | 気胸, 肺炎, 肺線維症, ブラ, 肺気腫, 無気肺, 消化管脱出, 気管偏位や狭窄 | 換気障害, 低酸素血症に注意 |
| | 骨格 | | 側弯, 亀背, 骨折 | 呼吸機能低下, 神経症状に注意 |
| | 横隔膜 | | 挙上(腹水, 横隔膜麻痺など) | 呼吸機能低下に注意 |
| | 人工物 | | カテーテル, 気管チューブ, ペースメーカジェネレータおよびワイヤー, 大動脈内バルーンパンプの先端位置 | 位置異常による機能不全に注意 |
| 心電図 | 調律 | | 洞調律, 心房細動, 結節調律, ペースメーカ調律 | 永久ペースメーカの設定, 抗不整脈薬投与に注意 |
| | 不整脈 | | 心室性不整脈, 上室性不整脈 | 抗不整脈薬に注意 |
| | 伝導異常 | | 房室ブロック | 高度房室ブロックではペーシングを考慮 |
| | 心筋虚血 | | ST 低下や上昇, T 波の増高や逆転, 異常 Q 波 | 冠拡張薬の投与を考慮 |
| | 電解質異常 | | U 波(低カリウム血症など), T 波増高(高カリウム血症など) | 術前の電解質補正, 利尿薬投与に注意 |

注)平成 26 年 11 月 12 日付け薬食発 1112 第 13 号厚生労働省医薬食品局長通知,「輸血療法の実施に関する指針」及び「血液製剤の使用指針」の一部改正について. http://www.mhlw.go.jp/stf/seisakunitsuite/bunya/0000065580.html および http://www.mhlw.go.jp/file/06-seisakujouhou-11120000-Iyakushokuhinkyoku/0000065576.pdf

1) 意識:鎮静の必要性. 術後人工呼吸をするような場合には, **術後も鎮静が必要**なことがしばしばある. 集中治療室において, プロポフォールやデクスメデトミジンなどを用いた鎮静が用いられる. 日帰り手術の場合には, 数時間後には意識も清明であり, 食事や歩行などが可能であるようにする.

2) 鎮痛および除痛:いかなる手術にしろ, 術後痛ができるだけなくなるように**鎮痛療法**を行う. 麻薬や局所麻酔薬を用いた硬膜外鎮痛, 神経(叢)ブロック, 麻薬の筋注や経静脈自己調節鎮痛(PCA ➡ 205 頁), 非ステロイド性抗炎薬やアセトアミノフェンなどを組み合わせて使用する. 鎮痛薬は痛みが出現する前に, 時間を決めて投与するほうが効果的である. 鎮痛法は歩行, ベッド上安静など患者の活動度によっても変化する.

3) 循環系:血行動態の安定. 虚血性心疾患では心筋虚血の予防や早期治療などを考慮して, 侵襲的モニタリングや経食道心エコー法(TEE)など必要なモニタリングを決定する. 集中治療室入室の場合には, 動脈カテーテル,

表 8-2　米国麻酔学会（ASA）PS 分類

| クラスⅠ | 全身状態が良好な患者 |
|---|---|
| クラスⅡ | 軽度の全身疾患をもつが，日常生活には制限がない患者 |
| クラスⅢ | 日常生活を妨げる重症の全身疾患はあるが，寝たきりではない患者 |
| クラスⅣ | 日常生活を大きく制限する全身疾患があり，常に生命を脅かされている患者 |
| クラスⅤ | 手術をしてもしなくても，24 時間以上は生存しないと思われる瀕死の患者 |
| クラスⅥ | 臓器移植のドナーとなる脳死患者 |

注）緊急手術の場合，クラスのあとに E をつける（例：ⅢE）．

肺動脈カテーテルなどによるモニタリングも可能である．血管拡張薬や強心薬，抗不整脈薬の使用についても考慮する．

4）呼吸器系：抜管の可能性，酸素投与期間，術後人工呼吸の必要性．術前から存在する呼吸器疾患や意識障害，侵襲の大きな術式などを考慮するとともに，術中の動脈血液ガス所見なども考慮して術後**人工呼吸の必要性**について判断する．

5）消化器系：術後経口摂取開始の時期．術式により異なり，日帰り手術では数時間後，心臓手術では翌日，消化器手術では数日後となる．術後経口摂取開始の時期に応じた輸液管理が必要である．場合によっては高カロリー輸液（IVH）用の中心静脈カテーテルを挿入する．経口摂取に応じた術前からの服用薬物の経口摂取開始あるいは非経口的投与の必要性について判断する．最近は，術後回復力強化プログラム（enhanced recovery after surgery；ERAS）の一環として，術前 2 時間前まで炭水化物含有飲料水を飲ませたり，術後早期から経口摂取をさせる施設も増加してきている．

6）血液：術後の出血や貧血，出血傾向に応じた輸液・輸血管理．患者の体格，術前のヘモグロビン濃度，周術期の平均出血量などを考慮して赤血球製剤の準備を行う．高度の肝機能障害がある場合や術中の大量出血などが予想される場合には凝固因子を補うために新鮮凍結血漿の準備が必要となる．血小板減少症（＜5 万）がある場合や，起こる可能性がある場合には，血小板濃厚液の準備が必要である．

7）感染症：感染症の予防．抗菌薬の種類や投与期間．

## H 麻酔前投薬

麻酔前投薬の目的は，手術前の患者の状態を最良とし，術中・術後経過を円滑なものとすることである．① 不安軽減・除去，② 迷走神経反射抑制，③ 唾液，気道分泌抑制，④ 胃酸分泌抑制といった目的のために用いられる．もっとも一般的な目的は，① の不安軽減・除去であり，その他の目的で前投薬が用いられる場合は少ない．しかし，患者取り違え事故以来，できるだけ患者の意識を清明に保つために，成人ではまったく鎮静薬を用いない施設がほとんどである．

### 1 抗不安薬

不安軽減のためには，術前の懇切丁寧な説明が重要である．必要に応じて抗不安薬を投与する．**抗不安薬でよく用いられているのはベンゾジアゼピン系薬物**である．ジアゼパムやオキサゼパムなどの経口投与のほか，ミダゾラムの筋注も行われる．

### 2 鎮静薬

鎮静薬としてもっともよく用いられているのが，ジアゼパム，ミダゾラム，フルニトラゼパム，トリアゾラムなどのベンゾジアゼピン系薬物である．抗不安作用のほか，健忘作用ももつ．呼吸・循環系への抑制作用は弱い．その他，ペントバルビタールやセコバルビタールのようなバルビツレートやヒドロキシジンのようなジフェニルメタン誘導体，プロメタジンなどが用いられる．小児では抱水クロラールやトリクロホスなどがしばしば用いられる．

## 3 抗コリン薬

抗コリン薬には**アトロピン**と**スコポラミン**がある．筋注や経口投与では，迷走神経反射予防の意義は少ない．唾液分泌低下により患者は強い口渇を覚えるなどの副作用があり，投与されることが稀である．発汗が抑制されるために，小児では体温上昇の原因となることがある．心拍数増加作用はアトロピンのほうがスコポラミンよりも強い．どちらも血液脳関門を通過して中枢神経系症状を起こしうるが，特にスコポラミンは健忘作用や鎮静作用をもつ．スコポラミンを投与した場合，高齢者，痛みがある患者では，術後せん妄を起こすことがある．

## 4 鎮痛薬

術前から痛みが強い場合や，麻酔導入前に痛みを伴う侵襲的モニタリングを挿入する場合に，モルヒネやペチジンなどの麻薬やペンタゾシンやブプレノルフィンなどの拮抗性鎮痛薬を前投薬として筋注する場合がある．

## 5 術前からの服用薬

術前から服用している薬物で必要なものは，術直前まで服用させる．抗凝固薬などは，術前に中止する必要がある場合が多い．

β遮断薬，降圧薬，硝酸薬，カルシウム拮抗薬，抗不整脈薬など心血管系薬物は，原則として術直前まで継続する．心房細動の心拍数コントロールのためにジゴキシンを投与されている場合には，術直前まで継続する．心不全コントロールのために使用されている場合には，周術期に起こる可能性がある低カリウム血症によりジゴキシン中毒を起こす可能性があるため中止することが多い．ACE阻害薬やARBを服用している患者では，麻酔導入後に低血圧となる可能性があるため，術前に中止することが多い．

気管支喘息の治療のために用いられているステロイド薬やβ受容体刺激薬，テオフィリン製剤は術直前まで継続する．

**利尿薬**が，心不全コントロールのために用いられている場合には術直前まで継続することが多いが，降圧治療の場合には中止することが多い．利尿薬による循環血液量減少や電解質異常に注意する．利尿薬を投与した場合には，術中の尿量は循環血液量の指標とはならない．

ステロイド薬を服用していた患者では，脳下垂体-副腎系が抑制されている可能性がある．ストレスに対して**グルココルチコイド**（ヒドロコルチゾンなど）が十分に分泌されない**急性副腎不全**を起こす可能性がある．侵襲が大きな手術を受ける患者では，グルココルチコイドを十分に投与しておく必要がある（ステロイドカバー）．

## I モニタリングの選択

「安全な麻酔のためのモニター指針」に定められた血圧計，心電図，体温計，パルスオキシメータ，カプノメータなどの基本的モニタリングは，可能ならすべての患者に装着する．筋弛緩薬を用いた場合は，原則として筋弛緩モニターを使用する．動脈カテーテル，中心静脈カテーテル，肺動脈カテーテルなどの侵襲的モニタリングは，有用であると同時に合併症発生率も高い．侵襲的モニタリングを用いる利益と危険とのバランスや術後の使用などを考慮して，使用か否かの判断をする．

鎮静度の指標として，**BISモニター**が用いられる場合もある．脳や脊髄，神経損傷が起こる可能性がある場合には，脳波や体性感覚誘発電位や運動誘発電位などの電気的モニタリングが用いられる場合がある．必要に応じ，近赤外線分光法，頸静脈酸素飽和度，経頭蓋ドプラ法などの脳モニタリングが用いられる場合がある．

## J 輸液・輸血管理計画

### 1 輸血準備

輸血する可能性が高い場合には，**交差適合試験**を行い輸血準備を行う．通常は赤血球液を準備す

る．循環血液量に近い出血量がある可能性が高い場合には，さらに新鮮凍結血漿や血小板濃厚液の準備が必要である．輸血する可能性が低く，輸血をしたとしても必要単位数が少ない場合には，**タイプ＆スクリーン（T&S）**で輸血準備を行う．比較的出血量が多い患者では，術前に自己血貯血を行う場合もある．輸血は「適正な輸血のための指針」に基づいて行う．

## 2 輸液製剤の選択

侵襲が大きく**間質**への体液の移行が多かったり，出血量が多い患者では，乳酸リンゲル液や，酢酸リンゲル液，重炭酸リンゲル液などを輸液する．出血量が多くなってきたら，ヒドロキシエチルデンプン（HES）などの代用血漿剤や，ヒトアルブミン溶液などを投与する．最近は平均分子量13万の中分子量HESが用いられるようになった．

腎不全があり，高カリウム血症を起こす可能性がある患者では，カリウムを含まない生理食塩液などの投与を行う．インスリン治療を受けている患者では，**ブドウ糖を含む輸液製剤を必要に応じて投与**する．脳虚血を起こす可能性がある患者では，神経学的予後を不良にする可能性がある高血糖を避けるため，糖を含まない輸液製剤を用いる．頭蓋内圧亢進症がある患者では，脳浮腫を助長する低張液投与を避ける．

## 3 輸液投与量の選択

出血に対しては，その4倍量の細胞外液系輸液剤が必要であるとされてきたが，最近は輸液過剰による血管内皮傷害などの有害作用が危惧され，輸液量は少なめになってきている．HESなどの人工膠質液や5％アルブミン溶液は出血量と同量を投与する．膵頭十二指腸切除など体液シフトの大きい腹腔内手術では，10 mL/kg/h以上の細胞外液系輸液剤が必要なことがある．血圧や心拍数などの血行動態の指標に加え，尿量を参考にして輸液量を調節する．尿量は0.5～1.0 mL/kgに保つようにする．

心疾患があったり，急速・大量に循環血液量が変化する場合には，中心静脈カテーテルや肺動脈カテーテルなどを用いての中心静脈圧や肺動脈閉塞圧などの心充満圧測定を行う場合がある．経食道心エコー法（TEE）も左室内腔断面積から前負荷を判断するのに有用である．動脈圧波形から心拍出量を推定する方法（Flo Trac®）もよく用いられている．

輸血や大量の輸液を行う場合には，体温低下を防ぐため，輸液・輸血加温器を使用する．

## K 麻酔導入法

患者の状態，術式，気道確保の方法などにより異なる．導入法は，緩徐導入，静脈麻酔薬による急速導入，フルストマック患者などで用いられる迅速導入に大きく分けられる．厳密には麻酔導入ではないが，意識下挿管が行われる場合がある．小児では，ケタミン筋注による導入や，チオペンタールなどの注腸による導入もある．

小児で静脈路確保がされていない場合には，セボフルランと亜酸化窒素を用いたマスクによる**緩徐導入**が行われることが多い．しかし，小児でもフルストマックの場合には，静脈路を確保し**迅速導入**を行う．

高濃度セボフルランを用いた導入が行われる場合がある．吸入麻酔薬による導入に続いて吸入麻酔薬で麻酔維持を行う場合を，volatile induction and maintenance of anesthesia（VIMA）という．

静脈路が確保されており，フルストマックでなく，気管挿管困難も予想されない場合には，**急速導入**を行う．レミフェンタニルの持続静注に加え，通常はチオペンタールやプロポフォールが用いられる．心機能が低下している場合には，ミダゾラムとフェンタニルによる導入が行われることがある．血圧が低い患者や，気管支喘息患者で，稀にケタミンが用いられる場合がある．気管挿管のための筋弛緩薬としては，中短時間作用性非脱分極性筋弛緩薬であり血行動態への影響がほとんどないロクロニウムやベクロニウム，短時間作用性脱分極性筋弛緩薬であるスキサメトニウムが用いられることが多い．

気管挿管困難が疑われないフルストマック患者では，誤嚥を防ぐため迅速導入が行われる場合が多い．前酸素化ののち，静脈麻酔薬に引き続き，輪状軟骨圧迫を行いながら，胃内へのガス流入を避けるためマスク換気を行わずに挿管する．

## L 麻酔維持法

全身麻酔の維持は，ガス麻酔薬を用いて行う方法と，プロポフォールなどの**静脈麻酔薬のみで行う全静脈麻酔**（total intravenous anesthesia：TIVA）がある．外科的侵襲に対するストレス反応を抑制するために，レミフェンタニルやフェンタニルなどのオピオイドを併用する．筋弛緩は軽度のものであれば，揮発性麻酔薬で得られるが，腹部手術など十分な筋弛緩が必要な患者では，ロクロニウムやベクロニウムなどの非脱分極性筋弛緩薬を用いる．筋弛緩薬を用いた場合には，調節呼吸が必要となる．用いない場合には，調節呼吸のほか，自発呼吸や補助呼吸による維持が可能である．

## M 麻酔からの覚醒

ガス麻酔薬は体内で分解される量は少なく，呼気中に排泄されることにより覚醒する．一方，静脈麻酔薬はほとんどが肝臓で代謝されて血中濃度が低下して覚醒する．ただし，モルヒネのように活性代謝産物があり，それらが尿中から排泄されるものでは，腎機能も麻酔からの覚醒に関係する．

ベンゾジアゼピン系薬物に対してはフルマゼニル，オピオイドに対してはナロキソンといった拮抗薬が存在するが，重篤な副作用を起こすこともある．**ナロキソン投与により痛みが出現する**ほか，悪心・嘔吐，肺水腫が起こりうる．これらの薬物は覚醒遅延や遷延性無呼吸の鑑別診断の道具と考えておいたほうがよい．

非脱分極性筋弛緩薬の効果は，四連反応比刺激などを筋弛緩モニターを用いて判断する．舌の突き出し，握力，頭部挙上，十分な換気量など臨床的な判断も重要である．ロクロニウムやベクロニウムの拮抗にはスガマデクスが用いられることがほとんどである．ネオスチグミンやエドロホニウムなどの抗コリンエステラーゼ薬を用いて拮抗することは少なくなった．

## N インフォームドコンセント

患者が受ける手術に対して考えられる麻酔法について，それぞれの方法のもつリスクや利点について，患者の状態に合わせて説明する．麻酔科医が関与する鎮痛療法，呼吸・循環管理など術後管理のリスクや利点についても説明する．説明したあと，患者のもつすべての疑問に答えたうえで，インフォームドコンセントを得る．

インフォームドコンセントを得るにあたっては，わかりやすい平易な言葉で説明すること，質問しやすい親しみある雰囲気をつくり出すこと，質問にはできるだけ信頼できるデータを用いて答えること，リスクばかりを強調し，いたずらに不安を与えないようにすること，患者に安心感を与え，信頼関係を確立すること，などが重要である．

●参考文献
1) 平成26年11月12日付け薬食発1112第13号厚生労働省医薬食品局長通知，「輸血療法の実施に関する指針」及び「血液製剤の使用指針」の一部改正について．http://www.mhlw.go.jp/stf/seisakunitsuite/bunya/0000065580.html および http://www.mhlw.go.jp/stf/seisakunitsuite/bunya/0000159893.html
2) 日本麻酔科学会：安全な麻酔のためのモニター指針（改訂版）．(www.anesth.or.jp/news/000985.html)

# 第9章 全身麻酔と気道管理

**学習のPoint**

**気道管理の重要性を理解する**
① 麻酔中になぜ気道管理が必要かについて説明できる
② 気道の解剖学について説明できる
③ 気道管理法を列挙できる
④ 気道管理の具体的方法について説明できる
⑤ 困難気道の対処法についてアルゴリズムに従って説明できる
⑥ 抜管時の注意点について説明できる

## A 気道管理とは

### 1 目的と重要性

　気道管理が不確実だと低酸素症を誘発し，有効な治療策が施されないときは重篤な脳障害を引き起こしたり死に至ったりする場合がある．気道管理の目的は，**確実に気道を確保**すること，気道の評価を行い方策を立て，**困難気道（difficult airway）**とよばれる状況を回避することである．そのためには気道の解剖を理解し，気道確保を行うための手技や器具について学ぶことが大切である．

### 2 気道の解剖について

　上気道（鼻腔，口腔，咽頭，喉頭，喉頭の軟骨，靱帯および筋肉）と気管の解剖について理解することが気道管理を行ううえでは重要である（図9-1, 2）．

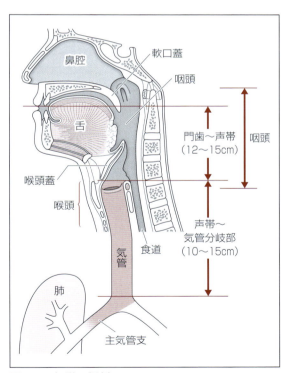

図9-1 気道の解剖

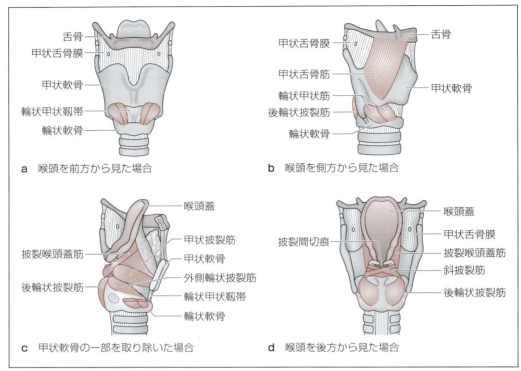

**図 9-2　気道の解剖（喉頭の軟骨と筋肉）**
喉頭を前方から（a），側方から（b）見た場合の軟骨と筋肉の位置関係を示した．また，甲状軟骨の一部を取り除いて斜披裂筋と横披裂筋を省いた場合（c）と喉頭を後方から見た場合（d）の軟骨と内喉頭筋の関係を示した．

**表 9-1　困難気道と発生頻度**

| 困難気道のパターン | 発生頻度（%） |
|---|---|
| 直視型喉頭鏡による喉頭展開困難 | 5.8 |
| マスク換気困難 | 5 |
| マスク換気および直視による喉頭展開困難 | 0.4 |
| マスク換気不能 | 0.15 |

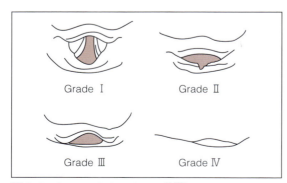

**図 9-3　Cormack & Lehane 分類**
Grade Ⅲ，Ⅳは，喉頭展開困難となる．

## B 気道の評価と管理計画

### 1 気道の評価

　確実な気道確保によって低酸素症を予防することが重要である．そのためには気道の評価を十分に行い，気道管理に伴って誘発されうるトラブルを予測することが重要となる．全身麻酔の場合はもとより，区域麻酔の場合でも，使用される局所麻酔薬によるアレルギー反応や中毒症状が出る可能性がある．その場合は気道管理が必要となるので，気道の評価は重要である．特に，気管挿管困難症を予測させる病歴や身体所見を見落とさないようにする．

　マスクによる気道確保困難や気管挿管困難が予測される場合は，あらかじめ対策を立て，**声門上器具**，**気管支ファイバー**，**ビデオ喉頭鏡**，などを

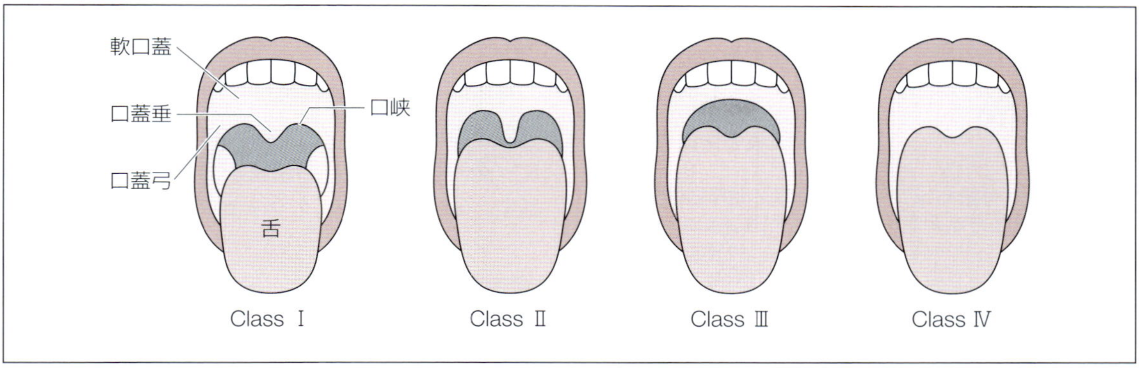

#### 図9-4 Mallampati分類

Class Ⅰ：軟口蓋，口峡，口蓋垂，口蓋弓がみえる（挿管困難なし）．
Class Ⅱ：軟口蓋，口峡，口蓋垂がみえる（挿管困難なし）．
Class Ⅲ：軟口蓋のみがみえる（やや挿管困難），Class Ⅳ：軟口蓋もみえない（非常に挿管困難）．

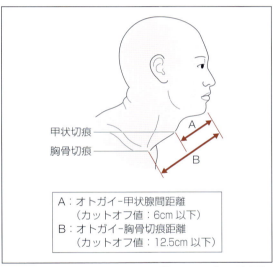

#### 図9-5 オトガイ-甲状腺間距離とオトガイ-胸骨切痕距離

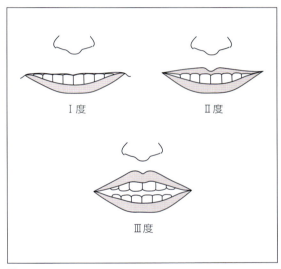

#### 図9-6 upper lip bite test
下顎歯で上口唇を咬めない場合（Ⅲ度），挿管困難となる可能性が高い．

準備し，場合によっては意識下挿管を考慮する．

### 2 困難気道

困難気道とは，熟練した麻酔医がマスク換気困難または気管挿管困難あるいはその両方に遭遇した状況である．①**マスク換気困難**，②**喉頭展開困難**，③**気管挿管困難および失敗**，④**マスク換気不能**に分類される（表9-1）．

#### 1● マスク換気困難

マスク換気困難とは，マスクによる換気が不可能な状態である．さらに挿管不可能という状態をcannot ventilate cannot intubate（CVCI）とよぶ．

#### 2● 喉頭展開困難

喉頭展開困難とは，通常の喉頭鏡によって喉頭展開を複数回試みても，声帯の一部分もみえない状態でCormack & Lehane 分類のGrade Ⅲ，Ⅳが相当する（図9-3）．

**表9-2 マスク換気困難の15のリスクファクター**

| | |
|---|---|
| ① 55歳以上 | ⑨ 顎関節の可動性の異常 |
| ② 肥満 | ⑩ 大きな下顎 |
| ③ いびきの病歴 | ⑪ 環椎後頭関節の伸展不足 |
| ④ あごひげ | ⑫ 咽頭・頚部の病変 |
| ⑤ 歯がない | ⑬ 舌扁桃の肥大・膿瘍 |
| ⑥ Mallampati分類ⅢorⅣ | ⑭ 顔面の包帯など |
| ⑦ 閉塞性睡眠時無呼吸の既往 | ⑮ 顔面の熱傷 |
| ⑧ 大きな舌 | |

## 3 ● 気管挿管困難および失敗

気管挿管困難および失敗とは，疾患の有無に関係なく，複数回の試みを必要とする気管挿管または挿管ができなかった状態である．

## 3 気道管理に伴うリスクの予測

安全に気道管理を行うためには，気道管理に伴うリスクの予測を行うことが大切である．

### A 気管挿管困難の予測

Mallampati分類(図9-4)，オトガイ-甲状腺間距離，オトガイ-胸骨切痕距離(図9-5)，upper lip bite test (図9-6)，Wilson risk score，mouth opening，submandibular angle，頚部皮膚の可動制限(放射線療法，頭頚部術後，やけどによる瘢痕，脊椎疾患，関節リウマチ)などの有無により気道の評価を行う．

2項目上のときは喉頭展開による気管挿管困難が困難と考え，他の方法も考慮する．予期しない気管挿管困難に遭遇した場合は，マスク換気による酸素投与の努力を続け，低酸素症を防ぐとともに，助けを呼び，態勢を立て直すとともに，麻酔から覚醒させることも考える．

### B マスク換気困難の予測

全身麻酔下の換気困難は，麻酔薬による咽頭拡大筋群の活動の低下した咽頭気道部の軟部組織と骨組織の大きさの解剖学的アンバランスから生じる．マスク換気困難を予測する15のリスクファクターを用いた予測モデルが有用な可能性がある(表9-2)．

### C 誤嚥の予測

胃内容の増加，胃液酸性度増加，気道防御反射の低下で誤嚥のリスクは高くなる．① フルストマック，② 外傷，③ 腸閉塞，④ 逆流性食道炎，⑤ 妊娠，⑥ 肥満がリスクファクターとなる．

## 4 気道管理法の実際

### A 気道確保の適応

気道確保は，① 気道の閉塞によりガス交換が十分に維持できないとき，② 適切な気道防御が働かず気道の安全が維持できないときに適応になる．その目的は，低酸素症を回避し，臓器の二次的障害を防ぐことである．

### B 酸素化の必要性

麻酔導入前の酸素化を前酸素化(preoxygenation)という．**100%酸素を3分間以上投与して前酸素化を行う**．成人では100%酸素を5分間投与すると機能的残気量の空気は酸素に置換され，気管挿管操作中の無呼吸に数分間耐えうる．

### C 用手的気道確保

器具を用いない気道確保法を**用手的気道確保**とよび，頭部後屈・顎先挙上法，下顎挙上法，triple airway maneuver法などが含まれる．頭部後屈・顎先挙上法がもっとも簡便な気道開通の手段である．

**下顎挙上法**は，下顎角を把持して前方へ下顎を移動し，同時に頭部を後屈させる．Triple airway maneuver法は，頭部後屈・下顎挙上，開口を組み合わせた方法を意味する(図9-7a)．さらに，体位を変えることで気道の開存性を高めることが可能となる．半座位やファーラー位，sniffing position(嗅ぐ姿勢)を用いることも気道管理に有意となることがある．エアウェイの挿入による気道の確保は劇的に換気困難を改善する場合が多い(図9-8)．特に，肥満の患者では頭の下にスポンジなどを入れて高くすることで気管挿管や気道確保を容易にできる場合がある(図9-9)．

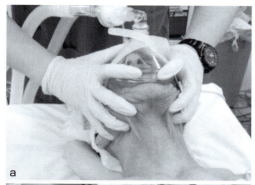
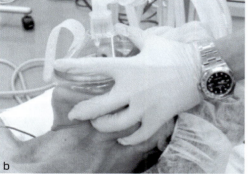

図 9-7　用手的気道確保とマスクよる気道確保
a：用手的気道確保．triple airway maneuver
b：マスクによる気道確保．EC 法によるマスク換気

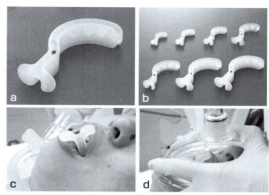

図 9-8　気道確保補助器具（経口エアウェイ）による気道確保

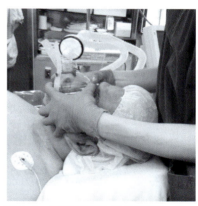

図 9-9　肥満患者における頭部へのスポンジ挿入による換気補助

マスク換気困難な症例では，頚椎に問題がなければ成人では枕を高くして sniffing position をとるか，肩の下に枕を入れて triple airway maneuver を行う．新生児～2, 3歳の小児までは後頭部が大きく，枕を頭の後ろに入れると頚部が前屈して逆に気道が閉塞しやすくなる．肩下に薄い枕やパッドを入れると気道が確保しやすくなる．

## C 人工呼吸管理の適応と方法

人工呼吸管理の適応を表 9-3 に示す．
　全身麻酔において用いられる人工呼吸法は，**マスクによる換気法**と**声門上気道確保器具**使用および**気管挿管**による3つの方法がある．

表 9-3　人工呼吸管理の適応

酸素化能の障害（$PaO_2$＜60 mmHg）と換気障害
① $PaCO_2$＞60 mmHg または＞通常値＋20 mmHg
② 1 回換気量（3～5 mL/kg 以下）の低下
③ 肺活量（10～15 mL/kg 以下）の低下
④ 1 秒量（10 mL/kg 以下）の低下
⑤ 不安定な呼吸回数（5 回以下または 35 回以上を認めた場合）に加えて呼吸筋の疲労，意識レベルの低下，異常呼吸，術後の呼吸合併症予防において人工呼吸を行う．
⑥ 麻酔管理における呼吸の補助も人工呼吸に含まれる．

### 1 マスクによる気道確保

母指と示指で C の形を作りマスクと患者の顔を密着させ，残る 3 指（左小指を下顎枝にかけて腹側に持ち上げ，さらに薬指と中指で補助する）

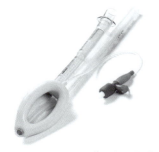

図9-10 ラリンジアルマスク（LMA）

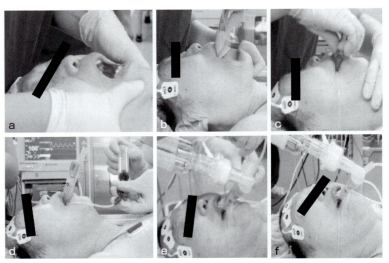

図9-11 LMA挿入の実際

LMAのカフの空気を抜いて背側にリドカインゼリーや潤滑剤を塗布する．十分な麻酔深度が得られたあとに，頭部を後屈させて開口する（**a**）．左手で下顎を引き下げ，右手で人差し指と親指の先端でマスクとエアウェイチューブの接合部をペンを持つように保持し，マスクの先端の背側を硬口蓋に沿って押しつけるように挿入し（**b**），マスクがそれ以上進まず抵抗を感じるところで止め（**c**），カフの空気を注入する（**d**）．LMAには触れず，用手換気を行いLMAが自然に浮き上がり適切な位置であることを胸郭の動き，聴診，カプノグラフィから確認し（**e**），LMAを固定する（**f**）．

でEの形を作ってマスク換気を行うEC法（図9-7b）と母指球法がある．後者は1人がマスクを把持し，もう1人が換気量6〜7 mL/kg，呼吸回数10〜12回/分，気道内圧15〜20 cmH₂Oを目安にバッグを押す．これは，マスク換気時の気道内圧が聴診法で20 cmH₂O以上となると胃送気の可能性があるとされているためである．

## 2 気道確保補助器具

用手的気道確保やマスク換気において，舌根部が後咽頭に落ち込んで気道閉塞をきたす場合には，**挿管をしないで気道を開通させる**気道確保補助器具（デバイス）を用いることがある．

気道確保補助器具は，**経口エアウェイ**（図9-8参照）と**経鼻エアウェイ**がある．適応は，用手的気道確保困難なときで，適正なサイズのエアウェイの選択が必要である．

## 3 声門上器具による気道確保

声門上器具は，**気管挿管を行わずに気道確保，換気が行える特徴を有する**器具である．代表的な器具としてラリンジアルマスク（LMA，図9-10）がある．適応は，①フェイスマスクが適応の症例，②気管挿管の必要のない症例，③気道確保困難症例，④挿管できない蘇生症例などである．ラリンジアルマスク以外には，ラリンジアルチューブ，コンビチューブ，i-gelなどがある．LMAによる気道確保の実際を図9-11に示す．

## D 気管挿管について

気管挿管は，気道管理の**気道確保においてもっとも基本的かつ確実な手技**である．麻酔管理のみならず，救急蘇生時に必須の手段であることからこの手技を習得することが求められるが，気管チューブ留置のトラブル（食道挿管）により生命の

D. 気管挿管について ● 81

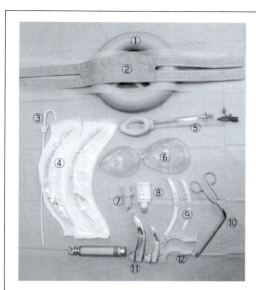

図 9-12 気管挿管に必要な器具

① 円座
② ヘッドバンド
③ スタイレット
④ 気管チューブ
⑤ ラリンジアルマスク
⑥ 酸素マスク
⑦ バイトブロック
⑧ 点鼻用血管収縮剤
⑨ 経鼻エアウェイ
⑩ マギル鉗子
⑪ 喉頭鏡(ブレード)
⑫ 経口エアウェイ

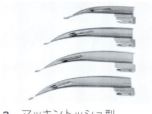

a　マッキントッシュ型

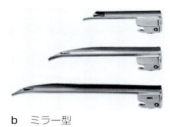

b　ミラー型

図 9-13　喉頭鏡(直視型)

危険や重篤な脳障害を誘発するため十分な知識と手技の修練が必要とされる.

## 1 気管挿管用器具

気管挿管に必要な器具を図 9-12 に示した.

### A 喉頭鏡(直視型)

喉頭鏡は,気管挿管時に使用する道具である.ハンドルとブレードからなる.新生児〜成人まで対応できるように種類も大きさもさまざまである.喉頭鏡のブレードが弯曲した**マッキントッシュ型**と直線型の**ミラー型**があり,直視型喉頭鏡とよばれる(図 9-13).通常は,開口だけでは喉頭を視認できない.間接視認型喉頭鏡は内視鏡機能により喉頭の視認が可能となる.また,頭部後屈と喉頭展開で喉頭の視認が可能となる(図 9-14).

### B 非直視下挿管器具

喉頭の所見をプリズムや内視鏡などを用いて間接的に見ることで気管挿管を行う器具を指し,**サイカー・ミラー型ブレード**がある.内視鏡を用い

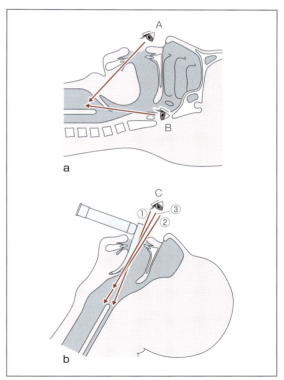

図 9-14　喉頭の位置と喉頭鏡の関係
a：通常の視野では喉頭を直視することができないが(A),間接視認型喉頭鏡では内視鏡によって喉頭を視認することができる(B).
b：頭部後屈と喉頭鏡によって咽頭軸(C①)と喉頭軸(C②)ができるだけ平行になるように喉頭展開を行うことで喉頭の視認が可能となる(C③).

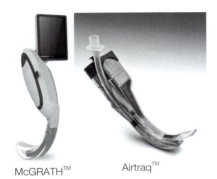
McGRATH™　Airtraq™

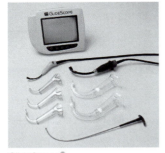
GlideScope®
図 9-15　間接視認型喉頭鏡

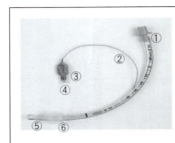
① コネクタ
② カフ注入チューブ
③ パイロットバルーン
④ カフ注入弁
⑤ マーフィーアイ
⑥ カフ

図 9-16　通常の挿管チューブ

表 9-4　小児用気管挿管チューブの太さと長さの目安

| 年齢（歳） | 内径（mm） | 長さ（cm） ||
| --- | --- | --- | --- |
| | | 経口 | 経鼻 |
| 未熟児 | 2.5～3.0 | 11 | 13.5 |
| 新生児 | 3.5 | 12 | 14 |
| 1 | 4 | 13 | 15 |
| 2 | 4.5 | 14 | 16 |
| 4 | 5 | 15 | 17 |
| 6 | 5.5 | 17 | 19 |
| 8 | 6 | 19 | 21 |
| 10 | 6.5 | 20 | 22 |
| 12 | 7 | 21 | 22 |
| 14 | 7.5 | 22 | 23 |
| 16 | 8 | 23 | 24 |

た喉頭鏡には，GlideScope®がある．これらの喉頭鏡は，開口制限や頚椎の可動域制限がある場合に有用である．間接視認型喉頭鏡（McGRATH®，Airtraq™，GlideScope®，図 9-15）とよばれる器具は，上気道解剖に合致した形状で先端のカメラやレンズによりモニター画像の共有やチューブ誘導機能がある．

## ❷ 気管チューブとその選択

成人用気管チューブは，カフ付きのものが使用されている（図 9-16）．カフには，高容量低圧のものがある．成人の気管チューブサイズは，男性で内径 7.5～8.5 mm，女性で 7.0～7.5 mm である．8歳以下の小児では声帯下部に最狭窄部が存在し，カフを必要としないが，近年は，カフ付き気管チューブが選択されることも多い．

小児の**気管チューブの太さの選択**は，チューブ内径＝年齢/4＋4（mm），チューブの深さは，挿入長（cm）＝年齢/2＋12 で計算するが，常に数種類のサイズを用意し，もっとも適したサイズを用いる（表 9-4）．

## ❸ その他の気管チューブとその選択

気管切開孔から挿管を要する手術や，頭頚部や口腔内手術あるいは腹臥位や座位での手術では，**チューブ内壁にワイヤーをらせん状に巻いて埋め込んだチューブ**（リーンフォースチューブ，図 9-17a）**や特殊な形状にカーブをつけたチューブ**（RAE チューブ，図 9-17b，c）などを用いる．また，肺の手術や胸腔鏡補助下手術，胸部大動脈瘤人工血管置換術，食道がん根治術では，術野確保のため左右の肺を別々に換気する分離肺換気（一側肺換気）が必要なため，**二腔気管支チューブ**（図 9-17d），ユニベントチューブ®などの特殊な気管チューブや気管支ブロッカーを用いる．

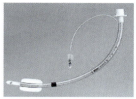
a　リーンフォースチューブ

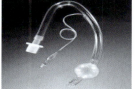
b　RAEチューブ

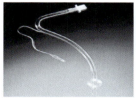
c　経鼻用RAEチューブ

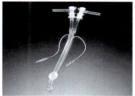
d　二腔気管支チューブ（片肺換気用）

図9-17　その他の気管チューブ

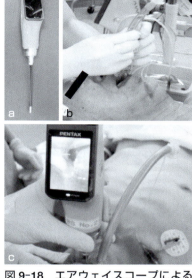

図9-18　エアウェイスコープによる挿管

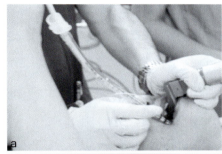
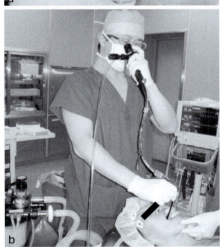

図9-19　挿管困難症例に対する挿管
a：ガムエラスティックブジーによる挿管
b：ファイバースコープ下の挿管

## 4 気管挿管補助器具

気管挿管困難時に，挿管を行いやすくするために用いるデバイスを気管挿管補助器具とよぶ．エアウェイスコープによる挿管の実際を図9-18に示す．

### ◆ 気管チューブイントロデューサ
（図9-19a）

挿管困難時の第一選択となっている．喉頭展開所見がCormack Grade Ⅱb〜Ⅲのときや歯牙のぐらつき，下顎骨骨折や顎関節症などで開口制限のある場合の挿管時に有用となる．

## 5 気管支ファイバースコープによる気道確保

気管支ファイバースコープは，挿管困難症例の気管挿管時に有用である（図9-19b）．

表 9-5　麻酔導入法とその手順

| 麻酔導入法 | 手順 |
|---|---|
| 急速導入<br>（図 9-20） | **1．導入前**<br>麻酔器，バッグの位置，ベッドの高さを調整し，手袋を装着，患者を sniffing position（嗅ぐ姿勢）にする．<br>**2．麻酔導入開始**<br>100％酸素（流量 6 L/min）マスクを密着させ（5 分間），前酸素化を行う（図 9-20a）．静脈麻酔薬を投与する．<br>**3．気道確保**<br>意識消失（呼びかけに反応なし，睫毛反射消失）を確認，自発呼吸数の低下および停止を認めたらバッグマスクによる人工呼吸を行う．<br>**4．手順**<br>1）下顎を前方に突き出した格好でマスクを当て，確実にフィットさせる．<br>2）左手の母指と示指でマスクを保持する．小指で下顎を前上方に挙上する．<br>3）バッグを加圧して気道の開通を確認する．気道が開通しないときは，経口または経鼻エアウェイを使用する．<br>4）マスクによる気道確保ができることを確認したら筋弛緩薬（ロクロニウムまたはベクロニウム）を投与し（図 9-20b），同時に必要に応じ気管挿管に耐えられるところまで吸入麻酔薬や静脈麻酔薬で鎮静度を，麻薬性鎮痛薬で鎮痛度を深くする．<br>**5．麻酔導入後の経口気管挿管のタイミングと施行手順**<br>十分な麻酔深度と筋弛緩が得られたら気管挿管を行う．<br>1）患者の頭部を後屈し，sniffing position にする．<br>2）右手の母指と示指で上下の歯列を押し開くように開口し，喉頭鏡のブレードを右口角から口腔内に挿入する．喉頭鏡で舌を左側に圧排する．歯牙の損傷に注意する（図 9-20c）．<br>3）喉頭鏡を正中の位置で先端を舌根部まで進める．<br>4）喉頭蓋を確認し喉頭蓋谷にブレードの先端を進める．喉頭鏡を前方 45°の方向に挙上する．声門を確認する．<br>5）右手に気管チューブを持ち，右口角から声門を越えて挿入する．気管チューブのカフが声門を通過するのを確認する（図 9-20d）．<br>6）喉頭鏡をゆっくり抜去する．<br>7）気管チューブのカフを膨らませる（図 9-20e）．<br>8）麻酔回路の蛇管と接続して換気を始める．気管に挿入されていることを胸郭の動き，チューブの曇り，5点聴診，カプノグラフィで確認する（図 9-20f）．<br>9）人工呼吸器での換気を行う．角膜保護と胃管の挿入を行う（図 9-20g）．<br>**6．気管挿管の確認法**<br>1）胸郭が換気と同期して上下する．呼気時の気管チューブに曇りがある．<br>2）聴診器で左右の呼吸音が聴取できる．上腹部聴診で胃内への空気の流入音がない．<br>3）カプノグラム波形が出現する．気管チューブをテープで固定する．<br>4）バイトブロックを挿入しテープで固定する．人工呼吸器の確認を行い，胸郭の動きと呼吸音をチェックする．<br>5）気道内圧の正常レベルの上昇を確認，$PetCO_2$ 35～40 mmHg を目安に 1 回換気量，呼吸回数を調節する．<br>6）$SpO_2$ 99～100％であることを確認する． |
| 迅速導入 | 1）喉頭鏡，気管チューブ，カフ用注射器，吸引を準備する．<br>2）頭高位で十分に酸素化（マスクで 3 分間 100％酸素を投与する）を行う．<br>3）静脈麻酔薬投与直後に筋弛緩薬を静注する．陽圧換気は行わない．<br>4）介助者が輪状軟骨を頸椎に向かって 30～40 N（ニュートン：3～4 kg）で圧迫し，食道を圧排する（Sellick's maneuver：輪状軟骨圧迫）．<br>5）気管挿管を行い，挿管と同時にカフを膨らませる．<br>6）挿管終了まで基本的にバッグ換気をしない．<br>7）正しく挿管されたことを聴診，カプノグラフィで確認する．吸入麻酔薬（または静脈麻酔薬）による維持に移る．<br>8）挿管に失敗したときは，輪状軟骨の圧迫を続け，低い気道内圧（20 $cmH_2O$ 未満）で換気して再度挿管を試みる． |

（つづく）

表 9-5 つづき

| 麻酔導入法 | 手順 |
|---|---|
| 緩徐導入<br>（図 9-21） | 小児の麻酔導入で用いられることが多い．<br>1）心電図，血圧計のモニターを装着する．<br>2）患児の顔にマスクを当てる（あるいは自分で持たせる）．マスクには，匂い（バニラエッセンスなど）をつけておくと抵抗が少ない．<br>3）亜酸化窒素 4 L/min，酸素 2 L/min を回路内に流してゆっくりと呼吸することを促す．<br>4）セボフルランの濃度を 5 呼吸ごとに 0.5％ずつ増やして 5％まで徐々に上げていく（図 9-21a）．<br>5）上気道閉塞が生じたら下顎をそっと持ち上げる．<br>6）呼吸が不規則になってきたら補助呼吸を加え，調節呼吸に移行する（図 9-21b）．<br>7）静脈路を確保し，筋弛緩薬を静注する．3〜5 分後に気管挿管を行う（図 9-21c〜e）．<br>8）胸郭の動き，チューブの曇り，カプノグラフィの描出を確認し 5 点聴診を行い，適切な深さで気管チューブを固定し，人工呼吸器での換気とする（図 9-21f）．<br><br>協力を得られない小児では，<br>1）亜酸化窒素 4 L/min，酸素 2 L/min，セボフルラン 5％を流して回路内の濃度を高めておく．<br>2）患児の顔にマスクを密着させる．<br>3）意識が消失したらパルスオキシメータ，心電図，血圧計のモニターを装着し気道確保を確実にして呼吸を補助し，前述と同様に緩徐に導入し，気管挿管を行う． |
| 経鼻挿管<br>（図 9-22） | 1）鼻腔内をイソジン綿球を用いて十分に消毒する（図 9-22a）．<br>2）鼻孔にアドレナリン希釈液やトラマゾリン塩酸塩などの血管収縮薬，リドカインゼリーを注入する（図 9-22b）．<br>3）十分な麻酔深度が得られたあとに，気管チューブを鼻腔に通し，喉頭鏡を用いて口腔内でみえるところまで進める（図 9-22c）．<br>4）喉頭展開を行い，右手で気管チューブをコントロールしながら気管に誘導し挿管するか，<br>5）マギール鉗子で気管チューブを誘導し挿管する（図 9-22d）． |
| 覚醒下挿管 | 1）100％酸素を吸引させながら，口腔内に局所麻酔薬のスプレーを行う．喉咽頭部までスプレーする．このとき，少量のフェンタニル（2〜3 $\mu$g/kg 静注）を用いることも多い．<br>2）喉頭鏡を使って喉頭蓋まで局所麻酔を行い，喉頭展開が可能かどうか確認する．<br>3）吸気に合わせて気管チューブを挿入する．<br>4）挿管後は $PetCO_2$ のモニタリングを行う．<br>5）静脈麻酔薬と筋弛緩薬を静注し，吸入麻酔薬による維持を行う．<br>6）挿管困難が予想される症例では，同様の手技を行い，気管支ファイバースコープをガイドに（気管）挿管をする．経口あるいは経鼻で行うことが可能である． |

## E 麻酔導入と気道管理

### 1 麻酔導入前の準備

安全に気道管理を行うためには麻酔導入前の準備が大切である．

術前診察の情報に基づいて合併症や困難気道などの有無をチェックし，麻酔導入における気道管理計画を立てる．

### 2 麻酔導入における気管挿管の実際

全身麻酔による麻酔導入後は，マスク換気で麻酔管理を行う場合と気管挿管あるいは声門上デバイスによる気道確保下に麻酔管理を行う場合がある．**急速導入**，**緩徐導入**，**迅速導入**に分類できる．

また，困難気道が予測される場合には**覚醒下の気管挿管**やフルストマックの場合は迅速導入を行う．各状況に応じた気管挿管を行う場合の手順を**表 9-5**に示した．また，成人・小児の麻酔導入・気管挿管の実際を図 9-20，21 に，経鼻挿管の実際を図 9-22（→87 頁）に示す．

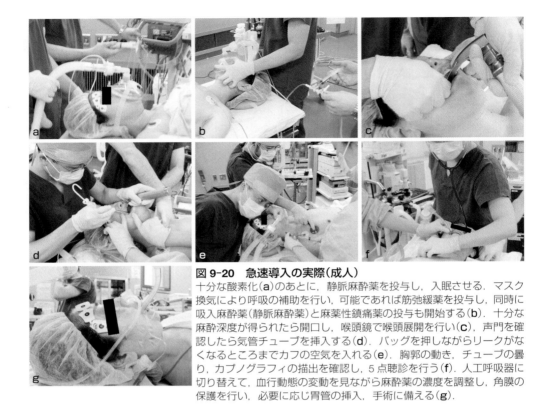

**図 9-20　急速導入の実際（成人）**
十分な酸素化（a）のあとに，静脈麻酔薬を投与し，入眠させる．マスク換気により呼吸の補助を行い，可能であれば筋弛緩薬を投与し，同時に吸入麻酔薬（静脈麻酔薬）と麻薬性鎮痛薬の投与も開始する（b）．十分な麻酔深度が得られたら開口し，喉頭鏡で喉頭展開を行い（c），声門を確認したら気管チューブを挿入する（d）．バッグを押しながらリークがなくなるところまでカフの空気を入れる（e）．胸郭の動き，チューブの曇り，カプノグラフィの描出を確認し，5点聴診を行う（f）．人工呼吸器に切り替えて，血行動態の変動を見ながら麻酔薬の濃度を調整し，角膜の保護を行い，必要に応じ胃管の挿入，手術に備える（g）．

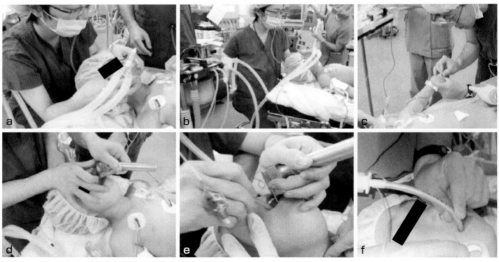

**図 9-21　緩徐導入の実際（小児）**
麻酔ガスは亜酸化窒素＋酸素（50〜60％）とし，マスクにバニラエッセンスなどを塗って呼吸をさせる．セボフルランを5〜6呼吸ごとに0.5〜1％上げていき，両手でマスクを支える（a）．呼吸抑制，舌根沈下が認められたら下顎保持を行い，補助呼吸をする（b）．この間に静脈ルートの確保を行う（c）．アトロピンと筋弛緩薬を投与し，十分な麻酔深度が得られたら掌をおでこに当て，中指で下顎を押し下げて開口し，喉頭展開を行う（d）．声門を確認したら気管挿管を行い（e），胸郭の動き，チューブの曇り，カプノグラフィの描出を確認し，5点聴診を行い，適切な深さで気管チューブを固定する（f）．

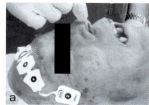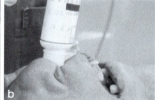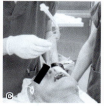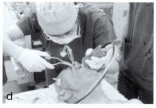

**図9-22 経鼻挿管の実際**
鼻腔内をイソジン綿球で十分に消毒し（a），鼻孔にトラマゾリン塩酸塩などの血管収縮薬，リドカインゼリーを注入する（b），気管挿管チューブを鼻腔に通し，口腔内に進め（c），喉頭展開し，挿管チューブを気管に誘導し挿管するか，マギール鉗子で挿管チューブを誘導する（d）．

### ❸ 気管挿管に伴う合併症（表9-6）

全身麻酔導入時の合併症は，① 気道のトラブルを含む呼吸器系の合併症，② 循環器系の合併症，③ 全身麻酔薬および導入補助薬に起因する合併症に分類される．

### ❹ 術中の気道のトラブル

1）挿管チューブの屈曲や分泌物による閉塞
2）気道内圧の上昇
3）気道内圧の低下
4）酸素化の不良
5）カプノグラフィの変化（11章→119頁）

**表9-6 気管挿管に伴う合併症**

1．気道のトラブルを含む呼吸器系の合併症
　1）粗暴な操作による顔面・口唇・口腔内，舌の損傷に伴う出血と歯牙損傷
　2）気管内への誤嚥
　3）気管チューブによる気道の損傷，チューブの閉塞，屈曲，圧迫による気道閉塞
　4）食道挿管・気管支挿管
　5）喉頭痙攣，気管支痙攣，バッキング，息ごらえなど
2．循環器系の合併症
　1）血圧の上昇または低下
　2）頻脈または徐脈
　3）不整脈
　4）心筋虚血，心筋梗塞
3．全身麻酔薬および導入補助薬に起因する合併症
アナフィラキシー反応が代表的な症状である．

## F 覚醒・抜管について

手術終了により，患者を麻酔から覚醒させて気管チューブを抜管し，自発呼吸の十分な状態まで回復させて麻酔管理が終了となる．**意識，種々の反射の回復，呼吸回数，十分な1回換気量**が得られてから抜管する．

### ❶ 覚醒・抜管の手順の実際（図9-23）

1）手術終了時，あるいはその少し前に，吸入麻酔薬の投与を中止する．
2）静脈麻酔薬は手術終了直前または終了と同時に切って，純酸素で換気しながら覚醒を待つ．
3）抜管前に口腔内・気管内を吸引する．
4）患者が覚醒していて　指示に従い，1回換気量，呼吸回数が十分であること，また，開口，深呼吸や離握手が可能で筋弛緩から回復し，ガスモニター（PetCO$_2$，SpO$_2$）が正常であることを確認する．残存筋弛緩薬の効果があれば，**アトロピンとネオスチグミン**または**スガマデクス**を投与してリバースを行う．
5）カフ内の空気を抜いて，バッグを加圧しながら（**加圧抜管**）または気管チューブを吸引しながら（**吸引抜管**），気管チューブを抜く．
6）深呼吸を促し，純酸素をマスクで吸入させる．
7）気道狭窄音やSpO$_2$（90％以下）を認めるときは原因の検索を行い，必要に応じて再挿管などの気道確保を考慮する．喉頭の浮腫が抜管前に疑われるときはチューブエクスチェンジャーを使用して再挿管に備える．
8）呼吸回数20回/分以下，50％酸素マスクでSpO$_2$ 98％以上，筋弛緩の解除，意識清明，舌根沈下を認めないことを確認して退室する．

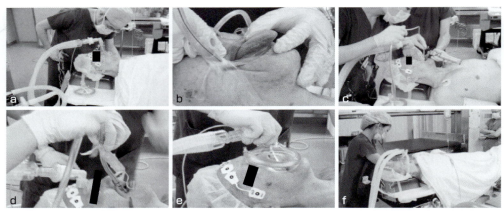

**図 9-23　覚醒と抜管**
手術が終了したら麻酔薬の投与を中止し，意識と自発呼吸の出現を確認する．呼びかけに対する反応を確認し（**a**），挺舌（**b**）や深呼吸，離握手，筋弛緩からの回復を確認し，残存筋弛緩薬を拮抗後，口腔内（**c**）と気管内を吸引し，抜管（**d**）する．100％酸素を投与し（**e**），聴診後，呼吸・血行動態が安定したら酸素投与をして帰室の基準を満たしたら迎えをよぶ（**f**）．

## 2　回復室

　Postanesthetic care unit（PACU）として回復室は重要な役割を担っている．PACU では，① 覚醒状態，② 呼吸状態（低換気，上気道閉塞，低酸素），③ 循環状態（高血圧，低血圧，不整脈），④ シバリングがないこと，⑤ 悪心・嘔吐がないこと，⑥ 尿量が十分であることを確認して帰室させる．

## G　気道確保困難症例への対応（DAM）

　麻酔導入時に，**気道確保困難**（マスク換気困難や気管挿管困難）となる場合があり，適切な対応をしなければ低酸素症に伴う脳障害などの重篤な合併症を引き起こす．以下に，気道確保困難症例への対応（difficult airway management：DAM）を示す．

## 1　DAM に必要な器具と機材

　DAM に必要な機材として，① DAM カート（少なくとも 1 つ），② 喉頭鏡（さまざまなサイズ，デザインのもの，硬性気管支鏡），③ 可撓性のある気管支ファイバー，④ ビデオ喉頭鏡，⑤ 各種の気管チューブ，⑥ チューブ誘導器具，光ワンド，⑦ 気管チューブの遠端をコントロールするための鉗子，⑧ 声門上器具〔各非侵襲的気道換気・挿管用の各種サイズのラリンジアルマスク（LMA）やラリンジアルマスク・ファーストトラック，ラリンジアルチューブ，コンビチューブなど〕，⑨ 緊急時の侵襲的気道確保用の設備，⑩ 逆行性挿管セット，⑪ 呼気二酸化炭素検出器などの器具があげられる．

## 2　気道確保困難の原因と予測

　麻酔導入時のマスク換気困難は気道閉塞によるものであり，その原因は，① 器質的変化（扁桃肥大，巨大舌），② 病的変化（喉頭痙攣，気管支痙攣），③ 舌根沈下，④ 不適切なサイズのマスク，⑤ 気道・口腔内分泌物，⑥ 麻酔薬の影響などが考えられる．マスク換気，声門上器具，気管チューブを通しての人工呼吸中または自発呼吸中の換気状態を評価することが重要である（**表 9-7**）．

　麻酔中の換気困難は，① チューブトラブル，② 気道出血・気道分泌物，③ 気管支攣縮，④ その他麻酔器のトラブルなどが考えられる．

　**挿管困難**は，前述したように解剖学的な影響，疾患（変形，外傷，肥満，熱傷など）による影響などを考慮していく．

表 9-7 換気状態の 3 段階評価分類とそれらの臨床的解釈

| | 麻酔施行者が最大限に努力をして換気を行った場合 | | |
|---|---|---|---|
| 換気状態の表現方法 | V1 | V2 | V3 |
| 換気の状態 | 正常 | 正常ではない | 異常 |
| 気道確保の難易度 | 容易 | 困難 | 不可能 |
| 重篤な低酸素血症へ進展する可能性 | なし | 通常はない | あり |
| 重篤な高二酸化炭素血症へ進展する可能性 | なし | あり | あり |
| 期待できる 1 回換気量 | 5 mL/kg 以上 | 2～5 mL/kg | 2 mL/kg 以下 |
| カプノグラフィの波形 | 第Ⅲ相まで | 第Ⅲ相欠落 | なし |
| 典型的なカプノグラフィの波形 | (波形図) | (波形図) | (波形図) |

INSP＝吸気相
〔JSA airway management guideline 2014 より〕

表 9-8 マスク換気困難と直視型喉頭鏡による喉頭展開困難が同時に発生する可能性

a 術前に評価すべき 12 のリスクファクター

① Mallampati Ⅲ or Ⅳ
② 頸部放射線後，頸部腫がん
③ 男性
④ オトガイ-甲状腺間距離が短い
⑤ 歯牙の存在
⑥ BMI 30 kg/m² 以上
⑦ 46 歳以上
⑧ あごひげの存在
⑨ 太い首
⑩ 睡眠時無呼吸の診断
⑪ 頸椎の不安定性や可動制限
⑫ 下顎の前方移動制限

b 術前予測危険クラス

| 術前予測危険クラス | クラス内での発生頻度 | オズ比（95％信頼区間） |
|---|---|---|
| Ⅰ（リスク 0～3 個） | 0.18％ | 1.0 |
| Ⅱ（リスク 4 個） | 0.47％ | 2.56（ 1.83～ 3.58） |
| Ⅲ（リスク 5 個） | 0.77％ | 4.18（ 2.95～ 5.96） |
| Ⅳ（リスク 6 個） | 1.69％ | 9.23（ 6.54～13.04） |
| Ⅴ（リスク 7～11 個） | 3.31％ | 18.4（13.1 ～25.8） |

〔Kheterpal S, et al：Incidence, predictors, and outcome of difficult mask ventilation combined with difficult laryngoscopy：A report from the multicenter perioperative outcomes group. Anesthesiology 119：1360-1369, 2013 より〕

　Lemon らは，① 外見，② 開口 3 横指，オトガイ-舌骨間 3 横指，口腔底-甲状軟骨間 2 横指に異常あるか，③ Mallampati 分類，④ 気道閉塞の有無，⑤ 頸部可動性などから挿管困難を予測できるとしている．Kheterpal らは，マスク換気困難と気管挿管困難が同時に発生する可能性とそれらを予測するモデルとして術前に評価すべき 12 のリスクファクターを挙げている（表 9-8）．
　また，喉頭展開困難と気管挿管困難の予測因子や，喉頭展開と挿管困難にかかわる先天性疾患（Down 症候群の巨舌，Treacher-Collins 症候群の喉頭展開困難，Pierre-Robin 症候群の巨舌，小口，下顎骨異常など）と，後天性疾患（気管支炎・肺炎による気管支痙攣や，頸椎損傷や関節リウマチ患者，咽頭・後頭腫瘍による気道閉塞など）の有無を術前に評価することも大切である．

## A 通常の対応

1）下顎挙上により舌根を持ち上げ気道を開通させる．
2）マスクをしっかりフィットさせる．
3）マスク換気による酸素投与の努力を続け，低酸素症を防ぐ．
4）開口させ，必要に応じエアウェイを用いる．
5）レミフェンタニルを使用しているときは筋弛緩薬を投与する．

6）声門上器具を用いる
7）気管挿管を試みる．
8）困難気道であるときは，DAMアルゴリズムに従って対応する．

## B 困難気道への対応

困難気道発生の予測を行い，米国麻酔科学会（ASA）または日本麻酔科学会の困難気道への対応（DAM）アルゴリズムに従って**意識下挿管か全身麻酔導入後の挿管か**を決める．

## 3 ASA DAM アルゴリズムの概要

米国麻酔科学会困難気道アルゴリズムが2013年に改訂版が出され，今まで以上に声門上器具の重要性を強調した形となっている（図9-24）．以下にその概略を示す．

1）基本的な気道管理上の問題発生の可能性と臨床上の重要度の評価（何が困難なのか）
   - 患者の同意と協力を得るのが困難
   - マスク換気困難
   - 声門上器具留置困難
   - 喉頭展開困難
   - 挿管困難
   - 外科的気道確保困難の有無を評価する．
2）気道確保困難時でも継続して積極的な補助的酸素投与を行う（メタ解析では少なくとも3分間の前酸素化が30秒間4回の深呼吸よりも有効性が示されている）．
3）基本的な管理の選択肢の相対的なメリットと実現可能性を検討する．
   - 意識下挿管か全身麻酔下の挿管か
   - 侵襲的あるいは非侵襲的手技か
   - 最初からビデオ喉頭鏡を用いることの得失を考慮する（メタ解析では，喉頭周囲の視野の有意な改善が得られることが示されている）．
4）Primary Approach（最初の方針）として
   - 意識下挿管が可能かどうか
   - 適度な換気を維持可能であるが，気管挿管が困難
   - 全身麻酔下換気可能・挿管不能または換気・挿管不能（CVCI）で生命に危機を及ぼす状況かどうかを判定する．
   - Primary Approachがうまくいかなかったときに代替案の方針（以下図9-24を参照）を確認・検討する．
   - 非協力的な患者や小児では困難気道に対する管理の中の覚醒下挿管などは制限されてくる．また，全身麻酔導入後の気管挿管の試みを必要とする可能性がある．
   - 局所麻酔薬の浸潤や局所麻酔法による手術は，困難気道に対する直接的な対処法の代替案とはなると思われるが，この方法は，困難気道が存在するときの明らかな解決策にはならないし，困難気道患者の気管挿管に対する事前に準備された気道戦略の必要性がなくなることにはつながらないことを理解しておく必要がある．
5）意識下挿管では，非侵襲的手技で挿管が成功すれば問題ないが，失敗したときは，手術の中止，他の選択肢（図9-24の図説 a）の実効性の考慮，侵襲的気道確保（図9-24の図説 b）のいずれを選択すべきかをあらかじめ検討する必要がある（以下，図9-24の「意識下挿管」を参照）．
6）全身麻酔導入後気管挿管が失敗したときには，まず助けをよび，患者の覚醒と自発呼吸の出現を試みる．そして，手術の継続を決定した場合は，代替の方針で対応することになる（以下，図9-24の「全身麻酔導入後気管挿管」を参照）．
7）代替の方針として，大切なことはマスク換気の可否の確認である．マスク換気が可能であれば非緊急的気道確保pathwayを選択し，マスク換気が不可能なときは声門上器具を使用し，換気可能になれば非緊急的気道確保pathwayに進む．声門上器具が不適切か留置が困難なときは緊急的気道確保pathwayを選択する．

非緊急的気道確保pathwayでは，まず代替手段を採用する（図9-24の図説 c）．
8）うまくいかなければ，緊急的気道確保pathwayに進む．代替手段が複数回施行しても不

G. 気道確保困難症例への対応(DAM)

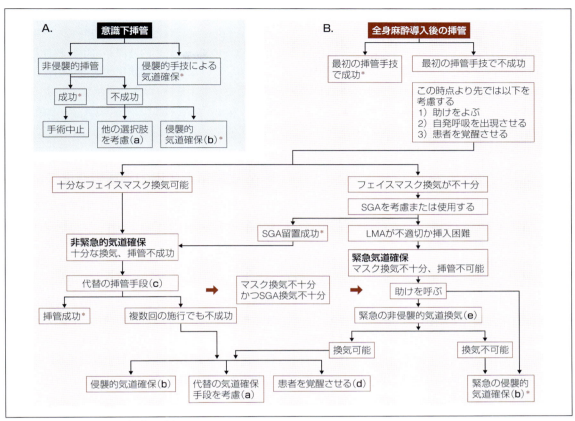

**図9-24 ASA DAM アルゴリズム**
＊気管挿管時や声門上器具留置時には呼気二酸化炭素で成否を確認すること．SGA＝声門上器具
a）他の選択肢には(制限されるわけではないが)，マスクまたは声門上器具(ラリンジアルマスクや挿管用ラリンジアルマスク)を用いた全身麻酔下，あるいは局所浸潤麻酔や区域麻酔下での手術施行がある．これらの選択肢を実施する背景にはマスク換気が問題なく行えるという前提がある．そのため，アルゴリズムの中で緊急経路に入った場合，これらの選択肢は制限される．
b）侵襲的気道確保には，外科的または経皮的な気道確保やジェット換気，逆行性挿管が含まれる．
c）困難気道管理の代替手段には(制限されるわけではないが)，以下のものが含まれる．ビデオ喉頭鏡，異なる種類の喉頭鏡ブレードの使用．(ファイバースコープを使用にかかわらず)挿管補助器具としての声門上器具(例：ラリンジアルマスクや挿管用ラリンジアルマスク)，ファイバー挿管，挿管用スタイレットやチューブエクスチェンジャー，ライトワンド，盲目的経口・経鼻挿管がある．
d）意識下挿管を再度試みるか，手術中止を考慮する．
e）緊急の非侵襲的な換気は声門上器具で行う．
〔上農喜朗：DAM ガイドライン―欧米におけるガイドライン．日臨麻会誌 34：446-452，2014 より〕

成功のときは，侵襲的気道確保(図9-24の図説 b)，代替の気道確保手段の考慮(図9-24の図説 a)，患者の覚醒(図9-24の図説 d)のいずれかを選択となる．

9）緊急的気道確保 pathway の場合は，マスク換気が不十分で挿管不可能である場合は，助けをよび，酸素化の改善のために，まず緊急の非侵襲的気道換気(図9-24の図説 e)を試み，うまくいかない場合には侵襲的気道確保(図9-24の図説 b)を行う．マスク換気が不可能でもできるだけマスクによる酸素投与の努力を続け，低酸素症を防ぐ．

10）気管挿管時や声門上器具の留置時には，カプノグラフィもしくは，終末呼気二酸化炭素モニタリングで成否を確認する．

11）小児や協力が得られない患者では，意識下挿

管は選択できず，普段は第一選択ではない．導入後の挿管を選択する場合があることや，代替手段の1つである局所麻酔もしくは区域麻酔で手術することは困難気道の解決法ではなく，気管挿管困難対策が必要なくなるわけではない点などが述べられている．

12) ASA DAM ガイドラインでは，気管挿管困難への対応策として以下が回避策として述べられている．
- 覚醒下挿管
- 盲目的挿管（経口，経鼻）
- 気管支ファイバー誘導した挿管
- 挿管誘導用のスタイレットまたはチューブエクスチェンジャーの使用による気管挿管
- 喉頭鏡（さまざまなサイズ，デザインのもの）
- 光ワンド，ビデオ喉頭鏡を用いること

13) 同様に，換気困難への対応策として以下が回避策として述べられている．
- 気管ジェット換気用のスタイレットの使用
- 侵襲的気道確保
- 声門上器具の使用
- 経口および経鼻エアウェイ
- 硬性気管支鏡による換気
- 2名によるマスク換気を行うこと

## 4 外科的気道確保について

緊急に気道確保の必要があるにもかかわらず，マスク換気にて酸素化が保てず，気管挿管も困難な場合に行う観血的手技である．輪状甲状靱帯穿刺・切開，気管切開などがある．外傷，感染に伴う気道の閉塞でマスク換気も挿管も不可能（CVCI）のときにも**気管切開，輪状甲状膜切開**による気道確保が行われる．

日本救急医学会では，熟練した医師が2回試みても気管挿管できない場合には，直ちに輪状甲状靱帯穿刺あるいは輪状甲状靱帯切開を行うべきであると提案している．輪状甲状靱帯穿刺・切開ともに目標とする部位の視認が容易で，甲状腺を傷つけることなく施行することができ，緊急時には有用である．輪状甲状膜穿刺法は気管分泌物の吸引目的で用いられることが多いが，カニューレの内径が4 mm以上あれば換気可能である．患者が12歳以下の場合，気管内腔開存に甲状軟骨が大きく関与しているため，輪状甲状靱帯切開後に声門下狭窄をきたす危険（つまり甲状軟骨による支持がなくなって気管内腔がつぶれてしまう）があり，施行すべきではない．

## 5 困難気道患者の抜管戦略について

導入時困難気道であった場合，抜管時にも対応が困難であることが予想される．**チューブエクスチェンジャーを留置して抜管することも考える．**① 覚醒下抜管または覚醒前抜管の検討，② 抜管後換気に影響を与えうる臨床的な要因の検討，③ 抜管後，適切な換気が保てなくなった場合に実行する気道確保計画を検討，④ 再挿管のための，中空式のブジーやチューブエクスチェンジャー，声門上デバイスの短期的な使用を検討する．抜管後も必ず酸素を投与する．

## 6 フォローアップケア

麻酔担当医は困難気道の存在や原因について，将来のために記録に残すべきである．

1) 記載はマスク換気もしくは声門上器具による換気困難と，気管挿管困難を区別して記載すべきである．
2) 記載はどの方法がうまくいって，どの方法が有害であったかまで示すべきである．将来のために，患者にも気道確保困難があったことを知らせる（気道確保困難の存在，そのはっきりした原因，どのようにして気管挿管成功したかなど）．
3) 伝達方法は，患者やかかりつけ医への手紙，ブレスレットなどの道具を考慮してよい．
4) 麻酔科医は，その後起こりうる合併症を評価すべきである（例：浮腫，出血，気管・食道穿孔，気胸，誤嚥など）．患者には，命にかかわる合併症に伴って起こりうる症状を伝えておく（咽頭痛，痛み，顔面および頸部の腫脹，胸痛，皮下気腫，嚥下困難など）．

● 参考文献

1) 日本蘇生協議会・日本救急医療財団(監修), JRC(日本版)ガイドライン作成合同委員会:成人の二次救命処置(ALS), JRC 蘇生ガイドライン 2010. へるす出版, 45-142, 2011
2) Matten EC, et al:Nonintubation management of the airway:Airway maneuvers and mask ventilation. *In* Benumof and Hagberg's Airway Management (3rd ed). pp324-339, Elsevier Saunders, Philadelphia, 2013
3) 小林孝史, 他:麻酔科医に必要な気道確保のポイントと教育―麻酔と気道確保　⑤フェイスマスク換気. 日臨麻会誌 34:590-594, 2014
4) Kheterpal S, et al:Incidence, predictors, and outcome of difficult mask ventilation combined with difficult laryngoscopy:A report from the multicenter perioperative outcomes group. Anesthesiology 119:1360-1369, 2013
5) 浅井 隆:麻酔科医に必要な気道確保のポイントと教育―緊急気道確保:器具と外科処置　①エアウエイ・声門上器具. 日臨麻会誌 34:608-612, 2014
6) Japanese Society of Anesthesiologists:JSA airway management guideline 2014:To improve the safety of induction of anesthesia. J Anesth 28:482-493, 2014

# 第10章 局所麻酔法

> **学習のPoint**
>
> 脊髄くも膜下麻酔や硬膜外麻酔，神経ブロックに必要な解剖，適応，禁忌などについて理解する．
>
> ● 脊髄くも膜下麻酔・硬膜外麻酔
> ① 脊髄くも膜下麻酔・硬膜外麻酔に必要な神経解剖の知識について説明できる
> ② 脊髄くも膜下麻酔・硬膜外麻酔の適応について説明できる
> ③ 脊髄くも膜下麻酔・硬膜外麻酔の禁忌について説明できる
> ④ 脊髄くも膜下麻酔・硬膜外麻酔の手技の実際について説明できる
> ⑤ 脊髄くも膜下麻酔・硬膜外麻酔の副作用と合併症について説明できる
> ● その他の局所麻酔
> ① 末梢神経ブロックの利点と欠点について説明できる
> ② 代表的な神経ブロック，神経叢ブロックとその適応と禁忌について説明できる
> ③ 超音波ガイド下神経ブロックを用いた神経ブロックの方法について説明できる

## 脊髄くも膜下麻酔

くも膜下腔(subarachnoid space)に局所麻酔薬を注入して脊髄の前根・後根(自律神経，知覚神経および運動神経)を麻痺させる局所麻酔法を**脊髄くも膜下麻酔**(脊麻, spinal anesthesia, subarachnoid anesthesia)という．

### A 施行に必要な解剖

#### 1 脊髄の動脈

前脊髄動脈は，椎骨動脈に由来し脊髄前面を下行し肋間動脈や腰動脈からの交通枝を受ける．後脊髄動脈は，後下小脳動脈に由来し右後脊髄動脈・左後脊髄動脈からなり後索に血液を供給する．**前脊髄動脈と後脊髄動脈には，お互いに交通はない．**

髄節動脈は，前に平均8本，後ろに平均12本あり，脊髄動脈に流入するが，髄節動脈の1つの大(脊髄)前根動脈(アダムキーヴィッツ動脈, artery of Adamkiewicz)は，一般的(65%)には**T12またはL1の左側**から起始し(35%はT7〜L4のどこかに由来)，脊髄の2/3の血液を供給する(図10-1)．

前脊髄動脈の血流障害では，触覚，固有知覚，振動覚は保持された対麻痺を主徴とする前脊髄動脈症候群が引き起こされる．

#### 2 脊髄の下端部(脊髄円錐)

胎生第3か月までは脊髄は脊柱管の全長を満たしているが，時期が進むと脊髄の発育が脊柱の発育よりも遅れるために，脊髄分節と椎骨の位置がずれ，3〜5分節上の神経支配となる．また，脊髄下端(脊髄円錐, conus medullaris)の相対的上昇

が起こる．成人では，脊髄円錐は L1 または L2 上縁付近のため，くも膜下腔穿刺は L2 より尾側で行う（図 10-2）．

低位脊髄円錐（軟部腫瘤，多毛，皮膚陥没は低位脊髄円錐の 3 主徴）・潜在性二分脊椎では，脊柱管の発育に伴う脊髄円錐の頭側への移動がない．

### ③ 脊柱の生理的弯曲

水平仰臥位のとき，L3 がもっとも高く，T5 がもっとも低い．このため，高比重液は，T5 より頭側には広がりにくい．砕石位にすれば，腰部の弯曲は平坦となり尾側に広がりやすくなる（図 10-2 参照）．解剖学的に，高位脊麻は，L2/3 または L3/4 で，低位脊麻は，L4/5 で穿刺したほうが効果的である．

### ④ 交感神経系の分布

交感神経節前線維は，脊髄の胸髄と腰髄（T1〜L2）の側角から出る．交感神経節前線維がブロックされると，末梢血管が拡張する．この結果，血圧は低下し心拍数は増加する．副腎髄質への交感神経（T6〜L1）がブロックされると，アドレナリンの分泌が抑制される．したがって，心停止時には，内因性のアドレナリン濃度は上昇しにくい．**心臓交感神経（T1〜4）がブロックされると，心拍数は減少，心収縮力は抑制される**．一方，サドルブロック（後述）では，血圧低下の度合いは少ない．無痛領域よりも 2〜4 分節以上頭側の交感神経がブロックされ，ブロックされていない部位は，代償性に血管収縮が起こる（図 10-3）．

### ⑤ 呼吸機能

吸息では横隔膜と外肋間筋が収縮して，胸腔と肺を拡張する．横隔膜は収縮すると腹側かつ下方に引き下がり平坦になる．外肋間筋は収縮すると胸郭が上方に動く．呼息では腹直筋と内肋間筋が収縮することにより，胸腔と肺を縮小する．腹直筋は安静呼吸時にはほとんど活動していない．

肋間神経 T5〜12 がブロックされて腹直筋が麻

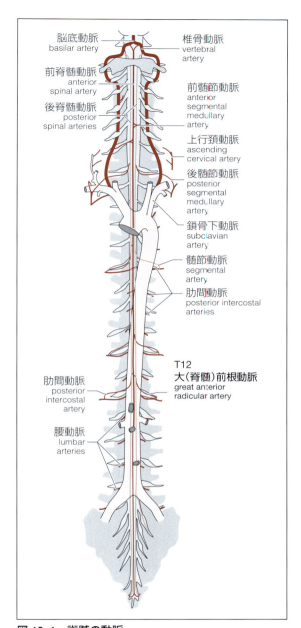

図 10-1　脊髄の動脈
〔坂井建雄，他（監訳）：プロメテウス解剖学アトラス　頭頸部/神経解剖（第 2 版）．p358，医学書院，2014 より改変〕

痺しても，分時換気量はほとんど影響を受けない．しかし，肋間神経 T1〜12 がブロックされて肋間筋が麻痺すると，胸腔内圧を高めることができず咳をすることが困難となる．**横隔神経（C4）がブロックされて横隔膜が麻痺すると人工呼吸が必要になる**（図 10-4）．

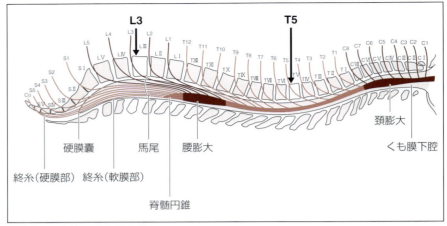

図 10-2　脊柱の生理的弯曲

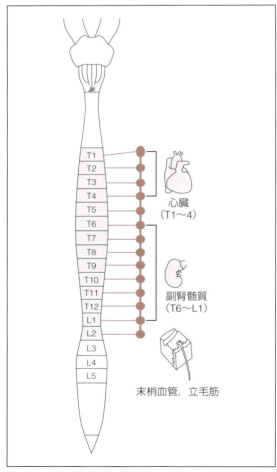

図 10-3　交感神経系の分布

〔坂井建雄, 他(監訳)：プロメテウス解剖学アトラス　頭頸部/神経解剖(第2版), p388, 医学書院, 2007 より改変〕

## B 分類

### 1 麻酔高による分類

**1 ● 高位脊麻**（high spinal anesthesia）
麻酔高が乳線付近(T4)まで.

**2 ● 低位脊麻**（low spinal anesthesia）
麻酔高が臍部付近(T10)まで.

**3 ● サドルブロック**（saddle block）
サドルブロックとは, 麻酔高が仙骨神経(S1)までで, 肛門・会陰部の手術時に行われる. 前かがみの坐位で施行する.

くも膜下腔に注入した局所麻酔薬は注入部位より尾側の全神経をブロックする. **局所麻酔薬の拡散に影響する因子は, 薬剤因子として用量・比重が, 患者因子として脳脊髄液量, 高齢, 妊娠が, 手技因子として体位, 脊麻後の硬膜外腔への薬剤注入がある**. 作用時間は, 局所麻酔薬の種類・用量, 麻酔範囲, 添加物(血管収縮薬・オピオイド)に左右される.

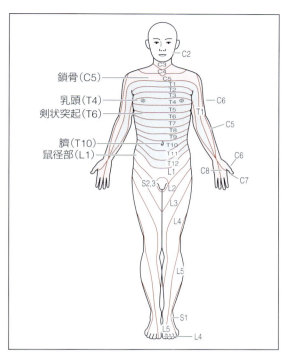

図 10-4　デルマトーム

表 10-1　脳脊髄液の組成

| 全量 | 120〜150 mL，脊椎管内：20〜35 mL（L1以下に約5 mL） |
|---|---|
| 比重 | 1.006（1.003〜1.009） |
| pH | 7.35〜7.60，弱アルカリ性 |
| 外観 | 水様透明 |
| 総タンパク | 15〜45 mg/dL |
| 糖 | 50〜75 mg/dL（血糖の1/2〜2/3） |
| 塩素 | 120〜130 mEq/L（血清より20 mEq/L高い） |
| 細胞数 | 5以下（1 mm$^3$） |
| 髄圧 | 60〜150 mmH$_2$O |

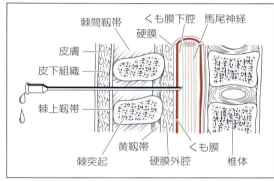

図 10-5　脊椎部の矢状断図
〔兵頭正義：麻酔科学（第11版），p336，金芳堂，2006 より〕

## 2　比重による分類

### 1 ● 高比重液（hyperbaric solution）

比重 1.011 以上のものをいう．手術台の傾斜により，ある程度の麻酔範囲の調節が可能である．等比重製剤に比べて作用発現時間が早く，作用持続時間が短い．

### 2 ● 低比重液（hypobaric solution）

比重 1.003 以下のものをいう．手術側を上にする側臥位の下肢手術などに便利である．

### 3 ● 等比重液（isobaric solution）

比重 1.004〜1.006 のものをいう．正常の脳脊髄液の比重は個人差が大きい．麻酔範囲の広がりが緩徐で，高比重製剤に比べて作用発現時間が遅く，作用持続時間が長い．

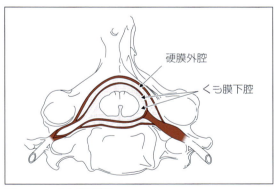

図 10-6　くも膜下腔
〔Clemente CD：Anatomy. A Regional Atlas of the Human Body（6th ed）．p406, Lippincott Williams & Wilkins, 2010 より改変〕

### ◆ 脳脊髄液の組成（cerebrospinal fluid）

脳脊髄液の組成を表 10-1 に示す．脊髄を覆う脊髄膜は，外側から硬膜，くも膜，軟膜からなり，くも膜と軟膜の間がくも膜下腔であり，脳脊髄液で満たされている（図 10-5，6）．

## C 適応と禁忌

### ◆ 適応

脊麻は腹部以下の手術，特に下腹部，下肢，会陰部の手術に適する．

### ◆ 禁忌

1）大量出血やショック状態の患者（過度の血圧低下が起こることがある）．
2）注射部位またはその周辺に炎症のある患者（化膿性髄膜炎症状を起こすことがある）．
3）敗血症の患者（敗血症性の髄膜炎を起こすことがある）．
4）局所麻酔薬に対し過敏症の既往歴のある患者
5）中枢神経系疾患：髄膜炎，灰白脊髄炎，脊髄ろうなどの患者（症状が悪化することがある）．
6）脊椎に結核，脊椎炎および転移性腫瘍などの活動性疾患のある患者（症状が悪化することがある）．
7）出血性素因のある患者
8）同意，協力が得られない患者
＊1～6）は，脊髄くも膜下麻酔用薬剤添付文書に記載されている．

## D 脊髄くも膜下麻酔の実際

脊麻の実際を以下に示す．
1）前投薬および前処置は，全身麻酔と同じでよい．
2）全身麻酔と同様に，心電図，血圧，動脈血酸素飽和度の測定を行う．
3）**麻酔器を点検し，いつでも酸素吸入と人工呼吸ができるように準備しておく．**
4）静脈内持続点滴を開始する．
5）穿刺体位をとる．一般的には側臥位とし，頭に枕を置き（低比重液の場合は枕を入れない），頸部を曲げ，膝を抱きかかえて強く前屈させる．これは棘突起間隔をできるだけ広げるためである．サドルブロックを行う場合は坐位にする．
6）側臥位で高比重液を使用するときは，脊柱がわずかに頭側で低くなるようにベッドを傾斜させる．低比重液の場合はこの逆になる．男性は肩幅が広く，女性は殿部が広いことに注意する．
7）穿刺する椎間を決め，穿刺部位を中心に広範囲に皮膚消毒を行う．
8）穿刺部の周りに覆布を被せる．
9）穿刺部位の皮内・皮下および靱帯内に浸潤麻酔を行う．
10）L2/3，L3/4，L4/5 椎間の中央部で穿刺を行う．まず皮膚を貫いたら，針先の方向をわずかに頭側に向けて，針が正中線に沿っていることを確認しながら針を進めていく．脳脊髄液の流出を最小限にとどめるため，できるだけ細い脊髄くも膜下穿刺針（25 G 程度）を用いる．
11）左手で針を固定し，徐々に局所麻酔薬を注入する．注入速度は，0.2～0.5 mL/秒程度で行う．注入の前後に plunger をわずかに引いて脳脊髄液の逆流を確認する．
12）緩徐に患者の体位変換を行う．
13）局所麻酔薬注入後，直ちに血圧の測定，麻酔の広がりを確認する（モニター，麻酔効果の判定法，後述）．
14）手術台の傾斜を加減して麻酔高を調節する．高比重液ならトレンデレンブルグ体位（Trendelenburg position），低比重液ならばファウラー体位（Fowler position）にすれば，より求める麻酔高が得られる．
15）希望する高さまで麻酔範囲が得られ，一般状態が良好であれば手術を開始してよい．

### 1 ● 穿刺部位の推定法

1）**両側腸骨稜を結ぶ線はヤコビー線（Jacoby line，図 10-7）で L4 棘突起を通過する．**
2）仙骨から頭側へ棘突起を触れて確認する．
3）左右の肩甲骨下端を結ぶ線は T7 棘突起を通過する．

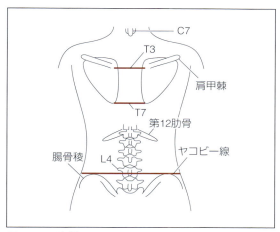

**図 10-7** 脊椎のメルクマール
〔兵頭正義：麻酔科学（第11版），p335，金芳堂，2006 より〕

## 2 ● 血圧と心拍数のモニター

　一般に脊麻の際には血圧が下降しやすく，徐脈が現れやすい．麻酔範囲が高位に及んだ場合，過度の低血圧，徐脈，呼吸抑制，さらには心停止となる恐れがあるので，次の測定基準により血圧管理を十分に行い，必要に応じて適切な処置を行う．
1）局所麻酔薬を注入してから1分後に血圧を測定する．
2）14分間は，2分ごとに血圧を測定する．血圧が急速に下降傾向を示すような場合には，連続的に血圧を測定する．
3）局所麻酔薬注入後15分以上経過したあとは，2.5〜5分ごとに血圧を測定する．血圧が急速に下降傾向を示すような場合には，連続的に血圧を測定する．
4）局所麻酔薬注入後に急激に体位を変換すると麻酔範囲が高位に及ぶことがあるので，ゆっくり体位を変換する．
5）手術終了後の患者の帰室時には，バイタルサインが正常であることを確認する．帰室後も麻酔の効果が完全に消失するまで患者の全身状態の観察を頻回に行う．

## 3 ● 麻酔効果の判定法
### a 温冷覚テスト
　アルコールを浸した綿花または氷（保冷剤）を用いる．
### b ピンプリックテスト（pin-prick test）
　まず麻酔が及んでいない部位に痛み刺激を加え，次に無痛域から頭側へと進めて行く．

##  局所麻酔薬と神経線維の関係

　神経線維は，有髄神経より無髄神経のほうが，同じ有髄神経でも神経線維が細いほうが局所麻酔薬でブロックされやすく，次の順にブロックされていく．回復はこの逆である．
1）交感神経：血管拡張，徐脈，皮膚毛孔部の隆起の消失
2）知覚神経（後根）：皮膚知覚の消失（温覚→痛覚→触覚→圧覚）
3）運動神経（前根）：運動麻痺，筋弛緩
4）位置覚消失

　交感神経がブロックされている部位は，知覚神経がブロックされている部位よりも平均2〜4分節ぐらい高位まで及んでいる．痛覚の消失はピンプリックテストで調べることができる．
　交感神経のブロック高は，通常，温覚の消失域とほぼ一致するため，温冷覚テストで冷覚の識別能力の有無を調べればよい．圧覚の消失は痛覚麻痺よりも遅れるため，初期は手術による痛みはなくても，触った感じがわかることが多い．

##  皮膚分節，皮膚知覚帯（デルマトーム）

　C1は運動神経が優位でありC1の皮節はないこと，後頭部は脊髄神経C2の支配であること，上肢は腕神経叢の支配でC5〜T1であること，殿部と下肢の背側はSの支配であることなどに注意（4本足の動物を考えれば理解しやすい）．
　T4＝乳頭，T6＝剣状突起，T10＝臍部，L1＝鼠径部，は記憶しておく必要がある（図10-4 参照）．
　筋肉や骨の神経支配は皮膚分節（デルマトーム，

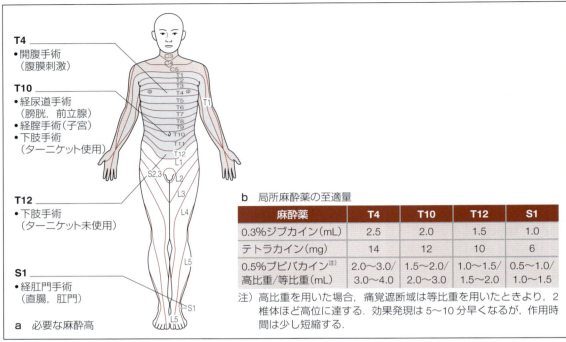

図10-8　種々の手術における必要な麻酔高と局所麻酔薬の至適量
〔図は，坂井建雄（監訳），小林　靖，他（訳）：グラント解剖学図譜（第5版），p331，医学書院，2007より改変．表は，兵頭正義：麻酔科学（第11版），p332，金芳堂，2006より改変〕

表10-2　各種局所麻酔薬の特徴

| 商品名 | 成分 | 比重 | 作用時間（分） |
|---|---|---|---|
| マーカイン®注脊麻用 0.5%高比重 | 0.5%ブピバカイン | 1.025〜1.031 | 150〜210 |
| マーカイン®注脊麻用 0.5%等比重 | | 1.002〜1.007 | 180〜240 |
| テトカイン®注用 20 mg | テトラカイン（粉末） | 1.033〜1.035（10%ブドウ糖液）<br>1.003（生理食塩液）<br>0.99（蒸留水） | 90〜120 |
| ペルカミン®エス注脊麻用 | 0.3%ジブカイン | 1.035〜1.039 | 90〜150 |

〔小川節郎，他（編）：麻酔科学スタンダードⅠ臨床総論，p237，克誠堂出版，2004より改変〕

dermatome）とやや異なっている．それぞれ筋節（myotome），骨節（sclerotome）とよばれる．

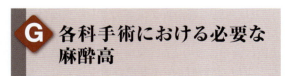 各科手術における必要な麻酔高

**1● 脊髄くも膜下麻酔の麻酔範囲**（図10-8a）
1）開腹手術では，腹膜の刺激があるためT4まで．
2）経尿道・経腟手術ではT10まで．
3）下肢手術で，ターニケット使用の場合はT10まで，ターニケットを使用しない場合はT12まで．
4）直腸・肛門の手術ではS1まで．

**H　各種局所麻酔薬**

各種局所麻酔薬の至適量と各種局所麻酔薬の特徴を示す（図10-8b，表10-2）．

## I 副作用と合併症

脊麻の副作用と合併症を**表10-3**に示す．

### A 馬尾症候群

大部分が局所麻酔薬による下部脊髄神経線維の障害で，**膀胱直腸障害，会陰部知覚障害，下肢麻痺**がみられる．

穿刺に際して患者が放散痛を訴えた場合，脳脊髄液が吸引しにくい場合または血液混入を認めた場合は局所麻酔薬を注入しない．脊柱管狭窄や外傷性の脊柱変形のある患者においては，脊麻により神経障害が現れることがあるので，治療上やむを得ないと判断される場合を除き施行しない．

血管収縮薬の添加は，脊髄虚血の原因となる可能性があること，注入部位の局所麻酔薬の濃度が増加し神経毒性が出現する可能性があるため注意を要する．

初回の脊麻で，十分な麻酔範囲が得られなかった場合に再穿刺すると，追加の局所麻酔薬で神経障害を引き起こす濃度までに達する可能性があるため，全身麻酔への変更も検討する必要がある．

### B 一過性神経障害

脊麻から回復した12～24時間後に殿部から大腿に放散する痛みであり，NSAIDsで抑制される．

### C 全脊髄くも膜下麻酔

くも膜下腔に注入した局所麻酔薬が，心臓交感神経(T1～4)をブロックすると，心拍数は減少，心収縮力は抑制される．横隔神経(C4)がブロックされると，横隔膜が麻痺し，さらに，脳幹部に至ると意識は消失する．直ちに気道確保・人工呼吸を開始し，低血圧・徐脈に対してアトロピン，エフェドリンを投与する．

### D 脊髄くも膜下麻酔後頭痛（硬膜穿刺後頭痛）

脊麻施行時の重要な合併症で，若年者(20～40歳代)，女性で発症頻度が上昇する．**手術後，坐位や立位になると頭痛が出現し，仰臥位になると軽

表10-3 脊髄くも膜下麻酔の副作用と合併症

| 副作用 | 合併症 |
|---|---|
| 血圧低下 | 馬尾症候群 |
| 呼吸抑制 | 一過性神経障害 |
| 悪心・嘔吐 | 全脊髄くも膜下麻酔 |
| 尿閉 | 脊椎くも膜下麻酔(脊麻)後頭痛 |

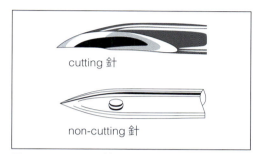

図10-9 cutting針とnon-cutting針
〔Calthorpe N：The history of spinal needles. Getting to the point. Anaesthesia 59：1231-1241, 2004 より改変〕

減する．硬膜から脳脊髄液が漏れ，髄圧が低下し，硬膜・血管・神経の牽引によって生じる．

針の太さが同じであれば，cutting針よりもnon-cutting針(**図10-9**)のほうが発生頻度は低い．cutting針でも針のベベルを体軸と平行に穿刺したほうが発生頻度は低い．針の種類が同じであれば，太い針よりも細い針のほうが発生頻度は低い．針が細くなれば発症率も低くなるが，穿刺を失敗する確率が高くなる．

治療法は，水分補給，自己血パッチ療法で無菌的に採血した自己血10 mL程度を硬膜外腔に注入する．

## J 脊髄くも膜下麻酔と硬膜外麻酔の比較

脊麻は，くも膜下腔に注入した局所麻酔薬が脳脊髄液中を拡散し，脊髄・神経根・神経節に作用して連続性に脊髄を麻痺させる．一方，硬膜外麻酔は，硬膜外腔に注入した局所麻酔薬が神経節に作用して分節性に脊髄神経を麻痺させる(**図10-6** →97頁, **表10-4**)．

### 表 10-4 脊髄くも膜下麻酔と硬膜外麻酔の比較

| | 脊髄くも膜下麻酔 | 硬膜外麻酔 |
|---|---|---|
| 手技 | やさしい | 難しい |
| 局所麻酔薬 | 低用量 | 高用量 |
| 効果の発現 | 速い | 遅い |
| 筋弛緩作用 | 強い | 弱い |
| 局所麻酔薬の中毒 | ほとんどない | ある |
| 麻酔域コントロール | 難しい | やさしい |
| 薬物の追加 | 不可 | 可能(持続法) |

〔高崎眞弓：局所麻酔法．熊澤光生(監修)：標準麻酔科学(第5版)，p156，医学書院，2006より改変〕

脊髄虚血の原因となる可能性があり，一過性神経症状の発生頻度が増加する．

**b オピオイド**
- フェンタニル 10〜25 μg
- モルヒネ 0.1〜0.15 mg

局所麻酔薬との相乗効果により鎮痛効果が増強される．遅発性呼吸抑制があるため，術後24時間は意識状態や呼吸のモニターが必要である．

●参考文献
1) 田中源重：脊椎麻酔，硬膜外麻酔．兵頭正義(著)，南敏明(編)：麻酔科学(第11版)，pp329-362，金芳堂，2006
2) Brown DL：Spinal, epidural, and caudal anesthesia. In Miller RD(ed)：Miller's Anesthesia(7th ed), pp1611-1638, Churchill Livingstone, Elsevier, 2010
3) 高崎眞弓：脊髄くも膜下麻酔．弓削孟文，古家 仁(編)：標準麻酔科学(第5版)，pp148-157，医学書院，2006

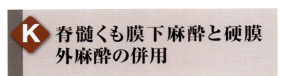

## K 脊髄くも膜下麻酔と硬膜外麻酔の併用

脊麻に硬膜外麻酔を併用することで，① 脊麻の局所麻酔薬の投与量を少なめにし，硬膜外麻酔で調節すること，② 術後鎮痛に硬膜外カテーテルを使用することが可能である．

### 1 ● 穿刺法

**a 1か所穿刺法(needle-through-needle 法)**

1か所しか穿刺しないため患者の痛みは少ないが，脊麻の成功率が低い．

**b 2か所穿刺法**

硬膜外カテーテルを留置してから脊麻を行うほうが安全である．

### 2 ● 脊麻の効果が増強

硬膜外腔の薬剤注入により，くも膜下腔が圧迫され，脊麻として投与したくも膜下腔の局所麻酔薬が頭側に押し出される．

### 3 ● 添加物

**a 血管収縮薬**
- アドレナリン 0.2〜0.5 mg
- フェニレフリン 1〜2 mg

血管収縮薬の添加により局所麻酔薬の吸収が抑制され，効果持続時間が延長する．添加血管収縮薬の血中への吸収は非常に遅いので，血圧には影響を及ぼさない．ただし，血管収縮薬の添加は，

# 硬膜外麻酔

硬膜外麻酔(硬麻，epidural anesthesia)とは，**硬膜外腔(epidural space)**に局所麻酔薬を注入することによって，**脊髄神経伝達を可逆的に遮断する**麻酔方法である．Extradural anesthesia あるいは peridural anesthesia ともいわれる．手術に対する麻酔だけではなく，術後疼痛管理やペインクリニックにおける疼痛治療にも広く応用されている．今日では，疼痛管理の目的で硬膜外腔に局所麻酔薬以外の薬剤，例えばオピオイドなどを投与することもある．

硬膜外麻酔は脊髄くも膜下麻酔と異なり，**運動神経遮断の作用が軽度**であり，また**脊椎のいずれの部位においても応用**できる．穿刺部位や局所麻酔薬の投与量を調節することによって，目的とする脊髄神経分節だけを麻痺させる**分節性神経遮断**(segmental nerve block)もある程度可能である．硬膜外麻酔は穿刺部位や麻酔範囲によって以下のように分類される．

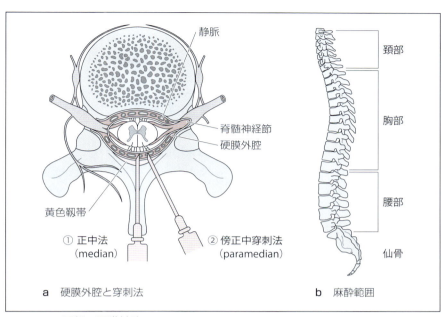

図 10-10　腰部の硬膜外腔

1）頚部硬膜外麻酔
　　（cervical epidural anesthesia）
2）胸部硬膜外麻酔
　　（thoracic epidural anesthesia）
3）腰部硬膜外麻酔
　　（lumbar epidural anesthesia）
4）仙骨硬膜外麻酔
　　（caudal epidural anesthesia）

　硬膜外麻酔法には，麻酔薬を硬膜外針から1回注入する方法と，カテーテルを硬膜外腔に留置し，このカテーテルから麻酔薬を持続的に注入する方法とがある．1回注入における麻酔作用時間は限られているので，手術の麻酔やペインクリニックでは硬膜外カテーテルを用いることが多い．広範囲の麻酔域を得るために，2か所から硬膜外カテーテルを挿入することもある．

## A　硬膜外腔の解剖

　硬膜外腔は，硬膜とその外側の黄靱帯あるいは脊椎骨膜に囲まれた硬膜周囲の空間である（図10-10）．上端は大後頭孔から始まり，下端は仙骨裂孔を覆っている仙尾靱帯に終わる．側方は傍脊椎間腔と交通し，脊髄神経の神経鞘へと移行している．腹側の硬膜外腔は比較的狭く，背側の硬膜外腔は広い．後者は脊椎の部位により異なるが，3～6 mmの幅がある．横断面では，後方中点を頂点とした三角形をしている．

　硬膜外腔は，脂肪結合組織や粗い疎性組織で満たされており，その中に血管やリンパ管，硬膜に包まれた脊髄神経根が指状に突出した形で存在している．硬膜外腔の血管は弁のない内椎骨静脈叢で，奇静脈に続き上大静脈に流入する．胸腔や腹腔内圧が増加すると，内椎骨静脈叢の容積が増大して，薬液の硬膜外腔容量が相対的に少なくなる．

## B　硬膜外麻酔の作用

　硬膜外腔に投与された薬物は，いくつかの経路を経て作用部位に達する．主には，硬膜外腔の混合神経，後根神経節さらに硬膜を浸透して，脊髄神経根に作用する．その他，硬膜外腔に投与された薬物は硬膜または硬膜スリーブを通してくも膜

下腔，さらに脊髄に達する．このうち，くも膜下腔に到達した薬物の一部は脳脊髄液中を上行性に移動して，上位中枢において薬理学的作用を示す．また，薬物は硬膜外腔の血管に吸収されて体循環に入る．麻薬などではこの経路によって血管内や筋肉内に投与された場合と類似した機序で鎮痛効果を発揮する．

　局所麻酔薬はこれらの経路を介して，主に脊髄神経線維に作用する．この場合，局所麻酔薬は脊髄くも膜下麻酔による機序と同様，神経軸索の細胞膜を通過し内側からNaチャネルを遮断し，Naの細胞内流入を抑制することによって，可逆的に神経伝達を遮断する．臨床的な**硬膜外麻酔の効果**は，**交感神経線維遮断に始まり，冷覚，温覚，痛覚，運動，触覚の順に遮断**されていく．反対に，神経遮断の効果はこの逆の順で回復する．硬膜外麻酔の神経遮断効果は脊髄くも膜下麻酔よりも弱い．したがって，太い有髄線維である運動神経線維の遮断程度は弱いが，手術に必要な程度の筋弛緩作用は有している．しかし，呼吸筋の麻痺は弱く，重篤な呼吸抑制を引き起こすことはない．知覚神経の遮断効果は十分にあり，手術を行うために必要な鎮痛効果を得ることができる．

## C 生理学的変化

### 1 中枢神経系

　硬膜外麻酔では比較的多くの局所麻酔薬を使用することと，硬膜外腔には血管が豊富に分布していることから，局所麻酔薬が血管に吸収され中枢神経系に作用することもある．中枢神経系への影響は血中濃度に依存し，低濃度であれば，軽度の中枢神経系抑制により鎮静作用を示す．高濃度になると初期には中枢神経系の刺激症状が現れ，多弁，興奮，不穏，ふるえ，悪心・嘔吐などが起こってくる．**リドカイン**では血中濃度が $5\,\mu g/mL$ を超えると，**急性中毒反応を示す危険が高くなる**（図6-5 ➡50頁）．通常の局所麻酔薬の使用量において，中毒症状が現れることはきわめて稀である．

　麻薬を硬膜外腔に投与した場合，脳脊髄液や血管に吸収され，脊髄や脳幹部のオピオイド受容体に作用する．その結果，優れた鎮痛効果を発揮するとともに，鎮静作用も現れる．

### 2 循環系

　交感神経線維が遮断されることにより，**麻酔域の末梢血管の拡張**が起こる．体血管抵抗が低下するとともに，静脈還流量が減少することによって**血圧は低下**する．さらに，神経遮断が心臓交感神経にまで及ぶと，心拍数と心拍出量の減少による血圧低下も加わってくる．この血圧下降の程度は患者の年齢，全身状態，麻酔の範囲や部位などによって異なってくる．

### 3 呼吸器系

　上胸部以上において運動神経が遮断されると肋間筋や胸郭の運動が抑制され，さらに，横隔神経が遮断されると横隔膜運動も抑制される．結果として，呼吸抑制が危惧される．実際には，硬膜外麻酔における呼吸筋の抑制は弱く，換気機能や動脈血ガス（分析値）への影響は少ない．しかし，呼吸器合併症のある患者や麻薬などによって鎮静状態にある患者，高齢者などでは，呼吸抑制を呈することもある．呼吸筋麻痺の程度は局所麻酔薬の用量に依存するため，呼吸抑制のリスクが高い場合は局所麻酔薬の濃度や用量を調整する必要がある．術後鎮痛の使用においては，上胸部や頸部硬膜外麻酔の呼吸抑制の影響よりも，術後鎮痛による呼吸機能の改善が前面に現れることが多い．麻薬を用いた場合は，鎮静効果と呼吸数減少，換気応答の低下によって，稀に呼吸抑制が起こることもある．

### 4 消化器系

　交感神経が抑制されると，相対的に副交感神経活動が優位になり，腸蠕動は亢進する．肝臓や腎臓などへの臓器血流は，血圧が高度に下降しないかぎり比較的よく維持される．

表10-5 硬膜外麻酔の穿刺部位と初回投与量の目安

| 手術部位 | 穿刺部位 | 投与量(mL) 20〜64歳 | 65〜79歳 | 80歳〜 |
|---|---|---|---|---|
| 食道切除再建術 | T4〜6 | 10 | 6〜8 | 5〜8 |
| 乳房手術 | T3〜6 | 7〜10 | 5〜7 | 5〜6 |
| 胃部分切除 | T8〜10 | 10 | 8〜10 | 5〜8 |
| 胃全摘 | T8〜10 | 10〜12 | 8〜10 | 6〜8 |
| 肝・胆道系手術 | T8〜10 | 10〜12 | 8〜10 | 6〜8 |
| 腎臓・尿管手術 | T10〜11 | 10 | 8 | 6 |
| 小腸切除 | T10〜12 | 10 | 8〜10 | 6〜8 |
| 大腸切除 | T10〜L1 | 10 | 8〜10 | 6〜8 |
| 下行結腸・直腸手術 | L2〜3 | 10 | 8〜10 | 6〜8 |
| 腹式子宮全摘術 | L1〜3 | 12 | 8〜10 | 6〜8 |
| 帝王切開術 | T10〜L2 | 10〜12 | — | — |
| 膀胱全摘術 | T10〜L2 | 10〜12 | 8〜10 | 5 |
| 鼠径ヘルニア | L2〜3 | 10 | 8〜10 | 8 |
| 下肢手術 | L2〜4 | 10 | 8 | 6 |

# D 硬膜外麻酔の実際

## 1 術前準備

### ◆ 患者訪問と麻酔前投薬

　術前に必ず患者の診察を行い，全身状態の把握と前処置をする．循環血液量減少や出血傾向がないことを確かめておくことも大切である．脊椎の変形や棘間の状態の観察も重要である．また，全身麻酔が予定されていなくても歯の状態，頸の後屈度，開口度をチェックしておく．麻酔前投薬には十分な鎮静薬や鎮痛薬を用いる．硬膜外麻酔で交感神経が急速に遮断されると，一時的に迷走神経が優位な状態になる．このため，術中の有害反射の予防目的も含め，前投薬として抗コリン薬の投与を行うことがある．

　全身麻酔と同様に，救急薬品，麻酔器を用意し，人工呼吸や気管挿管が行える準備をして硬膜外麻酔を施行する．監視装置としては，血圧，心電計，経皮的動脈血酸素飽和度モニター，パルスオキシメータを用いる．静脈路の確保を行い，乳酸リンゲル液や酢酸リンゲル液などの細胞外液系輸液剤を輸液する．

　硬膜外麻酔の準備として，硬膜外針，硬膜外カテーテル，フィルタ，注射器，注射針，ガーゼ，局所麻酔薬，生理食塩液，消毒薬を用意する．硬膜外針としては，先端が鈍に曲がったTuohy針が用いられており，先端の曲がり具合や切れ，太さ，長さ，目盛りの有無などによっていくつかの種類がある．硬膜外カテーテルも材質，硬さ，目盛り，先端孔の位置，X線透過性などにそれぞれの特徴がある．硬膜外針やカテーテルを滅菌状態でセットにした使い捨ての硬膜外キットが用いられることが多い．

## 2 穿刺部位と体位

　手術の範囲や種類，患者の状態などを考慮して穿刺部位を決定する(表10-5)．穿刺する棘間は**ヤコビー線**(左右の腸骨稜を結んだ線➡99頁)や**第7頸椎**(棘突起が頸部でもっとも突出している)の位置を目安に決定する．脊柱の弯曲や棘突起の形と傾斜によって硬膜外穿刺の難易度はかなり異なる．腰椎や頸椎下部では穿刺しやすいが，胸椎中部では難しい．

　穿刺時の体位としては側臥位，坐位，腹臥位の

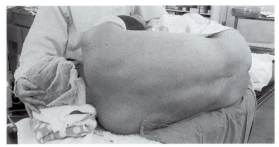

図 10-11　硬膜外腔穿刺の体位

いずれでもよい．一般には，側臥位で行われることが多い．側臥位では，患者は棘突起間が広がるように背中をできるだけ丸くするような体位とする（図 10-11）．また，患者の背面は手術台に対して垂直になるようにする．硬膜外穿刺を成功させるためには体位が重要であり，絶えず適切な体位であることに注意を払う．

## 3 穿刺とカテーテル挿入

体位をとったあと，穿刺部位を中心に皮膚消毒を行う．最初に局所麻酔薬（1％リドカイン）を用いて穿刺部位の皮内，皮下および棘間の靱帯に局所浸潤麻酔を行う．このとき，棘間穿刺の方向をある程度予測できる．

### A 穿刺法

穿刺法には棘間の中心部から刺入する**正中法**（median approach）と，正中より側方から刺入する**傍正中法**（paramedian approach）がある（図 10-10 参照）．棘突起間のスペースの広い腰部などでは正中法が，スペースの狭い上胸部などでは傍正中法が用いられることが多い．

#### 1 ● 正中法

穿刺部位を決定したら，左手の示指と中指（示指と母指）で棘上靱帯を固定する．棘上靱帯上の中央で，棘間の中点に局所浸潤麻酔を行う（図 10-12a）．右手で硬膜外針を把持し，硬膜外針のベベル（先端の切り口）を患者の頭側に向け，皮膚にほぼ垂直に硬膜外針を刺入する．硬膜外針が 2～3 cm 進んだところで棘上・棘間靱帯の中にあれ

ば，固定されてぐらつかない．手を離して硬膜外針が傾くようであれば，針は棘間靱帯からずれていることを意味する．
硬膜外針が靱帯に固定されたら，**懸滴法**（hanging drop）または**抵抗消失法**（loss of resistance）を用いて硬膜外腔を確認しながら，針を進めていく（図 10-13）．針先が少し弾力のある硬いもの（黄靱帯）に触れ，ぐさりという感じ，またはプツンという感じのあとに急に抵抗がなくなる．これは黄靱帯を穿通し，針先が硬膜外腔に達したときの触感である．

#### 2 ● 傍正中法

高齢者，脊椎変形のある患者，胸椎中部での硬膜外麻酔を行う場合など，棘突起が重なり合い，正中からの硬膜外針の進行が困難な場合にはよい方法である．目的の棘間の下部棘突起を確認し，棘突起の上部側方で，正中線の 1～1.5 cm 側方を刺入点とする．脊柱管の中心に向け，やや頭側に針を進める．硬膜外腔の確認は，正中法と同様に懸滴法または抵抗消失法を用いて行う．

### B 硬膜外腔の確認法

硬膜外腔の確認法としては，主に上述の懸滴法と抵抗消失法が用いられている（図 10-13 参照）．ほかにも manometer 法，Odom's indicator 法，Ikle's syringe 法，Macintosh balloon 法などが知られている．いずれの確認法を用いても，黄靱帯の穿通を感じとることが大切である．

#### 1 ● 懸滴法

硬膜外針が棘間靱帯に固定されたのち，スタイレット（内筒）を抜いて針の接続部（hub）に生理食塩液または局所麻酔薬の水滴をつける（図 10-12b）．両手で硬膜外針の翼を持って進めていく（図 10-12c）．黄靱帯の穿通感ののち，hub の水滴が針の中に吸い込まれる．このサインによって硬膜外腔に針先端が達したことが確認される．
この懸滴法は穿刺針に水滴をつけるだけで特別な道具も必要とせず，他覚的で術者以外の人も同時に確認できるので，初心者の指導法としても優れている．

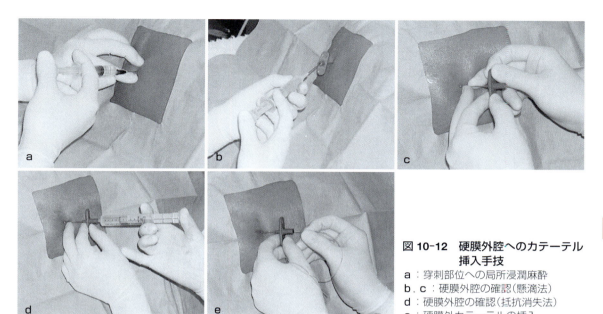

図 10-12　硬膜外腔へのカテーテル挿入手技
a：穿刺部位への局所浸潤麻酔
b, c：硬膜外腔の確認（懸滴法）
d：硬膜外腔の確認（抵抗消失法）
e：硬膜外カテーテルの挿入

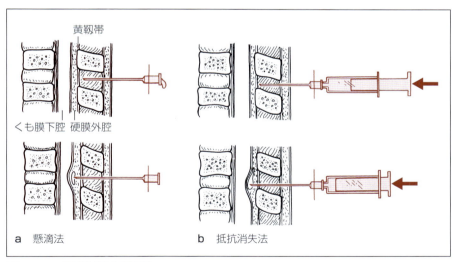

図 10-13　硬膜外腔の確認法
a：硬膜外腔に入ると水滴が引き込まれる．
〔吉村　望（編）：標準麻酔科学（第3版），p116，医学書院，1998 より一部改変〕

## 2 ● 抵抗消失法

　硬膜外針のスタイレットを抜き，生理食塩液または空気 2〜3 mL を入れたシリンジを硬膜外針に接続する．左手の母指と示指で針の翼を持ち，シリンジのピストンを右手で押しながらゆっくりと針を進める（図 10-12d）．
　黄靱帯に針先が入ると，針を進める抵抗感が少し増し，次いで圧を加えていたシリンジの抵抗感が消失する．これが硬膜外腔へ達したサインである．空気を用いるほうが抵抗感を鋭敏に感じとることができるが，空気注入の問題もあり，生理食塩液を用いるのが望ましい．

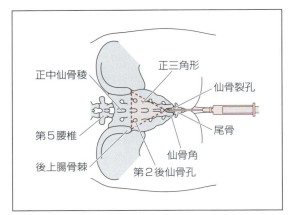

図 10-14 仙骨裂孔の確認方法

### C カテーテル挿入

硬膜外針が硬膜外腔に達したら，針から血液や脊髄液が出てこないことを確認して，硬膜外カテーテルを挿入する（図 10-12e）．抵抗なくスムーズに挿入できることも，硬膜外腔であることの 1 つの確証になる．硬膜外腔に挿入するカテーテルの長さは 3〜5 cm が適当である．挿入抵抗があるときは，無理をせずに刺入し直すほうがよい．

### D 仙骨硬膜外麻酔

頸部から腰部にかけての硬膜外麻酔と異なり，**仙骨硬膜外麻酔**では仙骨裂孔より硬膜外腔穿刺を行う．仙骨裂孔は第 5 仙椎の融合不全の結果できたもので，裂孔の程度は個人差が大きく，妊婦や肥満者では裂孔の触知は難しい．新生児や幼小児ではわかりやすいが，7〜8 歳を超えると徐々に触知が難しくなる．逆に高齢者では容易に触知できるようになる．

体位は側臥位または腹臥位とし，仙骨裂孔の位置を確認する（図 10-14）．成人では尾骨末端から頭側に約 7 cm で，新生児では約 3 cm で触知できる．穿刺には 23 ゲージ（G）注射針を用いる．仙骨角を左示指と中指の指先で固定し，その指の間を刺入点とする．皮膚と 50°の角度で，裂孔の中心点から針のベーベルを上に向けて刺入する．仙尾靱帯の穿通感を得たのち，針先を半回転させ，角度を減じてさらに 1 cm ほど進める．血液の逆流

がないことを確かめて，局所麻酔薬を注入する．注入時の抵抗はなく，スムーズに薬液が入っていく．

持続仙骨硬膜外麻酔を行う場合は，18 G 注射針を用いて穿刺し，硬膜外カテーテルを挿入する．

## 4 麻酔薬

### A 局所麻酔薬

局所麻酔薬としては，1〜2％の**リドカイン**やメピバカイン，0.25〜0.75％のロピバカインやレボブピバカインが用いられる．手術では十分な麻酔域と鎮痛効果，筋弛緩効果を得ることが基本となるので，2％リドカインや 0.5〜0.75％ロピバカインやレボブピバカインなど高濃度を用いて十分量の局所麻酔薬を使用する．全身麻酔を併用する場合は 1〜1.5％のものを用いてもよい．術後鎮痛にも，これまでのブピバカイン（ラセミ体）に代わって，心毒性の少ない，左旋性光学異性体である**レボブピバカイン**などが多く用いられる．

投与量は，手術の侵襲や部位，目標麻酔域，患者の全身状態，年齢，体格などを考慮して決める．1 脊髄神経分節当たりの局所麻酔薬の必要量は，頸部で 1 mL，胸部で 1.5 mL，腰部で 2 mL 程度である．また，年齢によっても必要量が異なってくる．表 10-5（→ 105 頁）に手術と局所麻酔薬の投与量の目安を示してある．高齢者，乳幼児や妊婦では濃度，投与量を少なめにする．

硬膜外麻酔の効果に影響する因子としては，① 体格（脊柱の長さ・身長），② 年齢，③ 腹圧，④ 穿刺部位，⑤ 注入体位，⑥ 薬液濃度，⑦ 局所麻酔薬の種類，⑧ 注入速度と注入圧力，⑨ 血管収縮薬の添加，⑩ 薬液や組織の pH などがあげられる．

### B オピオイド

術中・術後の鎮痛効果を得るために，またはペインクリニック領域において，モルヒネやフェンタニルなどのオピオイドの硬膜外投与が広く利用されている．

オピオイドは局所麻酔薬と相乗的鎮痛効果を発揮することから，麻酔や術後疼痛管理にはリドカ

インやロピバカインなどの局所麻酔薬とともに混合して用いられることが多い．

## 5 効果の判定

硬膜外麻酔の効果判定は知覚麻痺と運動麻痺の程度について行う．前者は冷覚や痛覚の麻痺の範囲を調べる．脊髄くも膜下麻酔に比較すると，硬膜外麻酔の神経遮断は弱く，また効果発現も遅くなる．最初にアルコール綿などを用いて冷覚の消失範囲を確認し，次いで安全ピンや25G針などを用いて痛覚の消失範囲を確認する．硬膜外麻酔では触覚が残ることもある．運動麻痺も脊髄くも膜下麻酔に比較するとかなり弱い．体幹部の運動麻痺の判定は困難であり，四肢における運動麻痺の程度を判定することが多い．硬膜外麻酔の神経遮断作用がピークに達するのは注入後15～20分である．

## E 副作用と合併症（表10-6）

### A 血圧低下

血圧低下は血管拡張，静脈還流の減少，心臓交感神経遮断による心拍出量の減少などが原因となって起こる．硬膜外麻酔の効果があれば，程度の差はあるもののほとんどの場合で血圧の低下を認める．循環系の合併症や循環血液量の減少がなければ，輸液と昇圧薬の投与で容易に対処できる．

### B 徐脈

心臓交感神経遮断された場合に認められる．徐脈の程度は小さく，処置を要することは少ないが，必要となればアトロピンやエフェドリンの投与で対処する．

### C 硬膜穿刺

硬膜外腔の確認が難しい場合，硬膜外針で硬膜を穿刺することもある．硬膜外カテーテル挿入中に誤って硬膜を穿刺することもある．この場合，硬膜外針やカテーテルから脳脊髄液の逆流を認め

**表 10-6　硬膜外麻酔の副作用と合併症**

| ① 血圧低下 | ⑥ カテーテルの血管内迷入 |
|---|---|
| ② 徐脈 | ⑦ カテーテルの抜去困難 |
| ③ 硬膜穿刺 | ⑧ 硬膜外血腫 |
| ④ くも膜下腔注入 | ⑨ 硬膜外腔感染，硬膜外膿瘍 |
| ⑤ 局所麻酔薬中毒 | ⑩ 神経損傷 |

るので容易に判断できる．硬膜外針は比較的太いので，抜去したあとも硬膜にできた穴から脳脊髄液が流出し，**硬膜穿刺後頭痛**が出現する頻度が高い．十分な輸液と安静臥床で軽快するが，時に鎮痛薬の投与を行う．強い頭痛が続く場合は，自己血による硬膜外血液パッチを行う．

### D くも膜下腔注入

稀ではあるが，硬膜穿刺やくも膜下腔へのカテーテル迷入がわからないまま局所麻酔薬が注入された場合にくも膜下腔注入が起こる．比較的大量の局所麻酔薬がくも膜下腔へ注入されるため，全脊髄くも膜下麻酔になりやすい．

症状としては，注入後まもなく呼吸困難，意識消失をきたし，続いてチアノーゼ，呼吸停止となる．マスクまたは気管挿管による調節呼吸，十分な輸液，昇圧薬の投与によって対処する．

### E 局所麻酔薬中毒

頻回または大量の局所麻酔薬投与によって起こることがある．症状の出現は局所麻酔薬の血漿濃度に依存するが，興奮，不安，多弁などの中枢神経興奮が現れる．続いて，けいれん，中枢神経系抑制による意識消失，循環不全，呼吸停止などが起こる．

### F カテーテルの血管内迷入

硬膜外カテーテルが血管壁を破って，血管内に迷入することがある．吸引によって血液の逆流が認められなくても，カテーテルが血管内に迷入していることもある．

## G カテーテルの抜去困難

カテーテルの抜去困難の原因としては，棘突起による圧迫，カテーテルのからみ，結節形成などがあげられる．抜去困難時に強くカテーテルを引っ張ると，断裂して体内に遺残することがあるので注意が必要である．カテーテル抜去時に抵抗がある場合，挿入時と同様の体位で行うと容易に抜去できることが多い．また，カテーテルを硬膜外腔に必要以上長く挿入しないことが大切である．

## H 神経損傷

硬膜外針やカテーテル挿入によって神経を損傷することがあるが，きわめて稀である．

## I 硬膜外血腫

硬膜外腔は血管が豊富に分布しており，硬膜外針やカテーテルによって血管を傷つけることがある．通常は自然に止血するが，**出血素因がある場合や抗凝固薬，抗血小板薬を投与されている場合には，硬膜外血腫を形成する危険性が高くなる．**

抗血栓療法中の硬膜外麻酔の適応については「抗血栓療法中の区域麻酔・神経ブロックガイドライン」(http://www.jspc.gr.jp/pdf/kks_guide.pdf)を参照されたい．

## J 硬膜外腔感染，硬膜外膿瘍

きわめて稀であるが，硬膜外腔に感染を起こすことがある．特に，糖尿病患者や全身状態の悪化した患者で起こりやすく，慎重なカテーテル管理が必要である．

## F 利点と欠点

### ◆利点

1) 意識を保てる．
2) 筋弛緩作用を有する．
3) 長時間の手術に用いることができる．
4) 呼吸機能への影響が少ない．
5) 術後鎮痛に応用できる．
6) 分節麻酔ができる．
7) 手術によるストレス反応を抑える．
8) 経済的である．

### ◆欠点

1) 手技が難しい．
2) 脊髄くも膜下麻酔に比べ神経遮断作用が弱く，効果発現が遅い．
3) 血圧低下を起こす．
4) 局所麻酔薬中毒の危険性がある．
5) 硬膜穿刺による合併症の危険性がある．

## G 適応と禁忌

### ◆適応

1) 顔面・頭部以外のすべての手術
2) 術後疼痛管理
3) ペインクリニック

### ◆禁忌

1) 同意，協力が得られない患者
2) ショック，循環血液量が高度に減少している患者
3) 出血性素因のある患者
4) 穿刺部位の炎症・感染

---

**NOTE　先制（先行）鎮痛**

先制（先行）鎮痛(pre-emptive analgesia)，すなわち「侵害刺激が加わる前に抗侵害処置を行えば，優れた侵害刺激反応の抑制が得られる」という概念が注目されている．この概念を術後疼痛管理に当てはめると，「手術侵襲が加わる前（執刀前）に鎮痛処置を行えば，加わったあと（術後）の痛みを予防あるいは軽減できる」ということになる．硬膜外麻酔では，局所麻酔薬や麻薬を執刀前に投与することによって，この先制鎮痛の効果が期待できる(→203頁)．

## 硬膜外術後鎮痛法

硬膜外術後鎮痛法は**硬膜外腔に挿入されたカテーテルから薬物を投与することによって疼痛管理を行う方法**であり，もっとも用いられている術後疼痛管理法である．硬膜外術後鎮痛法に用いられる薬物には，局所麻酔薬とオピオイドがある．

局所麻酔薬としては，鎮痛効果に優れ，運動神経遮断が少ないロピバカインやレボブピバカインがよく使用される．オピオイドとしては，モルヒネやフェンタニルが用いられる．局所麻酔薬は手術侵襲による侵害入力を末梢からの入力部分で遮断するという特徴に加え，鎮痛効果も強く，分節性の鎮痛効果が得られるという利点がある．一方，低血圧，運動神経麻痺，尿閉などの副作用がある．

オピオイドも脊髄を中心とした作用起点から強い鎮痛効果を広い範囲に発揮する．副作用としては，悪心・嘔吐，眠気，瘙痒があり，頻度はきわめて低いものの呼吸抑制にも注意が必要である．モルヒネでは遅発性の呼吸抑制がみられることもある．

これらの薬物を単独で用いることもできるが，局所麻酔薬とオピオイドを用いることが一般的である．両者の混合投与は相乗的な鎮痛効果を発揮することが明らかにされており，また副作用の発現を少なくすることも期待できる．薬物の投与方法には持続注入法と間欠投与法があるが，これら2つを組み合わせて用いられることが多い．特に，患者自身が，痛みに応じて自ら注入ポンプのボタンを押し，鎮痛薬を投与できる患者自己調節鎮痛法（patient-controlled analgesia：PCA）は優れた術後疼痛管理法である．PCAは患者自身が積極的に疼痛対策に参加でき，鎮痛に対する満足度も高く，優れた鎮痛効果を発揮する．PCAポンプを硬膜外カテーテルに接続して局所麻酔薬や麻薬の投与を行うPCEA（patient-controlled epidural analgesia）も広く用いられるようになった．特に術後疼痛管理やがん性疼痛管理に有用である（→205，206頁）．

表 10-7　局所麻酔の分類

| 区域麻酔 | ・脊髄幹麻酔（脊髄くも膜下麻酔，硬膜外麻酔）<br>・末梢神経ブロック，局所静脈内麻酔 |
|---|---|
| その他の局所麻酔<br>（狭義の局所麻酔） | ・浸潤麻酔，表面麻酔 |

# その他の局所麻酔

 ## 局所麻酔法の分類

**広義の局所麻酔**（local anesthesia）とは患者の意識を消失させることなく，体のある一部の感覚を消失させることによって痛みを感じさせなくする麻酔のことを指す．局所麻酔は大きく**区域麻酔**（regional anesthesia）とその他の局所麻酔（**狭義の局所麻酔**）に分類される（表 10-7）．

**区域麻酔**とは，上肢や下肢など比較的広い範囲に麻酔効果を生じさせる麻酔方法を意味する．一般的に，区域麻酔はある特定の神経が知覚を支配する区域を，その神経をターゲットとして局所麻酔薬を投与することによって行われる．一方，**狭義の局所麻酔**は神経支配領域と関係なく，体のある部分に局所麻酔薬を投与し，比較的限局した部分のみの麻酔を行う方法であり，**浸潤麻酔や表面麻酔**などが含まれる．

さらに，区域麻酔には脊髄くも膜下麻酔や硬膜外麻酔などのいわゆる**脊髄幹麻酔**（neuroaxial anesthesia）と，**末梢神経ブロック，静脈内区域麻酔**があるが，前者は他項に詳述されているため，本項では主に後2者に焦点を当てて概説する．

## 末梢神経ブロック

1884年，HalstedとHallらがはじめてコカインを用いた伝達麻酔に成功して以来，さまざまな末

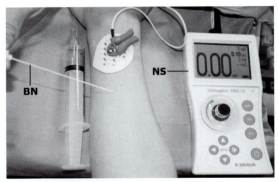

**図10-15　通電刺激法による末梢神経ブロックの実際**
神経刺激装置（NS）に接続したブロック針（BN）を用いて，手足の運動が誘発されるところで神経の位置を同定し，局所麻酔薬を注入する．神経刺激用ブロック針は先端を除いて絶縁コーティングが施されており，先端のみが通電可能である．

**表10-8　末梢神経ブロックの種類**

| 麻酔部位 | 末梢神経ブロックの種類 |
|---|---|
| 顔面・頭部 | 三叉神経ブロック |
| 頸部・後頭部 | 頸神経叢ブロック |
| 肩関節 | 腕神経叢ブロック（斜角筋間アプローチ） |
| 上腕前腕 | 腕神経叢ブロック（鎖骨上，鎖骨下アプローチ） |
| 手 | 腕神経叢ブロック（腋窩アプローチ） |
| 胸部 | 胸部傍脊椎ブロック |
| 腹部 | 胸部傍脊椎ブロック，腹直筋鞘ブロック，腹横筋膜面ブロック |
| 大腿前面・膝関節 | 大腿神経ブロック，閉鎖神経ブロック |
| 下腿・足 | 坐骨神経ブロック（殿下部，膝窩アプローチ） |
| 指・趾 | Oberstの伝達麻酔（指・趾ブロック） |

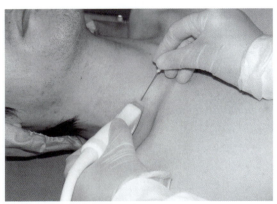

**図10-16　超音波ガイド下末梢神経ブロック（斜角筋間アプローチ腕神経叢ブロック）の実際**
超音波プローブとブロック針を両手で同時に操作しながら，超音波画像上で目標物，周囲の構造物，ブロック針，投与した局所麻酔薬を確認する．

梢神経ブロック法が開発された．従来，末梢神経ブロックは体表上のランドマーク（目標点）や，パレステジア（異常知覚：ブロック針が神経に接触した際に起こる，ビリッとした電気が走るような感覚，日本語でいう"しびれ"）を目安として行われていたが，こうした方法では安全性や正確性の面で十分な成績をあげることができなかった．

近年，神経刺激装置・神経刺激針を用いて神経刺激に対する筋肉の反応を見ながら神経の場所を同定する**通電刺激法**が開発され，安全性・正確性が大幅に改善した（図10-15）．さらに最近の**超音波ガイド下神経ブロック法**によって（図10-16），直接，神経，ブロック針，投与した局所麻酔薬，周囲の組織をリアルタイムに確認できるようになった．これによって麻酔の成功率，安全性を高めることができ，手技の実施や習得に要する時間を短縮できるようになった．現在，麻酔・鎮痛を必要とする領域に応じてさまざまな末梢神経ブロックが用いられている（表10-8）．

末梢神経ブロックの利点と欠点を以下に示す．

### 1 ● 利点

- 局所浸潤麻酔に比べ，広い範囲に麻酔効果を生じさせることが可能である．
- 脊髄幹麻酔に比べ，交感神経を遮断しないため循環抑制をきたさない．
- 脊髄幹麻酔に比べ，より選択的，限局的に麻酔効果を生じさせることができる．
- 脊髄幹麻酔に比べ，硬膜外血腫とそれに伴う両下肢麻痺の合併症を起こす可能性は低く，止血機能の低下した患者でもより安全に行える．

### 2 ● 欠点

- 脊髄幹麻酔に比べ，麻酔効果が及ぶ範囲は狭い．
- 比較的大量の局所麻酔薬を必要とするため，局所麻酔薬中毒が発生する可能性がある．

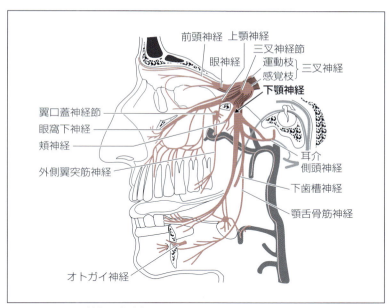

図 10-17　三叉神経の解剖

- 通電刺激法，超音波ガイド下法の発達によって成功率は上昇しているが，それでも脊髄幹麻酔ほど確実な麻酔効果が得られない．
- ブロックの部位にもよるが，気胸，血腫，出血，神経障害などの合併症の可能性がある．

## 1 三叉神経ブロック

三叉神経は脳神経の中で最大の神経であり，顔面の知覚ならびに咀嚼筋の運動を司る．三叉神経節を経たのち，**眼神経，上顎神経，下顎神経**の3本に分岐する（図 10-17）．それぞれの分枝に対して，**眼窩上神経ブロック，上顎神経ブロック，下顎神経ブロック**などが存在する．いずれのブロックも手術の麻酔というより，三叉神経痛などの治療法として用いられることが多い．

## 2 腕神経叢ブロック

腕神経叢は第5〜8頸神経，第1胸神経（一部第4頸神経と第2胸神経を含む場合あり）からなり，主に上肢，肩甲帯の知覚，運動を司る．腕神経叢ブロックには4つのアプローチがあり，患者の状態，麻酔を必要とする領域などに応じて使い分けられている（図 10-18, 19）．一般的に，肩の手術には**斜角筋間アプローチ**が，上腕，前腕の手術には**鎖骨上アプローチ**あるいは**鎖骨下アプローチ**が，手の手術には**腋窩アプローチ**が用いられることが多い．通電刺激法や超音波ガイド下に神経叢の場所を同定し局所麻酔薬を注入する（図 10-20）．

## 3 腹横筋膜面ブロック

腹壁に分布する脊髄神経は，椎間孔を出たあと，腸腰筋と腰方形筋の間を通過し，横筋筋膜に沿って前方に走行し，腹横筋と内腹斜筋の間に入る．腹横筋膜面ブロックは側腹部で超音波ガイド下あるいは筋膜を貫くポップ感を頼りに，腹横筋と内腹斜筋の間に局所麻酔薬を投与する麻酔法である．このブロックによって下腹部腹壁から鼠径部にかけての鎮痛効果が得られる．ほとんどの場合，全身麻酔との併用で主に術後鎮痛のために用いられる．

## 4 大腿神経ブロック

大腿神経は第2〜4腰神経からなる腰神経叢最大の枝であり，大腿前面，下腿内側の知覚，膝関

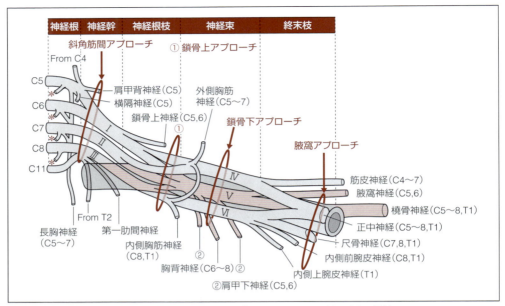

**図 10-18　腕神経叢の分枝・構造と 4 つのアプローチにおける針の刺入部位**
＊頭長筋と中斜角筋へ（C5〜8）
Ⅰ：上神経幹，Ⅱ：中神経幹，Ⅲ：下神経幹，Ⅳ：外側神経束，Ⅴ：後神経束，Ⅵ：内側神経束．
肩甲背神経，鎖骨上神経，筋皮神経などはアプローチによっては麻酔されないことに留意．
〔Cousins MJ, et al (ed)：Cousins & Bridenbaugh's Neural Blockade in Clinical Anesthesia and Pain Medicine (4th ed). p317, Lippincott Williams & Wilkins, Philadelphia, 2008 より〕

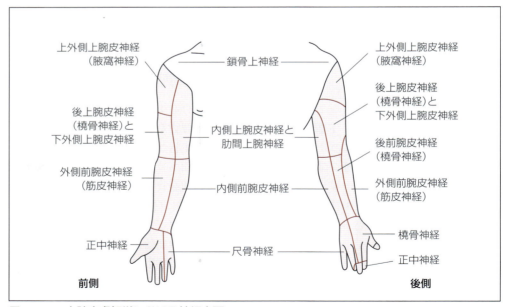

**図 10-19　上肢皮膚知覚における神経支配**

その他の局所麻酔― B. 末梢神経ブロック ● 115

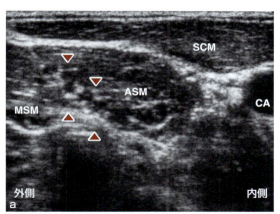

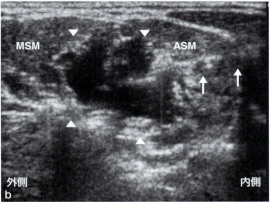

図 10-20　斜角筋間アプローチ腕神経叢ブロックの超音波画像
a：ブロック前，b：ブロック後
→：ブロック針，▲：腕神経叢，△：局所麻酔薬，
MSM：中斜角筋，ASM：前斜角筋，SCM：胸鎖乳突筋，
CA：総頸動脈

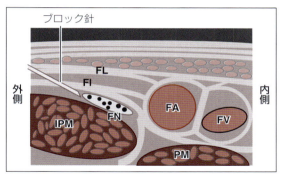

図 10-21　鼠径部における大腿神経周囲の断面図
大腿神経は腸骨筋膜の後方，大腿動静脈の外側にあるが，腸骨筋膜によってこれらとは隔てられていることに注意．大腿動脈の拍動を触知するか，超音波ガイド下に直接神経を確認して局所麻酔薬を注入する．
FN：大腿神経，FA：大腿動脈，FV：大腿静脈，FL：大腿筋膜，FI：腸骨筋膜，IPM：腸腰筋，PM：恥骨筋

節の伸展に関与する．大腿神経ブロックは主に大腿，膝関節の手術に対して用いられる．坐骨神経と併用し下腿や足の手術の麻酔にも使用される．鼠径部では大腿神経は大腿動静脈の外側を走行しているため，大腿動脈の拍動を触知するか，超音波ガイド下に直接神経を確認して局所麻酔薬を注入する（図 10-21）．

### 5　閉鎖神経ブロック

閉鎖神経は腰神経叢に属し，第 2～4 腰神経に由来する．大腿内側の皮膚知覚，外閉鎖筋，長内転筋，短内転筋，大内転筋などの内転筋群の運動を支配する．臨床上閉鎖神経を遮断するのは，内視鏡的経尿道膀胱腫瘍切除術の際，電気メスによる閉鎖神経刺激から発生する内転筋収縮を抑える必要があるときと，下肢の痙性麻痺による内転筋拘縮を改善したいときである．閉鎖神経ブロックには，通電刺激法と超音波ガイド法がある．

### 6　坐骨神経ブロック

坐骨神経はヒトの体の中で最も太い神経であり，下腿，足の感覚，足関節の背底屈を司る．坐骨神経は長大であるため，その走行に沿ってどこでも麻酔することは可能である．代表的な麻酔方法は**殿下部アプローチ，膝窩アプローチ**などである．正確かつ安全に麻酔を行うには通電刺激法あるいは超音波ガイド法が必要である（図 10-22）．

### 7　手指神経ブロック（Oberst の伝達麻酔）

手の指はそれぞれ掌側・背側にそれぞれ 2 本ずつの神経を受けている．これらの神経は，指の起始部で皮膚と基節骨のあいだに局所麻酔薬を投与することで麻酔することが可能である．

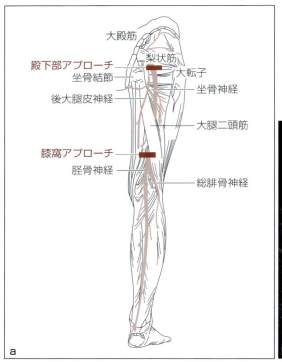
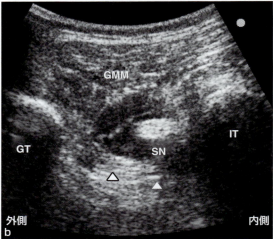

**図 10-22** 坐骨神経の解剖と殿下部における坐骨神経ブロックの超音波画像
 a：坐骨神経の解剖
 b：殿下部における坐骨神経ブロックの超音波画像
 △：局所麻酔薬，GMM：大殿筋，SN：坐骨神経，IT：坐骨結節，GT：大転子

## C 静脈内区域麻酔

主に上肢の手術に対し，上腕に**駆血帯**（ターニケット）を用いて血流を遮断したうえで，そこの静脈内に局所麻酔薬を投与し，隣接する神経に局所麻酔薬を浸透させ，手・前腕の麻酔を得る方法である．

手技が簡単なうえ効果が確実であるが，作用は比較的短時間で消失する．短時間後に駆血帯を開放すると全身に局所麻酔薬が循環し，**局所麻酔薬中毒**が起こることがある．

● 参考文献
1) 小松 徹，他（編）：超音波ガイド下区域麻酔法．克誠堂出版，2007
2) 佐倉伸一，他（編）：図説 超音波ガイド下神経ブロック．真興交易医書出版部，2007
3) Cousins MJ, et al：Cousins & Bridenbaugh's Neural Blockade in Clinical Anesthesia and Pain Medicine（4th ed）．Lippincott Williams & Wilkins, Philadelphia, 2008

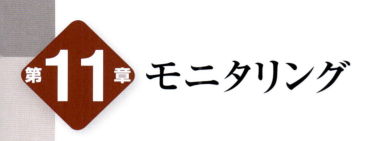

# 第11章 モニタリング

## 学習のPoint

**安全な麻酔のためのモニタリングの種類と重要性を理解する**
① 麻酔中のモニタリング(例:日本麻酔科学会モニター指針)を理解する
② 酸素化モニタリング:パルスオキシメータ(経皮的動脈血酸素飽和度)異常値の原因と対応を説明できる
③ 換気モニタリング:カプノメトリ(呼気二酸化炭素濃度)異常値や異常波形の原因と対応を説明できる(呼吸生理は第13章➡148頁)
④ 循環モニタリング:各種モニター(心電図・動脈圧・中心静脈圧・心拍出量)と異常値の原因と対応を説明できる(循環生理は第12章➡131頁)
⑤ 体温モニタリング:種類と意義を説明できる(体温管理の詳細は第16章➡191頁)
⑥ 筋弛緩モニタリング:TOFの意義を説明できる
⑦ 麻酔深度モニタリング:脳波およびBISモニターなどの意義を説明できる

　本章では,モニタリングとは人間の生体情報すなわちバイタルサインズをモニター(監視)することと定義する.麻酔中のモニタリングは患者の安全を維持確保するために必要不可欠な手段の1つである.本章では,まず日本麻酔科学会の「**安全な麻酔のためのモニター指針**」(表11-1,2014年7月改訂)に沿って,各々のモニタリングの意義やモニター機器の解説を行う.

　以下の大項目A~Gは,**表11-1**「安全な麻酔のためのモニター指針」と合致している.

## A 麻酔担当医師の存在 (医師によるモニタリング)

　指針では,麻酔を担当する医師が絶え間なく患者をモニタリングすることの必要性を掲げている.すなわち視る,触る,聴くなどのいわゆる五感を働かせて患者の変化をいち早く察知することはモニタリングの原点であり,これから述べるいかなるモニタリングにも優るものである.さらに,**図11-1**に全身麻酔中の一般的なモニター画面を

**表11-1 安全な麻酔のためのモニター指針**

**前文** 麻酔中の患者の安全を維持確保するために,日本麻酔科学会は下記の指針が採用されることを勧告する.この指針は全身麻酔,硬膜外麻酔及び脊髄くも膜下麻酔を行うとき適用される.

**麻酔中のモニター指針**
A．現場に麻酔を担当する医師が居て,絶え間なく看視すること.
B．酸素化のチェックについて
 ・皮膚,粘膜,血液の色などを看視すること.
 ・パルスオキシメータを装着すること.
C．換気のチェックについて
 ・胸郭や呼吸バッグの動き及び呼吸音を監視すること.
 ・全身麻酔ではカプノメータを装着すること.
 ・換気量モニターを適宜使用することが望ましい.
D．循環のチェックについて
 ・心音,動脈の触診,動脈波形または脈波のいずれか1つを監視すること.
 ・心電図モニターを用いること.
 ・血圧測定を行うこと.
 ・原則として5分間隔で測定し,必要ならば頻回に測定すること.観血式血圧測定は必要に応じて行う.
E．体温のチェックについて
 ・体温測定を行うこと.
F．筋弛緩のチェックについて
 ・筋弛緩モニターは必要に応じて行うこと.
G．脳波モニターの装着について
 ・脳波モニターは必要に応じて装着すること.
**注意** 全身麻酔器使用時は,日本麻酔科学会作成の始業点検指針に従って始業点検を実施すること.

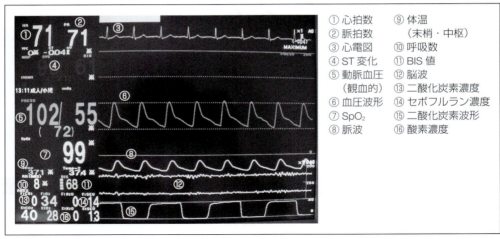

図11-1　一般的な術中のモニター画面

① 心拍数
② 脈拍数
③ 心電図
④ ST変化
⑤ 動脈血圧（観血的）
⑥ 血圧波形
⑦ SpO₂
⑧ 脈波
⑨ 体温（末梢・中枢）
⑩ 呼吸数
⑪ BIS値
⑫ 脳波
⑬ 二酸化炭素濃度
⑭ セボフルラン濃度
⑮ 二酸化炭素波形
⑯ 酸素濃度

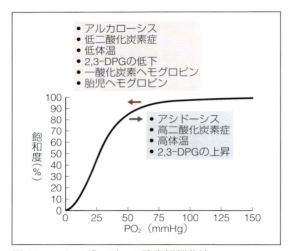

図11-2　ヘモグロビンの酸素解離曲線

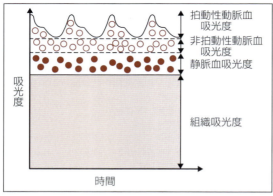

図11-3　パルスオキシメータの原理
拍動成分に由来する吸光度を分析することで$SpO_2$の測定が可能となっている。

〔高橋成輔：モニタリング．熊澤光生（監修）：標準麻酔科学（第6版），p106，医学書院，2006より〕

示した．それぞれのモニタリングのもつ意味は後述するが，このように多くのモニタリングから得られる情報を統合して刻々と変わる患者の状態を判断し，安全に患者管理をすることが麻酔科医の重要な役割の1つである．それゆえ麻酔担当医師の存在が指針の冒頭に掲げられている．

## B　酸素化のモニタリング

指針では酸素化を皮膚，粘膜，血液の色で看視するとあるが，低酸素血症がかなり進行しないとチアノーゼは観察できない．そのため**パルスオキシメータの装着**が勧められている．

### パルスオキシメータ

血液中のヘモグロビンの酸素飽和度は酸素分圧によって図11-2のように変化し，ヘモグロビンの酸素解離曲線とよばれる．体温やpHなどの生体内の条件によって左右にシフトする．このうち動脈血中のヘモグロビンの酸素飽和度を経皮的にモニタリングできるようにしたのが，パルスオキシメータである（その測定値を一般的に**SpO₂**と表す）．詳しい原理への言及は避けるが，動脈の拍動成分のヘモグロビンの吸光度から酸素（化）ヘモグロビンの割合を算出するものである（図11-3）．

異常値の代表として低酸素血症があり，周術期

表 11-2 周術期の低酸素血症の原因

| 吸入気酸素濃度低下 | ・酸素供給システムエラー |
|---|---|
| 低換気 | ・麻酔薬残存<br>・気道閉塞<br>・筋弛緩薬効果残存<br>・換気システムエラー |
| 換気血流比不均等分布 | 頭低位や側臥位 |
| シャント | 無気肺 |

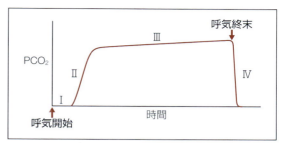

図 11-4 カプノグラム

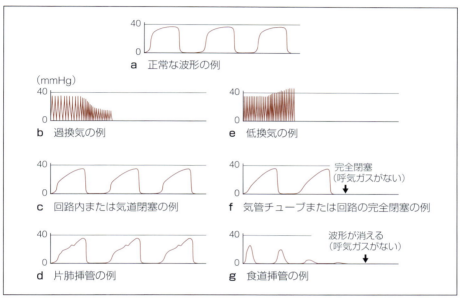

図 11-5 カプノグラムの異常の例

の低酸素血症の原因の代表的なものに吸入気酸素濃度低下，低換気，換気血流比不均等分布，シャントがある（表11-2）．対応として，SpO₂が90％未満となると低酸素血症と診断されるため，上記の原因除去をはかりつつ迅速な酸素化の改善が必要である．なお，著しい循環不全（ショック）患者で末梢の動脈の拍動が測定できないとき，インジゴブルーなどの吸光度に影響を与える色素を使用しているときなどには信頼度が低下する．

## C 換気のモニタリング

指針では換気のモニタリングとして胸郭や呼吸バッグの動きや呼吸音を監視するとあり，まずは五感による連続モニタリングが基本である．同時にカプノメータの使用が勧められている．

### 1 カプノメータ

呼吸時の二酸化炭素（$CO_2$）濃度や分圧の変化を連続的に測定・線形表示するもので，図 11-1 のように呼気終末 $CO_2$ 分圧（$ETCO_2$）の数値が同時表示されるようになっているのが一般的である．カプノメータの波形をカプノグラムとよび，図 11-4 のようにⅠ〜Ⅳ相に分類される．Ⅰ相は吸気平坦相で，吸気と呼気の初期の解剖学的死腔からの $CO_2$ が測定され，通常は 0 である．Ⅱ相に入ると呼気の $CO_2$ は上昇相になり解剖学的死腔と肺胞気との混合気が呼出される．Ⅲ相はやや右上がり

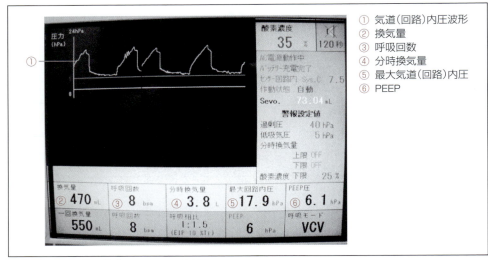

図 11-6　一般的な換気モニターの画面

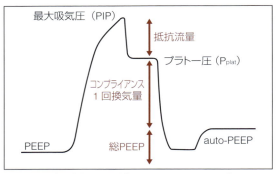

図 11-7　気道内圧波形（volume-controlled）
〔新井正康（監訳）：人工呼吸ブック．p233，メディカル・サイエンス・インターナショナル，2007より〕

表 11-3　周術期の気道内圧の上昇の原因

| 回路の閉塞 | ・呼吸回路や気管チューブの屈曲<br>・バルブの誤操作 |
|---|---|
| 気道閉塞 | ・喀痰<br>・気管支喘息発作<br>・気胸 |
| 圧迫 | ・気腹<br>・腹臥位や頭低位<br>・肥満<br>・胸水 |

であるが平坦相と称せられ肺胞気が呼出され，やがてプラトーである終末点を迎え $ETCO_2$ が測定される．Ⅳ相は吸気による下降相で $CO_2$ を含まない気体により急激に肺胞内が置換され再び0となる．

図 11-5 に示したように種々の原因によってカプノグラムが変化する．カプノメータ使用時に上述したような異常波形がみられたら，対応として直ちに気管チューブや呼吸回路の異常などの項目のチェックが必要である．

## 2　換気量モニター

図 11-6 に全身麻酔中の機械的人工呼吸中の換気モニタリングの画面を示す．

指針では換気量モニターの適宜使用が勧められているが，換気量を含む換気の力学的モニターとして代表的なものに換気量（呼気容量，肺容量，volume）モニター，気道（回路）内圧モニター，流量（気流速度，flow）モニター，の3種類がある．

### A　換気量（呼気容量，肺容量，volume）モニター

吸気1回換気量と呼気1回換気量は，回路内にリークなどがあると両者の差が大きくなるので，図 11-6 のように呼気1回換気量をモニタリングすることは有用である．

### B 気道(回路)内圧モニター

気道内圧は，気管挿管患者では人工呼吸器と気管チューブの接続部より近位部で測定することができる．バッグ・マスクによる換気中などは麻酔器の呼吸回路に付属している回路内圧計でも代用される．経時的な波形とともに，最大気道内圧，平均気道内圧，プラトー圧，呼気終末圧などが測定される．図 11-7 は人工呼吸(量換気)時の気道内圧を示すが，患者の吸気時には最大吸気圧まで立ち上がったあとプラトー圧となり呼気に転じている．持続呼気終末陽圧，いわゆる PEEP を使用中のため呼気終末圧が一定を示すが図では呼気のとらえ込み分が auto PEEP として加算されている．術中の気道内圧の上昇には表 11-3 に示すように種々の原因が考えられ，是正が必要である．

### C 流量(気流速度, flow)モニター

流量モニターも理想的には気管チューブの近傍で測定されるべきであるが，気道内圧と同様に麻酔器や人工呼吸器側でモニタリングされることも多い．

## 3 曲線(loop)表示

前述のモニターは，図 11-6 に示すように単独でそれぞれ線形表示されることもあるが，圧-換気量(pressure-volume)，流量-換気量関係(flow-volume)を曲線(loop)表示されることも多い．圧-換気量曲線の異常から**胸部・肺コンプライアンス**の低下が判明したり，図 11-8 のように喘息患者では呼気流量が減少する異常波形を示し，気管支拡張薬の投与により対応した結果，治療効果が流量-容量曲線(flow-volume curve)上で明示されることがあるので曲線表示も適宜使用する．

## D 循環のモニタリング

循環のモニタリングには血圧，心電図などの基本的なものから**肺動脈カテーテル**，**経食道心エコー法(TEE)**のような高度なモニターにいたる

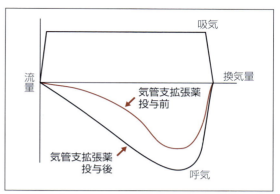

**図 11-8 流量-容量曲線**
〔新井正康(監訳)：人工呼吸ブック，p243, メディカル・サイエンス・インターナショナル，2007 より〕

まで，さまざまな種類があり，患者の術前の合併疾患，術前状態，術式によって選択される数や種類が決まってくる．ここではできる限り図や写真を多用しながらそれぞれのモニターの意味と適応とについて述べる．また最新のモニタリングについてもできるだけ言及する．

## 1 循環生理

循環系のモニタリングを理解するために最低限必要な循環生理についてまず述べる．

### A 心臓のリズムと刺激伝導系

正常の心臓のリズムである洞調律は，洞結節で発した電位が心房内のいくつかの束を通り，房室結節にまとめられ，His 束となり，右脚，左脚と分かれたのち，それぞれ Purkinje(プルキンエ)線維となって心筋内に分布していく(図 11-9)．この過程が障害されるとさまざまな伝導障害や不整脈を引き起こす．心電図のⅡ誘導の向きは刺激伝導系の向きに沿っており，P 波の検出がしやすいため周術期のモニタリングで多用される．

### B 心拍出量の規定因子

心拍出量は 1 回拍出量と心拍数の積で求められる．正常心では 4〜5 L/min，体表面積あたりに換算した心係数として 2.2 L/min/$m^2$ を下回ることはない．心拍出量の規定因子には ① 調律，② 前

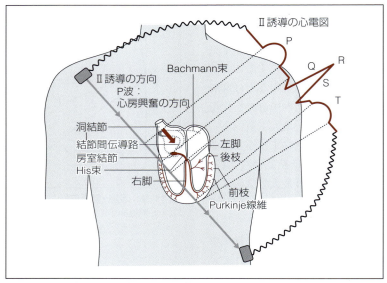

図11-9　心電図のⅡ誘導と刺激伝導系

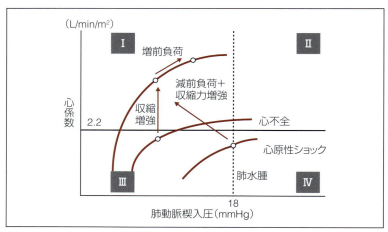

図11-10　Forresterの分類

負荷，③後負荷，④心収縮性，⑤拡張性があり，心拍出量の変化はこのうちのどれか1つもしくはいくつかの因子が組み合わさって引き起こされる．つまり，心拍出量を増加させるには洞調律を維持し，前負荷を増加し，後負荷を軽減し，収縮力を増強し，拡張能を改善することが理解できる．しかし，この図は理論的には理解できても調律を除いてこれらの指標をモニタリングすることは困難であり実践的でもない．

そこでForresterは図11-10に示したように心拍出量-前負荷グラフを4つのゾーンに分類し，それぞれの有効な治療法を考慮した．心拍出量を縦軸に，前負荷を横軸に〔図11-10の場合は前負荷の代用として肺動脈楔入圧（PAWP）を横軸に〕描くと正常心では右肩上がりの曲線になる．通常前負荷の増加で心拍出量が増加するが，心係数が$2.2 L/min/m^2$を下回るような不全心では前負荷の増加に拍出が追従できずに肺動脈楔入圧が18 mmHgを超え，肺水腫が引き起こされる．そこで，病態（各ゾーン）別に図11-10の矢印に示したよう

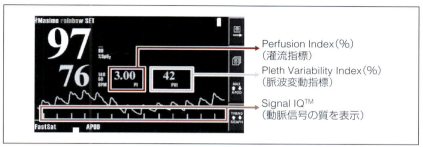

図 11-11　灌流指標のあるパルスオキシメータ

な治療が施される．この図は，現在ももっとも基本的かつ実用的な心不全治療法の方針を決めるチャートとして使用されている．

### C 組織の酸素需給バランス

周術期循環管理の最終目標は，臓器あるいは組織への酸素運搬を確保し，適正な酸素需給バランスを保つことである．Fick により報告された公式がその理解に役に立つ．

> 酸素供給量＝動脈血酸素含有量×心拍出量
> 酸素消費量
> 　＝（動脈血酸素含有量－混合静脈血酸素含有量）
> 　　×心拍出量

なお，混合静脈血酸素含有量とは肺動脈内の静脈血の酸素含有量のことで，肺動脈内では，上下大静脈，冠静脈，前心静脈などの酸素含量の違う静脈血が十分に混合している．

酸素含有量はそれぞれ動脈血液中の酸素飽和度（$SaO_2$）と**混合静脈血中の酸素飽和度（$S\bar{v}O_2$）**とヘモグロビン濃度の積で求められるため，以下の等式が成り立ち，$S\bar{v}O_2$と心拍出量の同時測定により酸素需給バランスのモニタリングが可能である．

> 酸素消費量(mL/min)＝〔$SaO_2$(%)－$S\bar{v}O_2$(%)〕
> 　×心拍出量(dL/min)
> 　×ヘモグロビン濃度(g/dL)×1.36(mL/g)

周術期は**表 11-4**に示したような組織の酸素需給バランスの規定因子を理解し保つことが必要である．

表 11-4　組織の酸素需給バランスの規定因子

| 需要 | 供給 |
|---|---|
| ・基礎代謝量<br>・仕事量（心拍数など）<br>・負荷量（後負荷など） | ・組織灌流圧（動脈圧－静脈圧）<br>・酸素含量（ヘモグロビン濃度，酸素分圧，酸素飽和度）<br>・血流量（心拍出量）<br>・血管抵抗 |

## 2 循環モニタリングの各論

指針では心音，動脈の触診，動脈波形または脈波のいずれか1つを監視することとある．心音は胸壁聴診器や食道聴診器で聴診可能である．動脈の触診は表在動脈として肘動脈，橈骨動脈，浅側頭動脈，大腿動脈，足背動脈などを連続的に行う．触知不能になった場合は直ちに頸動脈を触れてみることが必要である．脈拍のモニタリングから解説する．

### A 脈拍（脈波）モニタリング

脈拍数のみをモニターするものは現在存在しないが，前述したパルスオキシメータにより**図 11-1**に示したように脈拍数や指尖脈波が測定され脈拍（脈波）モニタリングとして使用可能である．

また最新のパルスオキシメータ（**図 11-11**）では脈波や灌流の指標として静脈成分/動脈成分比（PI）や脈波の変動を表示でき，循環血液量の大小を類推できるとされている．

### B 心電図モニタリング

心電図は非侵襲的，持続的モニターで，現在も循環系モニタリングの核として大変有用である．

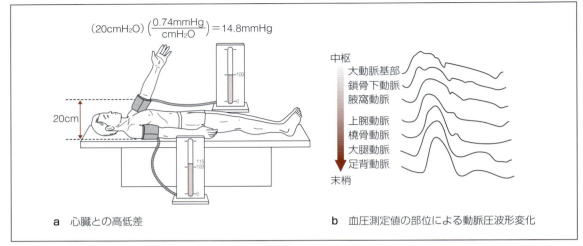

図11-12　心臓との高低差や血圧測定値の部位による変化

## 1 ● 調律情報

正常な刺激伝導系を通らない場合は，調律の乱れすなわち不整脈として心電図上に反映される．図11-9に示したように第Ⅱ誘導がモニタリングとして一般的に使用される．

### a 心房細動

高齢者でもっとも多くみられる不整脈は心房細動である．心電図が心房細動を示す場合の注意点は，極端な徐脈・頻脈であれば治療を要することと，術前から慢性的に心房細動が続いている場合は心内血栓の有無と必要な抗凝固療法について専門家のコンサルテーションを受ける必要があることである．

### b 心室性不整脈

10回/min以上と頻度が多い場合や狭心症や陳旧性心筋梗塞の既往がある場合，心筋症を伴っている場合は注意が必要であり，有効な治療法について専門意見を聴くなど，コンサルテーションを受けるべきである．

## 2 ● 伝導情報

伝導障害は，QRS幅が広くなる脚ブロックや房室伝導の障害である房室ブロックとして現れる．脚ブロックが右脚および左脚前枝などの2枝にまたがっている場合や高度の房室ブロックが現れている場合はペーシングを考慮する必要がある．

## 3 ● 虚血情報

心筋虚血は心電図上ST-T部分の異常として認められる．一般的に軽度の虚血はST低下やT波の陰転化として現れるのに対し，梗塞にいたるような貫壁性の虚血はST上昇やT波の増高として現れる．重篤化しやすいので直ちに冠血流を増やす治療が必要である．12誘導心電図をとれば虚血部位の局在は明らかとなるが，術中モニターとして一般的に使用される第Ⅱ誘導の場合，左室の下壁や右室の病変のみしか異常を検出できない．そのため，高血圧や心筋虚血の病歴や疑いのある患者では，胸部誘導である$V_5$誘導モニターを追加することで術中の心筋虚血検出率を90%程度にまで上昇させることができる．

## C 血圧（動脈血圧）モニタリング

指針では全身麻酔，硬膜外麻酔，脊髄くも膜下麻酔にかかわらず「血圧測定を行うこと」「原則として5分間隔で測定し，必要ならば頻回に測定すること．観血式血圧測定は必要に応じて行う」とある．ここでいう血圧とは，通常は動脈血圧のことを指す．手術中に血圧を測定する手段は非観血的手段であるマンシェットによるもの（手動・自動），トノメトリー®によるものなどがあり，観血的手段として直接動脈圧モニタリングがある．

直接動脈圧モニタリングの適応は，① 患者の心

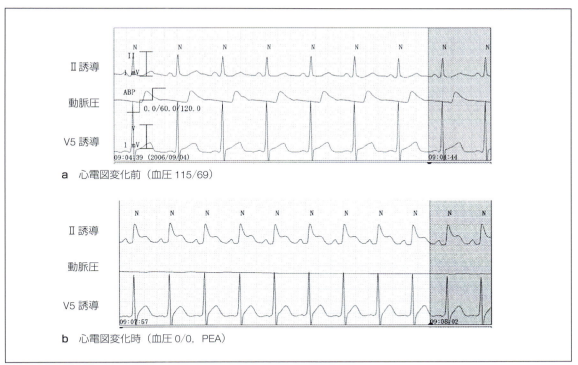

図 11-13 無脈静電気活動（PEA）
Ⅱ誘導で ST が上昇，動脈圧は 0 で PEA の状態である．

機能低下，薬理学的治療の必要性のため，持続的な血圧モニタリングが必要となる場合，② 長時間あるいは出血が予想される手術，③ 体位や手術部位によりマンシェットによる動脈圧測定が困難な場合などがある．いずれの場合も図 11-12 に示したように，測定する部位で血圧には差が出ること，心臓との相対的な高低差も問題となることを知っておくべきである．また，手術中にどのような手段で血圧を測定していたにせよ，突然の測定不能に陥った場合は何回も再測定を繰り返すよりもまず頸動脈を触知し，心停止の 1 つである**無脈静電気活動（PEA）**ではないかを確認する必要がある（図 11-13）．

また最近，直接動脈圧の一拍一拍の波形そのものや呼吸性変動を解析して心拍出量などを解析するモニター（フロートラックセンサー®）が使用可能になっており，出血量の多い手術では有用と考えられる．詳細は後述する．

### D 中心静脈圧モニタリング

内頚静脈，鎖骨下静脈，稀に大腿静脈からカテーテルを挿入，大静脈に留置することで中心静脈圧が測定される．中心静脈圧は右房圧や右室拡張末期圧を反映し，右室の前負荷の指標とされる．正常値は自発呼吸時は 2〜7 mmHg，陽圧人工呼吸下では 6〜12 mmHg である．中心静脈圧波形は（図 11-14）のように，a, c, v 波の陽性波および x, y 波の陰性波に分けられる．手術中はこの中心静脈圧を静脈還流量の 1 つの目安として輸液や輸血の体液管理を行う．しかし，重度の三尖弁逆流の存在や，急性肺血栓塞栓症などによる急性右心負荷の際は，中心静脈圧の上昇は静脈還流量を反映しないので注意する．

また最近は中心静脈圧のような静的指標より後述する動的指標である 1 回拍出量（SV）の変動である SVV のほうが輸液の必要性や反応性を良好に示すとして期待されている．

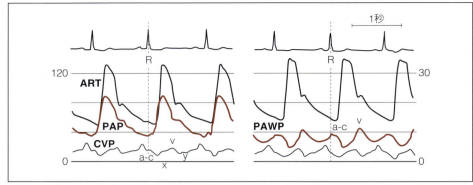

図 11-14　動脈圧(ART)，肺動脈圧(PAP)，中心静脈圧(CVP)，肺動脈楔入圧(PAWP)波形

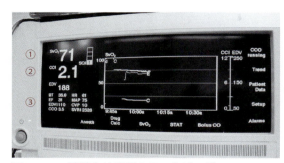

図 11-15　連続心拍出量のモニタリング
① 混合静脈血酸素飽和度(SvO₂)
② 連続心拍出量/係数(CCO/CCI)
③ 右室拡張末期容量/係数(EDV/EDVI)

### E 肺動脈圧モニタリング(肺動脈カテーテル，Swan-Ganz カテーテル)

肺動脈圧はバルーン付き右心カテーテルである肺動脈(Swan-Ganz)カテーテルによって測定される．肺動脈圧は正常で収縮期 15〜29 mmHg，拡張期 8〜12 mmHg である．また肺動脈末梢でバルーンを膨らませ楔入(閉塞)させたときの**肺動脈楔入圧(PAWP)**も測定することができ，右心カテーテルながら左室の前負荷の指標とされる左房圧や左室拡張末期圧を反映する．正常値は自発呼吸のもとで 4〜12 mmHg，陽圧人工呼吸下で 8〜14 mmHg を示す(図 11-14 参照)．肺動脈楔入圧波形も中心静脈圧波形のように，a，c，v 波の陽性波と x，y 波の陰性波に分けられる．

### F 心拍出量モニタリング

心拍出量のモニターとしていろいろな試みや装置が開発され，淘汰されていった．ここでは現在使用されている代表的な方法を中心に述べる．

#### 1 ● 肺動脈(Swan-Ganz)カテーテルによる心拍出量モニタリング

肺動脈カテーテルを用い，熱希釈法の原理から心拍出量が測定可能である．現在では電熱コイルを利用した連続心拍出量モニタリングが可能となっている(図 11-15)．

#### 2 ● 脈波形解析による心拍出量モニタリング (フロートラックセンサー®)

動脈圧波形の解析から 1 回拍出量を測定し，心拍数を掛け合わせることによって心拍出量を求めるもので，従来型の観血的動脈圧モニタリングと違いキャリブレーションが不要であるため汎用性が高い．最近では，指尖脈波からの解析からも測定が可能となっている．

その他，色素希釈法によるもの，インピーダンス法によるもの，食道ドプラー法によるものなどがあるが，汎用性の点では前述した 2 つの方法が優れている．

### G 心血管内容量モニタリング

前述した色素希釈法による循環血液量測定が血管内容量モニターとしては比較的以前から存在す

るが，最近の心血管内容量モニタリングとして有用と考えられるものに，前述した肺動脈カテーテルによる右室拡張末期容量係数（RVEDVI）の測定およびフロートラックセンサー®による1回拍出量変動（SVV）があるので以下に説明を加える．

### 1 ● 右室拡張末期容量係数（RVEDVI）

連続心拍出量モニタリングに備えられた高精度のサーミスタ（温度計）は1拍1拍ごとの温度変化を察知し，1回拍出量と右室駆出率の測定を可能にした．その結果，右室拡張末期容量＝1回拍出量／右室駆出率の式からRVEDVIが求められることとなった（図11-15参照）．上述した前負荷の指標である中心静脈圧よりも右室の前負荷をより鋭敏に表す．RVEDVIの正常値には諸説があるが，90〜140 mL/m$^2$が正常範囲とされる．

### 2 ● フロートラックセンサー®による1回拍出量変動（SVV）

以前より，成人において収縮期動脈血圧の呼吸性変動（SPV）が10 mmHgを超えると血管内容量の不足をよく反映するとされてきた．その後の研究で1回拍出量の呼吸性変動も循環血液量の大小を反映することが示され，前述したフロートラックセンサー®により測定したSVの変動SVVが前負荷の動的指標として連続的に使用可能となった（図11-16）．一般的にはSVVが10％を超えると血液量の不足を示すので輸液負荷などの対応を検討する．

## H 組織酸素需給バランスのモニタリング

### 1 ● 混合静脈血酸素飽和度（S$\bar{v}$O$_2$）モニタリング
（図11-15参照）

ヘモグロビンの吸光度を利用したオキシメトリーカテーテルにより測定可能である．通常は肺動脈（Swan-Ganz）カテーテルに併設されており，心拍出量モニタリングと併用することでFickの公式により組織酸素需給バランスのモニタリングが可能となる．

S$\bar{v}$O$_2$の正常値は70〜75％程度とされる．周術期患者管理において，高度の貧血，心拍出量の減少などが引き起こされうる場合はS$\bar{v}$O$_2$モニタリ

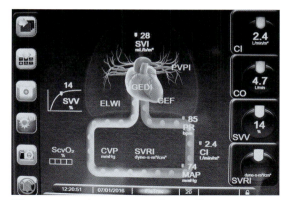

図 11-16 SV と SVV のモニタリング

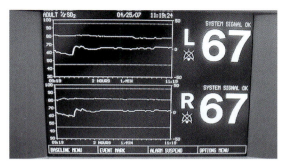

図 11-17 局所脳組織酸素飽和度（rSO$_2$）モニタリング

ングを行い，正常範囲へと導く必要がある．

### 2 ● 中心静脈酸素飽和度モニタリング（ScVO$_2$）

中心静脈酸素飽和度モニタリングは，混合静脈血のように全身静脈血の総和を示すものではないが，最近中心静脈圧モニタリングに加えて中心静脈圧酸素飽和度が測定できるようにオキシメトリーカテーテルを付帯したものが使用可能である．先端を上大静脈，下大静脈のいずれに留置するかによって主に上半身あるいは下半身の臓器の酸素需給バランスを類推できる．

## I 局所脳組織酸素飽和度モニタリング

各組織中の循環・灌流や酸素需給バランスは各組織の血流量および組織流入動脈・流出静脈の酸素飽和度を測定することで求められるが，実用的ではないため近赤外線を用いた組織酸素飽和度（rSO$_2$）モニタリングが使用される．現在は前額部に装着することにより局所脳組織酸素飽和度モニ

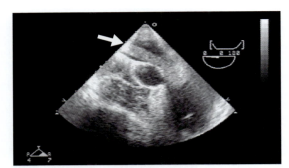

図11-18 経食道心エコー(TEE)で検出された肺動脈血栓
主肺動脈から右肺動脈の中に巨大血栓(矢印)を認める.

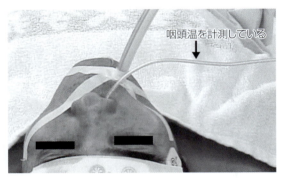

図11-19 食道温のモニター

タリングが可能となっている(図11-17).周術期においても,出血が予想される場合や術前から脳虚血が存在する場合は必須のモニタリングとなる.前値より25%以上の低下を示した場合は脳血流増加をはかる.

## J 超音波(TEE)による循環器系モニタリング

経食道心エコー法(TEE)を用いた循環器系モニタリングは必ずしも一般的ではないが,高リスク患者や大手術の際の周術期モニタリングとして,また患者急変時の循環器系モニタリングとしてぜひ知識として身につけておかなければならない.TEEの基本的操作や典型的な異常画像を知っておくとよい.

TEEは周術期の心血管系の診断手法の中でもっとも強力なものである.以下はTEEの代表的使用例を示したものである.

### 1 ● 先天性,後天性心疾患の心臓手術時のモニタリング

詳細は他章に譲るが,心臓手術時の術前・術中・術後の心機能モニタリング,心内残存空気の検索,手術による修復の評価などにTEEは必要不可欠な手段である.

### 2 ● 非心臓手術時のモニタリング

a 塞栓源の検索
【卵円孔の検索】
両心房,特に左房および心房中隔は食道に近いため,TEEで明瞭な画像が得られる.卵円孔は正常でも10%以上の成人で機能的開存がみられるため,奇異性塞栓症や周術期の陽圧換気に伴う動脈血酸素飽和度の低下の原因検索に有用である.
【心房内血栓】
心房細動患者は心房内血栓の可能性が高く,周術期抗凝固療法の必要性や抗凝固薬の一次中断の判断に使用される.

b 心機能低下患者の評価
【冠動脈疾患患者や心不全患者の血行動態監視】
冠動脈疾患患者の周術期壁運動の評価に使用され,新たな心筋虚血や虚血領域の拡大などの早期検出を行う.心不全患者においては収縮能の監視や拡張能や心房負荷などの検出を行う.
【血行動態の急激な悪化の原因検索】
術中に発生した血行動態の急激な悪化の原因検索にTEEはもっとも力を発揮する.図11-18は突然の心肺停止の際にTEEを施行し肺動脈血栓と診断された症例である.その他,出血による血管内容量不足の判断,空気塞栓の有無の検索など種々の使用法がある.

## E 体温のモニタリング

指針では「体温測定を行うこと」とだけ記載されており,具体的な部位は示されていないが,周術期代謝管理の指標として,さらに低体温によるふるえの防止に有用である.全身麻酔中は少なくとも1か所,できれば外殻温としての末梢皮膚温と中枢温としての咽頭温(図11-19)や膀胱温をモニ

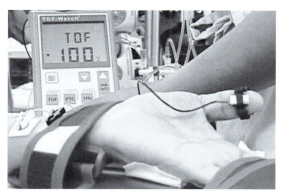

**図 11-20　筋弛緩のモニター(TOF：四連反応比)**
母指内転筋の収縮が，初回刺激以降減衰しない(TOF 比 100%)．

タリングしている．悪性高熱症などの高体温症，環境温の低下などによる低体温症の診断に使用するほかに，末梢−中枢温度較差による末梢循環の評価に用いられる．

##  筋弛緩のモニタリング

　筋弛緩薬を使用する症例ではその効果を確かめるために筋弛緩のモニタリングを必要に応じて行う．特に気管挿管時などの深い筋弛緩状態を維持する必要があるとき，逆に抜管時の回復状態の判定時に有意義である．筋弛緩薬の効果判定にはいくつかの指標があるがもっとも代表的なものが，図 11-20 に示した 2HZ・4 回の神経刺激を行い筋肉の収縮をみる**四連反応(TOF)比**モニターである(図 11-20 は尺骨神経刺激による母指内転筋収縮)．神経筋遮断からの回復は TOF 比 0.9 以上とされる．

## G 脳波のモニタリング

　指針では脳波のモニタリングについての項目が追加された．麻酔深度や鎮静度の参考になり，術中覚醒の防止につながるという意義がある．特に全身麻酔症例において最近よく使用されているものに図 11-21 に示す処理脳波モニターの 1 つである BIS モニターがあるので解説する．

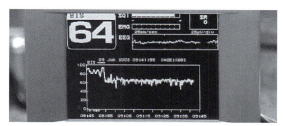

**図 11-21　BIS モニター**

**表 11-5　BIS 値**

| 80〜100 | 非常に浅い鎮静(あるいは覚醒) |
|---|---|
| 60〜80 | 浅い鎮静 |
| 40〜60 | 適切な鎮静 |
| 20〜40 | 深い鎮静 |
| 0〜20 | 非常に深い鎮静(あるいは脳機能停止) |

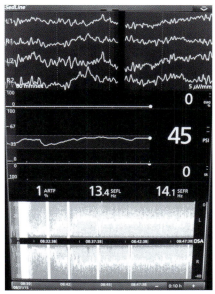

**図 11-22　脳波と解析値(PSI と DSA)**
下段：スペクトルアレイ表示

### A BIS モニターと BIS 値

　脳波を数学的に処理し Bispectral Index(BIS)値として 0〜100 の値に表示するもので，BIS 値が高いほど覚醒を意味し，低いほど鎮静の度合いが増すとされている(表 11-5)．

## B BIS以外の脳波モニター

BISモニター以外にも，種々の脳波モニターやその解析値の指標がある．図11-22は脳波とその解析値PSIとスペクトルアレイ表示を示す．

その他，凝固系，代謝系のモニタリングなどがあるがここでは割愛する．

以上，現時点で利用可能な周術期のモニタリングを述べた．かなり先進的なモニタリングやモニタリングに対する考えを含めたが，モニタリングの原点は医療技術の発達した現在でもやはり医療従事者の患者を観察する目であり，患者を診察する手であることは忘れないでいただきたい．

●参考文献
1) 武田純三(監修)：ミラー麻酔科学(第6版)．メディカル・サイエンス・インターナショナル，2007
2) 新井正康(監修)：人工呼吸ブック．メディカル・サイエンス・インターナショナル，2007
3) 岡本浩嗣(監修)：気道管理ガイドブック．真興交易医書出版部，2007
4) 越智隆弘(総編集)：周術期管理，リスク管理，疼痛管理．中山書店，2008

# 第12章 循環管理

**学習のPoint**

**周術期に関連する循環生理と循環管理の重要性を理解する**
① 全身性酸素運搬能の構成因子を説明できる
② 循環生理の基本(前負荷・心収縮力・心拍数・後負荷)を説明できる
③ 術中循環変動の主な要因ならびに基本的な対応を説明できる
④ 周術期心筋虚血の危険因子を説明できる
⑤ 重要臓器の血流調節(自己調節能を含む)を説明できる
⑥ 循環に影響する術前常用薬と特徴を理解する

　血液循環系のもっとも重要な役割は，肺胞から血中に取り込んだ酸素を，全身の隅々の細胞まで送り届けることである．そうすれば同時に栄養も届き，二酸化炭素や老廃物を除去することもできる．酸素を運搬するのは，血液中に浮遊する赤血球であり，血液は血管内を圧差に従って流れ，この圧差をつくるのが心臓である．末梢の細胞では，酸素が分圧の差に従って赤血球から細胞内へ酸素が移動し，細胞内のミトコンドリアがその酸素を利用してアデノシン三リン酸(ATP)を産生してエネルギー源とする．したがって，末梢に酸素飽和度の十分高い赤血球，すなわち酸素を十分多く含有した赤血球を常に供給することが重要である．

　通常，麻酔中の血液循環は安静時に等しいが，手術によって強い痛みや出血などのストレスが加えられると，アドレナリンやバソプレシンなどいわゆるストレスホルモンが放出され，運動時と同様の状態となる．それは，手術台の上に横たわりながら，全力疾走または持久走しているのと同じである．そこで，そういったストレスへの耐性をあらかじめ把握しておくため，術前に心肺機能を含めた体力の評価が必要となる．

　ストレス耐性の主な指標としては，NYHA

**表12-1　NYHA心機能分類**

| Ⅰ度 | ・心疾患はあるが身体活動に制限はない．<br>・日常的な身体活動では著しい疲労，動悸，呼吸困難あるいは狭心痛を生じない． |
|---|---|
| Ⅱ度 | ・軽度の身体活動の制限がある．安静時には無症状である．<br>・日常的な身体活動で疲労，動悸，呼吸困難あるいは狭心痛を生じる． |
| Ⅲ度 | ・高度な身体活動の制限がある．安静時には無症状である．<br>・日常的な身体活動以下の労作で疲労，動悸，呼吸困難あるいは狭心痛を生じる． |
| Ⅳ度 | ・心疾患のためいかなる身体活動も制限される．<br>・心不全症状や狭心痛が安静時にも存在する．わずかな労作でこれらの症状は増悪する． |

付)　Ⅱs度：身体活動に軽度制限のある場合
　　Ⅱm度：身体活動に中等度制限のある場合

(New York Heart Association)やAHA/ACC(American Heart Association/American College of Cardiology)，体力を示すMetabolic Equivalents(METs)などが用いられる(表12-1～3)．十分体力がある症例は，大きな手術に耐えることが容易となる．一方，体力がない症例は，ストレスに対する耐性が弱いので，痛み刺激などの侵襲が大きなストレスとならないように十分鎮痛し，出

表 12-2　AHA/ACC ステージ分類

| ステージA | 危険因子を有するが，心機能障害がない |
|---|---|
| ステージB | 無症状の左室収縮機能不全 |
| ステージC | 症候性心不全 |
| ステージD | 治療抵抗性心不全 |

表 12-3　身体活動と運動の強度（METs）

| 1.0 | 座って安静（睡眠時は 0.9 METs）（酸素消費量　3.5 mL/kg/分） |
|---|---|
| 2.0 | 料理，洗濯など |
| 3.0 | 普通歩行（4 km/hr），洗車，ストレッチなど |
| 4.0 | 速歩（6 km/hr），庭掃除，介護など |
| 5.0 | 子どもと遊ぶ，野球など |
| 6.0 | ウエイトトレーニング，家財道具の移動など |
| 7.0 | ジョギング，競歩など |
| 8.0 | 山登り（ハイキング程度），ランニング（軽度～中程度）など |
| 9.0 | 引越し（荷物運び），ランニングなど |
| 10.0 | 格闘技など |

全身麻酔には 4 METs 以上の体力が望ましい．

##  A　酸素運搬と酸素需給関係を規定する 4 要素

　血管内を循環する血液量は，体重の約 8%で，安静時の 1 分間あたりの心拍出量とほぼ等しい．動脈血の酸素飽和度は通常 100%で肺動脈の混合静脈血酸素飽和度は 75%であるから，血液は 1 分間で全身を 1 周し，酸素を 25%消費する計算になり，血中に 4 分間の酸素消費量に相当する酸素が存在することがわかる．余分に酸素を運搬しているようにみえるのは，安静時でも常に運動できるように準備しているとも考えられるが，血中にこれだけ高い飽和度の酸素がなければ，末梢の隅々の細胞まで酸素が供給されないとも考えられる．

　ヘモグロビン（Hb）に結合できる酸素を 1.34 mL/gとすると，健康成人の 1 分間の酸素消費量（mL/min）を血中の Hb 濃度（Hb, g/dL），心拍出量（CO, dL/min），動脈血酸素飽和度（$SaO_2$, %），混合静脈血酸素飽和度（$S\bar{v}O_2$, %）を用いて**式 1** のように計算できる．この式から，極端な場合を想定して，Hb や CO，$SaO_2$ などの限界を推測してみると，通常 75%である $S\bar{v}O_2$ が，0%を示すのは，Hb や CO，$SpO_2$ の 3 つのパラメータが通常の 25%になった場合と酸素消費量が通常の 4 倍になった場合である．この 4 つが酸素の需給関係を規定する．例えば，Hb が半分になった場合でも，CO が 2 倍になれば，$S\bar{v}O_2$ は 75%を保てることがわかるし，$SaO_2$ が低い疾患は Hb が多い多血症となって $S\bar{v}O_2$ を維持するように，各パラメータの相互関係も理解しやすい．

酸素消費量 =
$1.34 \times Hb \times CO \times (SaO_2 - S\bar{v}O_2)/100$ ………… **式 1**

　麻酔導入後，気管挿管時は無呼吸となるが，それまでに純酸素にて換気して脱窒素するのは，肺内の酸素量を確保して耐えられる無呼吸時間を延長するためである．**式 1** から容易に理解できるように，貧血や心拍出量が少ない状態，発熱など酸素消費量が増加した状態，全肺気量が少ない状態，肺での血液の酸素化が悪い状態などは特に危険

血などには間髪を入れずに輸液や輸血で不足分を補うなどの処置をして，安静状態を維持する必要がある．

　血液を駆出する心臓は，個々の心筋細胞が一体となって整然とした収縮・弛緩を繰り返すことによってその機能を発揮する．心筋細胞は，環境さえ整えば，自発的に収縮・弛緩を生涯にわたって繰り返す．麻酔科医は，心筋が快適に収縮・弛緩できるような環境を提供する責任がある．すなわち，十分な酸素を供給し，電解質や温度を整え，駆出するべき血液を補給して左心室を適切に充満させ，洞結節がよいタイミングで発火するようにし，力強く一気に血液を全身に駆出できるようにする．その結果を簡便にモニターするのが血圧である．

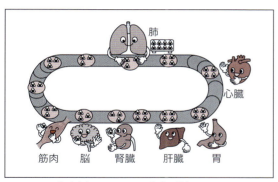

**図12-1　全身循環における酸素受給**
ベルトの回転スピードが心拍出量，皿がヘモグロビン，おにぎりが酸素で，肺でヘモグロビンを十分酸素化し，各臓器で酸素が消費される様子を表す．肺から送り出される皿には通常4つおにぎりが乗せられ（$PaO_2$=100%），返却される皿には3つ残っている（$PvO_2$=75%）．肺でのヘモグロビンの酸素化が低いとき，心拍出量が少ないとき，酸素消費量が多いとき，貧血のときに，混合静脈血酸素飽和度（$S\bar{v}O_2$）が低下することが理解できる．

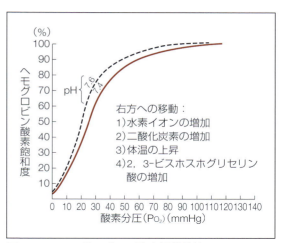

**図12-2　ヘモグロビンの酸素解離曲線**
〔Hall：Guyton and Hall Textbook of Medical Physiology (13th ed)．p532, Elsevier, 2016 より〕

で，末梢組織は容易に低酸素に陥る．小児は，成人に比較して基礎代謝が高く，全肺気量の割合が少ないため，手早い挿管操作が要求される理由も式1から具体的に理解できる．

酸素需給関係は図12-1のようなイラストで表すこともできる．血流を模したベルトコンベアの上にヘモグロビンを模した皿があり，それぞれ，酸素を表すおにぎりが4つ乗せられている．肺で4つ乗せられたおにぎりが，全身を一周して戻ってくるときには，3つになっているのが正常である．途中，各臓器で消費されるわけであるが，ベルトコンベアの速度が遅い（COが少ない）状態，お皿が少ない（貧血）状態，もともと皿に乗っているおにぎりが少ない（$SaO_2$が低い）状態，あるいは消費が多い（代謝亢進）状態には，返却される皿の上のおにぎりは少なくなる．これは，$S\bar{v}O_2$が低い状態となってモニターされる．これらを式1で解析すると，CO，Hb，$SaO_2$あるいは酸素消費量が，$S\bar{v}O_2$に影響することが定量的にわかる．

**酸素の供給は，以上のように，CO，Hb，$SaO_2$によって規定され，さらに酸素消費量によって$S\bar{v}O_2$が決定する**ことが理解できる．Hbの酸素結合能力は，Hbの酸素解離曲線（図12-2）で表され，酸素飽和度の低い環境へ血液が循環したときの酸素供給速度を示す．

酸素飽和度をパルスオキシメータでモニターする場合，一酸化炭素はHbと酸素の結合を阻害し，パルスオキシメータの表示値を高くすること，歯科麻酔や内視鏡検査で使用されているベンゾカインやキシロカイン®，プリロカインによってメトヘモグロビン血症となれば，パルスオキシメータの表示値を低くする原因となることに留意する．

## B　血圧を規定する4要素

**血圧は，心臓が血液を順調に全身に送り出していることを示す指標であり，この低下をいち早く察知し対処することが循環管理では重要**である．

血圧を規定する因子は数多く存在するが，系統的に整理して検討すれば，すばやく適切に漏れなく対処することができる．ここでは，左心室圧容量関係を示すループの解析に基づいて整理する．動脈圧と左心室内圧の関係を経時的にWiggersのダイアグラム（図12-3）に示した．左心室圧容量関係は図12-4に示したように，右下の拡張終期から，等容性収縮期を経て，駆出期に動脈圧波形のドームを形成し，動脈圧切痕で収縮終期となり，動脈圧は自然低下し，左心室は等容性拡張期を経て，血液を充満させる拡張期を迎える．

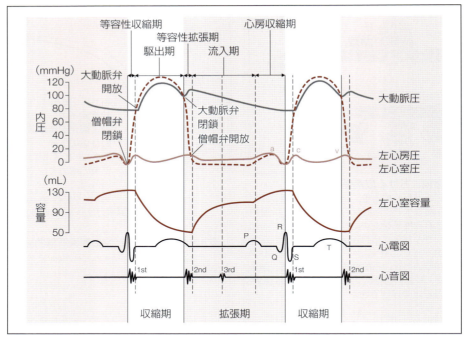

**図 12-3　Wiggers のダイアグラム**
　大動脈圧，左心室圧，左心房圧，左心室容量，心電図，心音図の経時的な表示．左心室の圧と容量の関係をループに描いたものを**図 12-4** に示す．

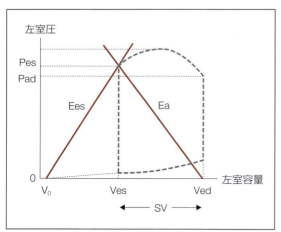

**図 12-4　左心室圧容量関係**
Ees：圧容量関係ループの左肩と $V_0$ を結ぶ直線の傾きで，心収縮力を表す．
Ea：圧容量関係ループの左肩と右下角を結ぶ直線の傾きで，大動脈実効エラスタンスおよび，左心室の後負荷を表す．
Ved：左心室拡張終期容量で，左心室の前負荷を表す．
以上の3要素で左心室圧容量関係の左肩の座標が定められる．これは，1回拍出量を規定する因子で，1分間の心拍出量は HR との積で求めることができる．また，$V_0$ は，ループを平行移動させ，駆出率に影響する．

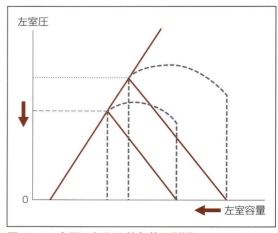

**図 12-5　血圧に与える前負荷の影響**
前負荷（Ved）が小さくなると，血圧は低下する．

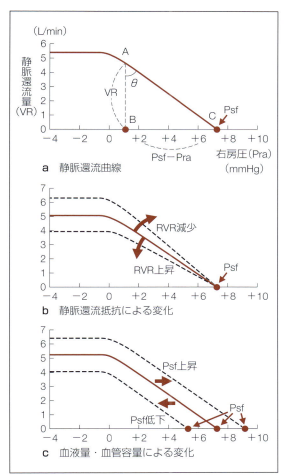

**図 12-6　平均循環充満圧(Psf)**

RVR：静脈還流抵抗
右心房圧が上昇すると，静脈還流量が減少する関係を示したものが Guyton の静脈還流曲線(a)である．静脈還流量がゼロになる右心房圧が平均循環充満圧(Psf)である．静脈還流抵抗により曲線の傾きが変わり(b)，血液量あるいは血管容量の増減が Psf を規定する(c)．

平均血圧(Pm)は，動脈切痕を形成する収縮終期圧(Pes)とほぼ等しく，Pes は，心前負荷(Ved)，心収縮力(Ees)，心後負荷(Ea)，心拍数(HR)によって規定されるので Pm の規定因子は，Ved, Ees, Ea および HR の 4 要素である．

## 1 心前負荷(Ved)（図 12-3）

心前負荷は，麻酔中，臨床的にもっとも重要な調節因子の 1 つで，適切な心前負荷の維持が血圧の安定にもっとも寄与するといってもよい．左心

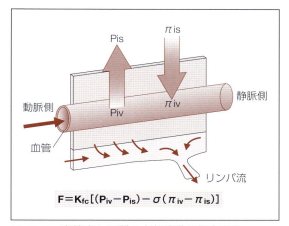

**図 12-7　血管内と間質の水分移動を規定する Starling の仮説**

水分移動(F)は，血管内(iv)と間質(is)の静水圧(P)と膠質浸透圧(π)のバランスによって規定されるが，間質から血管内への水分移動は，リンパ流によることがわかってきた．

室圧容量関係では，左心室拡張終期容量(Ved)が心前負荷であり，これを適切に維持することが重要である（図 12-5）．これが少ないと駆出される血液量が減少し，心拍出量の減少は血圧低下に直結する．反対に過剰な Ved は，過負荷となり，十分な収縮が生じないばかりではなく，不可逆で致命的な心不全の原因となる．

適切な Ved を維持するためには，適切な血液量が必要である．すなわち，適切な血管床に十分満たされた血液量が必要である．この比を示す指標が平均循環充満圧(Psf)（図 12-6）である．血液量の区分を概数とともに示すと，血管内圧を発生させるエクセス・ボリューム(Ve またはストレスト・ボリューム，2 mL/kg)と，直接的に内圧を発生させるのではないアンストレスト・ボリューム(Vu, 6 mL/kg)に分類でき，Vu はさらに，血管の形状を保つために必要な量(4 mL/kg)と，溜め血として Ve の調節に関与する量(2 mL/kg)に分類できる．

さらに，血液量は血管内と間質との水分のやりとりによって調節される点にも留意が必要である．手術中に出血したとき，ヘマトクリット値もヘモグロビン濃度も低下するのは，赤血球が失われて間質から水分が補給された結果である．従来，この血管壁を介した水分の往復は，Starling の仮

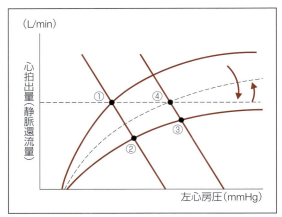

**図 12-8 心不全治療の Guyton の静脈還流曲線と Frank-Starling の心機能曲線による解析**
① 正常値を示す．② 心機能の低下により，CO が現象し，CVP が上昇．③ 輸液により MCFP を上昇させて CO の回復を期待するが，CVP は大きく上昇するが，CO の増加は少ない．④ 以前はカテコラミンの投与などで心収縮力を増加させたが，最近は，後負荷を軽減して心機能を改善しCO を回復させる．CVP は上昇するが，CO は維持された．

説（図 12-7）に従い，血管内と間質の静水圧と膠質浸透圧の差が水分移動の駆動力となり，その比が水分分布を決定すると考えられていた．しかし，最近，水分の漏出に関しては近似できるが，間質から血管内への水分の移動は，主としてリンパ流を介することがわかってきた．すなわち，血中の膠質浸透圧を高めることは，血中から水分が間質へ漏出するのを抑制することに効果が認められても，間質から血管内へ水分を引き込むことは期待できない．

左室の前負荷は Ved でモニターでき，全身循環では Psf がモニターできればよい．しかし，Psf の測定には，心停止が必要で，臨床的に実用的ではない．概念的には，Guyton の静脈還流曲線が横軸と交わる点が Psf を表し，Frank-Starling の心機能曲線と合わせて，心拍出量や静脈還流量および中心静脈圧（CVP）を定量的に示すことができる（図 12-8）．輸液などで血液量が増えると，静脈還流曲線は右に平行移動し，Psf も CVP も上昇し，CO あるいは VR は，心機能曲線に沿って増加する．静脈還流曲線の傾きは，静脈還流抵抗（Rv）を表すが，この測定方法は確立されておらず，影響する因子や薬物も明らかではない．Rvを人為的に調節して VR を操作することは，概念的には可能であるが，臨床的には実用化されていない．

以上をまとめると，CVP は，心機能曲線と静脈還流曲線の交点を示すので，心機能と Psf および Rv のバランスによって規定される．Psf は，血管容量と内容物である血液量によって規定され，血管容量は，Ve と Vu に区分され，Vu は血液量の調節に直接関与できるいわゆる溜め血と絶対的に必要不可欠な血液量に区分される．このように，CVP を解釈するには，さまざまな要素を詳細に検討する必要がある．

血圧を規定する因子として前負荷が重要である理由の1つとして，血圧上昇には，それに見合った血液量が必要であることも忘れてはならない．血流が電線の中を流れる電流と同じであれば，抵抗が上昇すれば血圧が上昇するが，血流は容量のあるゴムホースのような血管内を流れるので，下流の抵抗が上昇すれば，その上流に血液が滞留して血管を膨張させて内圧が上昇する．この血管の硬さの指標が動脈コンプライアンスである．動脈コンプライアンスは，① 1 回拍出量（SV）に対する脈圧を測定する方法，② 後述する実効動脈エラスタンス（Ea）の逆数を計算する方法，③ 実験動物に装着した人工心肺の流量を変化させて血圧を上昇させ，その際の血液リザーバの減少量を計測する方法などによって求めることができるが，それぞれ物理的な意味が異なるので注意が必要である．平均血圧を上昇させるために必要な血液量を検討する際に，左室の後負荷を示す実効動脈エラスタンスの逆数を用いると，必要な血液量を過小に見積もる．反対に，左室の後負荷として動脈コンプライアンスの逆数を採用すれば，後負荷を過小に見積もる．

## ❷ 心収縮力（Ees）

心収縮力が弱いと低血圧になることは明らかである（図 12-9）が，通常の麻酔では，これを人為的に調節して血圧を維持するのは最終手段である．心筋を取り巻く環境を整備すれば，心筋は自動的に十分収縮・弛緩するので，まず，それを完遂し

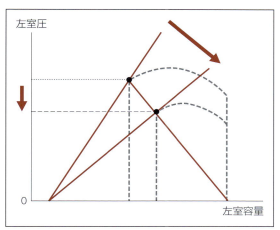

**図 12-9 血圧に与える心収縮能の影響**
Ees が低下すると，SV の減少を伴って，Ea に沿って血圧が低下する．

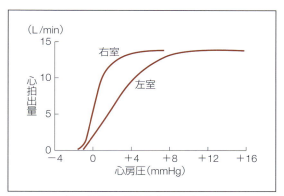

**図 12-10 同一心臓における左室と右室の Frank-Starling の心機能曲線**
同一心臓なので，CO が同じ場合の左右の心房の圧を比較すると，左の心機能曲線が右のものより下に位置する．これは，心機能が悪いことを示すが，右室には肺循環が，左室には全身循環が接続しており，それぞれの後負荷が大きく異なる．このように，Frank-Starling の心機能曲線によって心機能を比較する場合には，後負荷が一定であることが前提である．
〔Hall：Guyton and Hall Textbook of Medical Physiology (13th ed)．p120, Elsevier, 2016 より〕

て心機能を維持したうえで，まだ足りないときに強心剤を使用する．また，いくら心機能を亢進させても，静脈還流がそれに見合う量でなければ，いわゆる空打ち状態となり，心拍出量は増加せず，血圧も上昇しない．一方，十分に静脈還流量を維持すれば，心臓は自動的にそれだけ駆出する．ただし，過剰な前負荷は，短時間で不可逆的な心不全をきたす．

　心機能曲線として Frank-Starling の心機能曲線（図 12-8 参照）がよく用いられる．これと，Guyton の静脈還流曲線とを組み合わせると，心拍出量と CVP の関係を定量的に示すことができるが，ここで示される心機能は後負荷に依存している．図 12-10 に示すように，同一の心臓において，左室と右室の心機能曲線を描くと，左室のものが下方に位置する．これは，左室の心機能が低いのではなく，左室に大きな後負荷が接続しているためである．Frank-Starling の心機能曲線を用いた心機能の比較は後負荷が同一である場合に限る．

### ❸ 心後負荷（Ea）

　心後負荷は，実効動脈エラスタンスとよばれ，Pes を 1 回拍出量（SV）で除したものである．左心室圧容量関係では，ループの左肩と右下を結ぶ直

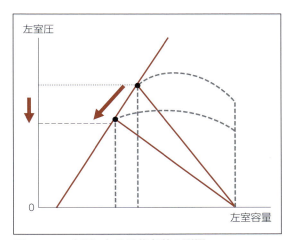

**図 12-11 血圧に与える後負荷の影響**
Ea が小さくなると，SV が増加するが，Ees に沿って血圧は低下する．

線の傾きで表される（図 12-4 ➡ 134 頁）．SV は心拍出量（CO）を心拍数（HR）で除したものなので，HR が一定であれば，Ea は圧（Pes）を流量（CO）で除したものであり，全末梢血管抵抗（total parenteral resistance：TPR）に近似できる．臨床的にも，Ea を TPR と考えて検討するのが実用的である（式 2）．

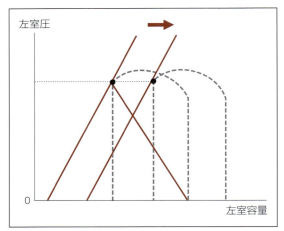

**図 12-12　駆出率（EF）に与える $V_0$ の影響**
$V_0$ が増加すると，血圧の変化は少ないが，EF は低下する．Ees の起点を一定とすると，Ees は小さくなるようにみえる．

$$Ea = Pes / SV$$
$$= Pm / (CO / HR)$$
$$= TPR \cdot HR \quad \cdots\cdots 式2$$

図 12-11 に Ea の変化が血圧と SV に及ぼす影響を示した．敗血症性ショックでは Ea が小さく，血圧低下と SV の増加をきたす．この治療は，TPR を増加させるためにノルアドレナリンを投与し，血液量の増加を期待して大量に輸液する．

### 4　心拍数（HR）

心前負荷，心収縮力，心後負荷の 3 要素は一心拍の解析であったが，心拍出量は 1 分間の血液流量であるから HR の要素が関係する．Ees と Ea の関係を示す Ees/Ea は，心筋の酸素消費量と仕事量の比（効率）も示す．もっとも効率のよいバランスで SV が決定し，必要な CO を確保するための HR が設定されると考えられるが，多少効率を犠牲にしても，HR を遅くするほうが 1 分間あたりの酸素消費量が少ないこともある．このように，自立的に平衡状態であるものを，人為的に調節する場合は，さまざまな要素を考慮しなくてはならない．

左室が十分に血液で満たされるだけの静脈還流量と時間が必要であるから，HR が増加すれば CO が単純に増加するとは限らない．一方，たとえば，不整脈で一心拍の間隔が短く，SV が小さい場合でも，次の心拍までの間隔が長ければ，その SV は大きく，結果として CO は一定に保たれる．

### 5　左室無負荷容量（$V_0$）

臨床的には，以上の 4 要素が実際的であるが，生理学的には左室の無負荷状態の容量（$V_0$）が血圧に関係する．$V_0$ は，左室圧容量関係のループを横軸上で平行移動させる働きがあり，心筋梗塞による左室の瘢痕などがこれを増加させる．$V_0$ の増加によって，左室動脈結合状態を示す Ees/Ea は変わらないが，駆出率（EF）は小さくなる（図 12-12）．このように $V_0$ の増加は，Ees と Ea を示す直線の交点を右に移動させるので，EF が低下することと相まって，Ees が低下するような誤解を与える場合がある．

左室瘤をもった症例は，これを除去することで心機能の改善が期待できるが，拡張型心筋症で左室を縫縮することの予後改善への寄与について一定の見解が得られていないのは，収縮力が残っている心筋も同時に切除していることが関係している可能性がある．

## C　麻酔中の循環変動の要因と対処

### 1　脊髄くも膜下麻酔および硬膜外麻酔の際の低血圧

脊髄くも膜下麻酔および硬膜外麻酔では，主として交感神経系が遮断され，血管の平滑筋が弛緩する．動脈の緊張が緩和すると TPR が低下し，容量血管の緊張が緩和すると Vu が増加する．前者によって Ea は低下し，後者によって Psf が低下して Ved が小さくなり，いずれも血圧を低下させる．対処は，まず TPR を維持するために，血管収縮薬を投与する．これは，容量血管の緊張にも作用し，血管容量を維持する効果もある．同時に，輸液して血液量を増加させる．このとき，膠

質液を使用すれば，循環血液量の増加には効果が大きい．

交感神経系の遮断は徐脈もきたすので，アトロピンの投与が脈拍と血圧の維持に有用である．

## ❷ 全身麻酔導入時の低血圧と徐脈

　全身麻酔導入は，大きな循環変動をきたす可能性が高い．特に，失血状態や脱水状態，過緊張状態で全身麻酔を導入すると，交感神経系の緊張が一気に緩和され，全身の血管が弛緩し心拍数も低下する．これによって末梢の血管が弛緩して血管床が増加し，中心循環に存在した温かい血液が低温の末梢循環へ再配分されて体温が低下し，同時に血圧も低下する．いつでも輸液・輸血できる態勢を整えたうえで，入眠に必要な最小量の麻酔薬を滴定しつつ投与することが肝要である．

　続いて筋弛緩薬を投与するが，筋弛緩薬は心筋や血管平滑筋には無効であるため血圧への影響はない．しかしロクロニウムは血管痛を惹起するため，鎮痛が不十分であると痛み刺激で心拍数が増加し血圧が上昇することがある．また，喉頭展開は強い刺激であるため，麻酔深度が不十分であると心拍数増加と血圧上昇が認められ，心室性期外収縮や二段脈まできたすことがある．交感神経の刺激ではなく，迷走神経反射が惹起されると極端な徐脈となることがある．いずれも麻酔を適切な深度に保つことが肝要である．

## ❸ 出血による低血圧

　出血は手術中にもっとも一般的な低血圧の要因である．**出血による低血圧では，出血量と出血速度が重要な危険因子である．**血液量が4,000 mLと見積もられる一般的な成人では，500 mL程度の出血であれば，容量血管の収縮による調節と，間質からの水分の補充によって，出血による低血圧は緩和されるが，十分な輸液は必要である．ただし，投与された輸液量の3割程度しか血管内に残留せず，多くは間質に漏出して浮腫をきたす原因となることに留意しなくてはならない．それ以上の出血では，晶質液による補充は不十分となり

膠質成分の補充が必要となる．1,000 mL以上になると，赤血球成分の補充も考慮する．

　一方，血管収縮薬は，抵抗血管にも容量血管にも作用する．血圧を維持するためには血液量が必要である．この血液量は，いわゆる溜め血であるアンストレスト・ボリュームを動員することで確保される．したがって，容量血管が収縮できる絶対量や速度を出血が凌駕すると血圧を維持することができない．血管に収縮する余裕がある場合には，血管収縮薬投与は有効であるが，すでに血管収縮が限界である場合は，輸液や輸血が必要である．過剰な前負荷の予防には，外頸静脈に怒張がないことを目視や触診で判断するのが簡便でよい．

　全身麻酔中，鎮痛が主で，自律神経系への麻酔の影響が小さいときは，頸動脈圧反射などによってある程度の出血には対応することができるが，脊髄くも膜下麻酔や硬膜外麻酔で自律神経系に麻酔が及んでいる場合は，人為的に抵抗血管と容量血管を調節する必要がある．輸血は臓器移植と変わらないので，できるだけ避けるが，その副作用と血液の必要性を勘案して必要最小限の輸血を行う．その判断には手術の種類や年齢，疾患の予後など，さまざまな要因を考慮する．術後にすぐ食事が始められるような症例では，輸血を減らすことができる．通常，貧血では，全身への酸素供給を満たすために心拍数が増加し，安静仰臥状態でも走っている状態となる．高齢者では長時間にわたってそのような状態に耐えることはできず，徐脈から心静止に至ることもある．この場合，いくらアドレナリンを投与して蘇生を試みても心筋は疲弊しているので反応しない．早期に赤血球を補充して心筋細胞に過剰な負荷をかけないようにするべきである．

## ❹ 手術操作による血圧変動

　手術操作が血圧変動をきたす原因となることも多いため，手術中，手術操作をよく観察する必要がある．肝臓切除の場合に，下大静脈が圧迫されて静脈還流量が減少することや，肝動脈を一時遮断した場合には，静脈麻酔薬の代謝が遅延して一時的に麻酔が深くなることもある．四肢の手術に

よる駆血帯の解除では，単に血管床の増加による必要血液量の増加や血管抵抗の減少だけでなく，短時間の駆血ではあっても災害時のクラッシュ症候群と同じ状況が生じることがある．手術体位も血圧変動の要素で，麻酔中は重力の影響を受けた血液分布に対する自律神経系の補正力が弱いため，半座位や座位，また腎体位で下半身を過度に水平位から下げた状態にすると静脈還流量が低下し，低血圧に至る．

## 5 覚醒時の高血圧と頻脈

覚醒時には，術創の痛みや気管チューブの刺激を抑制しなければ高血圧や頻脈をきたす．硬膜外麻酔や神経ブロックを併用した全身麻酔では，気管チューブに対する配慮を忘れがちであるので特に注意する．小児においては，揮発性麻酔薬の影響で，覚醒時のせん妄が術後の安静を妨げ，術創の離解や病床からの転落などの危険を生むこともある．麻酔は，手術中だけでなく，術前・術後も平穏に過ごせるよう考慮しなくてはならない．

## 6 アナフィラキシーショック

周術期に投与される薬剤や輸血・血液製剤，また，ラテックス製品の使用により，アナフィラキシーショックが起こることがある．特に抗菌薬によるものの頻度が多い．筋弛緩拮抗薬スガマデクスによるものは，麻酔終了時に発症する．まず少量を投与し，1分以上待って異常がなければ必要量を投与するなどの工夫をする．アナフィラキシーショックでは，肥満細胞からヒスタミンが遊離され，末梢血管が拡張して低血圧となる．顔面紅潮，皮疹，粘膜浮腫，気管支喘息用喘鳴を伴うことが多い．モルヒネにはヒスタミン遊離作用があるので低血圧が生じることがある．

## 7 敗血症性ショック

イレウス，消化管穿孔，重症感染症患者では麻酔中に敗血症性ショックに陥ることがある．エンドトキシンや炎症性サイトカインにより末梢血管抵抗が著明に低下し，一時，高心拍出量状態となるが，適切な治療をされないと心拍出量は低下し不可逆的なショックに陥る．

## 8 不整脈

揮発性麻酔薬にはそれ自身に不整脈誘発作用があり，心筋のアドレナリン感受性を亢進させる．したがって，手術の痛みによる交感神経活動の増加や止血目的のアドレナリン投与などによって，上室性・心室性期外収縮が発生しやすい．一方，手術操作や麻酔関連薬剤によって副交感神経系が刺激されると，結合調律や房室ブロックや脚ブロックがみられる．いずれも緊急を要する場合は，まず対症療法を行うが，麻酔薬の特性，神経反射の有無，電解質の異常，不適切な換気，内分泌異常など，不整脈の原因を把握し，原因を除去することが肝要である．

麻酔中に特有の頻脈・高血圧および心室頻拍・心室細動の原因として，術野に用いられるアドレナリン添加生理食塩液の影響がある．市販のアドレナリン原液を浸潤させたガーゼを鼻粘膜に貼付して出血を抑制することや，低濃度であっても血流が豊富な粘膜などに多量に散布・注入したとき，あるいは偶発的に血管内投与になったときなど，アドレナリンの血中濃度の上昇とともに頻脈・高血圧をきたす．少量であれば，血中濃度の低下とともに自然回復するが，これに気づかずガーゼの貼付を続けたり，すでに大量に投与した場合などは，心室頻拍から心室細動に陥ることがある．

### A 上室性・心室性期外収縮

期外収縮は健常者でもみられるものであるが，麻酔中は，局所の心筋虚血，カテーテルによる物理的刺激，浅い麻酔による交感神経活動亢進，カテコラミンなど薬剤投与に原因があることが多い．

### B 上室性・心室性頻拍

心室性頻拍は，心室細動に移行する可能性が高いので，放置せず直ちに対処する必要がある．

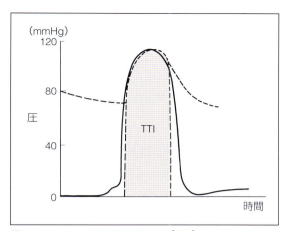

**図 12-13　tension-time index (TTI)**
動脈圧波形の左室駆出期のドームで囲まれた部分の面積（色）は心筋酸素消費量と比例する．
〔畑埜義雄：周術期循環管理．弓削孟文（監修）：標準麻酔科学（第6版），p128，医学書院，2011 より〕

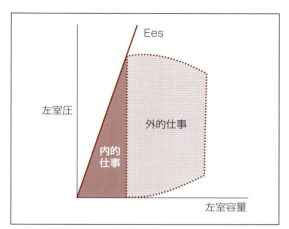

**図 12-14　左室圧－容量関係における内的仕事と外的仕事**
左心室圧容量関係のループの面積は心筋の外的仕事量を，Ees とループの左辺で囲まれた三角形の面積は内的仕事を表し，その和が心筋の酸素消費量に比例する．
〔畑埜義雄：周術期循環管理．弓削孟文（監修）：標準麻酔科学（第6版），p128，医学書院，2011 より〕

### C 心房細動・心房粗動

心房細動は，心臓弁膜症，虚血性心疾患，高血圧症，心不全など，左心房が拡大した症例に多い．甲状腺機能亢進症も原因となる．心房細動では，いわゆるアトリアル・キックとよばれる有効な心房収縮が認められず，心室の充満が不十分となって，心拍出量は 2～3 割減少する．

心房粗動では，心電図では鋸歯状の基線となって観察され，200～300 回/min で心房は収縮するが，房室結節には不応期があるため，心室へは 2～3：1 の伝導となる．

### D 心室細動

心停止の主な原因の 1 つで，有効な心拍出はない状態であるから，直ちに対処する必要がある．蘇生のための人員確保や除細動器や薬物の手配をしつつ，間髪を入れずに前胸部圧迫心マッサージを開始する．

### E 房室ブロック

麻酔中は副交感神経系が優位になることも多く，麻酔薬は心臓刺激伝導系を直接的に抑制することも多い．ほとんどは一時的で可逆的な現象である．心筋虚血，カルシウム拮抗薬やβ遮断薬などの循環作動薬，電解質異常で発生することもある．

## 9 心筋虚血—周術期心筋虚血の危険因子

周術期に全身に酸素を供給するために不都合が生じることを避けなければならないが，その要因としてもっとも留意が必要なのは心機能の低下である．心機能の確保には，十分な心筋酸素供給のもと，不必要な心筋酸素消費をなくすために，適切な心前負荷と心後負荷を確保すると同時に，電解質のバランスを保つことが重要である．

### A 心筋への酸素供給の不足

心筋に必要な酸素は，冠状動脈によって供給される．まず，冠状動脈が十分開通している必要がある．そこに，十分高い圧の動脈血が供給されなくてはならない．冠状動脈は心拡張期に流れ，拡張期血圧が高い必要があるので，麻酔中の低血圧に注意する．また，拡張期の時間が短いと流れる時間を確保できないので，頻脈を避ける必要がある．

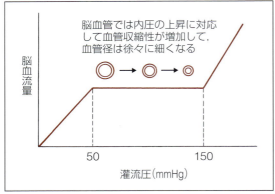

**図 12-15 脳血流の自己調節能と脳血管径**
脳代謝が一定である場合，50〜150 mmHg の範囲で脳血流は一定に保たれる．脳血管は，内圧の上昇に対応して血管径が徐々に細くなる．高血圧患者は，この関係が高圧側に平行移動する．
〔畑埜義雄：周術期循環管理．弓削孟文（監修）：標準麻酔科学（第 6 版）．p134，医学書院，2011 より〕

### B 心筋の酸素消費の増加

　心筋の酸素消費量は，Wiggers のダイアグラムでは駆出期の面積（図 12-13 の色部分）に比例し，左心室圧容量関係を示す図では，ループと Ees を示す直線に囲まれた三角形の面積の和に比例することがわかっている（図 12-14 の色部分）．すなわち，心拡大，高血圧，一回拍出量の増加に加えて，心拍数の増加が心筋の酸素消費量を増加させる．
　しかし，現在麻酔中には左心室圧容量関係をモニターすることができないので，簡易的に収縮期血圧と HR の積を rate pressure product（RPP）あるいは double product と称して用いる．これが 20,000 を超えると心筋虚血の危険が高く，冠動脈疾患のある症例では 12,000 を超えないように麻酔するべきである．

### 10 その他

　測定部位による血圧の誤解にも注意が必要である．通常，マンシェットを装着する上腕と心臓は，仰臥位では同一の平面上に位置するが，側臥位では高さが異なる．また，観血的動脈圧測定では，動脈穿刺部位と圧トランスデューサーの位置，ゼロ点設定位置の関係を十分理解して測定値を判断しなければ，保護するべき臓器の血圧を見誤る．測定に用いる延長チューブの特性や気泡の混入などにより，観測された動脈圧波形が増幅されるときや鈍るときがあるので，モニター機器に表示された数値のみで状況を判断してはいけない．

## D 重要臓器の血流調節

### 1 自己調節能（図 12-15）

　ある一定の灌流圧の範囲で血流を一定に維持する機能を自己調節能とよぶ．臓器別には，心臓，腎臓，骨格筋，腸管，皮膚の順に自己調節能が強い．血管内圧の変化に応じて，平滑筋の緊張が変化して筋原性に血管系の径を調節する．

### 2 神経性調節

　交感神経はどの臓器にも分布しているが，神経刺激あるいはノルアドレナリンに対する反応性は，平滑筋の受容体の分布に依存して異なる．ノルアドレナリンによる血管収縮反応性は，末梢の骨格筋の動脈，内臓の動脈，腎動脈，総頸動脈，外頸動脈，内頸動脈，脳動脈の順に弱くなり，精神的興奮やストレス下でも脳血管は収縮せずに脳血流は保たれる．冠動脈においては，アドレナリン受容体は $\alpha$ よりも $\beta$ 受容体が優位である．一方，腸管，骨格筋，腎臓などの血管では $\alpha$ 受容体が優位である．したがって，交感神経系の興奮は，$\alpha$ 受容体優位の臓器血流が減少し，血圧を上昇させ，脳と心臓の血流を維持する．

### 3 代謝性調節

　組織代謝が亢進すると，結果として代謝産物が増加し，それらが局所の血管に作用して血管を拡張し血流が増加する．これが血流の代謝性調節である．血管拡張性代謝産物には，$CO_2$，$H^+$，$K^+$，およびアデノシンなどがある．脳血管は，代謝産物の $CO_2$ や $H^+$ に対する感受性が強く，$PaCO_2$ が 1 mmHg 上昇すると脳血流は 2〜4％ 増加する．心

D. 重要臓器の血流調節 ● 143

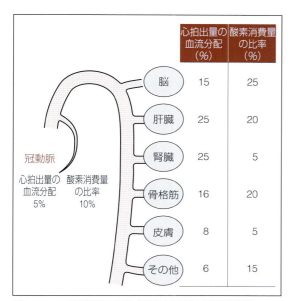

図 12-16　安静時の平均組織血流量と酸素消費量
脳や心臓は、血流分配は小さいが、酸素消費量の比率は大きい。逆に、腎臓は、血流は豊富であるが、酸素消費量は少ない。

〔畑埜義雄：周術期循環管理. 弓削孟文（監修）：標準麻酔科学（第6版），p134, 医学書院，2011 より〕

臓では，ATP の分解産物であるアデノシンが冠動脈に対して強い拡張作用をもっている．

### 4 局所性ホルモンによる調節

「局所性ホルモン」と呼ばれるプロスタグランジン，ヒスタミン，ブラジキニン，エンドセリンなども強い血管作用をもつ．大量に遊離されると病的状態になる．

### 5 臓器別の血流分布（図 12-16）

#### A 脳血流

安静時の脳の血流量は約 50 mL/100 g/min である．体重のわずか 2% に過ぎない重量で，CO の約 15% の供給を受け，酸素消費量では 20〜25% を占める．血流の自己調節能が強く働き，灌流圧が 50〜150 mmHg の範囲では血流は一定に保たれる．$PaCO_2$ の上昇によって脳血流量は直線的に増加する．また，揮発性麻酔薬は代謝を抑制する

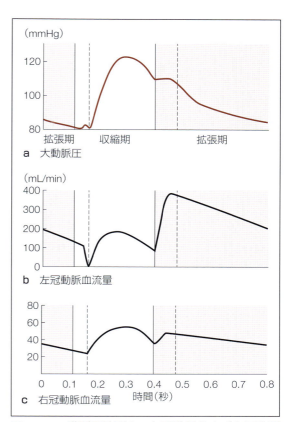

図 12-17　動脈圧波形と，左冠動脈および右冠動脈の血流
特に左冠動脈においては，拡張期に血流が多いので拡張期血圧を高く保つ必要がある．

〔Boron WF, et al：Medical Physiology (3rd ed). p561, Saunders, 2017 より〕

が，脳血流量は増加させる．

#### B 冠血流

冠血流の正常値は 80 mL/100 g/min である．CO の 5%，酸素消費量の 10% である．冠血流に特徴的なのは，酸素摂取率が高いことと，拡張期に血流が多いことである（図 12-17）．全身循環における酸素摂取率は 25% で $S\bar{v}O_2$ は 75% であるが，冠状静脈血酸素飽和度は 30% である．また，左冠動脈の血流は，拡張期に 2/3 以上が流れる．冠血流を規定する冠灌流圧（CPP）は 式3 に示すように拡張期血圧（Pd）と左室拡張終期圧（LVEDP）の差に依存している．

CPP ＝ Pd − LVEDP ……………… 式3

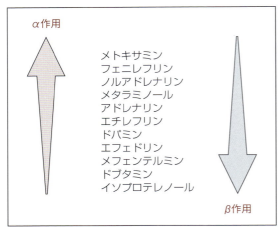

**図12-18** アドレナリン受容体作動薬のα作用とβ作用

血管収縮薬はαおよびβの両方の作用を特有の割合で合わせもっている.

〔畑埜義雄：周術期循環管理.弓削孟文(監修)：標準麻酔科学(第6版). p140, 医学書院, 2011 より〕

### ◆ 肝血流

肝血流は安静時で 100 mL/100 g/min であり, これは CO の約 25% である. 代謝の増加による血流の増加は認められていない. 酸素飽和度が 98% の肝動脈と 75% の門脈から血流を受けるが, その比率は 1：3 である. 自己調節能は少なく, CO の影響が大きい.

### ◆ 腎血流

腎臓は浄化臓器であるから血流が豊富である. この浄化機能は極少量の酸素しか消費せず, 腎臓の動静脈血酸素飽和度較差は小さい. 腎血流には自己調節能があり, 平均血圧が 70～200 mmHg の範囲では一定に保たれる. 自己調節能の血圧の範囲は脳血流のそれよりも高い範囲に設定されている. 交感神経系の興奮によって腎動脈は容易に収縮し, 血流は減少する.

## E 心血管作動薬

### 1 昇圧薬・血管収縮薬

#### A α1アドレナリン受容体作動薬(図12-18)

エフェドリンは, 中枢神経系に作用して, 神経末端から血管作動物質を放出させる. したがって, 作用発現までに時間が必要であり, 繰り返し投与したとき, 神経末端の血管作動物質が枯渇すると薬効は期待できない.

フェニレフリンはα作用しかもたないのが特徴で, 徐脈を合併した低血圧では, アトロピンと併用する必要がある.

エチレフリンは, 合成された弱い作用をもったアドレナリンと考えられ, α作用とβ作用をもち, 血管のアドレナリン受容体に直接作用する. エフェドリンやアトロピンのように, 中枢神経系を介さないので, 作用発現が直接的で早いが, 投与直後に短時間, β作用による血管平滑筋の弛緩で血圧低下が認められることがある.

#### B バソプレシン受容体作動薬(抗利尿ホルモン)

バソプレシンは, 腎臓のバソプレシン $V_2$ 受容体を介し, 遠位尿細管での水の再吸収を増加させ, 抗利尿作用を示す. より大量では, 平滑筋 $V_1$ 受容体を直接刺激し, 毛細血管・小動脈を収縮させる.

### 2 降圧薬・血管拡張薬

#### A カルシウム拮抗薬

カルシウム拮抗薬は, 細胞内への $Ca^{2+}$ の流入を妨げ, 血管平滑筋の収縮を抑制する. ニカルジピンやニフェジピンは血管拡張作用が強いが, ベラパミル(ワソラン®)は心筋への作用が強く, 徐脈をきたす.

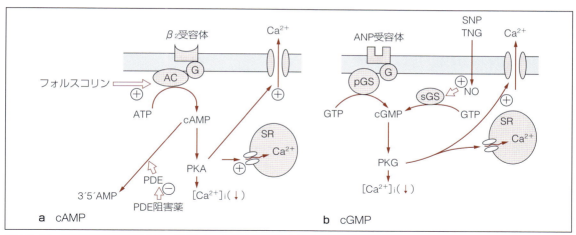

**図 12-19　血管平滑筋における cAMP と cGMP 増加による血管拡張発現機構**

$Ca^{2+}$ 濃度の上昇には2つの経路がある．1つは，受容体依存性 Ca チャネルが開口し，細胞外から $Ca^{2+}$ が流入することによる．もう1つは，受容体刺激に引き続き GPT 総合タンパク（G タンパク）を介してホスホリパーゼ C が活性化され，細胞膜のホスファチジルイノシトール-1-4-5-三リン酸（IP3）とジアシルグリセロール（DG）が生成される．IP3 は，筋小胞体（SR）からの $Ca^{2+}$ の遊離を促進し，また DG はタンパクリン酸化酵素プロテインキナーゼ C（PKC）を活性化し，収縮タンパクの $Ca^{2+}$ 感受性を高める．

AC：アデニルシクラーゼ，G：G タンパク，ATP：アデノシン三リン酸，PKA：プロテインキナーゼ A，PDE：ホスホジエステラーゼ，SR：筋小胞体，ANP：心房性利尿ペプチド，pGS：グアニル酸シクラーゼ，sGS：可溶性グアニル酸シクラーゼ，SNP：ニトロプルシド，TNG：ニトログリセリン，PKG：プロテインキナーゼ G

〔畑埜義雄：周術期循環管理．弓削孟文（監修）：標準麻酔科学（第6版）．p141，医学書院，2011 より〕

### B サイクリック AMP（cAMP）を増加させるもの（図 12-19a）

アドレナリン $\beta_2$ 受容体作動薬およびプロスタグランジン受容体作動薬（PGI1，PGE1）は，アデニルシクラーゼを刺激して cAMP を増加させ，細胞内 $Ca^{2+}$ が低下し，血管が弛緩する．

### C cGMP を増加させるもの（図 12-19b）

心房性ナトリウム利尿ペプチド（hANP）はグアニル酸シクラーゼを刺激して cGMP を増加させる．この cGMP は $Ca^{2+}$ ポンプを活性化し，$Ca^{2+}$ を細胞外へ排出すると同時に細胞内器官への取り込みを促進し，細胞内 $Ca^{2+}$ 濃度を低下させて血管を弛緩させる．

ニトログリセリンやニトロプルシドなどニトロ化合物やニコランジルは，細胞質内で一酸化窒素になり，可溶性グアニル酸シクラーゼ（sGS）を刺激して cGMP を増加させる．

### D PDE Ⅲ阻害薬

amrinone（国内販売中止），ミルリノン，オルプリノンなどのホスホジエステラーゼⅢ阻害薬は cAMP 分解酵素であるホスホジエステラーゼを阻害し，$\beta$ 受容体を介さずに cAMP を増加させる．その結果，心筋の収縮力が増強し，血管は拡張する．

### E アデニル酸シクラーゼ活性薬

コルホルシンダロパート塩酸塩は $\beta$ 受容体を介さずに cAMP 合成酵素であるアデニル酸シクラーゼを直接活性化し，細胞内 cAMP 濃度を増加させる．

## F 循環に影響する術前常用薬の特徴

### 1 降圧薬

代表的な降圧薬として，アンギオテンシンⅡ受容体拮抗薬（ARB）やアンギオテンシン変換酵素（ACE）阻害薬とカルシウム拮抗薬がある．前者は，長時間作用性が多く，麻酔導入に伴う低血圧に対する昇圧操作に抵抗を示すので中止することが多い．一方，カルシウム拮抗薬は，中止によって冠動脈の攣縮をきたしやすいため続行することが多い．

### 2 β遮断薬

β遮断薬を突然中止した場合，投与中止後24～36時間で交感神経の活動が活性化され，高血圧，頻脈，心筋虚血，梗塞となることがあり，その場合は投与を継続することが多い．しかし，β遮断薬の効果が持続していると，脈拍増加が必要な場面でも自律調節が抑制され，また，アトロピン投与など人為的調節に抵抗する．麻酔の深度を脈拍や血圧で判定していると，危機的状況を見誤ることもあるので，麻酔薬をより慎重に滴定して使用する必要がある．

### 3 抗甲状腺薬

甲状腺ホルモンが低濃度であると，アドレナリンの効果が低くなる．甲状腺機能低下症では，十分に補充療法を行った状態で手術に臨むべきである．一方，甲状腺ホルモンが急激に放出されると，安静にしていても激しい体動時の循環動態を示す．十分に甲状腺の機能を抑制した状態にしておくべきである．

### 4 向精神薬・抗不安薬

一般に，向精神薬は呼吸中枢に作用して，抗不安薬は舌根沈下にて，いずれも呼吸抑制をきたす．前者には人工呼吸が必要となり，後者では上気道を確保すれば人工呼吸は必要ないこともある．その機序に応じた対応が肝要である．

麻酔薬との相互作用は，症例により個別に対応する必要がある．麻酔薬には向精神作用も抗不安作用もあるため，一般には相加・相乗作用で効果が増強するが，常用薬の代謝酵素が誘導・亢進した状態で，麻酔薬と交差作用が認められると，麻酔薬も早期に代謝され効果が低下する．術前にそういった状態が評価できれば事前に対策を練ることができるが，一般的には，こういった状況を念頭において，麻酔薬を通常より注意深く滴定して使用する．

特に留意が必要なのは，α受容体遮断作用をもつ向精神薬を投与されている症例で，アドレナリンを必要とした状況に陥った場合，β受容体刺激作用が前面に出て血圧低下をきたすので，バソプレシンを第一選択とする．

### 5 抗てんかん薬

抗てんかん薬には，鎮静作用をもったものも多く，麻酔薬との相加・相乗作用を念頭に置く．また，抗てんかん薬の代謝酵素が筋弛緩薬と交差作用をもつことがある．これも，代謝酵素が筋弛緩薬の代謝を亢進する場合と，筋弛緩薬への抵抗性が低下した場合が考えられるので，この点を念頭に置いて，滴定して使用する．漫然と使用すると，思わぬ体動や覚醒遅延をきたす．

### 6 鎮痛薬

麻酔薬は鎮痛薬であるから，術前から鎮痛薬を投与されている症例では，その相互作用に留意しなくてはならない．向精神薬や抗不安薬，抗てんかん薬と同様に，すでに投与された鎮痛薬が血中に残存していることを前提にした場合は麻酔薬を少なくするが，鎮痛薬に抵抗性が生じた症例では，麻酔薬は通常より多量に必要となる．これも，適切な滴定が必要である．

特に，麻酔に麻薬を使用する場合，術前に拮抗性麻薬が投与されていると，多量の麻薬を必要と

することがある．同様の機序で，緩和医療で副作用を避けるために麻薬を拮抗性麻薬に変更する際，術前の鎮痛薬が急激に拮抗されて激しい痛みが生じる可能性がある．術後鎮痛でも，術中に麻薬を使用し，術後に拮抗性麻薬を投与すれば同様のことが生じるが，拮抗性麻薬には鎮静作用もあるため，痛みの訴えが抑制される．これを鎮痛作用の発現と見誤ると無用の苦痛を見逃す．

### 7 PDE5阻害薬

PDE5阻害薬〔シルデナフィルクエン酸塩（バイアグラ®）〕は元来冠血流を改善する目的で開発された薬剤であるため，これを内服した症例に冠血管拡張薬を使用すると，相乗作用により，通常より過度に血圧が低下する．

### 8 漢方薬

今後，補完医療としても漢方薬の使用が増えると考えられる．一般に漢方薬やハーブは副作用がないといわれるが，代表的な生薬である甘草によって低カリウム血症性の高血圧症や浮腫が生じることがあり，漢方薬の内服と偽アルドステロン症の関係が念頭になければ対応を誤る．

# 第13章 呼吸管理

**学習の Point**

**周術期に関連する呼吸生理と呼吸管理の重要性を理解する**

① 吸入麻酔薬・麻薬と呼吸抑制〔上気道・換気応答（1回換気量や呼吸数）・肺機能〕の関係について説明できる
② 術中人工呼吸の適応を理解する
③ 気道確保困難の予測因子を説明できる
④ 換気条件設定を説明できる
⑤ 術中酸素化障害（低酸素血症）の原因と対応を説明できる
⑥ 術後呼吸器系合併症の危険因子（喫煙，高齢，肺疾患，肥満，麻薬・筋弛緩薬残存，他）を説明できる

　全身管理の一環としての呼吸管理を理解するため，病的肺の管理をもとにした肺保護換気法が健常肺にとってどのような意義をもつのか，周術期管理において麻酔科医が注意すべき点，肺保護換気を確実に行うための換気設定の基礎を整理する．さらには，麻酔薬関連薬剤の呼吸器系への薬理作用や喫煙や睡眠時無呼吸症など，術後呼吸器合併症に影響する問題点を述べる．

## A 全身麻酔中の陽圧換気について

###  健常肺と病的肺

　低酸素血症を主症状とする急性呼吸不全である急性呼吸窮迫症候群（acute respiratory distress syndrome：ARDS）は50年近く前に紹介された疾患概念で，高い死亡率がいまだに解決されていない．病態の解明と新しい治療戦略を立てるために，2012年に専門家によって再検討された（通称，ベルリン定義）．これは，急性発症，画像診断上の胸部浸潤影，心原性肺水腫の否定といった条件に加えて，低酸素血症のレベルが $PaO_2/F_IO_2$ 比で，それぞれ100，200，300 mmHg以下が重症，中等症，軽症のARDSと定義されている．

　ARDSは敗血症や肺炎，重症外傷や溺水などさまざまな疾患を背景に発症するが，その発症メカニズムとして現在は，マルチヒット説が有力である．つまり，敗血症をはじめとする全身性炎症反応がまず存在し（最初のヒット），そこに不適切な陽圧換気を行うことで（セカンドヒット），肺組織に高度な炎症を生じる結果，肺損傷（ventilator-induced lung injury：VILI）を生じる，というものである．P/F 300 mmHgを境に健常肺と病的肺に分けられるわけではなく，検査上は正常の範疇にあっても，条件が重なれば重症度はさまざまに変化しうるという考え方である．

　手術中の病態としては，外傷や麻酔関連薬剤による呼吸筋不全，過剰な輸液負荷，炎症（biotrauma）があげられる．さらには，VILIの重症化の程度は，患者自身の肺のコンプライアンスと1回換気量の関係（volutrauma），駆動圧とプラトー圧との関係（barotrauma），そして呼気終末陽圧（positive end-expiratory pressure：PEEP）レベルによって生じる無気肺と再膨張の関係（atelectrauma）など多岐にわたる．もちろん，侵襲の大きな手術も ARDS 発症の原因になりうるため，麻酔管理中の人工呼吸器の設定には慎重になる必要がある．以下に，ARDS をはじめとする呼吸器系合併症の予測因子ならびに麻酔管理中の換気条件について紹介する．

## 2 ARDS へと移行するリスクの予測因子

心疾患患者の非心臓手術における周術期管理についてはガイドラインが出され，麻酔計画における予後予測に利用され，有用性が確認されている．同様に周術期の呼吸不全のリスクを予測するスコアリングあるいはガイドラインがあれば，麻酔計画上，非常に有用であるが確立されたものはない．

一方，呼吸器系に異常のない症例の人工呼吸に際して，ARDS へと重症化しないように早期介入をする場合の最大の問題は，入院患者で ARDS へと進展するのは 1％前後に過ぎないことであり，早期介入が必要な症例を選別しなければ，効率的な予防は難しいことになる．つまり，残りの 99％の患者をどのようにスクリーニングするのかが課題である．

Gajic らの多施設研究では，5.8％の患者で ARDS を発症したとしているが，そのデータをもとに検討を行った結果，一般的な臨床項目から肺損傷の予測について，Lung Injury Prediction Score（LIPS）が提案された（表 13-1）．LIPS スコアを用いることで，ARDS を予測可能であり，スコア 5 点以上では感度 69％，特異度 78％の良好な組み合わせと報告されている．ほかにも ARDS 発症を予測するスコアはいくつか試みられているが，前向きにその有用性を検討するタイミングにあると考えられる．

## 3 周術期の呼吸器系合併症の発症リスク予測

LIPS は，さまざまな理由によって人工呼吸を必要とする症例で，ARDS へと重症化するリスクを予測することを目的につくられたものである．

**表 13-1 LIPS スコア**

| 要因 | | 点数 |
|---|---|---|
| 要因 | ショック | 2 |
| | 誤嚥 | 2 |
| | 敗血症 | 1 |
| | 肺炎 | 1.5 |
| | ハイリスク手術（緊急手術は＋1.5） | |
| | ・整形外科・脊椎手術 | 1 |
| | ・急性腹症 | 2 |
| | ・心臓外科手術 | 2.5 |
| | ・大動脈手術 | 3.5 |
| | ハイリスク外傷 | |
| | ・外傷性脳損傷 | 2 |
| | ・気道熱傷 | 2 |
| | ・溺水 | 2 |
| | ・肺挫傷 | 1.5 |
| | ・多発骨折 | 1.5 |
| 影響を与える因子 | アルコール依存症 | 1 |
| | 肥満（BMI＞30） | 1 |
| | 低アルブミン血症 | 1 |
| | 化学療法 | 1 |
| | $FiO_2$＞0.35（＞4 L/min） | 2 |
| | 頻呼吸（呼吸数＞30） | 1.5 |
| | $SpO_2$＜95％ | 1 |
| | アシドーシス（pH＜7.35） | 1.5 |
| | 糖尿病 | －1 |

**表 13-2 SLIP-2 スコア**

| | | 点数 |
|---|---|---|
| 再灌流障害 | 敗血症 | 10 |
| 手術手技 | ハイリスク心臓手術 | 7 |
| | ハイリスク血管外科手術 | 11 |
| | 緊急手術 | 10 |
| 基礎疾患 | 肝硬変 | 20 |
| | 自宅以外の施設（要介護など） | 9 |
| 急性疾患の初期症状 | 呼吸数 20～29 | 7 |
| | 呼吸数＞30 | 14 |
| | $FiO_2$＞35％ | 13 |
| | $SpO_2$＜95％ | 5 |

このため，周術期という限られた条件には適合しない部分もあるため，術後呼吸器系合併症という条件で新たなスコアリングが提案された．代表的なものに，Surgical Lung Injury Prediction（SLIP）を改変した SLIP-2 スコアがある（表 13-2）．SLIP-2 以外にも同様のアプローチを行った報告はあるものの，前向きに検証が行われているもの

表 13-3　ARISCAT

| リスク因子 | | 点数 |
|---|---|---|
| 年齢（歳） | <50 | 0 |
| | 51〜80 | 3 |
| | >80 | 16 |
| 術前 $SpO_2$（%） | >96 | 0 |
| | 91〜95 | 8 |
| | <90 | 24 |
| 1か月以内の呼吸器感染症の既往 | あり | 17 |
| 術前の貧血 | Hg<10 g/dL | 11 |
| 手術部位 | 体表 | 0 |
| | 上腹部開腹術 | 15 |
| | 開胸手術 | 24 |
| 手術時間（時間） | <2 | 0 |
| | 2〜3 | 16 |
| | >3 | 23 |
| 緊急手術 | あり | 8 |

は少なく，ARISCAT（The Assess Respiratory Risk in Surgical Patients in Catalonia study，表13-3）というスペインのカタルーニャ地方における臨床研究に限られる．これらは限られた条件での検討であり，周術期に呼吸管理を行ううえで，ARDS に至らないような肺保護換気を導入することを今，検証する必要がある．

### 4　非 ARDS 症例における麻酔管理中の換気設定について

ARDS などの呼吸器系合併症を発症するリスクのある症例で，手術中の陽圧換気はどのように設定すべきなのであろうか．

1990 年代に ARDS の予後改善策として，1 回換気量の制限が提案され 6 つの臨床研究が行われた．その結果，1 回換気量を減じることが予後の改善につながるという結論が出され，標準体重で 6 mL/kg の 1 回換気量が「肺保護換気」と同義と思われていた時期もあった．しかし，これは健常時の自発呼吸における正常値であり，「1 回換気量を減じることで改善」ではなく，「過大な 1 回換気量は肺損傷を進行させる」と理解すべきである．

そこで，今までの臨床研究のデータを再解析した結果，予後に直接関係するのは，駆動圧（"吸気プラトー圧" － "PEEP"）であることが示された．つまり，ARDS に発展した急性呼吸不全では肺コンプライアンスの低下が顕著であることから，肺の含気率に応じた 1 回換気量を設定すべきである．

結論として，「肺保護換気」は，患者 1 人ずつのコンプライアンスに応じて換気量を設定する必要があり，その時に駆動圧は小さいほど予後を改善する．ただし，PEEP の設定については，いまだに結論が出されていない．そこで，麻酔中の換気設定について，肺保護換気を行うことで術後の呼吸器系合併症を改善することができるか，が検討されている．その結果，**コンプライアンスに応じた 1 回換気量は，術後肺合併症の発症を予防する意味で意義のあることが確認された**．

### 5　現時点で考えるべきこと

非常に高い死亡率を示す急性呼吸不全である ARDS は，全身性の炎症反応が基本にあって，そこにセカンドヒットとしての陽圧換気が加わり，完成する病態である．侵襲性の高い手術も全身性炎症反応を生じるため，麻酔中の人工呼吸の換気条件が呼吸器系予後に影響する可能性がある．つまり，術前評価や全身麻酔導入時のガス交換や肺メカニクスが一見正常であっても，開胸・開腹手術，大血管手術，心臓血管外科手術などでは，肺保護換気に努めることが必要と考えられる．そして，それは過大な駆動圧を避けることが必須の条件といえる．

全身性炎症反応の結果，ARDS へと移行するリスクをどれだけ軽減できるかが，麻酔科医に求められている．

## B　麻酔管理における人工呼吸の適応

呼吸不全のために用いられる人工呼吸と比較して，**麻酔中に行われる人工呼吸は呼吸器系の異常を理由に行われることは少なく，用いる麻酔関連**

薬剤の作用のために調節換気が必要になるか，あるいは手術操作を容易とするために分離肺換気のような特殊な換気が選択される．つまり，麻酔中の人工呼吸の適応については，集中治療領域とは全く異なるメカニズムで考える必要がある．

　腹腔鏡や胸腔鏡を用いた手術が一般化する中で，呼吸運動中枢への強力な抑制作用が生じる全身麻酔に際しては，陽圧換気を基本とした人工呼吸管理が一般的に行われるので，人工呼吸器の換気設定を十分に理解することが必要である．基礎的なガス交換の生理学的理解をもとに人工呼吸管理について整理する．

## 1 呼吸生理—酸素化と換気のメカニズム

### A 酸素化について知るべきこと

#### 1 ● 定義

　呼吸管理に際しては，酸素化は肺胞から血液に酸素が移行する現象を，そして換気は血液から肺胞に二酸化炭素が移行する現象を意味する．こうしたガスの移行は分圧の差によって受動的に行われるため，酸素化と換気は独立して考える．

#### 2 ● 酸素化のメカニズム

　酸素化を評価することは，肺胞気酸素分圧と動脈血酸素分圧の較差（A-aDO$_2$とよぶ）を算出することでガスの移動がスムーズに行われているかを評価する．肺胞気酸素分圧を実測することは難しく，その値を推定するために肺胞方程式がある．肺胞気酸素分圧を$P_AO_2$，吸入気酸素濃度を$F_IO_2$，大気圧を$P_B$，飽和水蒸気圧を$P_{H_2O}$，動脈血二酸化炭素分圧を$PaCO_2$，そして呼吸商をRとすると肺胞気酸素分圧は以下の式で求まる．

$$P_AO_2 = F_IO_2(P_B - P_{H_2O}) - PaCO_2/R$$

$P_{H_2O}$は温度の関数で気圧に影響されることはなく，37℃では47 mmHgであり，また全身麻酔中の呼吸商は概ね0.8前後である．

　空気呼吸中で，正常な換気状態（つまり，$PaCO_2$ = 40 mmHg）の場合，$P_AO_2$は以下のように求まる．

$$P_AO_2 = 0.21(760-47) - 40/0.8 = 100$$

酸素化が正常であれば，$PaO_2$も同様の値をとる．

　一方，$P_AO_2$の計算が煩雑であることから，$F_IO_2$と$PaO_2$の比，つまりP/F比が酸素化の評価に用いられることが多い．

　前述の結果を用いると，健常者で空気呼吸時のP/F比は「P/F = 100/0.21 = 476」となる．

　ARDSのベルリン定義では，P/F＜300 mmHgに設定されているが，P/F比には気圧や換気の状態は加味されないことに注意を要する．

　酸素の溶解度はきわめて小さく，0.0031 mL/dL/mmHgである．健常者の動脈血酸素分圧（$PaO_2$）が100 mmHg（空気呼吸時）であることから，動脈血の血漿成分には0.31 mL/dLの酸素が溶解していることになる（溶存酸素）．安静時の心拍出量が5 L/minとすれば，溶存酸素は毎分15 mL心臓から駆出されることになる．これは，50 kgの成人の安静時酸素消費量（$VO_2$，5 mL/kg/min）である250 mL/minの6％にすぎない．つまり，私たちは，たとえ安静時とはいえ溶存酸素のみでは生存できない．一方，ヘモグロビンに結合した酸素量（結合酸素）は1.34 mL/g-Hgb/dLである．酸素飽和度が100％で15 g/dLのヘモグロビン濃度の場合には，20 mL/dLの結合酸素が存在することになり，溶存酸素の65倍となる．つまり，$VO_2$のもっとも小さな安静時であっても，私たちの生存は結合酸素に依存し，ヘモグロビン濃度と酸素飽和度が酸素量を決定する因子となる．

　では，周術期にみられる酸素化の障害は何が原因であろうか．**低酸素血症の原因として，換気血流比の不均衡分布（シャントなど），拡散障害，そして酸素需給バランスの異常（心不全や酸素消費量の異常な増加など）があげられるが，周術期にみられる低酸素血症の原因は主にシャントの存在である．**シャントはなぜ，酸素化を障害するのであろうか．

　$PO_2$ 100 mmHgの動脈血と$PO_2$ 40 mmHgの静脈血が同量混ざった混合血の$PO_2$はいくつになるであろうか．赤血球，つまりヘモグロビンが存在

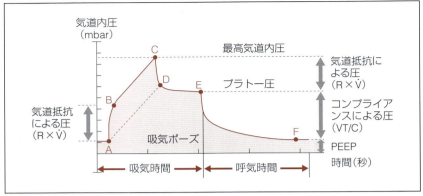

図 13-1　VCV 中の気道内圧曲線（吸気流速が一定の場合）

しない場合には $PO_2$ の平均値の 70 mmHg となる.

　一方，前述のとおり血液中の酸素量は結合酸素が主であり，動静脈血が同量混合した場合には，両者の酸素飽和度の平均値となり，酸素飽和度が 87.5％，つまり $PO_2$ は 57 mmHg となる．この値は動脈血の $PO_2$ が 100 mmHg 以上の領域では，$PO_2$ の値に関係しない．シャントの存在下では吸入気酸素濃度に依存せずに低酸素血症となる理由である．

## B 換気を決める因子

　換気は血液から肺胞に二酸化炭素が移行する現象であるが，酸素の 30 倍の溶解度をもつのが二酸化炭素の特性である．つまり，体内に溶解している二酸化炭素量は膨大であり，呼吸によって体外に排出可能な二酸化炭素量は，代謝によって作られた二酸化炭素（$VCO_2$：二酸化炭素産生量）に限られる．なお，$VCO_2$ は健常人では安静時に 4 mL/kg/min であり，$VO_2$ の 80％である（呼吸商が 0.8 の意味でもある）．

　呼吸運動によってつくられる換気量は，血液に接してガス交換に関与する換気量（$V_A$：肺胞換気量）と関与しない部分（つまり，死腔：$V_D$）からなる．動脈血の二酸化炭素分圧（$PaCO_2$）は，$VCO_2$ に比例し，$V_A$ に反比例する．

$$PaCO_2 = 0.863 \times VCO_2 / V_A$$

## 2 最近の人工呼吸管理と換気

### A 具体的な換気設定について（麻酔中の換気条件の具体例）

　最近の麻酔器は，換気条件の選択の範囲が格段に広がり，気道内圧のみならず流速や換気量などの波形をグラフィック画面で確認でき，より精密な呼吸管理が可能となった．つまり，集中治療中の呼吸管理に匹敵する高度な人工呼吸が可能となった．そこで，まず一般的な量規定換気（VCV）における気道内圧曲線から得られる情報についてみてみよう．

　図 13-1 に示したのは，VCV の設定で換気を行った際の気道内圧曲線である．気道内圧（Paw）を規定するのは，気道抵抗（R），コンプライアンス（C），流速（F），換気量（V）である．
Paw＝F×R＋V/C で表される．

　吸気の開始に伴い上昇する気道内圧（A−B）は気道抵抗によって生じた圧成分（F×R）である．換気量（V）の上昇に伴い変化する気道内圧はコンプライアンスによって決まるが A−D の傾きがコンプライアンスに一致する．つまり，最高気道内圧（C）は，気道抵抗とコンプライアンスの両方によって生じた圧変化を示す．吸気終末にプラトーを設定すると吸気フローが停止することで，気道抵抗成分がなくなりコンプライアンスによる圧変化のみ（前述した駆動圧に該当する）が得られる．E と PEEP の差，つまり E−F はコンプライアン

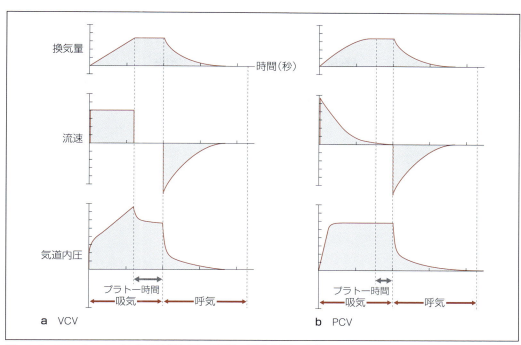

**図13-2 VCVとPCVにおける換気量，流速，気道内圧の変化**

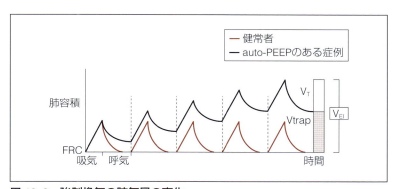

**図13-3 強制換気の肺気量の変化**
下の波形は健常肺のもので吸気・呼気1回換気量に差がなく，またFRCも維持されている．上の波形はCOPD症例（auto-PEEPあり）での記録．FRCが安定しない．
〔Tuxen DV：Detrimental effects of positive end-expiratory pressure during controlled mechanical ventilation of patients with severe airflow obstruction. Am Rev Respir Dis 140：5-9, 1989 より〕

スによって生じた圧変化となる（駆動圧）．この関係を用いることで，気道抵抗が変化する状況（気管チューブの屈曲，気管・気管支狭窄）では，最高気道内圧が上昇しC-Dが大きくなることで診断が可能である．一方，コンプライアンスが低下した場合にもCは上昇するが，フローのないプラトー圧（E-F）が上昇することで診断が可能である．

全身麻酔中の呼吸管理に際しては，吸気プラトーを設定することで，気道抵抗の変化とコンプライアンスの変化を鑑別することが可能になる．

### B 換気条件による波形の変化

一般的なVCVと圧規定換気（PCV）の特徴を以下に示す．VCVの気道内圧変化は上述のとおりであるが，その際の流速と換気量の変化を同時に

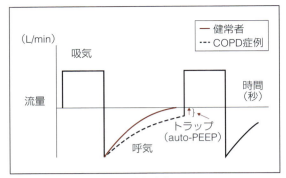

**図 13-4 強制換気中の流量変化**
点線が健常肺，実線が COPD 症例．COPD 症例では呼気終末に呼気流量がゼロにならないことが特徴．
〔Dhand R : Ventilator graphics and respiratory mechanics in the patients with obstructive lung disease. Respir Care 50 : 246-259, 2005 より〕

示したのが，図 13-2a である．

　一定の流速で換気を行う場合，換気量は直線的に上昇するが，気道内圧の変化は気道抵抗とコンプライアンスによって決定される状況がわかる．

　一方，最近，一般的となりつつある PCV における波形変化を図 13-3 に示す．

　図 13-2b からもわかるように，設定された吸気圧を速やかに得るために流速は急速に立ち上がるが，設定吸気圧に達すると漸減するのが特徴である．気道内圧が吸気時間を通して維持されることから，気道抵抗の高い肺胞，あるいはコンプライアンスの高い肺胞を開存させるためには有利であることがわかる（両方ともに「時定数が大きい」と表現されるが，要するに換気量の変化に長時間を要する部分のことである）．**病的肺（肺胞）が存在する状況（肺気腫や慢性細気管支炎など）では，VCV よりも換気効率が高い．急性呼吸不全のみならず，手術中の換気に際しても PCV が好まれる理由**と考えられる．

### C その他の情報

　手術症例が高齢化するのに伴い，呼出障害を主症状とする慢性閉塞性肺疾患（chronic obstructive pulmonary disease：COPD）症例も増加している．波形上，どのような特徴があり換気条件の設定に何が必要であろうか．

　COPD の場合には，呼気延長が特徴である．一般的に肺気腫患者のコンプライアンスは大きい．呼気時間が不十分な場合には，呼気が完了せずに一定量のガスが肺に"トラップ（空気とらえ込み）"される結果になる．毎呼吸，同様な状態が続く場合には，機能的残気量（FRC）が増加し（dynamic hyperinflation とよぶ），呼吸はコンプライアンスのより低い，肺気量位で行われることになる．

　図 13-3 に肺気量変化を示す．健常肺では呼気に安定した FRC 位に戻るが，閉塞性肺疾患症例では，呼気時間中に吸気 1 回換気量が呼出しきれないために，呼吸ごとに肺気量が増加し，FRC 位が上昇していることが示されている．

　図 13-4 には，VCV 時の波形を示したが，基線の上が吸気，下が呼気流量にあたる．健常肺では，点線で示されたように呼気時間中に呼気流量はゼロを迎えるが（吸気 1 回換気量を呼出しきった状態），トラップが生じている状況では，呼気から吸気に移行する段階で，呼気流量が中断される波形となる．つまり，呼出中に次の吸気が始まったことを表し，"トラップ"されていることとなる．このように，呼出障害によって auto-PEEP の発生する状況では，呼気流量波形をもとに呼気時間を十分に長く設定するのに加え，auto-PEEP に相当する PEEP を回路に加えることで気道の閉塞を防ぐことができ，過膨張も改善する．

### C 麻酔関連薬剤の呼吸器系への影響—麻酔関連薬剤と呼吸抑制

　呼吸器系は，①肺胞気と肺毛細管血液間におけるガス交換，②胸郭・呼吸筋による呼吸運動と肺メカニクス，そして③動脈血酸素分圧（$PaO_2$）や二酸化炭素分圧（$PaCO_2$）をセンシング（化学受容）し，呼吸運動を調節する呼吸調節，という 3 つの部分から構成されている．化学受容については，$PaO_2$ と $PaCO_2$ がセンシングの対象であり，急性反応は頸動脈体が担当し，慢性反応は第 4 脳室底の化学受容体による．吸入麻酔薬ならびに麻薬を代表とする鎮痛薬は，中枢性ならびに末梢性の化学受容体に直接的に作用し，$PaO_2$ や $PaCO_2$ の変

化に対する受容体の反応を抑制するが，勾配（つまり，反応性）を抑制するのか，反応の開始時点（つまり，閾値）を抑制するのかは薬剤ごとに異なる．

麻酔関連薬剤には，麻酔薬，鎮痛薬（麻薬），筋弛緩薬，そして局所麻酔薬があるが，それぞれの薬剤が呼吸についてどのような作用をもつのかを理解する必要があり，その際に，ガス交換，呼吸運動，呼吸調節についてそれぞれ整理する．

## 1 吸入麻酔薬

呼吸調節には，低酸素性応答と二酸化炭素性応答がある．

**全身麻酔維持レベルの濃度では，すべての吸入麻酔薬は低酸素性ならびに二酸化炭素性換気応答を高度に抑制するので，全身麻酔中には換気補助を常に考える必要がある**．たとえば，セボフルランの濃度が上がるにつれて，1回換気量，二酸化炭素性換気応答が低下し，結果として$PaCO_2$が上昇する．換気回数の上昇は1回換気量の低下を代償することはできず，分時換気量も低下する．デスフルランについても，用量依存性に換気抑制が生じ，1回換気量と二酸化炭素性換気応答を抑制することが確認されている．同様の換気抑制がプロポフォールによっても報告されており，特に二酸化炭素性換気応答が抑制されることで，換気量が低下する．つまり，長時間にわたることの多い現代の手術に際しては，基本的に抑制された呼吸調節の状態で自発呼吸を維持することは難しく，ほとんどの症例で換気補助（調節換気あるいは補助換気）を必要とする．

さらには，1970年代より，低濃度の揮発性麻酔薬が換気応答を抑制することが報告され，全身麻酔覚醒後にも残存する極低濃度の吸入麻酔薬による低換気に対して厳重なモニターが必要であることが警鐘されてきた．ただし，この問題は臨床研究ごとに結果が異なる．低酸素性換気応答に対して低濃度の揮発性麻酔薬（0.1〜0.2 MAC）は，抑制作用をもつであろうか．2002年にPanditが過去に行われた37の研究を徹底的に検証しているが，結論としてどの揮発性麻酔薬も麻酔レベル以下の低濃度で低酸素性換気応答が抑制されることが確認されている．麻酔薬〔ハロタン，エンフルラン（ともに販売終了），イソフルラン，セボフルラン〕ごとの差はないようである．ただし，覚醒反応については明らかではなく，将来的な課題とされている．

一方，高二酸化炭素性換気応答はさまざまな研究成果が繰り返し報告され，一定の見解は得られていない状況であった．そこで再びPanditが2004年に検証を行い，麻酔薬ごとにばらつきはあるものの，低酸素性換気応答に比べて高二酸化炭素性換気応答は麻酔薬に抵抗性があり，有意には抑制されないと結論づけている．以上のことから，**全身麻酔より覚醒間もないタイミングでは，残存する低濃度の揮発性麻酔薬の効果によって低酸素性換気応答が抑制される結果，何らかの理由で低酸素血症となっても換気を増やすことができない可能性に注意が必要**といえる．特に，呼吸循環系のモニターが外されることの多い搬送中などには要注意である．

## 2 静脈麻酔薬

静脈麻酔薬のプロポフォールについても，同様の検討が行われている．特に，検査をはじめとして意識下鎮静（浅鎮静）に用いられることの多いプロポフォールであるが，浅鎮静によって低酸素性換気応答が高度に抑制される．一方，二酸化炭素応答性についても検討されているが，揮発性麻酔薬と異なり，中枢性化学受容が抑制される結果，換気応答も抑制されることが確認されている（末梢性化学受容は影響を受けない）．プロポフォールを用いた鎮静あるいは麻酔レベル以下の低濃度曝露によって換気応答は高度に抑制されることに注意を要する．

## 3 麻薬

**麻薬の呼吸抑制効果も臨床的に重要な問題であり，特に術後鎮痛のように全身状態の監視が必ずしも徹底していない状況での使用は要注意**といえる．その中で，レミフェンタニルは手術室における麻酔管理が適応とされているが，高度な換気抑

制が確認されているため，全身麻酔中に限られているとはいえ，自発呼吸を温存して用いる場合には十分なモニタリングが必要である．

## D 気道確保困難の予測因子

気道確保困難については，「日本麻酔科学会気道管理ガイドライン2014（日本語訳）—より安全な麻酔導入のために」に詳しい．

このガイドラインの中で，「非常に多くの因子が関係するため，困難気道を予測することは難しい」とされているが，術前に評価すべき12のリスク因子が列挙されている（表9-8 ➡ 89頁）．これは，マスク換気とともに気管挿管困難も同時に発生する可能性を予測するモデルを参考に考えたものであり，術前外来での診察時に十分な評価をすることが必須である．

## E 術後呼吸器系合併症のリスク因子

術後の呼吸器系合併症を発症する因子については，冒頭の病的肺への対応の項目でまとめた．特に，予後予測因子としての患者因子，侵襲の大きな手術などを紹介したが，それ以外の因子について整理する．

### A 喫煙・禁煙

喫煙は，さまざまな合併症の原因となりえるとともに，気道過敏症や分泌物の問題もあり術前の禁煙は常識である．Turan Aらが米国における手術患者のデータベースをもとに，喫煙者と喫煙したことのない患者を約8万名ずつ抽出し，術後合併症の発症率を検討した研究では，術後死亡率，敗血症，肺炎，予期せぬ再挿管，心筋梗塞，脳卒中，などすべての項目で喫煙者はより高率に合併症を生じていることが示された．

長期間の喫煙に伴うCOPDや心筋虚血などのリスクを揃えることは難しく，喫煙のリスクが過大評価された可能性もあるが，十分な症例数であり，喫煙者の周術期リスクはさまざまな局面で高いと結論づけられる．

一方，術前の禁煙の影響については，いまだに未知の部分が大きく，どの程度の期間の禁煙が周術期リスクを減らすのかを明らかにすることが必要である．

### B 区域麻酔と術後鎮痛

区域麻酔（脊髄くも膜下麻酔あるいは硬膜外麻酔）を用いることで，手術ストレスで生じる内分泌系の反応，サイトカインの分泌亢進，さらには，痛みの閾値などへの影響を抑制できることが示されてきた．つまり，手術侵襲に対する生体の過剰反応を抑制することで，術後の回復を改善し合併症を予防することが期待されてきた．硬膜外ブロックを用いて術後鎮痛を徹底し，創部痛に伴う換気不全を予防し，呼吸器系の合併症を軽減できる可能性があるが，総合的評価は不十分であった．

全身麻酔に区域麻酔を併用した1万件の症例数を対象とした大規模な臨床研究が行われた．その結果，区域麻酔を併用することで総合的な死亡率が改善され，呼吸器系の合併症を減少することが示された．今後，術後鎮痛の方法については，手術術式別に予後との関連で徹底した検証が必要である．

### C 無気肺と肺リクルートメントについて

周術期には高濃度酸素を用いることが多く，また筋弛緩薬の使用に伴い無気肺を生じる可能性が高い．全身麻酔導入時の吸入気酸素濃度（$F_{I}O_2$）は吸収性無気肺の発症と関連し，それを予防するためには$F_{I}O_2<0.7$が適当とされている．$F_{I}O_2$を減じるのか，あるいは気管挿管直後に肺リクルートメントを行うべきかを今後，検証すべきである．

呼吸器合併症のない症例においても，全身麻酔の導入時あるいは麻酔中に無気肺は容易に形成されるが，病的肺と異なり容易にリクルートメントが可能であることも事実で，用手的な加圧膨張を10秒程度加えることで解決することが確認されている．全身麻酔中に低酸素血症を生じた場合には，まず肺胞リクルートメントを行うのが必要である．ARDSにおける無気肺では再膨張が難しいこ

とを鑑みると，できる限り早期に解決したい問題といえる．

### D 睡眠時無呼吸症

呼吸調節メカニズムの異常に伴う上気道狭窄・閉塞が睡眠時無呼吸症（obstructive sleep apnea syndrome：OSAS）の本質であるが，すべての呼吸筋の中で上気道の開通性をコントロールする咽頭・喉頭筋群が，睡眠，飲酒，麻酔薬などの中枢抑制時に特に抑制される．全身麻酔後に生じる睡眠パターンの変化は古くから指摘されており，特に術後数日でREM睡眠がいったん消失するのちに，1週間程度オーバーシュートすることで呼吸機能に及ぼす影響は無視できない．これは，REM睡眠中に上気道閉塞が発生しやすいことから，REM睡眠が消失する術直後よりも，数日経ってオーバーシュートする際に，高度な上気道閉塞が生じることを認識した術後管理が必要である．

OSASが適切に診断され，経鼻的持続陽圧呼吸（nasal continuous positive airway pressure：nCPAP）などの治療が行われている場合には，同様の対応を周術期に行うことで，上気道閉塞に伴う低酸素症と合併症を防ぐ．重要なのは，診断のされていない未治療のOSASにどうアプローチすべきかである．本来は，睡眠検査が必要であるが，時間の限られる手術前に評価することは難しい．このため，術前の限られた時間の中で簡単なスクリーニングテスト（STOP-BANGテスト）が提唱されている（表13-4）．各項目について合算し，3点以上でOSASのリスクあり，と判断し対応することで呼吸器系の合併症予測に有用である．以下に対応を示す．

#### 1 ● 術前管理

術前よりOSASと診断されているか，スクリーニングで可能性の高い場合には，OSASに合併しやすい疾患（高血圧，糖尿病，うっ血性心不全など）の有無を確認し，コントロールが十分になされていない場合には対応を始める．特に，OSAS症例は，マスク換気や気管挿管が難しいことが多く，術前の上気道の診察は重要である．睡眠検査でOSASが確定された場合には多くの症例でCPAP

**表13-4 STOP Bang アプローチ**

| | | |
|---|---|---|
| S | いびき（Snoring） | 大きないびきをかきますか？ 会話よりもうるさいですか？ あるいはドア越しに聞こえますか？ |
| T | 疲労感（Tired） | 日中に，「疲れた」「眠い」と感じることはありますか？ |
| O | 無呼吸の確認（Observed） | 睡眠中の無呼吸を実際に誰かが確認していますか？ |
| P | 高血圧（Pressure） | 高血圧症ですか？ あるいは治療中ですか？ |
| B | 肥満度（BMI） | BMIが35 kg/m$^2$以上ですか？ |
| A | 年齢（Age） | 50歳以上ですか？ |
| N | 首周囲長（Neck） | 40 cm以上ですか？ |
| G | 性別（Gender） | 男性ですか？ |

睡眠時無呼吸症の高リスク：「はい」が3問以上
睡眠時無呼吸症の低リスク：「はい」が3問未満

が導入されることとなる．術前に短時間であってもCPAPを導入しておくことで術後の拒否反応に対応しておく．

OSAS患者の17〜52％に肺高血圧症を合併するという調査結果もあり，この場合には周術期のリスクはさらに高まる．米国循環器病学会のエビデンスに基づくガイドラインでは，肺高血圧症を合併したOSASの治療に際して，肺動脈圧は必ずしも測らなくともよいとしているが，周術期には肺高血圧症を増悪するさまざまな因子（低酸素症，高二酸化炭素血症，体温異常，アシドーシス）の頻度が通常よりも高いので，心エコーによる評価は必要である．

#### 2 ● 術中管理

OSAS患者の麻酔管理について十分な検討はされていない．区域麻酔が適当な場合には，全身麻酔よりも安全な場合もあり，作用時間の短い麻酔薬を用いたほうが覚醒も早く，麻酔前の呼吸機能への回復も早いことが期待できる．ただし，OSAS患者での麻酔関連予後について検討をしても，OSAS自体が複雑で複数の病態を包含するため，どれが純粋にOSASに関連するものなのか評価がきわめて難しい．

麻酔の導入に際しては，特に周到な準備が必要である．十分な酸素化をまず行い，呼気終末酸素

濃度が90％になることを確認し，必要であれば CPAP 10 cmH$_2$O を数分用い，上体の挙上を考慮する．同時に，重症の OSAS 患者は困難気道であることが多く，さまざまな気道確保の手段を準備し，全身麻酔の導入はできれば経験のある専門医が行うべきである．特に，意識下挿管を試みる際には，上気道の十分な局所麻酔が必要であるが，この状態で抜管すると上気道狭窄が増強される可能性に注意する．つまり，抜管に際しては，上気道の保護反射が十分に回復していること，筋弛緩薬の拮抗が十分に行われ筋力が回復していること，全覚醒で指示動作が可能であることを確認することが必要である．

### 3 ● 術後管理

低酸素血症と高二酸化炭素血症が術後早期の問題である．単純な仰臥位では OSAS の症状が増悪するため，30°程度上体を挙上した管理が術後回復室や集中治療室では必要となる．現時点では，OSAS による上気道閉塞に対して有効であるのは，CPAP を用いた陽圧換気であり，可能であれば麻酔からの覚醒直後から用いたい．在宅用の CPAP 装置は，室内気を送り込む装置であり，麻酔覚醒後の急性期には吸入気酸素濃度を調節可能な，ICU 用 NPPV 専用機を用いることが望ましい．

術後鎮痛に頻用されるオピオイドは，同時に呼吸運動中枢を強力に抑制することが知られているが，OSAS 患者では非 OSAS 患者と比べて半量のオピオイドで同程度の呼吸抑制を生じることが報告されている．術後鎮痛にオピオイドを用いる際には，症例ごとに感受性を確認したうえで，個別の処方が好ましい．

術後回復室から一般病棟への転棟に際しては，原則として室内気で酸素飽和度が術前値に回復していることを確認してからで，低酸素血症や上気道閉塞・狭窄が生じないことも必須条件である．実際，OSAS 患者について，術後のリスクを評価したところ，日常の無呼吸指数が高い症例ほど，周術期の呼吸器系合併症が高率に発生したことが報告されている．

従来は，ガス交換や麻酔関連薬剤による呼吸抑制が，周術期における呼吸管理の最大関心事であったが，急性呼吸不全の理解が進むのに伴い，健常肺から病的肺に向けた大きなスペクトラムの中で呼吸管理を考える時代へと変わりつつある．今後，さらに病態の理解が進むのにつれて，長期予後も含めた検討が可能になるものと考える．

特に，麻酔承諾書をとる際に，麻酔計画を説明するが，術後呼吸器系合併症の発症リスクについても十分な説明が必要であり，スコアリングについても今後の前向きの検証がまたれるところである．

### ● 参考文献

1) ARDS Definition Task Force, et al：Acute respiratory distress syndrome—the Berlin Definition. JAMA 307：2526-2533, 2012
2) Ferguson ND, et al：The Berlin definition of ARDS—An expanded rationale, justification, and supplementary material. Intensive Care Med 38：1573-1582, 2012
3) Amato MB, et al：Driving pressure and survival in the acute respiratory distress syndrome. N Engl J Med 372：747-755, 2015
4) Pandit JJ：The variable effect of low-dose volatile anaesthetics on the acute ventilatory response to hypoxia in humans—A quantitative review. Anaesthesia 57：632-643, 2002
5) Pandit JJ：Effect of low dose inhaled anaesthetic agents in the ventilatory response to carbon dioxide in humans—A quantitative review. Anaesthesia 60：461-469, 2005
6) Japanese Society of Anesthesiologists：JSA airway management guideline 2014—To improve the safety of induction of anesthesia. J Anesth 28(4)：482-493, 2014
7) Rodgers A, et al：Reduction of postoperative mortality and morbidity with epidural or spinal anaesthesia：Results from overview of randomised trials. BMJ 321：1-12, 2000

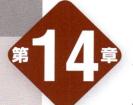

# 第14章 輸液・輸血，酸塩基平衡，代謝の管理

**周術期輸液・輸血療法の考え方と酸塩基平衡や代謝管理について理解する**
① 輸液製剤の種類（晶質液，膠質液）について説明できる
② 周術期輸液療法の指標を説明できる
③ 改訂Starlingの原理と血管内皮グリコカリックスについて理解する
④ 輸血の合併症について説明できる
⑤ 術中大量出血に伴う問題点と対応を説明できる
⑦ 酸塩基平衡の原理と緩衝系について説明できる
⑧ アルカローシス，アシドーシスによる影響を説明できる
⑨ 術中術後の酸素消費量の変化について説明できる
⑩ 外科的糖尿病の原因と対応を説明できる

　周術期における輸液，輸血は麻酔科医によって管理される．しかも手術を受ける患者全例が必ず輸液療法を受ける．すなわち麻酔科医は手術症例における輸液療法に精通しておく必要がある．本章では周術期における輸液・輸血療法と酸塩基平衡や代謝管理について解説する．

## A 輸液製剤の種類（晶質液，膠質液）

### 1 体液分画

　ヒトの体液分画は，成人では総水分量が体重の60％で，このうち40％が細胞内，20％が細胞外に存在し，さらに細胞外の5％が血液，15％が間質となっている．細胞膜は半透膜といわれ，水は通すが，粒子は通さない膜であり，浸透圧により細胞膜（細胞内外）を水分が移動する．すべての輸液は，血管内に投与されたのち，その浸透圧に応じて細胞外・細胞内に分布する．
　血液の浸透圧はナトリウム，ブドウ糖，尿素窒素から構成される．

$$\text{血清浸透圧(mOsm/L)} = 2 \times \text{血清 Na}^+\text{濃度(mEq/L)} + \text{血糖値(mg/dL)}/18 + \text{血中尿素窒素(mg/dL)}/2.8 \text{(正常値 285 mOsm/L)}$$

### 2 輸液の種類

　輸液製剤には，溶質の分子量が小さく，糖や電解質を含んだ晶質液（crystalloid）と，糖や電解質に加えて，分子量が大きい溶質（膠質粒子）を含む膠質液（colloid）とがある．晶質液の浸透圧は電解質と糖から構成され，膠質液はアルブミン，ヒドロキシエチルスターチ（HES），デキストランなどから構成される．

### A 晶質液

#### 1 ● 細胞外液補充液

　細胞外液成分に類似した電解質を含み，細胞外液の補充を行う．出血や脱水による細胞外液の不足時の補充に使用する（例：生理食塩液，乳酸リンゲル液，酢酸リンゲル液，重炭酸リンゲル）．水

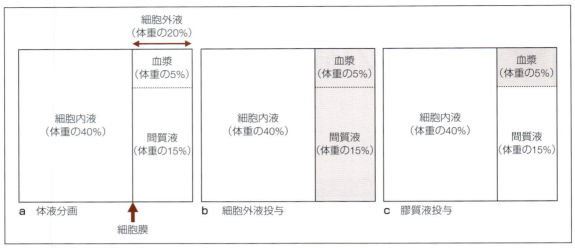

図 14-1 体液分画と輸液分布

分はすべて細胞外液に分布するため，血管内に 25％，間質に 75％分布する．理論上は，血管内には投与された輸液量の 25％しか残らない．そのため細胞外補充液は出血量の 4 倍投与する必要がある（図 14-1b）．

生理食塩液を大量に投与すると，高クロール血症性代謝性アシドーシスになりやすい．一方，乳酸，酢酸は肝臓や筋肉で代謝され重炭酸イオンになり，代謝性アシドーシスを抑制する．しかし，肝不全時には肝臓での乳酸代謝が障害されるため，乳酸が蓄積する危険性があり注意が必要である．重炭酸イオンを含む重炭酸リンゲルは代謝性アシドーシスを抑制できる．

### B 膠質液

#### 1 アルブミン製剤

アルブミンの分子量は 69,000 で血漿の膠質浸透圧の 80％を占めている．5％アルブミン 500 mL は 500 mL の，25％アルブミン 500 mL は 2,500 mL の血漿増量効果がある．

#### 2 人工膠質液

多糖類のデキストラン（D），ヒドロキシエチルスターチが入った輸液製剤である．膠質粒子は血管内にとどまり，膠質浸透圧により血漿増量効果を有する．出血が多く血管内脱水となる場合，血漿の膠質浸透圧を保つために血漿の補充に使われる．腎臓から排泄されるため，効果の持続は 1～4 時間と短い（図 14-1c）．

### 3 輸液の内容

生理食塩液は Na 濃度が血漿の Na 濃度よりも高く，浸透圧が少し高くなるため細胞内へ水分が移動することはないが，リンゲル液は Na 濃度が低いため，大量投与時には細胞内に水分が移動し脳浮腫を起こす危険性がある（表 14-1）．

## B 周術期輸液療法の指標

### 1 静的指標—前負荷の評価

左室拡張末期容量が正確な前負荷の指標であるが，モニターすることが難しく，中心静脈圧（central vein pressure：CVP）や肺動脈楔入圧（pulmonary capillary wedge pressure：PCWP）で代用される．

#### A 中心静脈圧（CVP）

前負荷の指標として，CVP 高値で十分な輸液，CVP 低値で輸液不足と考え，昔から使用されて

表 14-1 輸液製剤の組成

| | | | 電解質(mEq/L) | | | | | 糖(%) G/H/D |
|---|---|---|---|---|---|---|---|---|
| | | | Na | K | Ca | Cl | 乳酸など | |
| 体液 | 細胞外液 | 血漿 | 142 | 4 | 5 | 103 | | |
| | | 組織液 | 144 | 4 | 2.5 | 114 | | |
| | 細胞内液 | | 15 | 150 | 2 | 1 | | |
| 輸液製剤 | 細胞外液補充液 (等張電解質液) | 生理食塩液 | 154 | | | 154 | | |
| | | 乳酸リンゲル液 | 130 | 4 | 3 | 109 | ラクテート 28 | |
| | | 酢酸リンゲル液 | 130 | 4 | 3 | 109 | アセテート 28 | |
| | | 重炭酸リンゲル液 | 135 | 4 | 3 | 113 | バイカーボネート 25 | |
| | 低張電解質液 | 維持液 | 35 | 20 | | 35 | ラクテート 20 | G4.3% |
| | 人工膠質液 | ボルベン | 154 | | | 154 | | H6% |
| | | ヘスパンダー | 105.6 | 4 | 2.7 | 92.7 | ラクテート 20 | G1%/H6% |
| | | デキストラン | 130 | 4 | | 109 | ラクテート 28 | D10% |

G：グルコース，H：HES，D：デキストラン

きた．しかし最近では，CVP は胸腔内圧や血液量，昇圧薬などから影響を受けること，また静脈は動脈の 30 倍ものコンプライアンスがあり，容量変化に対する圧の変化が小さいことなどから，輸液管理の指標には不適切といわれている．

### B 肺動脈楔入圧（PCWP）

左室拡張末期容量を左室拡張末期圧（left ventricular end-diastolic pressure：LVEDP）で代用し，LVEDP が平均左房圧と近似するとし，PCWP がそれに近似するという前提のもと使用されてきた．しかし PEEP や心臓手術後，左室コンプライアンスの低下など，PCWP が左房圧に相関しない病態もあり，正確性に疑問があるとするものもある．

### 2 動的指標

近年は静的指標に代わって，輸液負荷を行ったときの心拍出量の変化を推測する動的指標が，輸液療法が有効かどうかを判断する指標として使用されている．1 回拍出量（stroke volume：SV）や脈圧，収縮期血圧が胸腔内圧の呼吸性変動によって増減することを利用してその変化を数値化したものである．正確な評価のため，完全人工呼吸管理下で不整脈がない，非開胸であるなどの条件が必要となる．

人工呼吸器管理下では，心拍出量は，次のように変化する．吸気時には，胸腔内圧上昇→右室前負荷減少→後負荷上昇→右室拍出量減少→左室前負荷減少→左室拍出量減少．呼気はこれが解除される．

この心拍出量の呼吸性変動が大きいと，循環血液量不足が示唆され，輸液負荷により心拍出量が増加する可能性がある．この指標として以下のパラメータが使用される．

1) Stroke volume variation（SVV，1 回拍出量変動）
2) Pulse pressure variation（PPV，脈圧変動）
3) Systolic pressure variation（SPV，収縮期圧変動）
4) Pleth Variability Index（PVI，脈波変動指標）

1)〜3) はそれぞれ，動脈圧の変動を解析して循環血液量の過不足を評価する．吸気時（左室拍出量減少時）に上昇し，呼気時には低下する．

4) は，パルスオキシメータに表示される波形振幅の呼吸性変動を測定する．

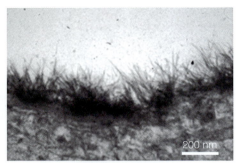

**図 14-2　毛細血管内皮電子顕微鏡画像**
黒い絨毛様物質がグリコカリックス．
〔Becker BF, et al：Degradation of the endothelial glycocalyx in clinical settings：Searching for the sheddases. Br J Clin Pharmacol 80：389-402, 2015 より〕

## 2 血管内皮グリコカリックス

有窓性毛細血管の内皮細胞の隔膜には，グリコサミノグリカン鎖とシアロ糖タンパクを主成分とするグリコカリックスとよばれる，管腔側に絨毛状の構造物がある（図 14-2）．グリコカリックスが水や溶質の出入りを調整し，血管透過性亢進病態の主役を演じるとされる．

## 3 Starling の法則

### A Starling の式

1896 年に Starling は毛細血管の水分移動に関して，「毛細血管の水分の移動方向と移動速度は，毛細血管内外の静水圧，膠質浸透圧，管壁の性質に依存する」という仮説を提唱した．つまり，毛細血管内外の水分移動は，以下により規定される．

> （A 毛細血管と間質の静水圧差）−
> （B 毛細血管と間質の膠質浸透圧差）
> A：血管内水分を間質に押し出す圧力
> B：間質の水分を血管内に引き込む圧力

この法則に基づくと，細動脈では，血管内圧が高いため水は血管内から間質部に押し出され（濾過），細静脈では，血管内圧が低いため血管内の膠質浸透圧差によって水が間質から血管内に再吸収されると考えられていた（図 14-3）．しかし，実際には，細静脈側での水分の再吸収は一部の組織（腎髄質）を除いて，ほとんど行われていない．

### B 改訂 Starling の法則

近年，理論上の Starling の法則は，臨床上では十分とはいえず，水分や溶質の出入りは毛細血管の血管内皮細胞の表面を覆うグリコカリックスによって発生することが解明されてきた．血管透過性に関して，グリコカリックスの導入により Starling の法則が改訂された．グリコカリックスが血管壁の半透膜性を規定しており，**炎症時や敗血症などではこのグリコカリックスが障害され，血管壁の半透膜性も喪失し，血管内と間質の間を**

## C 改訂 Starling の法則と血管内皮グリコカリックス

### 1 毛細血管内皮細胞の種類

毛細血管は構造によって以下に分類される．

#### A 連続性毛細血管
continuous capillary

脳・心臓・肺などの一般的な毛細血管である．水や溶質の移動は，小胞や小胞孔を介して行う．

#### B 有窓性毛細血管
fenestrated capillary

20～80 nm の孔をもつ血管内皮細胞で，消化管粘膜や内分泌腺，腎糸球体の毛細血管に多くみられる．孔には隔膜があり（腎糸球体にはない），この隔膜の上にグリコカリックスとよばれる絨毛状の構造物があり，水や溶質の出入りを制御している．孔のサイズはアルブミンのサイズ（5～7 nm）より大きいがマイナス荷電で，同じくマイナス荷電のアルブミンを通さないようになっている．炎症時には荷電が消失するといわれる．

#### C 非連続性毛細血管（類洞血管）

肝臓，脾臓，骨髄などに存在する．隔膜がない直径数百 nm ほどの毛細血管である．

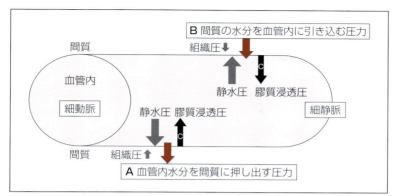

図 14-3　Starling の法則

アルブミンなどの分子量の大きな物質が移動することが判明した．

　グリコカリックスは，虚血，低酸素，敗血症，炎症，動脈硬化，糖尿病，腎臓病などにより影響を受け，主成分であるヒアルロン酸が内皮表面から喪失し，グリコカリックスの潜在的な破壊状態になるといわれる．

## D　輸血の合併症

### 1　輸血製剤の種類と適応

　輸血用血液製剤には赤血球製剤，血漿製剤，血小板製剤，全血製剤がある．現在は，血液を遠心分離して赤血球製剤，血漿製剤，血小板製剤に分類し，必要な成分だけを輸血する成分輸血が主流となり，全血輸血はほとんど行われていない．

a 赤血球製剤

　血液から血漿，白血球，血小板の大部分を除去したもの．出血や貧血の際に使用される．

b 血漿製剤

　血液から凝固因子の含まれる血漿成分を抽出したもの．採取後，凍結し新鮮凍結血漿として保存する．凝固因子の補充に使用される．

c 血小板濃厚液

　血液から成分採血装置を用いて血小板を採取したもの．血小板低下時や止血のため使用される．

### 2　輸血基準

　輸血基準に関しては，現在厚生労働省より「血液製剤の使用指針」が出されており，赤血球・血漿・血小板製剤の適正使用方針が以下のように示されている．

#### A　赤血球製剤

　赤血球投与の目的は，貧血の補正を行い末梢循環系へ十分な酸素を供給することと循環血液量を維持することにある．

　貧血においては，通常 Hb 値が 10 g/dL を超える場合には赤血球輸血を必要とすることはないが，6 g/dL 以下ではほぼ輸血が必須とされている．Hb 値 6～10 g/dL 時の赤血球輸血の必要性は患者状態や合併症を考慮して判断する．

　通常 Hb 値が 7～8 g/dL 程度あれば十分な酸素の供給が可能であるが，冠動脈疾患などの心疾患あるいは肺機能障害のある患者では，周術期の Hb 値を 10 g/dL 程度に維持することが推奨される．

#### B　血漿製剤

　血漿製剤投与の目的は凝固因子の補充による治療的投与である．

1 ● 凝固因子の補充

a PT，APTT 延長（PT：INR≧2.0，PT%≦30%，APTT：基準上限の 2 倍以上）

- 肝障害
- L アスパラギナーゼ投与関連
- 播種性血管内凝固(disseminated intravascular coagulation：DIC)
- 大量輸血時
- 濃縮製剤のない凝固因子欠乏症
- クマリン系薬剤(ワルファリンなど)の効果の緊急補正

b 低フィブリノゲン血症(100 mg/dL 未満)
- 播種性血管内凝固(DIC)
- L アスパラギナーゼ投与関連

### 2 凝固阻害因子や線溶因子の補充
- プロテイン C, S 欠乏症

### 3 血漿因子の補充
- 血栓性血小板減少性紫斑病(thrombotic thrombocytopenic purpura：TTP)

## C 血小板製剤

血小板製剤投与の目的は，血小板成分を補充することにより止血をはかること，または出血を防止することである．**一般に血小板数が 5 万/μL 以上では血小板輸血が必要となることはない**．血小板数が 2〜5 万/μL で止血困難な場合には血小板輸血が必要となる．血小板数が 2 万/μL 未満では，血小板数減少の程度に応じて重篤な出血の頻度が増加するため血小板輸血が必要となる．血小板減少による重篤な活動性出血を認める場合は，血小板数を 5 万/μL 以上に維持するように血小板輸血を行う．

外科手術の術前において，血小板数が 5 万/μL 未満では手術内容に応じて血小板製剤の準備または術直前の血小板輸血の可否を判断する．

## 3 合併症

### A 急性型副作用

急性期副作用には ABO 血液型不適合による血管内溶血，皮膚粘膜症状などのアレルギー反応，アナフィラキシーショック，細菌汚染輸血に伴う菌血症やエンドトキシンショック，輸血関連肺障害(transfusion-related acute lung injury：TRALI)などがある．

### B 遅発型副作用

遅発型副作用には輸血後移植片対宿主病(graft versus host disease：GVHD)，ウイルス感染(肝炎ウイルス，ヒト免疫不全ウイルス，ヒト T リンパ球向性ウイルスなど)などがある．

## E 術中大量出血に伴う対応と問題点

### 1 術中大量出血への対応

麻酔関連偶発性調査によると，出血は手術室における心停止の原因の約 1/3 を占めており，対応には十分な注意が必要である．

出血に対する対応としては，厚生労働省の「血液製剤の使用指針」における輸液・成分輸血療法の適応がある(図 14-4)．また術中大量出血に対する対応としては，日本麻酔科学会および日本輸血・細胞治療学会より「危機的出血への対応ガイドライン」(2007 年)が提唱されている(図 14-5)．

### 2 術中大量出血・輸血の問題点

#### A 電解質異常

**1 高カリウム血症**

赤血球濃厚液は，保存や放射線照射後の溶血に伴いカリウム濃度が上昇する．そのため，急速輸血また，大量輸血時や腎不全患者や低出生体重児などへの輸血時には注意する．

**2 低カルシウム血症**

保存血液では抗凝固剤としてクエン酸ナトリウムが使用されており，カルシウムと結合することにより低カルシウム血症の原因となる．

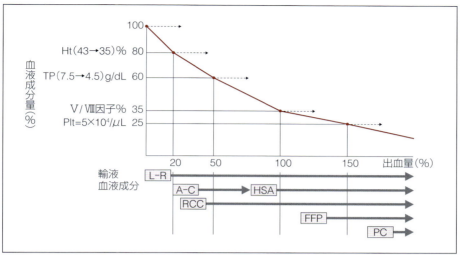

**図 14-4　出血患者に対する輸液・成分輸血療法の適応**
L-R：細胞外液系輸液薬（乳酸リンゲル液・酢酸リンゲル液など），A-C：人工膠質液，HSA：等張アルブミン（5%ヒト血清アルブミン，ヒト加熱血漿タンパク），RCC：赤血球濃厚液または MAP 加赤血球濃厚液，FFP：新鮮凍結血漿，PC：血小板濃厚液
〔厚生労働省医薬食品局血液対策課：血液製剤の使用指針（改定版）2005（www.mhlw.go.jp/new-info/kobetu/iyaku/kenketsugo/5tekisei3b02.html）より〕

### B 希釈性凝固障害

大量輸血時には血漿成分の喪失と輸液・輸血投与に伴う希釈性凝固障害による止血困難が起こることがあり，新鮮凍結血漿の投与を行う．

### C 低体温

低温の輸血製剤の大量投与の際には体温低下が生じ，代謝性アシドーシス・凝固障害・不整脈・心停止などの原因になるため，専用加温器で加温しながら輸血を行う．

## F 酸塩基平衡の原理と緩衝系

### 1 酸と塩基

細胞外液の pH は通常 7.35～7.45 の非常に狭い範囲内にコントロールされている．
このホメオスターシスの維持に大きく影響しているのが水の物理的特性である．水分子はわずかに解離しており，陽子を受けとってヒドロニウムイオン（$H_3O^+$：通常 $H^+$ と表現）になったり，逆に陽子を与えて陰性に荷電したヒドロキシイオン（$OH^-$）になったりしている．

$$H_2O \Leftrightarrow H^+ + OH^-$$

酸とは $H^+$ を放出するものであり，塩基とは $H^+$ を受けとるものと定義される（Brønsted の定義，表 14-2）．表 14-2 中のイオン反応式の $H^+$ 濃度は溶媒である水自体の解離状態も反映している．

### 2 pH の定義

$H^+$ 濃度（[$H^+$]）は，通常 [$H^+$] の逆数の常用対数（底は 10）である pH で示す．同様に pOH も定義できる．

$$\begin{aligned} pH &= -\log[H^+] \\ pOH &= -\log[OH^+] \end{aligned}$$

中性で [$H^+$] = $10^{-7}$ mol であり，pH = 7.0 である．逆に pH = 7.4 のときの $H^+$ 濃度は以下である．

$$\begin{aligned} [H^+] &= \text{antilog}(-7.4) = 4 \times 10^{-8} \text{mol/L} \\ &= 40 \text{nanomol/L} \end{aligned}$$

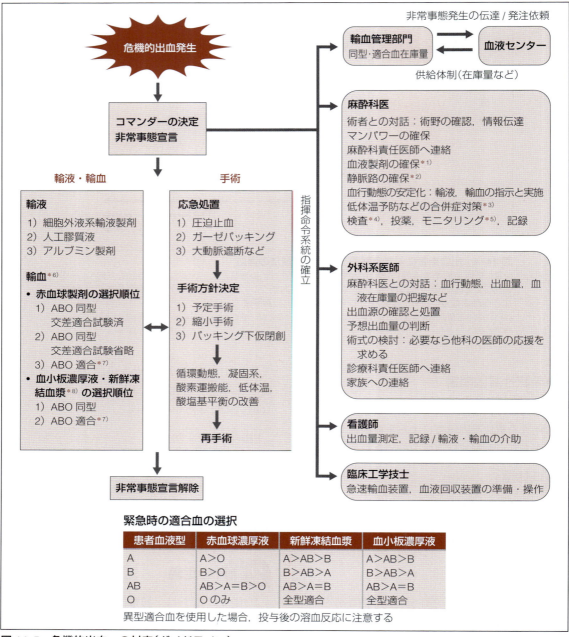

**図 14-5　危機的出血への対応（ガイドライン）**
*1）血液が確保できたら交差適合試験の結果が出る前に手術室へ搬入し、「交差適合試験未実施血」として保管する.
*2）内径が太い血管カニューレをできるだけ上肢に留置する.
*3）輸液製剤・血液製剤の加温. 輸液・血液加温装置, 温風対流式加温ブランケットの使用.
　アシドーシスの補正, 低 Ca 血症, 高 K 血症の治療など.
*4）全血球算, 電解質, Alb, 血液ガス, 凝固能など. 輸血検査用血液の採取.
*5）観血的動脈圧, 中心静脈圧など.
*6）照射は省略可.
*7）適合試験未実施の血液, あるいは異型適合血の輸血：できれば 2 名以上の医師（麻酔科医と術者など）の合意で実施し, 診療録にその旨記載する.
*8）原則として出血が外科的に制御されたのちに投与する.
〔日本麻酔科学会, 日本輸血・細胞治療学会：危機的出血への対応ガイドライン. 2007 より〕

表 14-2 酸と塩基の例

| 酸 | HCl ↔ H⁺ + Cl⁻<br>$H_2CO_3$ ↔ $HCO_3^-$ + H⁺ |
|---|---|
| 塩基 | $NH_3$ + H⁺ ↔ $NH_4^+$<br>$HCO_3^-$ + H⁺ ↔ $H_2CO_3$ |

## 3 Henderson-Hasselbalch の式

1909 年に Henderson は炭酸平衡を基本とした酸塩基平衡を提唱し,その後 Hasselbalch により洗練された.二酸化炭素は当時利用できた唯一の臨床化学検査であった.

仮に HA という酸について考えてみる.ここで $A^-$ は塩基ということになる.

$$HA \leftrightarrow H^+ + A^-$$

右向きの反応速度係数を k1,左向きを k2 とする.このとき右向きの反応速度は v1 = k1[HA],左向きは v2 = k2[$H^+$][$A^-$]と表される.平衡状態では v1 = v2 であることより,以下のようにいえる.

$$k1[HA] = k2[H^+][A^-]$$
$$Ka = k1/k2 = [H^+][A^-]/[HA]$$
$$[H^+] = Ka[HA]/[A^-]$$
$$pH = -\log[H^+] = -\log Ka - \log[HA]/[A^-]$$

$-\log Ka = pKa$ とすると下式が得られる.

$$pH = pKa + \log[A^-]/[HA] \cdots\cdots 式1$$

炭酸の場合,式 1 より下の Henderson-Hasselbalch の式が導かれる.

$$pH = 6.1 + \log[HCO_3^-]/[H_2CO_3]$$

さらに臨床上使いやすいように改められた**式2**がよく使用される.

$$pH = 6.1 + \log[HCO_3^-]/0.03 PaCO_2 \cdots\cdots 式2$$

$PaCO_2$ と [$HCO_3^-$] により pH が影響を受け,$PaCO_2$ は肺で [$HCO_3^-$] は腎臓で代謝・調節される.酸塩基平衡の異常の原因が前者である場合を呼吸性,後者である場合を代謝性とよぶ.しかし,この考えでは酸塩基平衡の異常を $PaCO_2$ と [$HCO_3^-$] でしか論じることができない.この続きは "Stewart approach" で後述する (→169 頁).

## 4 pH の調節系

生体の酸塩基平衡は正常範囲から少し外れただけでも多くの器官に著しい影響を与えるため,体液の量や質は厳密に調節されている.その 1 つとして,前記したように pH は 7.35〜7.45 という非常に狭い範囲に保持されている.**多少の酸や塩基の負荷に対しても pH を一定に維持する主要な調節機構として,① 体液緩衝系,② 肺,③ 腎臓**の 3 つが関与している.

生体では代謝により酸として 1 日 12,500 mEq の H⁺ が生じており,調節機構として各所において体液緩衝系が関与し,なかでも重炭酸系がもっとも重要である.さらに体液緩衝系以外にも,肺および腎臓により $PaCO_2$ と $HCO_3^-$ 濃度は一定に維持されている.

### A 体液緩衝系

#### a 重炭酸系

$$H_2O + CO_2 \leftrightarrow H_2CO_3 \leftrightarrow H^+ + HCO_3^-$$

前記のように,Henderson-Hasselbalch の式より式 2 が得られる.重炭酸系は肺胞換気で $PaCO_2$ を調整することで非常に大きな緩衝能力をもつ.また,炭酸脱水酵素により反応が触媒され,各臓器における緩衝効果を高めている.

#### b リン酸系

$$H_3PO_4 \leftrightarrow H^+ + H_2PO_4^-$$
$$H_2PO_4^- \leftrightarrow H^+ + HPO_4^{2-}$$
$$HPO_4^{2-} \leftrightarrow H^+ + PO_4^{3-}$$

#### c ヘモグロビン系

$$HHb = Hb^- + H^+$$

#### d タンパク系

$$HProt = Prot^- + H^+$$

#### e その他 (骨,細胞系など)

### B 肺

肺は換気によって揮発性の炭酸を $CO_2$ として排泄している．換気量を変化させることにより $PaCO_2$ を調節している．

### C 腎臓

1日に食事や細胞代謝により負荷される $H^+$ の量は約 1 mEq/kg/日であり，これを不揮発性酸という．不揮発性酸は腎臓で排泄され，尿 pH 低下（$HCO_3^-$ の中和），滴定酸排泄（主にリン酸イオン），アンモニウムイオン排泄の3つの方法で行われるが，酸負荷に対して対応能力をもつのは主にアンモニウムイオン排泄である．腎臓による緩衝は数時間～数日かかる．

## G アルカローシス，アシドーシスによる影響

### 1 アシドーシスとアルカローシス，アシデミアとアルカレミア

これらの意味を混同しないように注意したい．アシドーシスは［$H^+$］の増加あるいは塩基の喪失により血液を酸性に傾けようとする病態のこと，アルカローシスはその逆である．両方の病態を合併する場合も考えられるが，結果として血液が酸性に傾いていれば（pH＜7.35）酸血症（アシデミア），アルカリ性に傾いていれば（pH＞7.45）アルカリ血症（アルカレミア）という．

### 2 代謝性因子

**a 重炭酸イオン濃度**

正常値は $24 \pm 2$ mEq/L である．

**b 緩衝塩基（buffer base）**

$Cl^-$ 以外の緩衝系陰イオンの総和．$HCO_3^-$，$HPO_4^{2-}$，血漿タンパク質，ヘモグロビンなど．「$(Na^+ + K^+) - Cl^-$」で計算され，正常値は46～52 mEq/L．

**c 過剰塩基（base excess：BE）**

37℃，$PaCO_2$ 40 mmHg 下で pH を 7.40 に戻すのに必要な強酸または強塩基の量．酸が必要な場合は塩基が過剰で正の値に，塩基が必要な場合は塩基が不足しており負の値になる．正常値は $0 \pm 2$ mEq/L．

**d アニオンギャップ（anion gap：AG）**

AG とは $Cl^-$ と $HCO_3^-$ 以外の測定されない陰イオンのことで，アルブミンや硫酸イオン，硝酸イオン，リン酸イオン，乳酸イオン，ケトン体などが含まれる．計算式は以下である．

$$AG = [Na^+] - ([Cl^-] + [HCO_3^-])$$

AG の正常値は $12 \pm 2$ mEq/L である．陽イオン濃度＝陰イオン濃度であるので，代謝性アシドーシスにより測定できない陰イオンが増加すると AG は増加する．

## 3 病態と治療

### A 代謝性アシドーシス

一次性の $HCO_3^-$ の低下のこと．代謝性アシドーシスの鑑別はまず AG により行う．乳酸やケトン体などの蓄積，腎不全，薬物や毒物の摂取による未測定陰イオンの増加が原因のもの（高 AG 性代謝性アシドーシス）と，消化管や腎臓からの $HCO_3^-$ 喪失が原因のもの（正常 AG 性代謝性アシドーシス）である．

**1 ● 高 AG 性代謝性アシドーシス**

乳酸アシドーシス，ケトアシドーシス（糖尿病，アルコール依存症），腎不全，横紋筋融解症などがある．なかでも乳酸アシドーシスは，乳酸の過剰産生や代謝低下に起因する．具体的には，ショック，激しい筋肉使用，急性アルコール中毒，悪性腫瘍，種々の薬物や毒物（ビグアナイド系薬物，サリチル酸など），肝不全などが原因となる．

治療は原疾患によるが，循環不全の改善，脱水の補正，糖代謝の改善，ビタミン B1 の補充などである．急速な補正が必要な場合は，炭酸水素ナトリウム（メイロン®）や利尿薬の投与，血液透析

を施行する．ただしメイロン®の使用に関しては，ナトリウム負荷，産生される$CO_2$による細胞内アシドーシスといった点に留意が必要である．

### 2 ● 正常 AG 性代謝性アシドーシス

消化管や腎臓からの$HCO_3^-$喪失および腎臓の酸排泄障害，酸の過剰投与が原因となる．腎臓がナトリウムとともに$HCO_3^-$を再吸収する代わりに$Cl^-$を再吸収し，高塩基性代謝性アシドーシスともよばれる．

### B 代謝性アルカローシス

手術中に生じる代謝性アルカローシスの原因は，ナトリウム摂取により増加した強イオン差(Stewart approach 参照)によるもの，慢性呼吸不全患者(背景に慢性の代謝性アルカローシスあり)に対して過換気を行ったために生じるもの，胃腸管からの持続的な吸引や頻回な嘔吐によって生じる塩素化合物の喪失によるものが代表的である．Cl や K の欠乏が生じており，それらの補充が治療となる．高度になると冠動脈のスパスムなどを起こしうる．

### C 呼吸性アシドーシス

換気の低下(hypoventilation)による．原因としては，上気道狭窄・閉塞，慢性閉塞性疾患，筋弛緩薬の残存，神経筋疾患，呼吸中枢の抑制(麻薬・鎮静薬などの薬物，脳肝障害，内分泌疾患などによる)などが考えられる．治療としては，人工呼吸やNPPVといった呼吸補助による呼吸管理や，薬物が原因であるなら拮抗薬の投与も考慮する．ただし原因薬物に比し拮抗薬の作用時間が短い場合も多く注意が必要である．

### D 呼吸性アルカローシス

過換気(hyperventilation)による．原因としては，疼痛，不安，精神疾患，低酸素血症，頭蓋内圧亢進などが考えられる．治療は原因によるが，疼痛には鎮痛薬，不安には鎮静薬を考慮する．低酸素，頭蓋内圧亢進に対しては場合によっては呼吸管理や外科的処置が必要である．

**表 14-3 酸塩基平衡に関する化学式**

1) $[H^+] \times [OH^-] = K_1$
2) $[H^+] \times [A^-] = K_2 \times [HA]$
3) $[HA] + [A^-] = [A_{TOT}]$
4) $[H^+] \times [OH^-] = K_3 \times PaCO_2$
5) $[H^+] \times [CO_3^{2-}] = K_4 \times [HCO_3^-]$
6) $[SID] + [H^+] - [HCO_3^-] - [A^-] - [CO_3^{2-}] - [OH^-] = 0$

$H^+$：水素イオン濃度，$OH^-$：水酸化イオン濃度，$A^-$：弱酸，$A_{TOT}$：総弱酸濃度，$HCO_3^-$：重炭酸イオン濃度，$CO_3^{2-}$：炭酸イオン濃度，SID：strong ion difference，K：定数($K_1 = 4.4 \times 10^{14}$，$K_2$ is an acid-specific number，$K_3 = 2.46 \times 10^{11}$，$K_4 = 6.0 \times 10^{11}$)

## 4 酸塩基平衡へのアプローチの発展—Stewart approach

### A Stewart approach 以前の問題点

従来のアプローチでは$PaCO_2$と$HCO_3^-$よりHenderson-Hasselbalch の式から pH が決定される．しかし，$PaCO_2$と$HCO_3^-$はお互いに影響し，$HCO_3^-$は$H_2O$より容易に導かれるもので，その他のイオン環境により左右された結果の1つであると考える．

この問題に対して base excess を用いることで呼吸性異常と代謝性異常を区別できる．ここでも代謝性の異常の原因を説明できないという問題点があり，これに対してはアニオンギャップがある程度有用であるが，特に集中治療領域では適切な補正なしには理解が困難とされている．

### B 3つの independent variable

Peter Stewart は，[$H_2O$]の電離状態を決定する独立因子(independent variable)として，$PaO_2$，strong ion difference (SID)，総弱酸濃度(total weak acid：$A_{TOT}$)の3つをあげている．[SID]は次の式で表される．

$$[SID] = [Na^+] + [K^+] + [Ca^{2+}] + [Mg^{2+}] - [Cl^-] - [Lactate^-] \quad \cdots\cdots 式3$$

また，**表 14-3**の酸塩基平衡に関する化学式にて6)を[$H^+$]について解くと次の式が得られる．

$$[H^+]^4 + ([SID] + K_2) \times [H^+]^3 + (K_2 \times \{[SID] - [A_{TOT}]\} - K_1 - K_3 \times PaCO_2) \times [H^+]^2 - (K_2 \times \{K_1 + K_3 \times PaCO_2\} - K_4 \times K_3 \times PaCO_2) \times [H^+] - K_2 \times K_4 \times K_3 \times PaCO_2 = 0$$

K はすべて定数なので $PaCO_2$，[SID]，[$A_{TOT}$]が決まれば[$H^+$]も決定できる．

[$A_{TOT}$]の主なものとしてアルブミンがあげられる．ICU 患者では低アルブミン血症によるアルカローシスが酸塩基平衡をマスクしており注意が必要である．これはアニオンギャップや base excess による評価では考慮されていない．

Figge らはさらにアルブミンとリン酸の酸塩基平衡に対する影響を定量し，これらの酸性化要因に $PaCO_2$ を加えて effective strong ion difference (SIDe) とした．

$$SIDe = 1000 \times 2.46 \times 10^{-11} \times PaCO_2 / (10^{-pH})$$
$$+ 10 \times [Alb] \times (0.123 \times pH - 0.631)$$
$$+ [phosphate] \times (0.309 \times pH - 0.469)$$
$$(単位：[Alb] = g/dL,\ [phosphate] = mmol/L)$$

彼らは undetermined anions（硫酸，ケトン，サリチル酸など現在は測定できない陰イオン）にも注目した．Stewart の SID（**式 3**）を SIDa (apparent strong ion difference) とすると，undetermined anions は SIDa − SIDe であるとし，この差を strong ion gap（SIG）とした．敗血症と肝疾患患者において SIG が増加していることも示されている．このように Stewart approach を用いることにより，より詳細に酸塩基平衡を考えることができるようになり，今まで評価の難しかった undetermined anions についても SIG としてより正確にとらえることができる．

## H 術中術後の酸素消費量の変化

### 1 酸素運搬と酸素消費

動脈血の酸素分圧と二酸化炭素分圧は，肺と心臓により維持される．代謝の需要に応じて組織に酸素が運搬されて，組織から二酸化炭素が除去される．酸素運搬は呼吸から始まり，赤血球が血流に乗って肺胞を通過する際に酸素は血液へと拡散して $SaO_2$ が上昇する．健常者では，「分時換気量＝1 回換気量 500 mL×呼吸数 12 回/min＝6,000 mL/min」となる．吸入する空気の 21％が酸素であるから，約 1,200 mL/min の酸素が気道系に移動することになる．このうちの約 1/5 である 250 mL が血液に拡散して，残りの 4/5 はそのまま肺外へと呼出される．酸素は主にヘモグロビンと結合して運搬され，一部が血液に溶解して運搬される．

動脈血酸素運搬量($DO_2$) mL/min ＝ 動脈血酸素含有量($CaO_2$) mL/100 mL × 心拍出量(CO) mL/min
　＝（ヘモグロビン結合酸素量 ＋ 血液溶解酸素量）/100 × CO mL/min
　＝ $(1.38 \times Hb \times SaO_2/100 + 0.003 \times PaO_2)/100 \times CO$ mL/min
　≒ $(20 + 0.3)/100 \times 5,000$ mL/min
　≒ 1,000 mL/min

心臓は安静時に約 5,000 mL/min の血液を肺循環と体循環に送り出し，この血流によって約 1,000 mL/min の酸素が組織に運搬される．運搬された酸素は細胞内（主にミトコンドリア）に拡散し，約 25％にあたる 250 mL/min がエネルギー代謝に利用され，ほとんどが生命維持に必要な重要臓器で消費される．そのうちの約 20％が脳における電気的活動，約 10％が心臓における内的・外的仕事，約 20％が肝臓における糖・タンパク・脂肪代謝，約 7％が腎臓における Na 再吸収，約 20％が骨格筋で利用される．

$$
\begin{aligned}
\text{酸素消費量}&(\text{VO}_2)\,\text{mL/min} = \text{動脈血酸素運搬}\\
&\text{量}(\text{DO}_2)\,\text{mL/min} - \text{静脈血酸素運搬量}\\
&(\text{DvO}_2)\,\text{mL/min}\\
&= (\text{CaO}_2 - \text{CvO}_2)/100 \times \text{CO}\,\text{mL/min}\\
&= \{1.38 \times \text{Hb} \times (\text{SaO}_2 - \text{SvO}_2)/100 + 0.003\\
&\quad \times (\text{PaO}_2 - \text{PvO}_2)\}/100 \times \text{CO}\,\text{mL/min}\\
&\fallingdotseq \{1.38 \times \text{Hb} \times (\text{SaO}_2 - \text{SvO}_2)/100\}/100\\
&\quad \times \text{CO}\,\text{mL/min}\\
&\fallingdotseq 250\,\text{mL/min}
\end{aligned}
$$

肺における酸素摂取量は250 mL/minであるため，肺に到達する混合静脈血には750 mL/minの酸素が維持されている．心血管系と呼吸器系の連携により，安静時から激しい運動まで約30倍の酸素需要の増加に対応できる．しかし，何らかの原因により酸素供給が著しく減少（動脈血酸素飽和度の低下，心拍出量の減少，貧血など）してしまうと，**酸素消費量は酸素運搬量に依存するようになり組織は十分な酸素摂取ができなくなってしまう**．

## 2 手術中の酸素消費量の変化

全身麻酔による手術中は，麻酔薬による交感神経系の抑制作用と直接的な心抑制作用により，1回拍出量や心拍数が減少して酸素運搬量が減少する．同時に代謝の低下により酸素消費量も減少するため，結果的に全身の酸素需給バランスは安全域に維持される．ヒトにおける検討では，全身麻酔により酸素消費量は非麻酔時の半分以下にまで減少し，酸素運搬量が安全域（330 mL/min/m² ≒ 成人 550 mL/min 以上）に維持されれば，酸素消費量は一定の値（109 mL/min/m² ≒ 成人 180 mL/min）で経過する．しかし，交感神経系の過度の刺激や高体温による酸素消費量の増加，貧血あるいは循環血液量の不足や過度の心抑制による酸素運搬量の減少により，酸素需給バランスが崩れた場合には組織が酸素欠乏に陥る可能性がある．

表14-4 手術後の酸素消費量の変化

| 酸素消費量 | 増加 | 交感神経系の興奮，高体温<br>シバリング，術後痛，手術侵襲，カテコラミン，肺の炎症 |
|---|---|---|
| | 減少 | 全身麻酔 |
| 酸素運搬量 | 増加 | 心収縮力増強 |
| | 減少 | 低酸素血症，貧血，循環血液量の減少，心抑制 |

## 3 手術後の酸素消費量の変化（表14-4）

全身麻酔の影響により手術中は酸素消費量が減少するが，反動として手術後は手術前以上に酸素消費量が増加し，麻酔時間が長いほど増加量が多い．加えて，術後のシバリング，術後痛による交感神経系の興奮，手術侵襲による炎症反応の増強，カテコラミンの投与，吸入麻酔薬・高濃度酸素・陽圧換気による肺の炎症なども術後の酸素消費量を増加させる．ホスホジエステラーゼ（PDE）III阻害薬には，心収縮力増強作用，血管拡張作用，抗炎症作用があり，術後の酸素代謝を改善させる．

# I 外科的糖尿病の原因と対応

## 1 糖代謝

摂取されたブドウ糖は，細胞質内でEmbden-Meyerhof pathwayによりピルビン酸まで代謝されて，アデノシン三リン酸（ATP）が2分子産生される．この経路は酸素を必要とせず嫌気性解糖とよばれる．続いて，ピルビン酸はミトコンドリア内でクエン酸回路（TCAサイクル）と酸化的リン酸化により代謝されて，ATPが36分子産生される．この経路は酸素を必要とし好気性解糖とよばれる．

しかし，組織の虚血により好気性解糖が進まない場合，ピルビン酸は細胞質内で乳酸に代謝される．乳酸は肝臓で相当量が代謝されるため，血中乳酸値が上昇するのは乳酸の産生量が非常に多い状態であることを示している．血中乳酸値は，組

織虚血，末梢循環障害，重症敗血症，肝機能低下，肝切除などで上昇する．血中乳酸値を測定することで，酸素代謝障害や重症度をモニタリングすることができる．

## 2 外科的糖尿病

### A 原因

生体に手術，外傷，感染などの侵襲が加わると，内部環境を維持するために内分泌系，神経系，免疫系が連携してストレス反応を形成する．**外科的侵襲により交感神経系が賦活化されて，抗侵襲性ホルモンであるアドレナリン，ノルアドレナリン，グルカゴン，成長ホルモン，糖質コルチコイドなどが分泌される．これらのホルモンは，インスリン分泌能の低下，インスリン抵抗性の増大，糖新生とグリコーゲン分解の亢進を引き起こして，「外科的糖尿病」が生じる．** アドレナリン，ノルアドレナリンは肝臓での糖新生とグリコーゲン分解に関与し，侵襲時には肝臓での糖新生が約30％増加する．脳，血球におけるインスリン非依存性の糖利用は増加するが，肝臓，骨格筋，心臓などインスリン依存性に糖を消費する末梢組織では，インスリン抵抗性の増大により糖利用が減少して高血糖が生じる．

### B 生体への影響

高血糖状態により酸化ストレスや炎症反応が増強し，マクロファージや壊死細胞からHMGB1（high mobility group box 1）が遊離して，最終的に心臓や肺などの臓器傷害を引き起こす．**高血糖は好中球機能を障害（接着能の亢進，走化性の減弱，貪食能の低下，殺菌能の低下）して，周術期の感染性合併症を増加させて，創傷治癒を遅延させる．** その他にも，血管収縮性，血小板凝集性，血栓形成性の亢進，神経障害の悪化，浸透圧利尿や体液シフトによる脱水，電解質異常，代謝障害なども引き起こす．

### C 対応

レミフェンタニルは用量依存性にストレスホルモンや炎症性サイトカインの分泌を抑制し，レミフェンタニル併用プロポフォール麻酔（total intravenous anesthesia：TIVA）ではレミフェンタニル併用吸入麻酔と比較して有意にストレスホルモンを抑制する．

周術期は，調節性に優れる速効型インスリンの持続静注により血糖値180～200 mg/dL以下を目標に管理する．生体内には約300 gの糖がありその大部分は肝臓と筋肉のグリコーゲンであるが，絶食により約1日でほとんどが消費されてしまう．脳，中枢神経系，赤血球，腎髄質細胞の維持には合計で約180 g/日のグルコースが必須である．周術期に高血糖を回避するために必要カロリーの投与を怠ると，脂質やタンパク質の異化が亢進する．経口補水液やブドウ糖添加輸液により，手術前あるいは手術中に少量の炭水化物や糖を投与することで，脂質やタンパク質の異化を抑制できる可能性がある．

●参考文献
1) 弓削孟文（監修）：標準麻酔学（第6版），pp156-158, 医学書院，2011
2) Becker BF, et al：Degradation of the endothelial glycocalyx in clinical settings：Searching for the sheddases. Br J Clin Pharmacol 80：389-402, 2015
3) 厚生労働省医薬食品局血液対策課：血液製剤の使用指針（改定版），2005
4) 日本麻酔科学会，日本輸血・細胞治療学会：危機的出血への対応ガイドライン，2007
5) 稲田英一，他（訳）：呼吸生理学と麻酔中の呼吸機能．Miller RD（編），武田順三（監修）：ミラー麻酔科学（第6版），pp533-66, メディカル・サイエンス・インターナショナル，2007

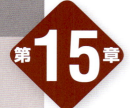

# 第15章 止血凝固・線溶系の管理（PTEを含む）

**学習のPoint**

**周術期の止血凝固能・線溶系異常への対策と重要性を理解する**
① 止血凝固の機序について説明できる
② 血液凝固能の評価法と関連薬剤の種類と特徴について理解する
③ 周術期における血液凝固能の変化を説明できる
④ 出血傾向を呈する疾患の種類について説明できる
⑤ 血栓傾向を呈する疾患の種類について説明できる（PTEを含む）
⑥ 深部静脈血栓症の危険因子と周術期の予防策を説明できる

## A 周術期の止血凝固・線溶系管理の重要性

生体においては，止血凝固能とその抑制因子，さらに線溶系とその抑制因子が絶妙なバランスを保っている．血管が破堤して出血しているところでは，止血凝固機能が正常に働いて血液が凝血塊をつくって出血が止まり，血管内など血が固まると不都合なところではそもそも血液が固まらないように制御されているか，あるいはいったん血流が途絶しても，できた凝血塊が溶かされて血流が再疎通するように制御されている．

しかし，さまざまな病態や薬剤の影響によって，止血凝固能が抑制されると，血が固まるべきところで固まらず出血の持続による血腫形成や大量出血につながる．また，凝固抑制因子や線溶系が抑制されると，本来血液が固まると不都合なところで血液が固まり，血栓症の原因となる．その異常の典型的病態としては，血管内での凝固亢進と，止血すべきところでの止血不全として知られる播種性血管内凝固（disseminated intravascular coagulation：DIC）がある．

手術中は，出血を伴う侵襲的処置が行われるため，止血凝固機能・線溶系が正常に機能することが重要となる．患者の併存症や術前内服薬の影響，手術侵襲に伴う大量出血や炎症，さらには術後敗血症などにかかわる炎症などが止血凝固能・線溶系にさまざまな影響を与える．そのバランスが崩れることによって，止血コントロールが不能となり大量出血となったり，血栓塞栓傾向が強くなり肺血栓塞栓症（pulmonary thromboembolism：PTE）を起こしたりする．

本章では，まず止血凝固機能の生理について解説し，それらに影響を与えるさまざまな薬剤や併存症の影響と検査法について述べる．さらには手術侵襲や感染など，周術期の病態との関連における止血凝固・線溶系の異常をきたす病態とその管理について概説する．

## B 止血凝固・線溶系の生理

「止血凝固能に関連する因子」としては，血小板と凝固因子が，「凝固系を抑制する因子」としては，トロンボモジュリン，ヘパリン様物質，アンチトロンビンが，そして「凝固の起こる場」として血管損傷部位などが関連している．

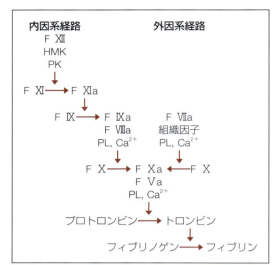

**図 15-1　血液凝固カスケード**
ローマ数字は凝固因子を示す．
〔Hoffman M, et al：A cell-based model of hemostasis. Thromb Haemost 85：958-65, 2001 より〕

血管損傷部位が，血管の収縮と血小板凝集によって機械的に閉塞される過程を一次止血といい，それに引き続いて局所に血液凝固が起こり，フィブリンが析出して一次止血栓を強固にする過程を二次止血という．

いったんできた血栓に対して，それを溶かして血流再疎通に向かわせる**組織プラスミノゲンアクチベータ**（tissue plasminogen activator：t-PA）と実際に血栓を溶かすプラスミン，それを抑制するプラスミン抑制因子などが複雑に絡み合ってバランスをとっている．

## 1 血小板

血小板は通常血液中にあるときは非活性化されているが，血管内皮細胞が障害を受けて剝離すると，そこに血小板が粘着し，活性化される．活性化された血小板は他の活性化された血小板や凝固因子と複雑に反応して血液凝固を起こす場を提供する．詳細は cell-based model として後述する．

## 2 凝固因子

凝固因子には，第Ⅰ因子（フィブリノーゲン）〜第ⅩⅢ因子まであり，**図 15-1** に各凝固因子が次々と活性化されていき，最終的にフィブリン産生に至る凝固カスケードを示す．

陰性電荷を帯びた物質との接触がトリガーとなり第ⅩⅡ因子が活性化されて起動する**内因系経路**（intrinsic pathway）あるいは接触活性経路（contact activation pathway）と，組織因子の複合体形成がトリガーとなって第Ⅶ因子が活性化されて起動する**外因系経路**（extrinsic pathway）あるいは組織因子経路（tissue factor pathway）がある．いずれも後半は共通の経路として，第Ⅹ因子の活性化以後は第Ⅱ因子（プロトロンビン）の活性化により第Ⅱa因子（トロンビン）が生成され，第Ⅰ因子（フィブリノーゲン）から第Ⅰa因子（フィブリン）が形成されて，最終産物としてフィブリン網形成が起こる．この反応は下流に行くほど増幅され，1分子の第ⅩⅠ因子が活性化されると12万分子のトロンビンが産生される．ただし，これらはあくまで試験管内での反応であり，生体内で実際に同様の経路で凝固カスケードが働くかは別である．

## 3 cell-based model

生体内の止血においては，凝固の起こる場として血小板が非常に大きな役割を担っており，それを反映したモデルが**図 15-2** の cell-based model である．血管の損傷により血管内皮細胞が脱落した血管損傷部位などに存在するコラーゲンに血中の von Willebrand 因子（vWF）が接着する．そこに血小板が細胞膜表面の glycoprotein Ⅰb/Ⅸ を介して結合し，活性化して，アデノシン二リン酸（ADP），vWF，Ca イオン（$Ca^{2+}$），フィブリノゲン，第Ⅴ因子などを放出し，同時にトロンボキサンを産生し周囲の血小板を活性化させる．活性化された血小板は膜上にフィブリンと親和性の高い GPⅡb/Ⅲa を発現して，血中フィブリノゲンを介して血小板が凝集して一次止血栓をつくり，その後の凝固反応を起こす場を提供する．

同時に血管損傷部位の線維芽細胞などが組織因

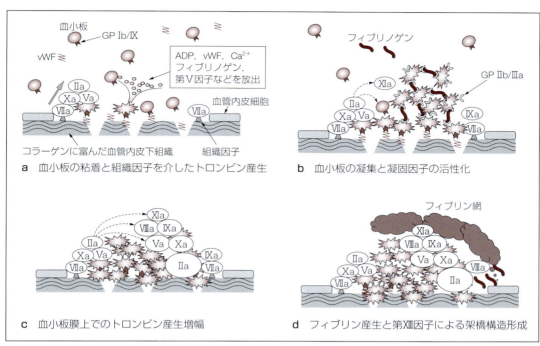

**図15-2　cell-based model**
〔香取信之(編)：症例で学ぶ周術期の凝固・線溶の管理．メディカル・サイエンス・インターナショナル，2015より〕

子(tissue factor：TF)を提示し，血中の activated factor Ⅶ(FⅦa)と複合体を形成し，以後外因系経路が活性化され第Ⅹ因子の活性化からトロンビンの産生に至る．このトロンビンが先ほどの血小板の活性化を増幅し，さらに周囲の第Ⅴ因子，第Ⅷ因子，第ⅩⅠ因子を活性化する．活性化された第ⅩⅠ因子(FⅩⅠa)は第Ⅸ因子を活性化し，活性化された第Ⅸ因子(FⅨa)は活性化第Ⅷ因子(FⅧa)と複合体を形成して第Ⅹ因子を活性化する．活性化された第Ⅹ因子(FⅩa)は，血小板細胞膜のリン脂質により増強され，FⅩaはFⅤaと複合体をつくり，血小板膜上でトロンビンを産生する．このトロンビンがフィブリノゲンをフィブリンに変え，さらにトロンビンによって活性化された第ⅩⅢ因子(FⅩⅢa)はフィブリンをポリマー化して架橋構造を形成して強固なフィブリン網を形成する．さらに後述するようにFⅩⅢaは線溶制御因子である $\alpha$2 plasmin inhibitor($\alpha$2-PI)をフィブリン分子上に結合させ，線溶活性に抵抗性をもたせて，強固な二次止血栓ができ，止血に至る．

## 4 凝固系の抑制因子と血管の抗血栓作用

正常の血管内においては，血液の流動性を維持するために，血管内皮から凝固系抑制因子が分泌され，血管の抗血栓作用を維持している．それらの多くのものが，血液濃縮製剤やリコンビナント製剤として血栓症治療薬として使用されている．

### A トロンボモジュリン，プロテインC，プロテインS

トロンボモジュリン(TM)は2段階で凝固を阻止している．TMは血管内皮細胞の細胞膜上にあるトロンビン受容体であり，血管損傷部位で活性化したトロンビンには作用しないが，血中に漂っているトロンビンを補足することで，その凝固作用を失活させる．さらに，トロンビン-TM複合体は凝固抑制因子であるプロテインC(PC)を活性化し，活性化プロテインC(APC)は凝固抑制因子であるプロテインSと複合体を形成し，FⅤa，FⅧaを阻害することで，凝固系を抑制する．

血管内皮がダメージを受けると，TMは容易に循環血液中に遊離するため，血中TM濃度が高値を示す場合は，血管内皮障害の程度が高いことを反映する．例えば血管炎を合併した膠原病や急性呼吸窮迫症候群（ARDS）などでは血中TM濃度が高くなることが知られている．ただし，TMは腎代謝のため，腎機能障害があると血管内皮細胞障害の有無とは関係なく高値を示し，その指標としては使えなくなる．

### B ヘパリン様物質，アンチトロンビン（AT），組織因子経路インヒビター（TFPI）

血管の内面は血管内皮が分泌したヘパリン様物質が覆っており，凝固抑制因子であるアンチトロンビン（AT）や組織因子経路インヒビター（TFPI）を結合する．ATは肝臓由来の糖タンパクであり，FⅦa，FⅨa，FⅩa，FⅪa，FⅫaなどを阻害してトロンビンを抑制するとともに直接的にトロンビン（FⅡa）を抑制する．この抑制作用は，ヘパリンなどのグリコサミノグリカンと結合すると活性が飛躍的に増大し，その凝固抑制作用は強力に増強されて，血中に漂うトロンビンに対して作用して抗凝固作用を発現する．

TFPIは血管内皮で産生されたあとに，血管内皮のヘパリン様物質に結合して，凝固抑制作用を発現する．血管内皮はATやTFPIといった凝固抑制因子によって，血栓ができないように保護されていることになる．

### C プロスタサイクリン，一酸化窒素（NO）

血管内皮からは，凝固抑制因子であるプロスタサイクリン（PGI$_2$）が産生され，血小板抑制作用および血管拡張作用により凝固を抑制している．

血管内皮は持続的に凝固抑制因子であるNOを放出しており，血管平滑筋を弛緩させるとともに血小板に対して凝固抑制に働いている．

### 5 線溶系の活性化

上記のように抗血栓性物質が血管内皮には多数存在しているにもかかわらず，血栓症を発生することは稀ではない．血栓閉塞の原因となった血栓を溶解し，結果として血流を再疎通させる作用が線溶である．

血管内皮から組織プラスミノゲンアクチベータが産生されると，肝臓で産生されたプラスミノゲンをプラスミンに転換し，プラスミンは，血栓（フィブリン）を分解してFDP（Dダイマー）とする．

PAには組織型PA（t-PA）のほかにウロキナーゼ型PA（u-PA）などが存在している．主にt-PAがプラスミン産生には大きく関与しているが，効率が悪いため，循環血液中でプラスミンを産生することはほとんどない．しかし，プラスミノゲンとt-PAはフィブリン分子に存在するリジンに高い親和性をもつリジン結合部位をもっているため，形成されたフィブリン塊のフィブリン分子上にプラスミノゲンとt-PAが近い距離で結合すると，効率よくプラスミンを産生して，フィブリンを分解する．

線溶活性が高まって，止血のための血栓まで溶かしてしまうと止血困難となる．

### 6 線溶系の抑制因子

線溶系にも抑制因子があり，重要なものは$\alpha_2$プラスミノゲンインヒビター（$\alpha_2$-PI），プラスミノゲンアクチベーターインヒビター（PAI）などである．

$\alpha_2$-PIは血栓形成部位から血中に遊離したプラスミンに結合し，プラスミンを失活させる．同時にFⅩⅢaによってフィブリンに結合し，その付近のプラスミノゲンに結合してプラスミン産生を阻害して，フィブリンがプラスミンによって分解されるのを阻害する．

PAIは血中のt-PAのフィブリン結合部位を阻害することによりプラスミンの生成を阻害する．この両者の働きにより，遊離血液中の線溶活性が上昇することは通常みられない．そしてプラスミンによる血栓溶解が亢進するかどうかは，線溶系の活性化と線溶系抑制因子とのバランスによって決まってくる．

## C 止血凝固機能の評価法

### 1 出血時間

止血機能を総合的に評価する方法として，耳垂を穿刺して止血するまでの時間を測る Duke 法による出血時間の測定がある．正常は 2～5 秒といわれているが，ばらつきも多く，最近はほとんど用いられなくなっている．

### 2 プロトロンビン時間
Prothrombin time（PT）

採血した血液の血漿にカルシウムと組織トロンボプラスチンを加え，このときの凝固時間を測定する．主に外因系と共通系の検査でありⅦとⅡ因子の欠乏を検出する．正常値は 10～12 秒であるが，生物由来の試薬によるばらつきを標準化するために，国際標準化比（international normalized ratio：INR＝患者 PT/標準 PT）を用いる．基準値は 1.0 で，PT が延長するにしたがって値が大きくなる．

### 3 活性化部分トロンボプラスチン時間
Activated partial thromboplastin time（APTT）

採血した血液の血漿に部分トロンボプラスチン，カルシウムのほか，接触因子活性化物質を添加し，凝固時間を測定する．主に内因系と共通系の検査であり，Ⅷ，Ⅸ因子の欠乏（血友病 A，B）などを検出する．

### 4 活性凝固時間
Activated coagulation time（ACT）

採血した全血と，ガラス試験官内でガラスビーズ，APTT で使用される活性化剤を混合し，凝固するまでの時間を測定する．人工心肺時など比較的高濃度のヘパリンによる抗凝固作用の簡易的モニターとして使用されているが，血小板数・凝固因子低下時にはその影響を受け，また低濃度ヘパリンに対しては感受性が低いなどの限界がある．

### 5 フィブリノゲン濃度

フィブリノゲンは凝固反応の最終産物であるフィブリンの前駆体であり，フィブリノゲン濃度の低下は，止血血栓形成不全による止血困難に直結する．その濃度測定は，抗凝固した血漿にトロンビンを加えてフィブリン産生までの時間を測定する Clauss 法が一般的である．結果が出るまでに 30 分～1 時間程度かかることが多いが，近年，全血を用いて，数分以内に測定できる機器も登場した．

### 6 アンチトロンビン活性

前述したように，アンチトロンビンは肝臓で産生される凝固抑制因子であり，正常の血管内での凝固を抑制する重要な役割を果たしている．またヘパリンはアンチトロンビンと結合することにより抗凝固作用を発現する．アンチトロンビン活性の低下は，トロンビン制御破たんによる血栓傾向をきたしている可能性を示唆するものであり，その活性の測定は凝固・線溶異常の鑑別診断に重要である．

### 7 凝固の粘弾性評価

血液凝固に伴って発生してくる血液の粘弾性を評価することによって，血液凝固過程のみならず血餅退縮，線溶過程も同時に評価できる検査である．

#### A トロンボエラストグラフ

一定の往復回転運動を行っている小さなカップの中に全血を注いで，その中に棒状のセンサーを挿入し，血液凝固に伴って発生してくる粘弾性の変化を経時的に測定することによって評価する検査である．

## B トロンボエラストメトリー

トロンボエラストグラフの原理を応用したものである．カップは固定されていて，その中に棒状のセンサーを挿入して一定の往復回転運動をさせて，そこにかかるずり応力を経時的に測定することによって評価している．ROTEM®という測定機器が用いられており，複数の検査試薬があり，それらを組み合わせて同時に測定することにより，凝固・線溶障害の鑑別診断が可能となる．

## 8 フィブリン/フィブリノゲン分解産物（FDP），D-ダイマー

FDPは，フィブリノゲンおよびフィブリンのプラスミンによる分解産物であり，D-ダイマーはプラスミンが架橋構造を形成したフィブリン網を分解した際に生じるので，FDPの一部といえ，両者とも線溶亢進の指標となる．D-ダイマーの上昇は血栓形成を反映するが，FDPの上昇はフィブリノゲンの分解によっても上昇するので，必ずしも血栓形成を反映するわけではない．

術後のFDP，D-ダイマーの上昇は，止血血栓の形成に引き続く生理的な線溶亢進（プラスミン産生）によるものなので，必ずしも異常ではない．したがって異常値の解釈には，ほかのパラメータの変化や臨床経過も考慮に入れて判断する必要がある．

## 9 トロンビン-アンチトロンビン複合体
Thrombin-antithrombin complex（TAT）

TATは凝固活性化のマーカーである．凝固系が活性化されると，最終的にトロンビンが形成され，トロンビンがフィブリノゲンをフィブリンに転換して血栓を形成する．トロンビンは半減期がきわめて短いため測定困難であるが，トロンビンとアンチトロンビンが1対1で結合したTATは半減期が数分あり測定可能である．TATの上昇は，トロンビン産生の増加，すなわち凝固系活性化のマーカーとなる．

## 10 プラスミン-$\alpha_2$プラスミンインヒビター複合体
Plasmin-$\alpha_2$ plasmin inhibitor complex（PIC）

PICは線溶活性化のマーカーである．血管内皮からt-PAが産生されると，t-PAはプラスミノゲンをプラスミンに転換し，プラスミンは血栓（フィブリン）を分解する．プラスミンの血中半減期はきわめて短く直接測定は困難であるが，プラスミンとその代表的な阻止因子である$\alpha_2$-PIが，1対1結合した複合体PICの半減期は十分長く測定可能である．PICの上昇は，プラスミン産生量が多いことを意味し，線溶活性化のマーカーとなる．

# D 止血凝固・線溶系の管理に用いる薬剤

## 1 ヘパリン

### A 未分画ヘパリン（UFH）

UFHは，分子量が5,000〜30,000 Da（平均12,000 Da）の酸性ムコ多糖類混合物で，主にブタ腸粘膜から抽出される．主にAT-Ⅲと複合体を形成し，第Xa因子に対する阻害速度を飛躍的に促進する．ほかにトロンビンを阻害することでフィブリン形成を抑制し，さらにトロンビンを介する血小板や第Ⅴ，Ⅷ因子の活性化も抑制する．

持続静注または皮下注で投与する．半減期は100 U/kgの投与で約1時間，400 U/kgで2.5時間と投与量が増加すれば半減期も延長する．UFHの標準量を投与し，その後はAPTTあるいはACTを測定しながら追加投与する．

### B 低分子ヘパリン（LMWH）

LMWHは，分子量が1,000〜1万Da（平均4,500 Da）で，UFHを酵素や化学的処理で低分子化したものである．UFHの処理法（depolymerization）の違いで，分子量，抗Xa/抗トロンビン活性比，半減期など薬理学的に異なったLMWHが生成され

る．UFH と同様にアンチトロンビン-Ⅲを介して抗Xa作用を発揮するが，トロンビンに対する阻害作用は弱い．そのため，抗Xa/抗トロンビン活性比が高くUFHに比較すると同じレベルの抗凝固作用を得る量でも出血助長作用が弱い．

APTT 測定は，主に抗Ⅱa（トロンビン）活性を反映するため，LMWH の抗凝固作用のモニタリングは抗Xa活性の測定が必要となるが，特殊検査となるためルーチンの抗凝固モニタリングは行われていない．静注後の排泄半減期は2〜4時間，皮下注後は3〜6時間と長く，用量に依存しない．血栓症治療や不安定狭心症の治療時に，UFHでは必要とされた煩わしいモニタリングを必要としない．

LMWH は主として腎臓から排泄されるので，クレアチニンクリアランス値（Ccr）が 30 mL/min 以下の腎機能障害時には治療的投与は推奨されないが，血栓塞栓症予防のための投与は可能と考えられている．

## 2 プロタミン

魚類の精巣より抽出された平均分子量は，約 4,000〜1 万のポリペプチドである．作用機序は，ヘパリン-アンチトロンビンⅢ複合体の結合を解離して安定複合体ヘパリン-プロタミンを形成し，ヘパリンの抗凝固活性を中和することである．なお，ヘパリンが存在しないときには，血小板やフィブリノゲンなどのタンパク質と相互作用し，それ自体で抗凝固活性を示すので，過量投与は注意が必要である．

## 3 非経口Xa阻害薬

アンチトロンビンを介した選択的抗Xa作用を示す．その意味では LMWH 様の抗凝固薬であるが，血小板への親和性がないので，ヘパリン起因性血小板減少症（HIT）の危険性が少ない．

フォンダパリヌクスは，静脈血栓塞栓症の発現リスクの高い下肢整形外科手術ならびに腹部手術後，2.5 mg 1 日 1 回皮下注で使用する．腎機能障害がある場合は 1.5 mg を使用する．

## 4 ワルファリン

肝臓におけるビタミンK依存性凝固因子（Ⅱ，Ⅶ，Ⅸ，Ⅹ）の合成を阻害することにより抗凝固作用を発現する経口投与薬剤である．投与量はプロトロンビン時間を測定し，30〜40％に維持する．その作用はビタミンKで拮抗できるが静脈内投与によってもその効果発現には 5〜6 時間を要する．

## 5 非ビタミンK阻害経口抗凝固薬

ワルファリン以外の経口抗凝固薬であり，近年 DOACs（direct oral anticoagulants）といった呼び方が推奨されている一群の薬剤．特徴として，ワルファリンより効果発現が早い，抗凝固作用の予測可能性が高い，食品や薬剤との相互作用が少ない，特異的な凝固因子を標的にする，などがある．

### A 直接Xa阻害薬（アピキサバン，エドキサバン，リバーロキサバン）

アンチトロンビンを介さずに，直接的にXa因子を阻害し，遊離型Xa因子のみならず，血小板上のプロトロンビナーゼ複合体の中のXa因子も阻害するため，より効果的に抗血栓効果を発揮する．一方これらのXa因子阻害薬はトロンビンによる血小板凝集を抑制しないため，出血性合併症のリスクも低いと考えられている．

### B 直接トロンビン阻害薬（ダビガトラン）

心房細動患者においてワルファリンと同等の抗血栓作用を発揮しつつ，出血性合併症が少ないと報告されている．手術や神経ブロックなど観血的処置を行うに当たっては，処置内容に応じて一定の休薬期間をとることが推奨されている．その詳細は，抗血栓療法中の区域麻酔・神経ブロックガイドラインなどを参照されたい．

# E 周術期における血液凝固能の変化

## 1 大量出血・大量輸血時の病態と対策

凝固因子や血小板は，大量出血時には出血により失われてしまうため，血中濃度が低下する．それのみならず循環動態を保つために，補充療法として晶質液・膠質液の輸液製剤や赤血球輸血の大量投与がなされて，血漿成分が希釈されることにより，希釈性凝固障害を起こす．加えて，出血部位で活性化された血液凝固過程により凝固因子や血小板が消費され，これらすべてが止血に必要な凝固因子や血小板を枯渇させ血液凝固障害を引き起こす．

さらに凝固亢進により線溶系であるプラスミンの産生が亢進して，線溶系活性が上がると血栓が溶解し，止血の得られた部位から再度出血をきたすことにもなる．その傾向は，線溶系抑制因子であるα2-PI活性が出血により低下すると，ますます進み，最終的にはDICを発症する．

さらに出血性ショックやそれに伴う代謝性変化（アシドーシス，クエン酸中毒，低体温）が，止血機能障害を増悪させ，悪循環に陥る．

### A 希釈性凝固障害

外科的に出血がコントロールできない間は，酸素運搬能維持のためヘモグロビン（Hb）濃度を病態に応じて7〜10g/dL程度に保つよう赤血球液（red blood cells：RBC）の輸血を行い，外科的出血がコントロールできるようになって新鮮凍結血漿（fresh frozen plasma：FFP）や血小板濃厚液（platelet concentrate：PC）など止血に有効な血液製剤を投与するという方略は，患者の凝固系が保たれている出血量の少ない時期には，輸血量を最小限に抑えるという意味で妥当である．しかし，出血量がある水準を超えて増えてくると希釈性凝固障害が起こり，外科的止血を得ること自体が困難となり，出血のコントロールが不可能となる．したがって，出血量がある水準を超えたら，別の輸血方略に変更する必要がある．

適切な輸血開始時期は成分によって異なり，表15-1のように出血や血液希釈によってもっとも早期に必要最低濃度まで低下する成分は，フィブリノゲンであり，平均値で循環血液量の142%出血すると輸血が必要になるとされている．凝固因子や血小板は出血相当量の喪失に加えて輸液・輸血による希釈により出血量から想定した投与時期よりも早期に止血下限濃度に達する可能性があるため，適切な輸血のタイミングは出血量だけからでは一概に推定できない．検査をしながら必要なものを，必要なだけ適切なタイミングで投与することが大切である．

### B 手術・大量出血に関連した播種性血管内凝固（DIC）

出血局所の凝固亢進により，トロンビン活性が上昇し，それによる消費や希釈性凝固障害によりアンチトロンビンやα2-PIが消費されて，濃度が低下すると，出血局所から遊離したトロンビンの抑制がきかなくなり，全身のトロンビン活性が高まり，全身性炎症が進行する．その結果，血管内皮細胞膜表面のトロンボモジュリン発現が抑制され，同時に組織因子の発現が起こり，全身での凝固系亢進と線溶系抑制因子の減少が起こり，凝固系・線溶系のバランスが破たんして，最終的にはDICといえる病態を発症する．

表 15-1 止血に必要とされる各成分の下限値と出血量の関係

| 成分 | 下限値 | 出血量（%）[95%信頼区間] |
|---|---|---|
| 血小板 | 5万/μL | 230 [169〜294] |
| フィブリノゲン | 100 mg/dL | 142 [117〜169] |
| プロトロンビン | 20% | 201 [160〜244] |
| 第V因子 | 25% | 229 [167〜300] |
| 第VII因子 | 20% | 236 [198〜277] |

フィブリノゲンは推定される循環血液量の142%の出血で，止血に必要と考えられる下限値100 mg/dLまで低下する．
〔Hiippala ST, et al：Hemostatic factors and replacement of major blood loss with plasma-poor red cell concentrates. Anesth Analg 81：360-365, 1995 より〕

## C 大量出血に対する対策

正しい対策を取るためには，その病態理解のために術中に適切な検査が必要となる．そして出血量・出血速度・術野の様子と検査結果に基づいて，凝固・線溶系のバランスが大きく崩れたり，希釈性凝固障害となる前に，その状況に陥りつつあることを認識することがもっとも大切である．そして初期の輸血量を最小限とする輸血方略から，救命のための輸血方略に180°方向転換し，適切な血液製剤を，適切なタイミングで十分量投与することが肝要となる．

### 1 ● 必要な術中検査

大量出血の病態把握に有用な術中検査で，現在多くの施設で測定可能で，数分〜1時間以内に結果の出るものは，ヘモグロビン濃度，血小板数，フィブリノゲン濃度，アンチトロンビン活性，PT，APTT，ACT，FDP，D-ダイマーがあげられる．この中でも，最初に枯渇してくるフィブリノゲン濃度は，輸血方針を決める鍵となる検査である．前述したドライヘマトロジーによる血液凝固分析装置（CGN02®）やトロンボエラストグラフ（TEG®）やトロンボエラストメトリー（ROTEM®）などを用いて，病態を判断しながら輸血を行うと，一般の検査を用いて行った場合よりもFFPやPCの輸血量が少なく済んだとの報告が複数なされている．

### 2 ● 血液製剤，血漿分画製剤

現時点で出血時（後天性）のRBC，PC，凝固因子減少に対する補充療法としての選択肢は血液製剤のみである．RBC製剤に関しては，通常クロスマッチ適合か，あるいはABO型とRh型を合わせて，患者ならびに輸血製剤に不規則抗体がなければ，クロスマッチ適合と同等と認めて使用するかどちらかとなる．大量出血時の対応として，ほかに選択肢がない場合，どの血液型に対しても使用できるO型RBC製剤，AB型PC製剤，FFP製剤の使用を考慮する．

RBCやPCは濃縮製剤のため，その投与により速やかに補充対象物質の血中濃度を上げることができる．それに比べてFFPはvWFを含むすべての凝固因子やアンチトロンビンなどの抗凝固因子を含み，血管内容量を保つアルブミンを含むが，濃縮製剤でないため，いったん濃度が下がった場合に，その補充目的物質の濃度を上げることはなかなか困難であり，希釈性凝固障害に対する有効性に関するエビデンスはきわめて少ない．

FFPの利点をもち，欠点を補う製剤として，クリオプレシピテート（クリオ製剤）がある．これは，FFPを低温で緩やかに融解したときに生じる沈殿であり，FFP 4単位分480 mLに含まれる凝固因子などが10〜20 mLに濃縮されている．同製剤の投与によりフィブリノゲンなどの凝固に必要な因子であり，大量出血時に早期に枯渇しやすい凝固因子の濃度を一気に上げることが可能である．

凝固因子に関しては種々の血液由来またはリコンビナントの濃縮製剤が存在する．凝固因子欠乏時には欠乏した因子を含む濃縮製剤を用いれば，低い血中濃度からも一気に高い濃度に上げることが可能となるが，現在わが国では出血に伴う後天性低下症に対しては適応がなく，課題となっている．後述する先天性欠乏症に対しては，それぞれの必要因子を含んだ濃縮製剤が適応となる．

### 3 ● 大量出血時の輸血方略

日本麻酔科学会，日本輸血・細胞治療学会合同の提案による危機的出血への対応ガイドラインにあるように，まず危機的出血の発生と認識したら，その宣言をし，コマンダーを定め，チームとして対応する体制をとることが重要である．

また，前記の各種検査を適宜測定するとともに，一定のプロトコールに則った対応が望まれる．補充療法のトリガー値については，現時点では，PCは5万/$\mu$L，フィブリノゲンは100 mg/dLとされているが，まだ議論の余地はある．RBCについては，輸血開始のトリガー値としては，虚血性臓器障害のない患者の場合は7〜8 g/dLとすることが多いが，いったん大量出血となった場合は，止血のために10 g/dLを目標に再設定することも忘れてはならない．

## F 出血傾向を呈する疾患

### 1 血小板減少症

通常，血小板数10万/μL以下を血小板減少症とするが，多くの場合，出血傾向は血小板数5万/μL以下で認められる．症状は出血傾向（四肢の紫斑，点状出血，口腔内粘膜出血，鼻出血，歯肉出血，眼球結膜下出血，血尿など）が主体である．出血部位・程度によっては特有の症状を示す．すなわち卵巣出血後の腹痛，脳出血後の頭痛，意識障害，運動・知覚障害をはじめとする神経症状，眼底出血による視力障害，過剰な生理出血や消化管出血による出血性貧血に伴う症状（動悸，息切れ，めまい，倦怠感，微熱，冷感など）などがあげられる．また，消化管，尿路出血時には腹痛，悪心，嘔吐が認められることもある．

原因としては，薬物による場合（薬理作用としての骨髄抑制作用によるものと，副作用として発症するもの）と，免疫系の異常による特発性血小板減少性紫斑病（ITP）などがある．

手術を行うには血小板数5万/μL以上が望ましい．硬膜外麻酔，脊髄くも膜下麻酔など深部神経ブロックを行うには，血小板数10万/μL以上が望ましく，8万/μL以下での硬膜外穿刺，5万/μL以下での脊髄くも膜下穿刺は推奨されない．

### 2 抗血小板投与患者

抗血小板療法は，血小板の機能を抑制して，主に脳梗塞，心筋梗塞，末梢動脈血栓症などの動脈血栓症の予防に用いられる．投与の詳細はそれぞれの病態に対するガイドラインで推奨された方法がある．これらの薬を内服している患者の手術に際しては，継続することによる出血増大と，中止することによる原病悪化の両方のリスクを考慮しなければならない．したがって，手術侵襲程度と原病との関係において，その継続・中止がさまざまなガイドラインにて提言されている．特に冠動脈ステント留置後などは，そのステントの種類によって，6週間あるいは6か月間抗血小板薬を中止しないことが推奨されている．

また，硬膜外麻酔，脊髄くも膜下麻酔など深部神経ブロックを行うには，アスピリンでは5～7日，チクロピジンでは7～10日など，一定期間中止してからの実施が推奨されており，それによる原病の悪化が危惧される場合は，深部神経ブロックを行わない選択が賢明である．

### 3 血小板機能低下症

薬剤性血小板機能低下症以外としては，血小板無力症など稀な先天性血小板機能異常症の場合と，後天性血小板機能異常の場合がある．先天性のものについては，その詳細は成書に譲るが，後天性血小板機能低下症としては，尿毒症，肝疾患，異常タンパク血症，骨髄増殖性腫瘍，人工心肺使用，全身性エリテマトーデス（SLE）など自己免疫性疾患がある．対応としては，原病の治療とともに，血小板輸注を考慮するが，それに抵抗性の場合もあり，個々の病態に応じた対応が必要となる．

### 4 凝固因子異常

#### A 血友病

血友病はX連鎖遺伝形式を示す先天性出血素因であり，約1万出生に1人の発生率である．そのため，通常男性に現れ，女性は保因者になりうる．病態は，血液凝固第Ⅷ因子（血友病A）または第Ⅸ因子（血友病B）の欠乏である．血友病Aは血友病全体の80～85％を占めている．止血凝固検査においては，血小板，PTは正常であるがAPTTの延長が認められる．周術期には，欠乏している因子を十分補って手術を行えば安全に手術可能である．血友病患者の中には，補充療法のため，インヒビターをもつ者もおり，専門医との協力の元で治療を進めることがもっとも重要となる．

#### B von Willebrand病（VWD）

止血因子であるvon Willebrand因子（VWF）の量的・質的異常をきたす遺伝性出血性疾患である．VWFは高分子量の糖タンパク質であり，血

管内皮細胞や骨髄巨核球から産生される．VWFは血管損傷部位に血小板が粘着・凝集する一次止血における接着因子として機能するほか，血液凝固第Ⅷ因子（FⅧ）のキャリアタンパクとしてその凝固活性の発現・保持に関与している．本症の病因・病態は多様で，量的減少症の 1 型，質的異常症の 2 型，完全欠損症の 3 型に分類される．

血友病に次いで多い遺伝性出血性疾患であり，一部を除き常染色体優性遺伝形式であるため男女ともに発症し，女性の遺伝性出血性疾患の中で最多である．

周術期の管理としては，手術の侵襲度により調節し VWF/第Ⅷ因子濃縮製剤あるいは新鮮凍結血漿の投与による補充療法を行う．また，病型によっては，貯蔵部位の血管内皮細胞から VWF の放出をもたらすデスモプレシン（DDAVP）の投与が有効な場合もある．

### C 肝疾患

凝固因子の多くが肝臓で産生されるため，肝機能低下によりタンパク合成能が低下すると，凝固因子の血中濃度が低下する．したがって，手術開始時には一見止血凝固機能は正常であっても，少量の出血にて出血傾向を示すようになる可能性があるため，注意が必要である．また，肝硬変では血小板減少や線溶亢進も起こっている．治療としては，血小板や新鮮凍結血漿による補充を行う．

### D 抗凝固薬使用患者

抗凝固療法は，凝固因子の機能を抑制して，動脈系・静脈系血栓症，左房内血栓症などさまざまな血栓症の治療および予防に用いられている．手術に際しては，一般的には予定手術であればあらかじめ必要な休薬期間をおいて，緊急手術であれば，薬理的あるいは補充により拮抗して手術に臨むことがほとんどである．また，術後に止血が確認されたら可及的速やかに再開することが推奨されている．中止に伴うリスクも考慮しなくてはならず，抗血小板薬投与中の患者に対するのと同様に，その管理の詳細についてはさまざまなガイドラインに提唱されている．

硬膜外カテーテル留置後や抜去直後は硬膜外血腫のリスクが危惧されるため，抗凝固療法は留置・抜去 1～4 時間後など一定期間をおいてから開始する．カテーテル留置中の抗凝固療法は禁忌ではないが，事故抜去などが起こると大変危険であり，その管理には十分な注意が必要である．

## G 血栓傾向を呈する疾患

動脈系の血栓症として，脳梗塞や心筋梗塞を術前にすでに発症している患者の止血凝固系の管理については，抗血小板薬・抗凝固薬投与中の患者としての注意事項を参照のこと．

静脈系の血栓症を術前から発症している場合，あるいは術中術後に発症した場合，それがどこでできたとしても最終的には肺に詰まり，急性肺血栓塞栓症（PTE）を起こすこととなる．

### 1 急性肺血栓塞栓症（PTE）

PTE は，ほとんどの場合，下肢静脈血栓が静脈壁から遊離し，下大静脈，右房，右室を経由して肺動脈に塞栓したものである．詰まった塞栓の量や心機能により，無症状からショックや心停止まで，幅広い病態を呈してくる．

#### A 周術期の PTE 発症率

日本を含めアジアでは稀な疾患としてとらえられてきたが，最近の日本人を対象とした疫学調査では，決してまれな疾患ではないことがわかってきた．特に，術後の安静臥床により下肢静脈血栓が発生・増大し，離床歩行時に急性 PTE を発症して心肺停止となる場合も知られている．

過去 10 年間に，静脈血栓塞栓症予防ガイドラインや予防管理料の診療報酬加算承認，薬物予防薬承認などの急性 PTE の周術期の発生に対する一次予防の取り組みが目覚ましく進み，日本麻酔科学会の調査によっても，2005 年以後の発症率は微増しているが，死亡率が減少しつづけ（図 15-3），2014 年の最新のデータでは，1 万手術症例あたり発症率は 3.4 人，死亡率は 11.8％と報告されている．性別発症率では男性 2.44 人，女性 4.22 人

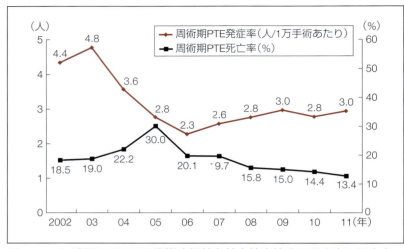

**図 15-3** わが国における周術期症候性急性血栓塞栓症の発症率と死亡率の経年変化

PTE：肺血栓塞栓症

〔日本麻酔科学会 HP：2014 年 JSA 肺血栓塞栓症発症調査結果の概要．http://www.anesth.or.jp/med/pdf/kekka_haikessen2014.pdf より〕

と女性に発症が多い．年齢区分では 86 歳以上 5.77 人，66～85 歳 4.96 人，20～65 歳 2.68 人と高齢者に発症が多い．手術部位別発症例では，脳神経・脳血管手術 8.01 人，四肢・股関節手術 5.89 人，下腹部手術 3.79 人であった．

### B 静脈血栓塞栓症の危険因子

周術期に限ってみてみると，発症の危険因子上位は肥満（36.4％），悪性腫瘍（35.6％），長期臥床（33.0％）と報告されている．

静脈血栓全体としてみると，1856 年にドイツの病理学者により提唱された ① 血流停滞，② 血管内皮障害，③ 血液凝固能亢進の Virchow の 3 徴が血栓形成誘発因子として現在でも重要である（**表 15-2**）．これらの因子のいずれかあるいは複数が関与して静脈血栓が形成されることが多いが，これらの危険因子なく発症する場合もあるので注意が必要である．

#### 1 ● 血流停滞

静脈血液が停滞すると，活性化された凝固因子が静脈壁と長時間接触し，静脈血栓形成を助長する．**表 15-2** の後天性因子としてあげられている多くは周術期に発生しうるものである．下腿筋の筋肉ポンプは第二の心臓といわれるように，静脈血を心臓に向かって送り出しているため，同筋肉ポンプが働かない長期間の臥床などは静脈血流停滞の原因となる．

静脈に狭窄や閉塞が生じる病態としては，骨盤内腫瘍や妊娠子宮による圧迫などがある．うっ血性心不全や静脈瘤も血流停滞の原因となる．

#### 2 ● 血管内皮障害

直接的な静脈の内皮障害としては，手術，カテーテル挿入，外傷，骨折などがある．その他，炎症による内皮障害では，血管内面を形成しているグリコカリックス層の障害によって抗血栓性因子が低下し，血管内皮下層が血液に曝露されて外因系を中心とした凝固系が活性化され，血栓形成傾向となる．

#### 3 ● 血液凝固能亢進

内皮障害の結果として凝固亢進が起こる場合を含め，さまざまな要因があげられる．

後天性血栓性素因の原因としては，悪性腫瘍，妊娠・出産，経口避妊薬，エストロゲン補充療法，

表 15-2 血栓をきたす素因

| 先天性血栓性素因 | 後天性血栓性素因 |
|---|---|
| アンチトロンビン欠損症 | 抗リン脂質抗体症候群 |
| ヘパリンコファクターⅡ欠損症 | 外科手術 |
| TFPI 欠損症 | エコノミークラス症候群 |
| プロテイン C 欠損症 | 長期臥床 |
| プロテイン S 欠損症 | 腫瘍 |
| トロンボモジュリン欠損症 | 脂質異常症 |
| 血管内皮プロテイン C 受容体欠損症 | 肥満症 |
| APC レジスタンス（FV-Leiden 型） | 糖尿病 |
| プロトロンビン G20210A | 高血圧 |
| Ⅷ因子増加症 | APC レジスタンス（非 FV-Leiden 型） |
| フィブリノーゲン増加症 | 鎌状赤血球症 |
| 異常フィブリノーゲン血症 | サラセミア（ヘモグロビン異常症） |
| プラスミノーゲン欠損症 | 妊娠・出産 |
| PAI-1 増加症 | 経口避妊薬服用・ホルモン療法 |
| 血栓性血小板減少性紫斑病（ADAMTS13 欠損症） | 凝固因子輸血 |
| 高ホモシステイン血症 | 血栓性血小板減少性紫斑病（ADAMTS13 自己抗体など） |
| Lp(a)増加症 | 播種性血管内凝固（DIC） |
|  | 加齢 |

抗リン脂質抗体症候群，ネフローゼ症候群，脱水，多血症，血小板増多症，骨髄増殖性疾患，発作性夜間血色素尿症などがある．

先天性血栓性素因としては，遺伝子の異常から，多くは凝固制御因子あるいは線溶因子の活性低下や機能異常をきたす病態で，表 15-2 にあげられているような疾患が知られている．術前に診断されていれば対策もとれるが，日常生活においては症状の現れない範囲の活性低下であり，周術期の出血・炎症などとの複合により初めて血栓症として顕在化する場合もあるので注意が必要である．わが国においてもっとも重要な疾患は，アンチトロンビン欠損症，プロテイン C 欠損症，プロテイン S 欠損症であり，いずれも常染色体優性の遺伝形式をとる．

## C 周術期 PTE の死亡率

急性 PTE は，循環動態の重症度と予後が相関し，その死亡率は，発症時に心停止だった場合は 60％，ショックの場合 25％，循環安定型の場合は 8％程度とされている．また，日本麻酔科学会肺塞栓症調査における死亡に寄与する因子解析では，「心不全，80 歳以上，男性，長期臥床および抗凝固薬なし」が検出されている．

## D 急性 PTE の診断

### 1 ● 発症状況・症状

下肢筋肉内のポンプ作用によって，血栓が静脈壁から離れて肺に塞栓症を起こすため，起立や歩行，排便，体位変換などが特徴的な発症状況となる．症状の多くは，呼吸困難，胸痛などの胸部症状，ふらつき，失神などである．

### 2 ● 身体所見

低酸素血症を呈し，その程度が悪化すると，頻呼吸，頻脈となる．また肺塞栓による末梢肺血管床減少による心拍出量低下の結果としてショックを呈し，最悪の場合は心停止となる．

### 3 ● D-ダイマー

急性 PTE では，凝固系と線溶系の両方が活性化しているため，フィブリン分解産物である D-ダイマーは増加する．したがって D-ダイマーが正常値であれば PET は否定的である．

### 4 ● 心電図

低酸素血症から頻脈となる．また右室負荷所見として右軸偏位，時計方向回転，V1～3 の陰性 T 波，右脚ブロック所見などを示す．

### 5 ● 胸部単純 X 線写真

右心負荷所見として，右室成分による心陰影拡大や右肺動脈下行枝陰影の拡大および左第 2 弓拡大を呈しやすい．塞栓領域では肺血管陰影の減弱や透過性亢進がみられる．

### 6 ● 超音波検査

心臓超音波検査において，右室負荷所見として右室拡大や右室自由壁運動異常，心室中隔の左室側への偏位などがみられることがある．ただし，血行動態の安定した PTE では，超音波検査で右室負荷所見のみられない場合も多く，PTE の診断検査としては推奨しないとの意見もある．一方ショックや低血圧を呈する高リスク症例では，心臓超音波検査で右室負荷所見や機能不全がなければ PTE を否定できるので有用である．

PTE の 90％は下肢深部静脈血栓を塞栓源とするため，超音波検査による下肢深部静脈血栓の検索は必須である．超音波プローベで圧迫した際に静脈がつぶれないことで血栓の存在が示唆される．

### 7 ● CT 検査

造影 CT 検査により，右心室内から主肺動脈，両肺動脈近位部，区域枝レベルまで観察が可能であり，PTE の確定診断の中心となっている．

### 8 ● 肺動脈造影

肺動脈内血栓の直接的所見としては，造影欠損，血流の途絶などの所見が得られるが，現在高分解能の CT で多くの情報が得られるため，診断目的で行われることは稀である．重症 PTE 症例に，治療として血栓破砕術や吸引治療を行う前提で，肺動脈造影が行われる場合が多い．

### 9 ● 肺血流シンチグラフィ

典型的には換気シンチグラフィで異常所見はない部位に，血流シンチグラフィで楔形の欠損像を示す．しかし特異性が低く，スクリーニング法としての意義は認められるが，確定診断としての評価は一定していない．

### 10 ● 診断手順

病歴や身体所見から高リスク PTE 疑いと，低～中リスク PTE 疑いに分けて鑑別診断を進める．

#### a 高リスク PTE 疑い

ショックや低血圧を呈しており，死亡率の高い「高リスク PTE 疑い」の場合は，迅速な診断が必要となる．心原性ショックや急性大動脈解離の鑑別診断に，心臓超音波検査が有用である．右室負荷，肺高血圧，右心内血栓が認められれば直ちに治療を開始し，血行動態の安定が得られたのちに，確定診断のために造影 CT 検査を行う．急性冠症候群が最初に疑われて，冠動脈造影検査を行って正常だった場合は，PTE を鑑別する必要があり，循環動態が不安定な場合は，カテーテル治療を念頭に置いた肺動脈造影が考慮される．

#### b 低～中リスク PTE 疑い

この群では，疑われたとしても実際に PTE でないことも多いため，まず D-ダイマー検査を行い，正常であれば PTE は否定的となる．異常値を認めた場合に造影 CT を行うことが推奨されている．

## E 急性 PTE の治療

造影 CT にてまず診断が確定したら，禁忌でなければ抗凝固療法を行う．まずヘパリン 5,000 単位を単回静注する．その後はヘパリンを持続静注し，APTT を検査しながらコントロール値の 1.5～2.5 倍となるように用量を調節する．

非経口 Xa 阻害薬であるフォンダパリヌクスを 1 日 2 回皮下投与する方法もある．個人差が少なく，モニタリングの必要もないため簡便に使用できる．また血小板減少や骨減少といった副作用も少なく，欧米では新しい非経口抗凝固薬として推奨されている．わが国でも 2011 年以後保険適用

となった．

心拍出量低下，低血圧例にはノルアドレナリンの使用を，心拍出量低下はみられるが正常血圧例にはドパミン，ドブタミンの使用が推奨されている．最重症の心肺蘇生困難例，薬物療法にても呼吸循環不全を安定化できない例には経皮的心肺補助装置（percutaneous cardiopulmonary support：PCPS）の導入が強く推奨されている．

血栓溶解療法としては mutant tissue plasminogen activator（mt-PA）モンテプラーゼによる治療が保険適応となっている．同療法は，抗凝固療法と比較して血行動態の改善作用は明らかに優れているが，高齢者においては脳卒中や出血のリスクが有意に上昇するため，PTEに対する血栓溶解療法の是非はいまだ議論のあるところである．

## F 急性 PTE 予防策およびその合併症

急性PTEは，いったん発症すると時に不幸な転帰をとることから，その発症予防が非常に重要である．日本人の疫学的データも考慮した日本人にもっとも妥当と考えられる予防ガイドラインが提唱されている．

以下に予防法の内容について述べる．

### 1 早期歩行および積極的な運動

予防の基本となる．臥床を余儀なくされる状況においては，早期からの下肢の自動他動運動やマッサージを行い，早期離床を目指す．

### 2 弾性ストッキング（elastic stocking：ES）

足先から中枢側に向けて段階的に圧迫圧を下げて圧迫することにより，表在静脈から深部静脈へのポンプ作用により静脈血栓形成を予防する．中リスクの患者では有意な予防効果を認めるが，高リスク以上の患者では単独使用での効果は弱い．弾性ストッキングが足の形に合わない場合や下肢の手術や病変のために使用できない場合は，弾性包帯の使用を考慮する．入院中は，術前術後はもちろん，リスクの続く限り終日着用する．

術前から糖尿病や動脈硬化性疾患を有する患者の場合，褥瘡や血流障害などの合併症を起こす可能性もあるので注意が必要である．

### 3 間欠的空気圧迫法（intermittent pneumatic compression：IPC）

足底，下腿などにカフ状のものを装着し，間欠的に末梢側から中枢側に空気を送って圧迫して，歩行に近い静脈還流増加作用をもたらす装置である．高リスクにも有効である．原則として，周術期では手術前あるいは手術中より装着を開始する．また外傷や内科疾患では臥床初期より装着を開始し，少なくとも十分な歩行が可能となるまで終日装着する．

使用前から深部静脈血栓症がある場合に用いると，血栓を剝離させPTEを誘発する恐れがある．また，圧迫部位の発赤や潰瘍形成の恐れ，さらに総腓骨神経麻痺やコンパートメント症候群を生じる場合もあるので，同法の利点と欠点について十分な説明と同意を得てから行う．

### 4 薬物的予防法

直接的な抗凝固作用があるため，前記方法より予防効果が優れているが，出血性合併症のリスクも高くなる．

#### a 未分画ヘパリン

8〜12時間ごとに未分画ヘパリン5,000単位を皮下注する．高リスクでは単独で使用し，最高リスクではIPCと併用する．脊椎麻酔や硬膜外麻酔の前後では半量に減量することも考慮する．術後においては，止血確認後に開始するのが安全である．

#### b 低分子ヘパリン

未分画ヘパリンに比べて同じ抗凝固作用を得る量での抗トロンビン作用が弱いため，出血助長作用が弱い．エノキサパリンの適応は，膝関節全置換術・股関節全置換術・股関節骨折手術・静脈血栓塞栓症の発現リスクの高い腹部手術である．術後24〜36時間に止血が確認できてから，2,000単位を1日2回皮下投与する．

#### c 非経口Xa阻害薬

アンチトロンビンを介した選択的抗Xa作用をもつ．フォンダパリヌクスの適応は，静脈血栓塞栓症の発現リスクの高い下肢整形外科手術ならびに腹部手術後に，2.5 mgを1日1回皮下注で使用する．

エドキサバンの適応は，膝関節全置換術・股関節全置換術・股関節骨折手術であり，30 mg を 1 日 1 回経口投与する．

#### d 用量調節ワルファリン

PT-INR を 1.5〜2.5 を目標にワルファリンを内服する．

## H 出血傾向と同時に血栓傾向を呈する疾患

### 1 播種性血管内凝固（DIC）

DIC は「さまざまな基礎疾患に因って全身性に血管内凝固亢進が引き起こされる後天性の病態であり，凝固障害と微小血管障害が相互に影響を及ぼし合い，重症化した場合は臓器障害を引き起こしうるもの」と 2001 年に国際血栓止血学会（ISTH）により定義された．

重症化すると血栓による微小循環障害のため臓器障害をきたす一方で，凝固亢進に伴う血小板や凝固因子の消費により出血傾向を生じる特異な病態である．

#### A DIC を引き起こす基礎疾患

DIC の 3 大基礎疾患として敗血症（もっとも頻度が高い），固形がん，血液悪性腫瘍が知られている．それ以外にも，胎盤早期剥離などの産科疾患，大動脈解離などの大血管疾患，熱中症などの全身性組織障害，ショックの遷延，毒蛇咬傷などが知られている．一方で類似の血液検査異常を示すが，DIC とは鑑別すべき疾患もある．

#### B 基礎疾患によって異なる病態

著しい凝固活性化はすべての DIC に共通した病態であるが，基礎疾患により線溶活性化の程度が異なり，異なった病態となる．

##### 1 線溶抑制型（凝固優位型）DIC

敗血症に伴う DIC では，内毒素や炎症性サイトカインにより，マクロファージや血管内皮に「組織因子」が発現し凝固が活性化される．一方これらのメディエーターにより血管内皮で線溶抑制因子（PAI-1）の過剰産生により，線溶の活性化は比較的軽度にとどまる．したがって，この型の DIC では微小循環が障害されて，高頻度に臓器障害を起こす．

##### 2 線溶亢進型（線溶優位型）DIC

急性前骨髄球性白血病（acute promyelocytic leukemia：APL），産科疾患に伴う DIC や重症外傷の超急性期には，白血病細胞の崩壊や組織障害により，組織因子が血中に放出され凝固亢進をきたすとともに，t-PA が放出され，線溶活性が著明に亢進する．その結果，臓器障害の頻度は低いが，著しい出血傾向を示す．

##### 3 線溶均衡型 DIC

固形がんに起因する DIC はこれらの中間型の臨床像を示す．

#### C 診断基準

国内外で DIC 診断基準の整備が進められているが，現時点でまだ見解の統一には至っていない．1979 年にわが国から旧厚生省 DIC 診断基準が発表され，1988 年に改訂された．これは臨床症状と止血機能検査を組み合わせたスコアリングシステムによって診断するもので，簡便かつ迅速に DIC の診断を可能とした．さらに 2001 年に国際血栓止血学会（International Society on Thrombosis and Haemostasis：ISTH）より ISTH-overt DIC 診断基準が発表された．

一方これらの診断基準では，基準値が高く設定されていたため DIC 診断の特異度は高いが，臨床的に重要である敗血症性 DIC を発症早期に検出できないことが問題視されていた．これに対して日本救急医学会から，全身炎症に伴う凝固線溶異常を鋭敏に感知する新しい急性期 DIC 診断基準が提唱された．2013 年の多施設共同試験において，急性期 DIC 診断基準は，ISTH-overt DIC 診断基準では診断できなかった多臓器障害や死亡に至る重症例をより高い感度で検出できることが報告された．

## D 診療指針

それまで手探りで治療が進められていたが，2009年に日本血栓止血学会から最初のDIC診療指針が発表された．ほぼ同時期に英国およびイタリアからも診療指針が発表された．

3診療指針の共通点として，① 基礎疾患の治療を最重視すべきであるとした点，および ② 凝固止血因子の消費によって出血症状が問題となった場合は適切な血液製剤の補充が必要とした点があげられる．一方抗凝固療法の取り扱いについては大きな差異がある．

このような推奨の乖離に関して，ISTHのDIC委員会（Scientific and Standardization Committee of ISTH：SCC/ISTH）は，2014年にそれらを統合するSCC/ISTHDIC診療指針を発表した．そこには3指針の相違点になっているいくつかの抗凝固薬の使用について「使用を考慮してもよいが，さらなるエビデンスの集積が必要である」と記載された．

UmemuraらによるRCTを対象としたメタ解析では，抗凝固薬（ヘパリン，プロテインインヒビター，アンチトロンビン，トロンボモジュリン製剤など）の投与は，敗血症全般，および単一の凝固指標異常を伴う敗血症では死亡率を改善させず，むしろ出血性合併症の発症を有意に増加させると考えられたが，一方で敗血症性DICに対しては死亡率を有意に改善させることが明らかとなった（リスク比：0.72，95％信頼区間：0.62〜0.85）．

## E 治療

1）原疾患の治療：原因となっている感染や腫瘍の治療を行う．
2）止血凝固因子の補充：出血症状がみられる場合は，凝固因子補充のため新鮮凍結血漿の投与を，血小板数が低下している場合は濃縮血小板製剤を投与する．
3）抗凝固療法：ヘパリンを5,000〜1万単位/日持続投与する．前述のように国内外で議論が分かれるが，アンチトロンビン活性の低下がみられる場合は，補充療法として1,500単位/日を3日間投与する．また，敗血症性DICの場合はトロンボモジュリンの使用を考慮する．そのときにヘパリンとの併用により出血のリスクが高まる可能性や，アンチトロンビンとの併用によりより高い効果がみられるなどの可能性が指摘されており，有効性も含めて今後も検証が必要な状況である．

### ● 参考文献

1) Hoffman M, et al：A cell-based model of hemostasis. Thromb Haemost 85：958-965, 2001
2) 香取信之（編）：症例で学ぶ周術期の凝固・線溶の管理．メディカル・サイエンス・インターナショナル，2015
3) 朝倉英策：各種凝固・線溶マーカーと読み解き方．ICUとCCU 40：161-169, 2016
4) 日本ペインクリニック学会，他：抗血栓療法中の区域麻酔・神経ブロックガイドライン．http://www.anesth.or.jp/guide/pdf/guideline_kouketsusen.pdf
5) 西脇公俊：術中大量出血時の凝固・線溶異常と対策—クリオプレシピテートおよびフィブリノゲン濃縮製剤投与効果の検討を含む．ICUとCCU 40：209-216, 2016
6) Hiippala ST, et al：Hemostatic factors and replacement of major blood loss with plasma-poor red cell concentrates. Anesth Analg 81：360-365, 1995
7) Avidan MS, et al：Comparison of structured use of routine laboratory tests or near-patient assessment with clinical judgement in the management of bleeding after cardiac surgery. Br J Anaesth 92：178-186, 2004
8) 山本晃士，他：術中大量出血を防ぐための新たな輸血治療—クリオプレシピテートおよびフィブリノゲン濃縮製剤投与効果の検討．日輸血細胞治療会誌 56：36-42, 2010
9) 世界血友病連盟：血友病医療のガイドライン（日本赤十字社翻訳）．http://www.pfc.jrc.or.jp
10) 西野正人：von Willebrand病の診断と治療．日小血会誌 13：410-420, 1999
11) 黒岩政之，他：2009-2011年周術期肺塞栓症調査結果から見た本邦における周術期肺血栓塞栓症の特徴．日本麻酔科学会安全委員会 周術期肺塞栓症調査報告．麻酔 62：629-638, 2013
12) 日本麻酔科学会HP：2014年JSA肺血栓塞栓症発症調査結果の概要．http://www.anesth.or.jp/med/pdf/kekka_haikessen2014.pdf
13) 循環器病の診断と治療に関するガイドライン（2008年度合同研究班報告）：肺血栓塞栓症および深部静脈血栓症の診断，治療，予防に関するガイドライン（2009年）改訂版（班長：安藤太三）．http://www.j-circ.or.jp/guideline/pdf/JCS2009_andoh_h.pdf

14) 山田典一, 他：急性肺血栓症—疫学・危険因子. ICU と CCU 39(3)141-146, 2015
15) 黒岩政之：心血管疾患　肺血管塞栓症ハイリスク患者. 澄川耕二(編)：麻酔前の評価・準備と予後予測—病態に応じた周術期管理のために. pp101-106, 克誠堂出版, 2012
16) 大西隆行, 他：急性肺血栓塞栓症　診断と重症度評価. ICU と CCU 39：147-155, 2015
17) 肺血栓塞栓症/深部静脈血栓症(静脈血栓塞栓症)予防ガイドライン作成委員会：肺血栓塞栓症/深部静脈血栓症(静脈血栓塞栓症)予防ガイドライン. メディカルフロントインターナショナル, 2004 より
18) 黒岩政之：わが国における周術期肺血栓塞栓症の特徴と予防に関する諸問題—JSA-PTE 調査結果から. 日臨麻会誌 35：217-224, 2015
19) Wada H, et al：Guidance for diagnosis and treatment of DIC from harmonization of the recommendations from three guidelines. J Thromb Haemost, 2013(doi：10.111/jth.12155)
20) Uemura Y, et al：Efficacy and safety of anticoagulation therapy in three specific populations with sepsis：A meta-analysis of randomized controlled trials. J Thromb Haemost, 2015 (doi：10.1111/jth.13230)

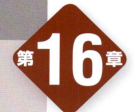

# 第16章 周術期体温管理

**学習のPoint**

**術中体温管理の重要性と具体策を理解する**
① 術中低体温の原因と対処法を説明できる
② 低体温に伴う危険性と体温保持の重要性を説明できる
③ 術後発熱の機序と対応を説明できる
④ 体温調節中枢と生理的な体温調節反応について説明できる
⑤ 悪性高熱症の原因となる薬剤と対応を説明できる

## A 体温はバイタルサイン

　体温はあまりにありふれたパラメータではあるが，血圧，心拍数などと同じで，基本的な生体情報，つまりバイタルサインである．実際，日常生活においても子どもの額に手を当てたり，自らの額を子どもの額に押し付けたりするさまは，ごく当たり前にみられる．

　そのバイタルサインの1つである体温が，「全身麻酔導入直後に急激に低下し，その後徐々に降下する一定のパターンをとる」との記述や，「麻酔導入直前に，患者加温を最低10分間試みれば周術期低体温は予防できることから，低体温の原因は熱の再分布によるものではないか」と推測する観察が，Sesslerらによって，1987年にすでに報告されている．

## B 周術期は偶発的低体温症になる傾向

　前述したように，周術期には偶発的低体温症になることが一般的である．なぜそうなるかについては後述するとして，ここでは臨床的に周術期に低体温になることによる悪影響，周術期偶発的低体温症が引き起こす結末についてまとめてみる（表16-1）．

　表16-1において，麻酔科領域でのいわゆるエビデンスを示す研究としてもっとも有名なものが，周術期低体温と患者アウトカムに関して1996年に報告されたKurzによる研究である．この研究では，下腹部消化管手術予定患者200人を対象にした前向き無作為比較研究において，正常体温群と周術期低体温群の手術創感染率，入院期間を検討した．その結果，**感染率，入院期間が術中の積極的加温により有意に改善**した．Frankは，血管外科手術患者で心臓リスクのある患者300人を対象に，周術期低体温と心イベント発生との関係について1997年に報告した．**周術期低体温により，心室頻拍症や不安定狭心症などのいわゆる重症心合併症発生率が上昇**したが，このときには入院期間には差は出ていない．その他，低体温群では**術後のトロポニンIの値から心筋ダメージが多**いこと，**酸素消費量から比較したシバリング発生率が多**いこと，回復室からの退室時間から評価した**麻酔回復時間が長くなること，外傷後の死亡率が高くなる**ことなども報告されている．

　また低体温により薬物の分解・排泄が遅れること，血小板機能および凝固能の低下が引き起こさ

表 16-1　周術期の正常体温群と低体温群の比較

| 報告者 | 発表年 | 対象患者数 | 中枢温・温度差(℃) | 有意差が出た項目 | 正常体温群 | 低体温群 | P |
|---|---|---|---|---|---|---|---|
| Just | 1992 | 14 | 2.3 | 術後シバリング（酸素消費量） | 141±9 mL/min/m² | 269±60 mL/min/m² | <0.001 |
| Kurz | 1996 | 200 | 1.9 | 手術創感染率 | 6% | 19% | <0.01 |
| | | | | 入院期間 | 12.1±4.4日 | 14.7±6.5日 | <0.01 |
| Frank | 1997 | 300 | 1.3 | 入院期間 | 8(5～13日) | 8(5～11日) | 有意差なし |
| | | | | 重症心合併症 | 1% | 6% | <0.05 |
| Lenhardt | 1997 | 150 | 1.9 | 麻酔からの回復時間 | 53±36分 | 94±65分 | <0.001 |
| Gentillo | | 57 | 約1.5 | 外傷後死亡率 | 2/29(7%) | 12/28(43%) | <0.05 |
| Nesher | 2003 | 60 | 1.0 | 術後トロポニンI値 | 8±5 ng/mL | 22±9 ng/mL | <0.01 |

れ，出血量，輸血量が増えることが，2008年に掲載されたメタ分析により明らかになった．この研究によると，整形外科，婦人科，心臓血管外科手術，開腹手術などにおいて，中枢温度1℃の差で，出血量が約16%増加し，輸血のリスクが22%増加するという．

以上のことから，Enhanced Recovery After Surgery (ERAS) プロトコールの中に，周術期体温維持が組み込まれた．2008年に英国国立医療技術評価機構 (NICE) が公表した手術部位感染症 (SSI) 予防のガイドラインにおいても，周術期体温維持を推奨する項目があげられている．

## 低体温療法

前述したように，低体温症は，体の各部に一般的には抑制的に，悪い方向に働くために，周術期における偶発的低体温症に対しては，各種方法により保温・加温を施行することが確立されている（後述）．

その一方で，低体温療法が推奨されている分野もある．2005年改訂の米国心臓学会ガイドライン「蘇生後のサポート」では，**院外心停止患者に対しての低体温療法は推奨**されており，わが国の診療報酬制度においても心肺蘇生後に限り3日間適応が認められている．脳外傷や脳神経外科手術中の低体温療法には，あまり有効性は認められておらず，わが国の診療報酬制度でも除外されている．

具体的な低体温療法の方法として，現在もっとも一般的に行われているのは，水が内部を還流するマットで体の上下を挟み込み，冷水を流して冷却する方法である．しかし，身体表面の血管収縮などが生じるため，中枢温を35℃以下に効果的に降下させることはなかなか難しい．このため，中枢温がすぐに下がらないので低体温療法の効果が出ていない状況もありうると考えられる（例えば，脳外傷などの場合）．

また，体の各部に専用の冷水マットをゲルパッドにより密着させることにより，冷水還流の効果を高めた器具も2011年より販売されている（Medivance社，Arctic Sun® 5000）．これらの方法により，中枢温を33～34℃に保つ方法が，わが国の健康保険では低体温療法と定義されている．

## 身体中心部と末梢の温度（体温測定部位）

このように，偶発的低体温症においても低体温療法においても，重要なのは体温測定部位である．周術期にはわずか1℃の体温低下が臨床的に有意な結末を引き起こしかねないのである．したがって，きわめて単純なバイタルサインである体温測定が重要になる．

麻酔や集中治療領域臨床での体温測定とは，**中枢温 (core temperature) を測定**することを意味している．これは，体の中心部の温度のことで，体

の重要臓器がある部位，すなわち胸腔内深部や脳温を表している．中枢温は，深部温，核心温または核体温とよばれることもある．

　中枢温の測定は，術中の低体温に対してのモニターや加温しすぎ防止，悪性高熱症の診断のために用いられる．しかし，胸腔内深部や脳の表面温の計測は，術中に行う場合といえども困難なので，臨床的に測定しやすい部位(**鼓膜温，肺動脈温，食道温，咽頭温**)の温度を代用する．また直腸温や膀胱温も臨床的に中枢温として用いられるが，手術中のモニタリングとしては術野との関係に留意する．筋肉または皮膚表面温度が，末梢血管収縮の程度や末梢神経を使った筋弛緩薬のモニタリングに際しての有効性指標として用いられる．中枢温および皮膚表面温度の両方が，麻酔薬の体温調節機構へ及ぼすさまざまな作用を検討するのに必要である．そもそも体内における温度は，すべての部位で等しいものではないので，それぞれの部位で測定した体温にはそれぞれの生理学的臨床的意義がある．

## 1 温冷覚の求心路

　温度情報は体中の温度に反応する細胞から集約されるが，冷覚に反応する細胞と温覚に対するものとは，解剖学的にも生理学的にも異なる．冷覚は，主に $A\delta$ 線維により伝達されるが，温覚は非ミエリン線維である C 線維によって伝送される．両者間に多少の重複はある．C 線維は温覚と同時に痛みを伝える線維でもあるために，熱い刺激がしばしば鈍い痛みをもって感じられる．ほとんどの上行性の温度情報は，脊髄視床路を経由して脳へ伝えられる．

## 2 体温調節中枢

　体温調節の中枢は視床下部に存在し，そこで**皮膚表面や深部組織そして脊髄や神経からの温度情報が統合**される．とはいっても，ほとんどの体温情報は脊髄や他の脳の部分において「前処理」されており，階層化された処理形式をとっている．
　体温調節というと，発汗やシバリング(ふるえ)などの「自律性体温調節」が麻酔中は重要であるが，生活していくうえでは体温は，「行動」によりほとんど調節されている．現実問題として，無限に汗をかきつづけたり，シバリングを無制限にしつづけたりすることは不可能だからである．長時間にわたる調節を考えれば，何らかの**行動性体温調節が不可欠**になる．姿勢の変化は，基本的な行動性調節と考えられ，四肢を伸ばすと体表面積が増え，逆に体を縮めれば体表面積が減ることで熱放散量が変化する．温熱的に厳しい環境を避けて，快適な場所を探すことも行動性調節であり，ヒトはより積極的に「擬似気候」としての住居や衣服を作り出した．
　暑い環境と寒い環境に対しての体温調節中枢が制御している自律性体温調節反応には，「能動的血管拡張反応」「発汗」「血管収縮」「シバリング」などがあり，それらをおのおの引き起こす中枢温が「**閾値温度(threshold)**」と定義される．そしてある一定の温度変化に対してのこれらの反応の起こる大きさ・程度を反応強度(gain)とよぶ．中枢温を変動させても，それ以上に大きな体温調節反応が生じない場合を最大反応と定義している．
　生体が絶対的な閾値温度をいかにして決定しているのかは不明であるが，その機構にノルアドレナリン，ドパミン，5-ハイドロキシトリプタミン，アセチルコリン，プロスタグランジン $E_1$ そしてその他の神経ペプチドが関係していることが知られている．また，**閾値温は，女性，男性ともに日内変動**し，女性の場合には1か月周期でおよそ0.5℃変化する．運動，飲食，感染，甲状腺機能低下・亢進，麻酔薬，その他の薬剤(アルコール，鎮静薬，ニコチンなど)，寒冷順応や高温馴化によっても閾値温は変化する．

## 3 遠心性反応としての体温調節反応

　環境温度の変動に対して，人体は代謝性熱産生を上げるか周囲への熱放散を変えることで対応しようとする．それぞれの体温調節反応には，それぞれの閾値温としての中枢温と反応強度が存在するので，必要に応じて反応順が決まっている．一般的に，あまりエネルギーを消費しなくてもよい

血管収縮反応のような反応がまず起こり，最大の反応になったのちにシバリングが生じる．

遠心性反応の有無が，中枢温を一定にしておいて耐えられる環境の範囲を決定する．したがって，もしもある特定の遠心性反応機構が抑制されると（例えば筋弛緩薬投与によりシバリングが起こらないようにされてしまう，など），人体が中枢温を変動させないで耐えうる環境温度範囲は狭められてしまう．量的に，行動による体温調節（適切な服装をする，室温を変化させる，皮膚の露出を少なくする体位をとる，随意運動など）がもっとも大きな反応である．

### A 血管収縮

**皮膚血管収縮は，もっとも確実な体温調節反応**である．というのも代謝により生じた熱は，体内から皮膚表面を通じて対流・放射により失われていくので，血管収縮によりこの喪失が減少するからである．指・趾の血流構成は，ほとんどが毛細血管からなる栄養血管と大部分が動静脈吻合である体温調節系血管に分けられる．動静脈吻合は，形態的にも機能的にも皮膚栄養毛細血管とは異なったものであり，血管収縮によって末梢組織が栄養障害に陥ることはない．動静脈吻合の血管径は 100 μm もあり，これは同じ程度の長さの毛細血管直径 10 μm と比較すると 10,000 倍もの血液を運べることになる．

**動静脈吻合経由の血流の制御は，「オン」「オフ」スイッチ的**に行われる．局所の α アドレナリン作動性交感神経線維は，体温調節機能をもつこの動静脈吻合を収縮させるが，体循環中のカテコラミンにはほとんど影響されない．心拍出量の 10% の血流しかこの吻合を通らないので，通常の範囲での体温調節性血管収縮によって，全身の血行動態の変化はみられない．

### B シバリング

**非ふるえ熱産生（nonshivering thermogenesis）**は，実際の**機械的な体の運動なしに**全身の酸素消費量として測定される**代謝性熱産生を増加させ**る．幼児では確かに熱産生が倍加するが，成人ではわずかにしか増えない．非ふるえ熱産生の強度は，その閾値温度と体温との差に応じて直線的に増加する．骨格筋と褐色脂肪が成人における非ふるえ熱産生の主な場所であり，両組織における代謝率は**アドレナリン作動性神経終末からのノルアドレナリンによって**制御されている．

シバリングが持続すると，成人では**代謝性熱産生がおよそ 100% 程度増加**する．この程度の増加は，代謝を 10 倍も増やすことが可能な機械的運動に比較するときわめて能率が悪い．シバリングは，新生児では生じず，5〜6 歳になってはじめて効率的なシバリングが可能になることが知られている．非同期性の 25 Hz くらいまでの速い振戦は，体温依存性の筋肉運動であり，中枢性の発振がないと考えられている．しかし，そのような速い振戦に遅い 4〜8 Hz の同期性の "waxing-and-waning" パターンの振戦が重なることがよくあり，こちらの場合は，中枢性のものであろうとされている．

### C 発汗

**発汗は，節後性のコリン作動性神経線維により**制御されているため，神経ブロックやアトロピン投与により止めることが可能である．日ごろ運動をしていない人では 1 L/時 の，している人ではその倍の発汗が可能である．発汗は，身体環境温度が中枢温よりも高くなった場合に起こしうる唯一の熱喪失反応である．発汗作用の効率は大変よく，1 g の汗の蒸発で 0.58 kcal の熱が失われる．

能動的血管拡張反応は，汗腺から放出されるある物質により制御されている．この物質は，通常の薬剤では拮抗できないことから何らかのニューロペプチドであろうとされている．ただ，この反応も，正常な汗腺の存在が必要なために，神経ブロックにより大部分がブロックされる．

非常な高熱ストレス下では，皮膚表層数 mm にある血管の血流量は，ほぼ安静時の心拍出量に等しい 7.5 L にも達するという．能動的血管拡張反応の閾値温度は，通常発汗の閾値と等しいが，反応強度は低いことが多い．その結果，最大能動的血管拡張反応は，最大発汗反応が生じる中枢温をはるかに超えるまで引き起こされないことになる．

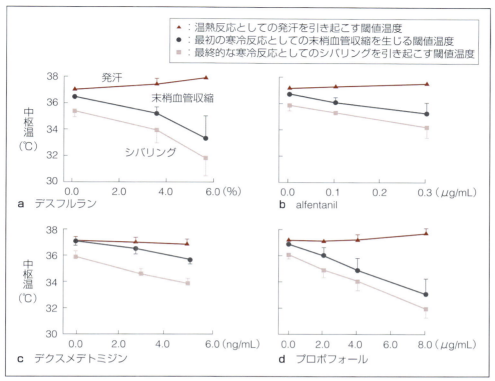

図 16-1 デスフルラン，alfentanil，デクスメデトミジン，プロポフォールの濃度と中枢温度
無麻酔時と比較して，どの薬剤でも共通して，閾値温度が広がっていることがわかる．

## E 全身麻酔中の体温調節機構

全身麻酔薬のほとんどが，前述した自律神経経由の体温調節反応を大きく阻害することが判明している．麻酔薬による阻害のパターンとしては，温熱反応閾値温度は上昇し，寒冷反応閾値温度は低下する．このため**体温性自律神経反応がみられない閾値間幅が通常の 0.2〜約 4℃ まで広がって**しまう．ところが，ほとんどの反応強度は，最大反応強度と同じく無麻酔時と変わらない．

図 16-1 には，吸入麻酔薬であるデスフルラン，オピオイドとしての alfentanil，$α_2$作動薬であるデクスメデトミジン，静脈麻酔薬であるプロポフォールなどそれぞれの濃度が横軸に，中枢温度が縦軸にプロットされている．

### 1 全身麻酔中の偶発的低体温（症）

もっとも一般的な周術期の体温異常といえば，麻酔中の偶発的低体温（症）であろう．これは，麻酔薬による体温調節中枢の障害と気温が低い手術室に体が曝されることから起こっている．熱は，**患者の体から周囲の環境へ次の 4 つの物理的現象により移動している**．① 放射（radiation），② 伝導（conduction），③ 対流（convection），④ 蒸発（evaporation）である．これらのうちで放射と対流がもっとも周術期の熱喪失に関係している．一般的に患者はフォームパッドをはじめとする熱絶縁体に接することが多いために，術中の熱の伝導は少ない．また発汗は麻酔中には稀であるために蒸発による熱喪失も少ない．

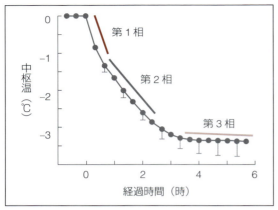

**図 16-2 全身麻酔中の低体温のパターン**
特徴的な3つの相に分けられる．全身麻酔導入直後の急速な中枢温減少を示す第1相，それに引き続くゆっくりとした直線的な下降の第2相．安定してほとんど変化しなくなる第3相である．

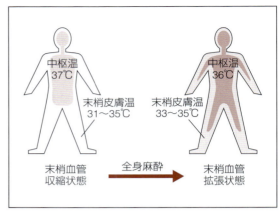

**図 16-3 熱再分布性低体温**

## 2 術中低体温のパターン（図 16-2）

　全身麻酔中の低体温のパターンは，特徴的な3つの相に分けられる．全身麻酔導入直後の急速な下降を示す第1相と，それに引き続くゆっくりとした直線的な下降の第2相．その後，中枢温が安定してほとんど変化しなくなる第3相である．それぞれのこの典型的な体温の下降パターンには，異なった原因がある．全身麻酔導入後の最初の1時間で，中枢温は通常 0.5〜1.5℃ 下降する．全身麻酔の導入は，代謝性熱産生を単に約 20% 減少させるにすぎないので，これで観察される体温下降を説明することは不可能である．ほとんどの全身麻酔薬は，直接的な末梢血管拡張作用があり，またすべてが中枢性の体温調節反応を抑制するために，正常な体温調節性皮膚血管収縮反応は障害される．

　しかしながら，麻酔薬による血管拡張は皮膚からの熱喪失をわずか（7.3±5.4W）しか増加させないため，この熱喪失が麻酔導入直後の体温低下の主原因ではない．手術野の液体消毒薬類での塗布とそれに引き続く蒸発による熱喪失も，この体温下降を説明するのには十分な理由ではないばかりか，同じような低体温が外科手術や消毒液とは無縁のボランティアにおいても生じていることから，外科手術野からの体液類の蒸発による熱喪失もこの初期の体温低下を説明できない．

　代謝性熱産生の減少または皮膚からの熱喪失の増加の結果からは説明不能な，大きな体温の低下を理解するには，体内での熱の再分布を理解しなくてはならない．全身麻酔前の気温が低い手術室での患者は，体内での熱の分布は均一ではない．体温調節性血管収縮反応が生じているために，中枢温と末梢組織温との較差は非常に大きい．熱は，体の核の部分に集中して存在している．全身麻酔の導入により皮膚からの熱喪失がわずかに増加したとしても，麻酔薬による血管拡張により体の中心部分から末梢部位への熱の移動が生じる．この熱の再分布過程により中枢温は著しく減少するが，平均体温と体の熱容量はほとんど変わらない．以上のような初期の**「熱再分布性低体温（図 16-3）」**のあとに，2〜3時間にわたるゆっくりとした**中枢温の減少**が通常起こる．この減少は，単純に熱喪失が熱の代謝性産生よりも多いことが理由である．

　その後，すなわち麻酔導入後 3〜4 時間すると中枢温は一種の定常状態に達し，あとは手術が終わるまで一定の温度をとる．この中枢温の定常状態は，熱バランスがとれた状況を表しているものと考えられており，熱産生が熱喪失に等しくなっているため，患者の中枢温は動かない．またその定常状態のころには，中枢温が 33〜35℃ 前後に

表16-2 高体温（高熱）と発熱について

| | 定義 | 原因 |
|---|---|---|
| 高体温（高熱） | 体温調節中枢セットポイントは通常のままで，体温調節が利かなくなった状態．発汗や血管拡張による熱放散を抑制する薬剤も高体温を生じる． | 脳疾患，悪性高熱，熱射病 |
| 発熱 | 視床下部体温中枢においてセットポイントが通常より高くセットされ，筋収縮により熱の産生が増し，末梢血管収縮により熱放散が抑えられる状態． | 細菌性感染，ウイルス感染，悪性腫瘍，膠原病 |

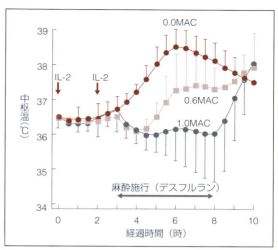

図16-4 デスフルランの用量依存性発熱抑制
〔Negishi C. et al : Desflurane reduces the febrile response to interleukin-2 administration. Anesthesiology 88 : 1162-1169, 1998 より〕

なっていることが多く，前述したように麻酔中でも血管収縮反応が生じているので，末梢血管が収縮し熱の喪失が抑えられて，熱産生と平衡状態になったともいえる．

### 3 術後の発熱反応について

術中は低体温になる傾向にある周術期ではあるが，**手術が終わってからの時期**には，ほとんどが**高体温（高熱）**になることも知られている．「高体温（高熱，hyperthermia）」と「発熱（fever）」はもちろん生理学的には異なった状態を指すが，一般的には炎症を伴う病態を発熱とよんでいる．その違いについて**表16-2**にまとめた．

術後の発熱に関しては，Frankらの開腹，開胸，大血管手術症例271人の術後発熱を解析した報告がある．術後患者は，そのほとんどが程度の差こそあれ，発熱するものであるというとらえ方が一般的であるが，その原因が何であるのか，感染がすでに始まっているのか，そうではないのか，を明白にしようと術後患者の発熱第1病日24時間を追跡している．計測したパラメータは，中枢温としての膀胱温，指尖と前腕皮膚温度較差から末梢血管収縮，シバリングの有無，白血球数，TNFα，インターロイキン（IL）-6，IL-8（術前・後）であった．その結果，最大の中枢温上昇は，11.1±5.8時間後で，その上昇は術前値から1.4±0.8℃だったという．50%の患者で≧38℃，25%で

≧38.5℃であった．中枢温上昇時に末梢血管収縮とシバリングが観察され，IL-6上昇，白血球数不変であったことと，中枢温上昇程度と外科手術侵襲が相関していたことより，術直後の発熱は中枢温セットポイント変動による発熱であり，感染ではなく周術期ストレスの結果であると結論している．

この周術期ストレスの結果であることを証明した研究結果が**図16-4**であり，ボランティアに対してIL-2を2回に分けて点滴することで，手術ストレスからくる炎症状態をシミュレートしている．全身麻酔をしない日（0.0MAC）には，発熱がIL-2投与後4時間でピークのおよそ38.5℃に達しているのに対して，デスフルランで麻酔を施行したときには，0.6MAC，1.0MACと用量依存性に発熱が抑えられているのがわかる．すなわち，発熱は麻酔中にすでに引き起こされている可能性があるが，術中は全身麻酔薬により抑えられていると推測できる．

## F 周術期低体温への対策

ここまで見てきたように，周術期は麻酔薬との関係で生理学的にも低体温になりがちであり，体

の深部(中枢)で計測した体温がわずか1～2℃降下しただけでも，いくつかの有害事象が生じるため，周術期の保温が重要になる．

ところが，全身麻酔導入直後の0.5～1.5℃の中枢温の減少を防ぐのはなかなか困難である．というのは，この体温低下が温かい中心部から冷たい末梢組織への熱の移動の結果だからである．

したがって，たとえもっとも効果的と臨床的にいわれている加温装置をもってしても，麻酔最初の1時間の体温低下を防ぐことはできないであろう．その理由には次の2つの理由があげられよう．1つには，中心から末梢への熱の流れがあまりにも大きいこと，次にたとえ末梢血管が拡張した患者でも皮膚からの加温による熱を中枢に届かせるためにはおよそ1時間を要することによる．

体内での熱再分布を効果的に治療することは不可能でも，再分布を防ぐことは可能である．熱の再分布は麻酔薬による血管拡張により熱の流れが熱の較差に乗って末梢へと落ちていくだけなのであるから，**麻酔の導入前に皮膚表面を温めておけばその較差を減らすことができる**．麻酔導入前の皮膚加温だけでは中枢温を変化させることはないが，体の総熱量は増加する．特に末梢組織の熱蓄積部位として最大である脚の熱量は増加する．これによる核-末梢温度較差の減少により体内熱再分布による低体温がくい止められる．

皮膚表面からかなりの量の熱が移動して体の中の熱量増加を達成しなくてはならないために，一般的には麻酔導入前に中等度の約1時間の事前加温が必要とされる．過度に加温すると，熱の移動の前に皮膚温だけを著しく上昇させる結果，発汗をきたし，それ以降の熱の移動が不可能になるので注意を要する．

中枢-末梢の温度較差を減らす方法として，上述した物理的なもの以外に薬物的なやり方もある．すなわち末梢血管を拡張させる薬物を投与し，その後に麻酔導入をする方法である．ニフェジピンを術前投薬として用いたり，ニトログリセリンテープを貼付したりする方法でも，体内熱再分布による低体温を防げる．

## 1 呼吸回路の加温・加湿

単純な熱動態的な計算によると，代謝性熱産生のわずか10％しか気道からは失われていない．その結果，特に成人においてはたとえ能動的に気道を加温・加湿したとしても中枢温への影響はわずかしかない．効果ありとしている過去の文献の多くは，中枢温測定の技術的な問題により，例えば咽頭温の加温によるアーチファクトを誤解して報告したりしていた．

臨床的に使用されている人工鼻とよばれるheat-and-moisture exchanging filterの効果は，気道から失われる熱量が少ないために，中枢温に影響が及ぶことはない．しかし長時間の麻酔のときには，気道粘膜の線毛機能保持に有効である．

## 2 輸液加温

室温や体温より低い温度の輸液が問題になるのは，大量の晶質液や血液が投与されたときであろう．1単位の低温保存されていた血液，または1Lの室温の晶質液が投与されると，およそ0.25℃中枢温が減少することが知られている．したがって，**大量の輸液を行う際には輸液加温器の使用が必須である**．

通常の症例においては，現在販売されている加温器の性能は，どれも臨床的な差はない．しかし小児の場合や著しく速い速度で大量に輸液する場合には，二重管方式になっていて点滴カテーテル直前まで加温が可能な装置(Smith Medical社，Hot Line®)が有効であることが報告されている．

## 3 皮膚の加温

皮膚からの放射と対流により，術野からは蒸発により，代謝性の熱が体から失われていく割合を減少させるもっとも重要な要因は，手術室の室温である．したがって，手術室の**室温を上げる**ことが患者の低体温を防ぐ1つの方法である．ただし成人の場合には，このために室温を23℃以上にする必要があり，幼児の場合には26℃以上の室温を要するとされている．ただし，このような室温は

手術場で働く人間には暑すぎる場合もあり，ほかの方法が必要になってくる．

次に簡単な方法は，皮膚からの熱喪失を防ぐために絶縁体としての布やプラスチックパッドで患者の皮膚表面を覆うことである．被覆のための布の違いは熱喪失防止の効率に関係なく，綿の布，プラスチックカバーなど何でも同じである．1枚の覆布で全身を覆うと約30％の熱喪失が防げるという．ただし，術野や体位の関係で広い体表面を覆えない場合には困る．熱喪失防止の効率は体表面の被覆面積がもっとも大きな要因だからである．

能動的加温方法としても，およそ90％の熱喪失が皮膚表面から生じていることから皮膚を介して行うものが効率よいことになる．そのために現在循環式温水マットとforced air warming装置の2つのシステムが一般的である．最近の文献によると，循環式温水マットは体の下に敷く形式をとっていることから加温効率が悪く，**forced air warming装置**が現在のところもっとも**術中の加温効率がよい**．このforced air warmingは，循環式水マットに比較すると熱傷の危険も皆無に近い．湯たんぽなどによる加温は，皮膚表面の面積から考えてほとんど効果がなく，むしろ術中熱傷の原因の第1位だという報告がある．

以上のことから，周術期の全身麻酔中や長い局所麻酔中には十分な体温管理が必要であり，低体温を防ぐように方策を立てることが数々の「低体温による合併症」を防ぎ，質の高い周術期管理が可能となる．

## G 周術期の高体温

以上までは手術室では体温が低下する傾向にあることを述べてきたが，体への熱量の出入り次第では高体温になることもある．

よく見受けられるものとして，小児における術野が小さい範囲の手術（耳鼻科手術など）で全身を覆布して，保温・加温に努めた結果としての「うつ熱」による高体温があげられる．その他当然であるが，甲状腺機能亢進症などで生じる代謝が高くなる病態において熱は上がるであろう．

### 1 悪性高熱症とは

何といっても見落としてはならないのが悪性高熱症（malignant hyperthermia：MH）である．多くの麻酔科医にとっても稀（全身麻酔症例10万に1～2人の頻度）にしか遭遇しない疾患であるが，発症してからの進行がきわめて早いため，迅速に適切な対処がなされないと不幸な転帰をたどる．

本疾患は遺伝性骨格筋疾患で，素因者では骨格筋細胞内のカルシウム（Ca）貯蔵庫である筋小胞体から細胞質内へのCa放出機構が異常に亢進していることが判明している．そのような素因者ではハロタン，イソフルラン，セボフルラン，デスフルランなどのすべての揮発性吸入麻酔薬，およびスキサメトニウムなどの脱分極性筋弛緩薬により，MHが誘発される．その結果これらの薬物は筋小胞体からのCa放出速度を亢進させるので，筋小胞体からのCa放出速度が異常に亢進し，筋小胞体へのCa取り込み速度を超えてしまうため，結果として，細胞内のCa濃度が制御できないほど異常に高くなる．そのため骨格筋細胞内では，筋収縮が異常に持続しつづけ，ATPの消費も異常に亢進し，筋小胞体へのCa取り込みに伴うATP消費も増大する．

これらのATPの異常消費で大量の熱が産生され，ミトコンドリア内のCa依存性のホスホリパーゼA2活性も異常亢進するので，熱産生は加速されて酸素消費量が増大し，二酸化炭素の産生も異常に亢進する．すなわち，全身の骨格筋の持続的収縮による温度上昇により，体温は急激に上昇する．また組織は低酸素状態となるため，代謝性アシドーシス→筋肉の崩壊→血中のカリウム・乳酸・骨格筋崩壊産物のミオグロビン・CKなどが高値となる．さらに骨格筋崩壊産物により腎障害もきたす．

## 2 悪性高熱症への対応

　このような状態に陥ったときに奏効するのが，ダントロレンだ．ダントロレンは骨格筋細胞内の筋小胞体からの Ca 放出チャネル（1 型リアノジン受容体：RYR1）に作用して Ca 放出を抑制するために MH の原因部位に直接作用する．

　全身麻酔中に MH を疑ったら，起因薬剤となる吸入麻酔薬やスキサメトニウムの投与を中止し，静脈麻酔・麻薬に変更して『悪性高熱症患者の管理に関するガイドライン 2016』（日本麻酔科学会安全委員会・悪性高熱症 WG 作成）に沿って対応を開始することが肝要である．

● 参考文献

1) Sessler DI, et al：Core Temperature Changes during $N_2O$ Fentanyl and Halothane/$O_2$ Anesthesia. Anesthesiology 67：137-138, 1987
2) Kurz A, et al：Perioperative normothermia to reduce the incidence of surgical-wound infection and shorten hospitalization. N Engl J Med 334：1209-1216, 1996
3) Frank SM, et al：Perioperative maintenance of normothermia reduces the incidence of morbid cardiac events. A randomized clinical trial. JAMA 9：1127-1134, 1997
4) National Institute for Health and Clinical Excellence：Prevention and treatment of surgical site infection (http://guidance.nice.org.uk/CG74), 2008
5) Negishi C, et al：Desflurane reduces the febrile response to interleukin-2 administration. Anesthesiology 88：1162-1169, 1998
6) 森岡宣伊，他：ニトログリセリンテープ貼付による全身麻酔中の再分布性低体温の防止．麻酔 47：1459-1463, 1998
7) Sessler DI：Consequences and treatment of perioperative hypothermia. Anesthesiol Clin North Am 12：425-430, 1994

# 第17章 術後鎮痛

> **学習のPoint**
> 
> **術後鎮痛の種類と重要性を理解する**
> ① 術後痛の種類と関連因子を理解する
> ② 術後痛の評価法を説明できる
> ③ 持続硬膜外麻酔・末梢神経ブロックの長所・短所を説明できる
> ④ 患者自己調節鎮痛法(PCA)を説明できる
> ⑤ 術後鎮痛薬の種類について説明できる
> ⑥ 術後悪心・嘔吐の機序，危険因子と対処法を説明できる

術後は周術期の帰結であり，そこでの管理を適切に行えるかどうかは手術のアウトカムに直接的に影響する．術後鎮痛とは手術により損傷した組織や神経からの侵害性の入力を遮断することにより，痛みに対する知覚神経および自律神経の反応を抑制することである．術後鎮痛は術後管理におけるきわめて重要な要素の1つである．

## A 術後鎮痛の重要性

術後痛は生体にさまざまな影響を与え，機能の回復を遅らせるだけでなく，重篤な術後合併症をきたすことがある．**適切な術後鎮痛を行うことで，① 患者のストレス・不安の軽減，② 術後合併症の減少，③ 早期離床および術後のリハビリテーションの促進，④ 患者の術後療養生活における生活の質(quality of life：QOL)の向上などの効果が期待できる．**また，早期退院が可能となり，在院日数を減少させることができるため，医療経済の観点からもきわめて重要である．

## B 術後痛の種類と機序

### A 体性痛

損傷した組織の自由神経終末にある侵害受容器で発生した活動電位が中枢に伝えられて生じる鋭い，局在性の痛み．損傷を受けた部位によって以下の2つに分類される．
1) 浅部痛：皮膚，体表の痛み
2) 深部痛：筋膜，筋肉，胸膜，腹膜の痛み

### B 内臓痛

内臓の損傷，牽引，虚血，炎症，平滑筋運動の亢進による内臓の拡張などにより生じる鈍い，びまん性の痛み．交感神経の内臓求心性線維から脊髄後角に入力する経路，骨盤神経を介する経路などにより伝導される．障害を受けていないにもかかわらず，内臓求心性線維が入力される脊髄後角と同一の部位に投射される求心性の皮膚支配領域に痛みを感じる「関連痛」を生じることがある．

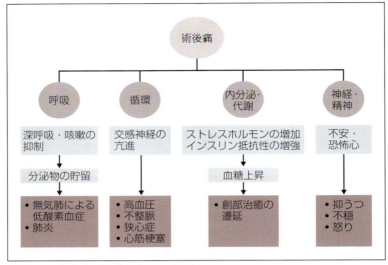

**図 17-1 術後痛が生体に与える影響**

### C 遷延する痛み

通常，術後痛は時間経過とともに軽減・消失していくものであるが，時に手術経過は順調であるにもかかわらず，長期間にわたって痛みが持続することがある．すべての術式で生じうるが，開胸術，整形外科手術（特に四肢切断術），乳がん手術などで生じやすい．侵害刺激の連続的なインパルスにより中枢神経の感作されることが原因と考えられているが，まだ十分に解明されておらず，治療に難渋することが多い．

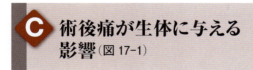

術後痛が生体に与える影響（図17-1）

### A 呼吸

痛みは呼吸を抑制して1回換気量，肺胞換気量および機能的残気量を低下させる．また，深呼吸や咳嗽が障害されるために分泌物が貯留し，末梢気道を閉塞させて無気肺による低酸素血症や肺炎を引き起こす．

### B 循環

痛みが交感神経を亢進させ，高血圧，不整脈，頻脈を呈し，心仕事量と心筋酸素消費量が増加することで，冠血管病変を有する患者では酸素需要供給バランスが崩れ，狭心症や急性心筋梗塞の原因となる．術後の出血に伴うヘモグロビンの低下も酸素運搬能を低下させ，心合併症のリスクを増加させる．

また，痛みが強く離床が遅れると，深部静脈血栓を形成しやすくなり，肺塞栓症などの重篤な合併症をきたすことがある．

### C 内分泌・代謝

痛みが交感神経を亢進させ，副腎髄質ホルモン，コルチゾール，バソプレシン，成長ホルモン，アルドステロン，ノルアドレナリン，アドレナリンなどのストレスホルモンが増加する．また，インスリンの抵抗性が増強するため，タンパクの異化が進み，血糖，遊離脂肪酸，ケトン体，乳酸が上昇する．高血糖状態は創部治癒の遷延や感染の可能性を増大させる．

### D 神経・精神

痛みにより不安や恐怖心が生まれる．適切な術後痛管理が行われなければ，抑うつ，不穏，怒りに至る．術前から不安の強い患者ほど痛みを訴える傾向があるため，痛みの対策について術前に十分なインフォームドコンセントを行うことが患者の不安軽減につながる．

## D 術後鎮痛計画

### A マルチモーダル鎮痛（図17-2）

術後痛の発生機序は多様な要素が複雑に混在しているため，単一の手技や薬剤で鎮痛を行おうとすると十分な鎮痛が得られないだけでなく，薬剤の必要量が増えて副作用が出現しやすい．複数の手技や作用機序の異なる薬剤を組み合わせることで，相乗効果により良好な鎮痛が得られる．また，それぞれの薬剤の必要量を減らして副作用を軽減させることができる．このような鎮痛法の概念をマルチモーダル鎮痛とよび，近年，術後鎮痛を行ううえでの基本となっている．

### B 術後痛に関与する要因

術後痛の形成にはさまざまな要因が関与する．これらを十分に考慮したうえで ①薬剤，②鎮痛法，③投与法を選択して，術後鎮痛計画を策定する．

#### 1 患者側の要因
年齢，性別，体重，性格，合併症，術前から投与されている薬剤，過去の手術における痛みの経験など．

#### 2 手術の要因
部位，術式（手術侵襲の程度），手術時間，麻酔法など．

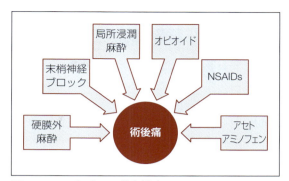

**図17-2 マルチモーダル鎮痛**
〔新山幸俊：ERASプロトコールにおける術後管理・疼痛管理．PONV対策―エビデンスを集約した術後管理．医のあゆみ 240：839-844, 2012より改変〕

### C 先制鎮痛

手術を契機に術後，痛覚過敏や自発痛が認められることがある．**先制鎮痛（pre-emptive analgesia）とは手術侵襲という侵害刺激が加えられる前に，完全な鎮痛を行うことで，侵害刺激のインパルスにより中枢神経が感作されるのを防ぎ，術後痛の遷延化を防ぐという考え方**である．しかしながら，十分なエビデンスはまだ得られていない．また，術前から強い痛みを有する場合は，すでに中枢神経が感作されているので先制鎮痛による効果は認められない．

## E 術後鎮痛に用いられる薬剤，鎮痛法，投与法

### 1 薬剤

#### A 局所麻酔薬

神経線維のナトリウムチャネルを可逆的に遮断することで，末梢の侵害受容器からの活動電位の伝導を抑え，鎮痛効果を発揮する．さまざまな局所麻酔薬が使用されているが，現在，わが国でも普及している長時間作用型の局所麻酔薬（ロピバカイン，レボブピバカイン）は，選択的神経遮断作用に優れており，低濃度で用いれば運動神経を遮断することなく，知覚神経を遮断する．つまり，

表 17-1　代表的なオピオイドの特徴

| | モルヒネ | フェンタニル | ブプレノルフィン | ペンタゾシン |
|---|---|---|---|---|
| 受容体 | $\mu$（ミュー） | | | $\kappa$（カッパ） |
| 効果発現時間 | 遅い<br>（20〜30分） | 早い<br>（3〜5分） | 遅い<br>（20〜30分） | 早い<br>（2〜3分） |
| 作用時間 | 長い<br>（3〜4時間） | 短い<br>（30分〜1時間） | 長い<br>（6〜8時間） | 長い<br>（3〜6時間） |

運動機能を維持しながら，鎮痛が得られるため，術後の離床を促進する．

また，局所麻酔薬は鎮静，呼吸抑制などの中枢性の副作用をきたしにくいため，術後鎮痛には禁忌でない限り積極的に使用すべきである．

### B オピオイド

オピオイド受容体に特異的に結合して，モルヒネ様の薬理活性を呈する物質の総称である．**オピオイド受容体には $\mu$（ミュー），$\delta$（デルタ），$\kappa$（カッパ）があり，末梢組織だけでなく中枢組織にも存在している**．高い鎮痛作用を有し，術後鎮痛を行ううえでの大きな柱となる．さまざまな製剤と剤形があり，術後痛の程度や患者背景を考慮して選択できる利点がある．しかしながら，食思不振，悪心・嘔吐，掻痒感，消化管蠕動運動の低下，鎮静，呼吸抑制といった副作用が出現し，術後の回復を遅らせる．したがって，**マルチモーダル鎮痛においては，他の鎮痛薬を効果的に併用することで，いかにオピオイドの必要量を減らして副作用を軽減するかが重要である**．代表的なオピオイドを**表 17-1** に示す．

### C 非ステロイド性抗炎症薬

非ステロイド性抗炎症薬（nonsteroidal anti-inflammatory drugs：NSAIDs）は組織の損傷部位において，炎症を助長するプロスタグランジンの合成酵素であるシクロオキシゲナーゼ（cyclooxygenase：COX）を阻害することで，プロスタグランジンの活性を抑制し，抗炎症効果と鎮痛効果を得る．COX には 2 つのサブタイプがある．COX-1 は臓器の細胞や血小板に存在し，恒常的な生理的機能に関与しており，副作用として消化管障害，腎障害，血小板凝集抑制作用が問題となる．

一方，COX-2 は炎症反応により発現し，痛みの発生に深く関与しているとされている．COX-2 選択性の高い薬剤は COX-1 選択性の高い薬剤と比較して，副作用の発現が少ない．NSAIDs の剤形としては経口薬，坐薬および静注液がある．

### D アセトアミノフェン

しばしば NSAIDs と混同されるが，全く別の薬剤である．作用機序は完全には解明されていないが，中枢性に作用し，末梢組織での抗炎症作用はほとんどない．長期の大量投与で肝障害の可能性があるが，NSAIDs よりも副作用が少なく，安全性の高い薬剤であり，欧米では術後のほとんどの症例に対して用いられている．近年，わが国でも使用用量が欧米と同等に引き上げられたこと，また，経口薬，坐薬に加えて静注液が新たに発売されたことで，術後痛に対して積極的に使用できる環境が整った．

単回投与の鎮痛効果は NSAIDs に劣るが，追加鎮痛薬として使用する NSAIDs やオピオイドの効果を増強させる底上げ効果があるため，術後，定期的に反復投与することが有用である．

## 2 鎮痛法

### A 硬膜外麻酔

硬膜外腔に局所麻酔薬を投与することで分節性に良好な鎮痛を得る．皮切部位と手術される臓器の神経支配が異なる場合があるため，穿刺部位の決定には注意が必要である．手術部位，術式，患者の合併症や術前に投与されている薬剤によっては適応とならないことがある．硬膜外腔にカテーテルを留置し，精密注入器を用いて持続投与する

ことで，術後，長期間にわたって安定した効果が得られる．近年は後述する患者自己調節硬膜外鎮痛法（patient-controlled epidural analgesia：PCEA）による投与を行うことで，さらに調節性に優れた質の高い鎮痛を得ることが可能となった．少量のオピオイドを局所麻酔薬に混合することで，局所麻酔薬単独よりも良好な鎮痛を得られるが，オピオイド特有の悪心・嘔吐，掻痒感といった副作用を認めることがあるので，注意が必要である．

硬膜外麻酔の主な副作用としては，血圧低下があげられるが，腰部硬膜外麻酔では運動神経障害をきたすことがある．また，**近年，周術期の肺塞栓症予防の観点から術後早期に抗凝固療法が施行されているが，抗凝固療法と硬膜外麻酔の併用は硬膜外血腫形成の可能性があるため基本的に禁忌**である．内視鏡手術など低侵襲の術式の普及もあり，硬膜外麻酔の使用頻度が減少している．

### B 末梢神経ブロック

主に四肢の手術に対して適応となる．腕神経叢，大腿神経，坐骨神経，大腰筋溝などの神経周囲あるいは神経鞘に局所麻酔薬を投与して神経支配に沿った領域の鎮痛を得る．長時間作用性の局所麻酔薬を用いることで，単回投与でも長時間の鎮痛効果を得ることができる．侵襲の強い術式ではカテーテルを留置し，局所麻酔薬を持続投与することで術後，長期間にわたって安定した鎮痛が得られる．

近年，超音波ガイド下でのブロックが普及し，安全で確実に施行することが可能となっている．ブロックする部位が比較的浅部の場合や周囲に血管がない部位であれば，抗凝固療法中でも施行できる．

腹横筋膜面ブロックや肋骨弓下ブロックなど体幹のブロックは，腹部手術の術後管理において，オピオイドの使用量を軽減できる利点があるが，比較的大量の局所麻酔薬を使用するため，局所麻酔薬中毒に注意が必要である．

### C 局所浸潤麻酔

長時間作用性の局所麻酔薬を用いて，創部に浸潤させる鎮痛法である．本法だけで十分な鎮痛を得ることは困難であり，他の鎮痛薬の併用が必要であるが，浸潤麻酔を行うことで，他の薬剤の使用量を減少させて副作用を減らし，早期回復を促すことができる．また，わが国ではまだ十分に普及していないが，欧米では術野でカテーテルを創部に留置し，持続的に局所麻酔薬を投与する持続局所浸潤麻酔が胸部，腹部手術や整形外科手術など幅広い領域で施行されている．

## 3 投与法

鎮痛薬の投与経路としては経口，静脈内，皮膚，皮下，筋肉内，経直腸内，硬膜外腔などがあり，投与法としては単回投与，持続投与が行われている．しかし，痛みは多様な要素が複雑に混在しているうえに，個人差が大きいため，より細かい調整が必要となる．近年では**患者自己調節鎮痛法**（patient-controlled analgesia：PCA）が普及した．

### A PCAの基本概念

患者が痛みを感じたときに，自分の判断であらかじめ設定された少量の鎮痛薬を自己投与する方法である．①患者が痛みを感じてから鎮痛薬が投薬されるまでの時間を最短にできる，②患者自身が鎮痛管理に参加できることで満足感を得られるという利点がある．

### B PCAの設定（図17-3）

#### 1 ● バックグラウンド投与

ベースとなる一定量の持続投与のこと．薬剤の副作用や手術侵襲の程度を考慮して，用いない場合もある．

#### 2 ● ボーラス投与

患者が痛みを感じたときに，患者自身の判断でボタンを押して投与するレスキューのこと．副作用発現の危険性を考慮して投与量は少なめに設定されている．

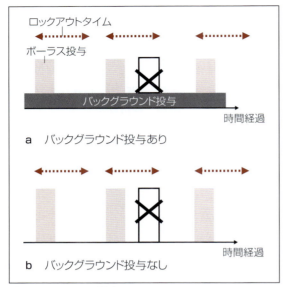

**図 17-3　PCA の設定**
a：ボーラス投与したあと，再度ボタンを押してもロックアウトタイム内であれば薬剤は投与されない．
b：長時間作用性のオピオイドを投与する場合は副作用が発現しやすいので，バックグラウンド投与は用いない．
〔並木昭義，他（編）：PCA（自己調節鎮痛）の実際．p6, 克誠堂出版，2004より改変〕

### 3● ロックアウトタイム

ボーラス投与したあと，次のボーラス投与が可能になるまでの時間．一度ボーラス投与されたあと，ロックアウトタイム内に再度ボタンを押しても薬剤は投与されない．過量投与を防ぐための設定である．実際に投与された回数とボタンを押したすべての回数の差が大きければ大きいほど鎮痛は得られていないということになる．

## C PCA の投与経路とその特徴

### 1● 経静脈的自己鎮痛法

経静脈的自己鎮痛法（intravenous patient-controlled analgesia：IV-PCA）は，モルヒネまたはフェンタニルなど鎮痛効果の高いオピオイドを投与する．硬膜外麻酔と比較した鎮痛効果は安静時には同等であるが，体動時では劣る．欧米ではコストの問題もあり，モルヒネが使用される．モルヒネは長時間作用性であるため，バックグラウンド投与を併用することでボーラス投与回数が減少するが，過量投与となり，鎮静や呼吸抑制などの副作用が出現する可能性がある．したがって，バックグラウンド投与を用いずにボーラス投与のみで行うことが推奨される．

フェンタニルは短時間作用性なのでバックグラウンド投与が併用されるが，副作用の発現には注意が必要である．

本法はもっとも副作用が発現しやすい術後鎮痛法とされており，呼吸・循環などの十分なモニタリング下に使用し，副作用が発現した際に迅速に対応することができる体制を構築することが重要である．

### 2● 硬膜外 PCA（PCEA）

持続硬膜外麻酔のみでは局所麻酔薬による有効区域が狭くなり，鎮痛効果が不十分となる場合がある．バックグラウンドとしての持続硬膜外投与にボーラス投与を併用することで，薬液が広がり，調節性のよい有効な鎮痛が得られる（硬膜外 PCA：PCEA）．ボーラス投与後の血圧低下には注意が必要である．

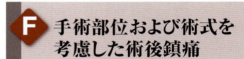

## F 手術部位および術式を考慮した術後鎮痛

### 1 マルチモーダル鎮痛の実際

手術部位および術式により選択される術後鎮痛法は異なる．術式によっては硬膜外麻酔や末梢神経ブロックなど単独の鎮痛法で安定した効果が得られる場合もあるが，マルチモーダル鎮痛が基本となる．オピオイドや NSAIDs は高い鎮痛効果をもつため有効だが，オピオイドには悪心や鎮静，呼吸抑制といった副作用があり，手術からの回復を遅らせる．また，NSAIDs にも消化管障害，腎機能障害などの副作用があるため頻回には使用できない．したがって，マルチモーダル鎮痛における他の要素をいかに有効に用いて，オピオイドや NSAIDs の必要量を抑えることができるかが重要である．

欧州局所麻酔学会が推奨するマルチモーダル鎮痛を図 17-4 に示す．そこでは，①手術終了時の

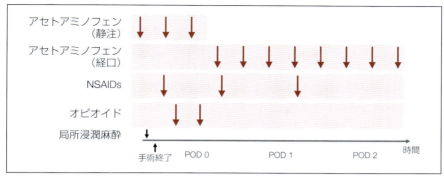

**図 17-4 マルチモーダル鎮痛を用いた術後鎮痛例**
① 手術終了時,長時間作用性局所麻酔薬による創部への局所浸潤麻酔を施行
② アセトアミノフェン 1,000 mg を手術終了 30 分前に静注し,以降 6 時間ごとに反復投与して 1〜2 日間継続.経口可能となった時点で経口投与に変更
③ 必要に応じて NSAIDs をレスキューとして使用し,痛みが強い場合はオピオイドを投与
POD:postoperative day
〔新山幸俊,他:術後マルチモーダル鎮痛におけるアセトアミノフェンの立ち位置.臨床麻酔 3:378-381,2016 より改変〕

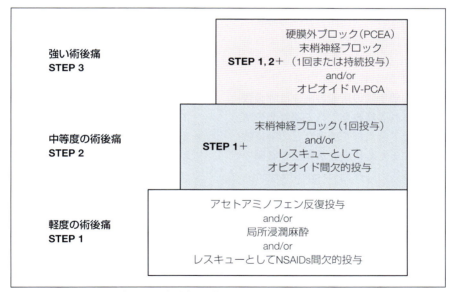

**図 17-5 術後痛の程度による術後鎮痛法**
IV-PCA:intravenous patient-controlled analgesia
〔新山幸俊,他:術後マルチモーダル鎮痛におけるアセトアミノフェンの立ち位置.臨床麻酔 3:378-381,2016 より改変〕

長時間作用性局所麻酔薬による創部への局所浸潤麻酔,② 術後数日間のアセトアミノフェンの反復投与,③ 必要に応じた NSAIDs,オピオイドの投与が基本となる.

一般に体性痛に加えて内臓痛の要素が加わる開胸術,開腹術後の痛みは強い.**中でも胸部および上腹部の術後痛は呼吸,咳嗽に伴って痛みが誘発されるために他の部位と比べて術後痛が強い.また,骨を操作する手術も痛みが強い**.術後痛の程度で分類した場合の術後鎮痛法を図 17-5 に示す.以下にそれぞれの術式に対する代表的な鎮痛法について説明する.

## 2 それぞれの術式に応じた鎮痛法

### A 頭頸部手術

　脳神経支配領域のほうが脊髄神経支配領域よりも広いため，硬膜外麻酔は適応となりにくい．強い痛みに対してはオピオイドが使用されるが，頭頸部の手術では術後にめまい，悪心・嘔吐，頭痛をきたしやすく，オピオイドはそれらを増悪させるため，注意が必要である．また，オピオイドには鎮静作用があり，脳神経外科手術後の意識評価の妨げとなる可能性がある．アセトアミノフェンやNSAIDs，末梢神経ブロックを用いるべきである．

### B 胸部手術

　開胸術の術後痛は他の部位に比べて強い．その原因として筋肉，肋骨および肋間神経への障害，肺実質と胸膜組織の損傷，胸腔ドレーンによる刺激などの多岐にわたっている点があげられている．近年は内視鏡手術が普及して侵襲は小さくなってはいるが，**胸部手術の術後の痛みは呼吸機能を障害し，誘発される痛みを恐れて深呼吸や咳嗽が抑制されることで無気肺や肺炎などの術後呼吸器合併症が増加するために十分な鎮痛が必要である**．また，開胸術後疼痛症候群（postthoracotomy pain syndrome：PTPS）とよばれる慢性痛の病態に移行して長期間にわたって痛みが遷延することがある．

　術後鎮痛法としては持続硬膜外麻酔や傍脊椎神経ブロック，肋間神経ブロック，IV-PCAなどが適応となる．持続硬膜外麻酔は他の鎮痛法と比較して肺炎などの呼吸器合併症を減らせるため第一選択である．肋間神経ブロックは術野で直視下に施行できるため確実性が高く，有用である．IV-PCAはオピオイドによる呼吸抑制をきたすことがあるので，バックグラウンド投与の併用は避けることが望ましい．

### C 上腹部手術

　胸部手術に次いで術後痛が強い．創部痛などの体性痛だけでなく，消化管や腹膜の腫脹などの内臓痛の要素が強く関与することも痛みが強い原因である．**上腹部の術後痛は開胸術と同様に術後の呼吸機能が障害されるので術後の呼吸器合併症をきたしやすく，適切な術後鎮痛を行うことで呼吸機能の低下を防ぎ，術後肺炎の発生率を減少させることが知られている**．術後鎮痛法としては，強い鎮痛効果が得られ，呼吸機能も維持できる持続硬膜外麻酔が第一選択である．硬膜外麻酔が適応とならない場合にはオピオイドによるIV-PCAが用いられる．しかし，オピオイドは呼吸抑制に加えて消化管の蠕動運動を障害して回復が遅れる可能性がある．

### D 下腹部手術

　上腹部手術と同様，体性痛に内臓痛の要素が加わるために強い痛みを伴うが，上腹部手術に比較すると痛みは軽度で呼吸器合併症の頻度も低い．下部消化管の操作により，結腸壁の蠕動運動が低下し，イレウスに陥りやすい．イレウスはさらに痛みを増悪させる．開腹術に対する術後鎮痛法としては持続硬膜外麻酔が第一選択である．交感神経を抑制することで副交感神経が相対的に亢進し，消化管蠕動運動を促進して術後の機能回復を早める．

　近年，内視鏡手術の普及により，術後痛が軽度となり，持続硬膜外麻酔は必ずしも必要でない場合もある．婦人科手術や泌尿器科手術では骨盤内操作が多く，肺血栓塞栓症を発症しやすい．したがって，周術期肺塞栓予防目的に術後早期に抗凝固療法が施行する場合，硬膜外麻酔が適応とならずオピオイドを用いたIV-PCAが用いられることがある．

### E 四肢の手術

　骨を操作する手術は術後，強い痛みを呈する．運動器の痛みはリハビリテーションの導入が遅れ，術後機能回復の遅延につながる可能性があるので，十分な鎮痛が必要である．上肢手術では腕神経叢ブロックが適応となる．手術部位によって腋窩，斜角筋間，鎖骨上などからアプローチする．以前は解剖学的な指標のみを頼りに盲目的に施行されていたため，確実性に乏しかったが，近年は，

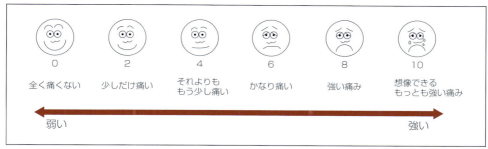

図17-6 ペインフェイススケール

エコーガイド下神経ブロックが普及して精度が上昇した．長時間作用性の局所麻酔薬を使用した1回投与法でもよいが，カテーテルを留置して局所麻酔薬の持続投与を行うことでさらに長時間安定した鎮痛をはかることが可能となっている．しかしながら，局所麻酔薬による運動障害で術後運動機能評価に影響を及ぼすことがあるため，選択的神経遮断作用をもつ薬剤を鎮痛がはかれるくらいの濃度と投与速度を検討する必要がある．

かつて下肢手術では持続硬膜外麻酔が用いられていたが，下肢の知覚や運動麻痺が問題となることがあること，また，周術期肺塞栓症予防目的に抗凝固療法が施行されることが普及したため，近年では大腿神経ブロックや坐骨神経ブロックといった末梢神経ブロックやオピオイドを用いたIV-PCAが用いられている．上肢と同様にカテーテルを留置して持続投与することが可能である．

### F 脊椎手術

脊椎手術では術前から何らかの神経症状をきたし，運動機能も障害されていることが多いため，術後速やかにリハビリテーションを開始することが必要である．そのために術後鎮痛はきわめて重要な意味をもつ．脊椎手術は中等度から強い痛みを伴い，脊椎固定術や骨膜・椎間関節を操作する術式は特に痛みが強く，長期間持続する．脊椎手術の術後鎮痛法としては，手術部位が神経と近く，神経ブロックの施行が困難なことがあるため，オピオイドが治療の大きな柱となる．しかしながら，オピオイドによる中枢性の副作用はしばしば患者の回復を遅らせる要因となる．したがって，マルチモーダル鎮痛が主体となる．

### G 体表の手術

体性痛の中での浅部痛のみが関与する術式などの術後痛は比較的弱い．そのため，積極的な鎮痛を必要としない場合もあり，痛みを感じたときのみにアセトアミノフェンやNSAIDsが用いられる．これらの手術は日帰りでその日のうちに帰宅することも多いため，可能な限り副作用が少ない薬剤が望ましいためにオピオイドは適応とならないことがある．

## G 痛みの評価法

術後鎮痛を効果的に行うためには，患者の痛みを随時評価して，治療にフィードバックすることが重要である．しかしながら，国際疼痛研究機構（International Association for the Study of Pain：ISPA）が定義しているように「**痛み**」とは「**実質的または潜在的な組織損傷に結びつく，不快な感覚・情動体験**」であり，あくまでも主観的な感覚であるため，客観的に評価することが困難である．現在，以下のような痛みの評価法が用いられている．

### A Visual analogue scale（VAS）

10 cmの直線上で「まったく痛みのない状態」を0，「想像しうる最悪の痛み」を10 cmとして，患者に現在の痛みがスケール上のどこにあるかを示してもらうことで痛みを数値化して評価する方法．3 cm以上であれば「中等度の痛み」として，鎮痛をはかる．

表17-2 術後早期合併症の原因と対応

| 合併症 | | 原因 | 対応 |
|---|---|---|---|
| 呼吸 | 低酸素血症 | 上気道閉塞 | 適切な気道確保を行う. |
| | | 麻酔薬, 筋弛緩薬残存による換気量低下 | 必要であれば呼吸補助を行い, 薬効が切れるのを待つ. 拮抗薬を使用する場合, 拮抗薬の効果がなくなると症状が再び認められることがあるので, 十分なモニタリング下で行う. |
| | | 陰圧性肺水腫 | 酸素投与および利尿薬投与などの対症療法 |
| | 過呼吸 | 不十分な鎮痛 | 鎮痛薬投与 |
| | | 強い不安 | 再呼吸を促し, 鎮静薬投与 |
| 循環 | 不整脈 | 抜管時の交感神経亢進 | β遮断薬などの循環作動薬投与 |
| | 高血圧 | | |
| | | 不十分な鎮痛 | 鎮痛薬投与 |
| | 低血圧 | 循環血漿量低下 | 補液負荷 |
| | | ブロックによる交感神経緊張低下 | (持続されている場合は)薬液投与中止. 補液負荷, 昇圧薬の投与 |
| 意識 | 意識レベル低下 | 麻酔薬, オピオイドの残存 | 酸素投与, モニタリング下に経過観察. 拮抗薬を使用する場合, 症状が改善しても, 拮抗薬の効果がなくなると症状が再び認められることがあるので, 十分なモニタリング下で行う. また, 拮抗薬投与で強い痛みが発現することがある. |
| 体温 | シバリング | 体温低下 | 加温および酸素投与 |
| | | 不十分な鎮痛 | 鎮痛薬投与 |
| 悪心・嘔吐 | | 患者背景, 術式, 投与薬剤など | 制吐薬投与 |

### B Numerical rating scale(NRS)

「全く痛みがない」を「0」,「これ以上ないくらい強い痛み」を「10」として11段階で評価する方法. 4以上を「中等度の痛み」として, 鎮痛をはかる.

### C ペインフェイススケール(図17-6)

現在の痛みを「笑顔」「普通の顔」「不快な顔」「泣き顔」までのさまざまな表情の中から患者本人に選んでもらうことでその痛みを評価する方法. 小児など痛みを評価することが困難な場合でも応用できる. 3以上であれば「中等度の痛み」として, 鎮痛をはかる.

## H 術後早期の合併症

麻酔管理が原因で術後早期に合併症が生じることがある. 体表的な副作用と原因, 対応を表17-2に示す. 手術直後は患者の状態も不安定で, 病態によっては生命にかかわる可能性もあるため, 丁寧に診察して迅速な対応を行う.

術後患者は麻酔回復室にて患者の観察, 治療を行い, 全身状態が安定したあと, 一般病棟に移動することが望ましい. しかし, 回復室がない施設も多く, その場合は手術室から直接一般病棟に帰室する. いずれの場合も適切なモニタリングを行って経過を観察し, 必要に応じて治療を行う.

術後早期の重要な合併症として術後悪心・嘔吐(postoperative nausea and vomiting:PONV)がある. PONVはしばしば認められるが, 致命的ではないため, 軽視されがちである. しかしながら, PONVによって睡眠不足, 術後痛の増強, 脱水や電解質異常, 術後の経口摂取の遅れなどが引き起こされ, 患者にとっては大きな苦痛を伴うとともに術後の機能回復の妨げとなる. また, 嘔吐が持続すると稀ではあるが, 創部離開や出血などの重大な合併症をきたすことがある.

### A PONVの発生する機序(図17-7)

嘔吐は嘔吐中枢(vomiting center:VC)が刺激されて発現する. 嘔吐中枢は延髄孤束核(solitary

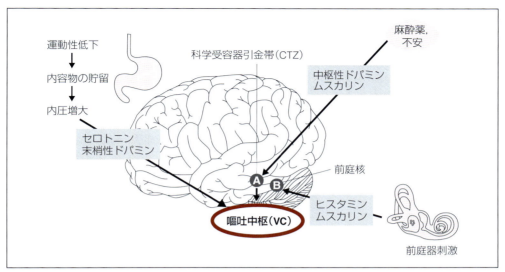

**図 17-7　PONV 対策に使用される薬剤の特徴と作用機序**
デキサメタゾン：作用機序不明，メトクロプラミド：末梢性ドパミン受容体遮断，ドロペリドール：中枢性ドパミン受容体遮断

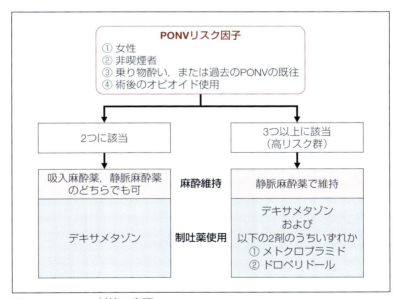

**図 17-8　PONV 対策の実際**
〔新山幸俊：ERAS プロトコールにおける術後管理・疼痛管理．PONV 対策—エビデンスを集約した術後管理．医のあゆみ 240：839-844, 2012 より改変〕

tract nucleus：STN)に隣接する外側毛様体に存在し，孤束核を介する末梢神経や延髄第4脳室底最後野に存在する化学受容体引金帯(chemoreceptor trigger zone：CTZ)からの刺激を受けることで発現する．CTZ には血液脳関門(blood brain barrier：BBB)を欠いているため血中や脳脊髄液中の催吐物質を鋭敏に感知する．

### B PONV が増加する因子（図 17-8）

現在，明らかとなっている PONV をきたしやすい患者側のリスク因子は ① 女性，② 非喫煙者，③ 乗り物酔い，④ 術後のオピオイド使用の4つである．PONV をきたしやすい術式として，腹腔鏡手術，乳腺手術，斜視手術，開腹術，耳鼻咽喉

科手術，脳神経外科手術，形成外科手術などがあげられる．

### C PONVの対処法（図17-8参照）

PONVがひとたび発現してしまうと対処が困難なため，予防が重要である．PONVのリスクが高い症例については積極的に予防処置を行うべきである．1つの薬剤だけでは効果が乏しいので作用機序の異なる薬剤を併用するべきである．具体的にはメトクロプラミドやドロペリドールなどが使用されている．

ドロペリドールは少量で強い制吐効果があるが，QT延長をきたして致死性不整脈に至る例があるため米国食品医薬品局（food and drug administration：FDA）から警告が出されているので投与には注意が必要である．作用機序は不明であるが，副腎髄質ステロイドであるデキサメタゾンの1回投与は術後感染症を増価させることなく，有効である．また，複数のリスク因子が該当する高リスク群では術中の麻酔管理にも配慮して，PONVを増加させる吸入麻酔薬での管理を避けて，静脈麻酔を選択して麻酔維持を行うべきである．

## 術後鎮痛とチーム医療

### A 術後機能回復プログラム

術後機能回復プログラム（enhanced recovery after surgery：ERAS）とは欧州の栄養学会が提唱した手術患者の術後回復力を高めるため，多くのエビデンスに基づいた医療行為を集約して周術期管理を行うプログラムである．ERASを導入することで，術後合併症の減少，安全性向上，早期回復および在院日数の減少，ひいては医療費の削減に寄与することが明らかとなっている．

ERASでは，手術によってもたらされた生体のダメージをいかに小さくして，術後の機能回復をはかれるかがもっとも重要視されており，術後痛管理は術後管理における重要な要素であることが示されている．また，ERASでは医師や看護師だけでなく，薬剤師，作業療法士，栄養士，事務などさまざまな分野の医療従事者がチームを形成して周術期管理にあたることの重要性が示されている．

### B 術後痛管理チーム

術後痛管理に特化したチーム医療である．欧米では麻酔科医，外科医，看護師，薬剤師らで編成されるAcute pain serviceとよばれるチームが術後痛管理を行うことが一般的である．このチーム医療は痛みの程度や全身状態を評価して，鎮痛薬の調整や副作用に対する対応を行うことで副作用術後の回復に寄与する．わが国ではマンパワーなどの問題があり，まだ普及していないが，今後の導入が期待されている．

術後管理は手術だけでなく，麻酔の最終的な転帰でもある．丹念に術後診察を行い，その問題点をフィードバックすることでよりよい麻酔管理を行うことができる．近年，新しい薬剤，鎮痛法，投与デバイスなどの普及により，術後鎮痛の質は改善している．今後は術後痛管理を適切に行うためのシステムを構築することが求められている．

●参考文献

1) Jin F, et al：Multimodal analgesia for postoperative pain control. J Clin Anesth 13：524-539, 2001
2) Woolf CJ, et al：Preemptive analgesia-treating postoperative pain by preventing the establishment of central sensitization. Anesth Analg 77：362-379, 1993
3) European society of regional anesthesia and pain therapy：Postoperative pain management—good clinical practice. http://polanest.webd.pl/pliki/varia/books/PostoperativePainManagement.pdf
4) Apfel CC, et al：Evidence-based analysis of risk factors for postoperative nausea and vomiting. Br J Anaesth 109：742-753, 2012
5) Eskicioglu C, et al：Enhanced recovery after surgery (ERAS) programs for patients having colorectal surgery：A meta-analysis of randomized trials. J Gastrointest Surg 13：2321-2329, 2009

（執筆協力：新山幸俊）

# 第18章 感染予防

**学習のPoint**

**周術期感染予防の対策と重要性を理解する**
① 標準予防策, 感染経路別予防策について説明できる
② 手術部位感染の予防策について説明できる
③ 感染症を有する患者への対応を説明できる
④ 医療従事者を感染から保護する手段を説明できる

## A 麻酔管理における感染予防の重要性

　感染予防の目的は,「患者から医療従事者へ」「医療従事者から患者へ」「患者から患者へ」の感染を防ぐことである. 麻酔管理では, すべての医療行為と同様に, 米国疾病対策センター (Centers for Disease Control and Prevention : CDC) の提唱する**標準予防策** (standard precautions) と**感染経路別予防策** (transmission-based precautions) を実施する. それぞれの医療行為に伴う術後感染の予防策も必要である (図18-1). 麻酔管理で適切な感染予防を行うことにより術後合併症が減少する.

### 1 感染ルート

　血液で汚染した針や鋭利な器具による刺創や切創は, B型肝炎ウイルス (hepatitis B virus : HBV), C型肝炎ウイルス (hepatitis C virus : HCV), ヒト免疫不全ウイルス (human immunodeficiency virus : HIV) の感染を引き起こす. 医療従事者が, 針刺し事故でこれらの感染症患者の血液に曝露された場合, 感染の危険性は, HIVは0.3%, HCVは1.8%, HBVは6～30% (HBVワクチンを接種していない場合) である. 医療従事者

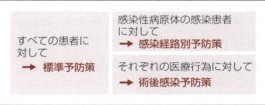

図18-1 麻酔管理における感染予防

がHBVワクチンを接種し, 抗体が産生されている場合, HBVに感染する危険性はない.
　医療従事者の手指を介した直接接触, 汚染された器具などを介した間接接触により, メチシリン耐性黄色ブドウ球菌 (methicillin-resistant *Staphylococcus aureus* : MRSA), バンコマイシン耐性腸球菌 (vancomycin-resistant *Enterococci* : VRE), カルバペネム耐性腸内細菌 (carbapenem-resistant *Enterobacteriaceae* : CRE), ノロウイルス, アデノウイルスなどが媒介される.

### 2 術後感染

　術後感染は, 手術操作を直接加えた部位に発生する**手術部位感染** (surgical site infection : SSI) と, 手術部位以外の感染がある.

## A 手術部位感染（SSI）

SSIは，手術部位に発生する術後30日以内の感染であり，人工物が残された場合は術後1年以内に発生する感染である．SSIが発生すると，手術後の患者の全身状態が悪化するだけでなく，医療費も2倍に膨れ上がる．

## B 手術部位以外の感染

### 1 血管内留置カテーテル関連感染
（intravascular catheter-related infection）

中心静脈カテーテルは，刺入部局所の感染や心内膜炎などの全身感染をきたすことがある．末梢静脈カテーテルや末梢動脈カテーテルが感染をきたすこともある．

### 2 カテーテル関連尿路感染
（catheter-associated urinary tract infection）

膀胱留置カテーテルが原因で，膀胱炎，腎盂腎炎から敗血症をきたすことがある．

### 3 人工呼吸器関連肺炎
（ventilator-associated pneumonia：VAP）

病院内で人工呼吸器を装着後48時間以降に新たに発生した肺炎である．

### 4 その他

プロポフォールによる感染や硬膜外麻酔，脊髄くも膜下麻酔による感染がある．

# B 麻酔管理における感染予防対策（図18-1参照）

## 1 標準予防策

標準予防策は，**患者と医療従事者における医療関連感染を予防するための基本的対策**である．感染症の有無に関係なく，すべての患者に対して行う．手洗い，手袋着用，手術用マスク着用，ガウン着用，針のリキャップや折り曲げの防止が含まれる．手袋，ガウン，手術用マスクを脱ぐときは，汚染面が周囲の環境に接触することのないよう廃棄する方法が定められている．

## 2 感染経路別予防策

感染経路別予防策は，感染力・病原性の強い微生物や感染対策上重要な微生物の**感染経路を遮断する予防策**で，標準予防策に追加して行う．**接触予防策**（contact precautions），**飛沫予防策**（droplet precautions），**空気予防策**（airborne precautions）の3つに分けられる．

### A 接触予防策

**接触感染**は，医療従事者の手指や汚染された器具などを介して媒介される．接触感染を起こす微生物は，MRSA，VRE，多剤耐性緑膿菌，CRE，ノロウイルス，ロタウイルス，*clostridium difficile*，アデノウイルス，疥癬である．

麻酔管理では，手指が高頻度に接触する流量計，気化器，輸液ポンプ，モニターや麻酔器の外面，コンピュータのマウスとキーボードなどの環境表面を介した接触感染が生じる危険性がある．

麻酔管理を行うときは，手指が感染性物質を媒介することを十分理解した行動をとる．長い爪，付け爪，マニキュアは，手指の細菌数増加を引き起こす．手術室内では，手術用マスク，手術着衣，帽子を着用する．患者に接するすべての医療行為の前後で，**手指衛生**（擦式消毒用アルコール製剤の使用または石けんと流水による手洗い）を行う．

感染患者の体液に触れる可能性があるときは，手袋と手術着衣の上からガウンを着用する．医療行為の終了後は手袋とガウンを破棄する．

### B 飛沫予防策

**飛沫感染**は，くしゃみや咳をしたときに出る鼻汁や唾液などの飛沫を介して生じる．飛沫の飛距離は1m前後である．飛沫感染をきたす微生物は，風疹ウイルス，ムンプスウイルス，インフルエンザウイルス，百日咳菌，*Mycoplasma pneumoniae*，severe acute respiratory syndrome（SARS）関連コロナウイルスなどである．

気管挿管や気管吸引のときは，感染患者からの

飛沫感染を防止するために，フェイスシールドまたはゴーグルの使用が望ましい．

### C 空気予防策

空気感染は，空気中を浮遊する小さい粒子を介して生じる．空気感染をきたす微生物は，結核菌，麻疹ウイルス，水痘・帯状疱疹ウイルスである．

## 3 術後感染予防策

### A SSI 予防策

さまざまな因子が，SSI 発生の増加に関与する（表 18-1）．麻酔管理では，**血糖値コントロール**，**適切な予防抗菌薬の使用**，**体温保持**，**麻酔科医の手指衛生**が大切である．

#### 1 ● 血糖値コントロール

高血糖は免疫担当細胞の機能を低下させる．麻酔管理では，周術期の血糖値を 180〜200 mg/dL 以下にコントロールする．

#### 2 ● 適切な予防抗菌薬の使用

予防抗菌薬は，清潔手術では第 1 世代セファロスポリン系のセファゾリン（CEZ）で，下部消化器手術では第 2 世代セファマイシン系のセフメタゾール（CMZ）やオキサセフェム系のフロモキセフ（FMOX）を選択する．すでに手術部位が汚染されている手術では，汚染菌に活性を有する予防抗菌薬を使用する．

抗菌薬の初回投与は，執刀時に血中・組織中濃度が十分な効果をもつ濃度に達するようにする（執刀開始 1 時間前または麻酔導入直後に投与を開始し，執刀開始 30 分前に終了する）．術中から術後数時間まで適切な濃度を保つ必要があるため，腎機能が正常であれば術中 3〜4 時間ごとに追加投与を行う．術後は耐性菌の出現を防ぐため 24 時間を超えた投与は行わない．

#### 3 ● 体温保持

低体温は免疫担当細胞の機能を低下させ，手術部位の血流を低下させる．手術中の患者すべてで

**表 18-1　手術部位感染（SSI）を増加させる因子**

| 患者 | ・加齢<br>・栄養不良<br>・糖尿病<br>・喫煙<br>・術前の感染症<br>・微生物の保菌<br>・免疫力低下<br>・長期の術前入院期間 |
|---|---|
| 手術 | ・長い手指スクラブ時間<br>・不適切な皮膚消毒<br>・術前の剃毛<br>・長時間手術<br>・手術室の不適切な換気<br>・手術器具の不適切な滅菌<br>・手術部位の異物<br>・ドレーン留置<br>・手術手技（不十分な止血，死腔の残存，組織損傷） |
| 麻酔管理 | ・高血糖<br>・不適切な予防抗菌薬の使用<br>・低体温<br>・麻酔科医の不適切な手指衛生 |

体温測定を行い適切な体温管理を行う．

#### 4 ● 禁煙指導

喫煙は術後感染だけでなく，術後心肺合併症を増加させるため術前 4 週間以上前から禁煙が望ましいが，手術までの期間の長短にかかわらず禁煙指導を行う．

#### 5 ● その他

手術中および術後 2〜6 時間の吸入酸素濃度（$FiO_2$）を 80％に保つことが推奨されている．

また，手術室に入室するときは，髪の毛を完全にカバーする帽子を着用する．手術が行われているか，滅菌器具が並べられている場合には，鼻と口を完全にカバーするマスクを着用する．また，入室の際に使用していた粘着マットや抗菌マット，靴の交換は，手術部位感染の防止に役立たないことから，廃止する施設が増えている．

手術前の手洗いは消毒が目的である．以前は滅菌水を用いて，滅菌ブラシを組み合わせて用いた手指スクラブが行われていたが，現在は，水道水を用いて，擦式消毒用アルコール製剤を併用した

揉み洗い中心の手洗いが行われている．

　手術前のカミソリを用いた剃毛は，SSIを増加させるため廃止された．手術の妨げにならない限り，除毛も行わない．

## B 手術部位以外の感染の予防策

### 1 ● 血管内留置カテーテル関連感染の防止

　中心静脈カテーテル関連感染の発症頻度の高さは，穿刺部位が大腿静脈＞内頸静脈＞鎖骨下静脈の順に低くなる．しかし鎖骨下静脈穿刺は，気胸や血胸といった合併症を起こす可能性があるため，手術部位なども考慮して穿刺部位を選択する．カテーテルの先端孔の数は，2つや3つよりも1つのほうが，血管内留置カテーテル関連感染は少ない．開放式三方活栓は汚染しやすいため使用を避ける．

　中心静脈カテーテルを挿入するときは，手指衛生を行い，**高度無菌バリアプレコーション**（滅菌ガウン，滅菌手袋，帽子，手術用マスク，大きな滅菌ドレープを使用）で施行する．患者の皮膚は，0.5～1％クロルヘキシジンまたは70％アルコールや10％ポビドンヨードで消毒する．

### 2 ● 輸液や薬剤投与の注意点

　標準予防策に含まれる．すべての輸液製剤と使用する回路は，1人の患者のみに使用する．輸液のゴム栓部分は滅菌されシーリングされているが，注射針を刺入する前に単包アルコール綿などで拭き取り消毒をする．開放式三方活栓を使用するときは，厳重な消毒操作が必要である．防腐剤の入っていない薬剤は，1回使用したらすべて破棄する．薬剤を使用する前は，バイアルのゴム栓やガラスアンプルのネック部分を単包アルコール綿などで消毒する．シリンジや針は，1人の患者のみに使用する．シリンジに薬剤を準備するときは使用直前に行い，準備した薬剤は24時間以内に廃棄する．

　脂肪乳剤に溶解されている薬剤（プロポフォールなど）は，清潔ではない注射方法が原因で細菌などが増殖し，術後感染をきたす可能性がある．麻酔で使用するときは，シリンジやチューブに残存した薬剤を6時間以内に廃棄する（集中治療室では12時間以内）．

　軟膏やスプレーなど非注射用薬剤は，複数の患者で使用することがあるので，交差感染を避ける．

### 3 ● 針刺し事故の防止

　標準予防策に含まれる．血管穿刺を行うときは，手袋を着用する．器具に針がないシステムや，安全装置付き器具を用いることが望ましい．通常の針を使用するときは，汚染された針にキャップ（リキャップ）しない．どうしてもリキャップが必要なときは，処置用テーブルなどに置いたキャップを，針先ですくうようにして片手でリキャップする片手法（スクープ法）を用いる．針は使い捨てシリンジから外さず，そのまま耐貫通性の専用廃棄容器に廃棄する．

　医療従事者はHBVワクチンを接種し，抗体価を確認する．

### 4 ● 硬膜外麻酔，脊髄くも膜下麻酔による感染の防止

　標準予防策に含まれる．細菌性髄膜炎をきたす可能性があるため，これらの麻酔を施行する医師は，飛沫を防ぐため手術用マスクを着用し，手指衛生を行ったあと，滅菌手袋を着用して患者の皮膚を70％アルコールや0.5～1％クロルヘキシジン，10％ポビドンヨードで消毒する．

　針刺入部に褥瘡や炎症が存在するときは，皮下膿瘍や硬膜外膿瘍をきたす可能性があり，硬膜外麻酔，脊髄くも膜下麻酔を行わない．

## C 滅菌，消毒，洗浄

　滅菌（sterilization），消毒（disinfection），洗浄（cleaning）は，感染を起こすための十分な量の病原体を除去・殺滅し，感染経路を断つための予防策である．滅菌は，すべての微生物を完全に除去あるいは殺滅することある．消毒とは，対象物から細菌の芽胞以外の多数またはすべての病原性微生物を除去することである．高水準消毒（high-level disinfection），中水準消毒（intermediate-level disinfection），低水準消毒（low-level disin-

### 表18-2 麻酔管理に使用する器具の分類と処理方法

| Spauldingの分類 | 器具 | 処理方法 | 使用する機器・薬剤 |
|---|---|---|---|
| クリティカル器具（無菌組織や血管系に挿入する器具） | 血管留置針とカテーテル，神経ブロック針とカテーテル，血管穿刺や神経ブロックに使用するチューブやシリンジ，膀胱カテーテル | 滅菌（すべてのタイプの微生物を殺滅させる，あるいは除去する） | 高圧蒸気滅菌器，エチレンオキシド，過酸化水素ガスプラズマ，グルタルアルデヒド，過酢酸・過酢酸，過酸化水素含有過酢酸 |
| セミクリティカル器具（粘膜や傷のある皮膚に接触する器具） | 喉頭鏡ブレード，スタイレット，気管チューブ，声門上気道器具，経口・経鼻エアウェイ，フェイスマスク，蛇管とコネクター，リザーバーバッグ，温度計プローブ，アンビューバッグ，麻酔器の一方弁，カニスタ，気管支ファイバースコープ，経食道心超音波プローブ | 高水準消毒（多くの細菌芽胞を除くすべての微生物を殺滅する） | ウォッシャーディスインフェクター（熱水消毒を含む），グルタルアルデヒド，過酸化水素，オルトフタルアルデヒド，過酢酸・過酸化水素含有過酢酸 |
| ノンクリティカル器具（無傷の皮膚と接触するが粘膜とは接触しない器具） | 血圧計のカフとチューブ，パルスオキシメータのプローブとケーブル，聴診器，心電図のケーブル，皮膚温計のセンサー，ヘッドバンド，血液加温器，麻酔器の外面，モニター機器の外面，麻酔カートの外面 | 中水準消毒（抗酸菌，栄養型細菌とほとんどのウイルスおよび真菌を殺滅するが，芽胞の一部は残る） | アルコール，次亜塩素酸ナトリウム，フェノール，ヨード |
| | | 低水準消毒（ほとんどの栄養型細菌と一部の真菌およびウイルスを殺滅する） | アルコール，次亜塩素酸ナトリウム，フェノール，ヨード，第4級アンモニウム |
| | | 洗浄（物体や環境表面から目に見える汚れを除去する） | ウォッシャーディスインフェクター，超音波洗浄器 |

fection）に分けられる．洗浄は対象物からあらゆる異物を物理的に除去することである．

## 麻酔管理で用いる器具の滅菌，消毒，洗浄

医療器具は，その使用部位に応じて，3つのカテゴリー〔クリティカル器具（critical items），セミクリティカル器具（semi-critical items），ノンクリティカル器具（non-critical items）〕に分類される（Spauldingの分類）．それぞれの分類に適した滅菌，消毒，洗浄の方法がある（表18-2）．

滅菌が必要な血管穿刺や神経ブロックに使用する針やシリンジは，使い捨て製品を使用し，使用後は廃棄する．セミクリティカル器具は使用後，高水準消毒して再使用する．使い捨て製品を用いることも多い．麻酔器の内部を，定期的に滅菌や消毒をする必要はなく，麻酔器の消毒と洗浄は，それぞれの麻酔器メーカーの勧告に従う．

麻酔器内の汚染や人工呼吸関連肺炎に対するバクテリアフィルターの有効性は認められていない．蛇管とコネクターを再使用するときは，患者ごとに再消毒する．

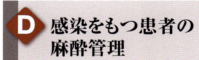
## D 感染をもつ患者の麻酔管理

できるだけ単回使用器材（single use devices：SUDs）を用いる．使用する手術室は，1日の最後の症例とする．手術室の人の出入りは最小限にする．

### 1 結核感染をもつ患者

結核患者の予定手術は，患者の感染力がなくなるまで延期する．

やむをえず手術を行う場合は，標準予防策と空気予防策を行う．通常の手術は陽圧であるが，感染力がある場合は陰圧空調室を使う．患者が肺結

核，喉頭結核，咽頭結核に罹患しているときは，患者は手術用マスクを着用して手術室に入室する．麻酔科医，看護師は，**N95 マスク**（空気中の 0.1〜0.3 μm の粒子を 95% 以上除去するマスク）を適切に着用し，麻酔回路の Y コネクターと患者気道の間に，ウイルスや細菌を除去するバクテリアフィルターを使用する．

### 2 HIV 感染をもつ患者

後天性免疫不全症候群（AIDS）の患者では，医療従事者への感染の危険性と，医療従事者から免疫不全の患者へ感染性物質を伝搬する危険性がある．標準予防策で対応するが，静脈や動脈の穿刺を行うときは，患者への感染予防のため，患者の皮膚を 70% アルコールや 10% ポビドンヨードで消毒する．

必要に応じて個人防護具（personnel protective equipment：PPE）のマスク，ガウン，ゴーグル／フェイスシールドを着用する．

### 3 クロイツフェルト・ヤコブ病患者
Creutzfeldt-Jacob disease（CJD）

脳，脊髄，硬膜，眼の組織に感染性がある．また脳脊髄液にも感染性があり，脊髄くも膜下麻酔で使用した針は，焼却処分する．脳脊髄液以外の体液に感染性はないとされる．標準予防策で対応する．麻酔管理で使用する器具は，できるだけ単回使用器材を用い，使用後は廃棄する．

●参考文献
1) Centers for Disease Control and Prevention：Guideline for the Prevention of Surgical Site Infection. 1999（www.cdc.gov/ncidod/dhqp/gl_surgicalsite.html）
2) Centers for Disease Control and Prevention：Guideline for Preventing Health-Care-Associated Pneumonia. 2003（www.cdc.gov/ncidod/dhqp/pdf/guidelines/CDCpneumo_guidelines.pdf）
3) Centers for Disease Control and Prevention：Exposure to Blood. What Health-Care Workers Need to Know. 2003（www.cdc.gov/ncidod/dhqp/pdf/bbp/Exp_to_Blood.pdf）
4) Centers for Disease Control and Prevention：2007 Guideline for Isolation Precautions.（www.cdc.gov/ncidod/dhqp/pdf/isolation 2007.pdf）
5) Centers for Disease Control and Prevention：Guideline for Disinfection and Sterilization in Healthcare Facilities. 2008（www.cdc.gov/ncidod/dhap/pdf/guidelines/Disinfection_Nov_2008.pdf）
6) 安原　洋，他：手術医療の実践ガイドライン（改訂版）．日手術医会誌：S1-148，2013
7) 国公立大学附属病院感染対策協議会：病院感染対策ガイドライン（改訂第 2 版），pp1-270，じほう，2015
8) Global Guidelines for the Prevention of Surgical Site Infection. 2016（www.who.int/gpsc/ssi-prevention-guidelines/en/）

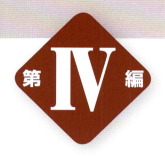

# 麻酔管理各論

# 「第Ⅳ編 麻酔管理各論」の構成マップ

## 第19章 一般的手術における麻酔管理 ☞ 222

- 腹部外科手術の麻酔 ☞ 222
- 胸部外科手術の麻酔 ☞ 226
- 心臓血管外科手術の麻酔 ☞ 229
- 脳神経外科手術の麻酔 ☞ 233
- 産科麻酔 ☞ 238
- 小児麻酔 ☞ 241
- 高齢者の麻酔 ☞ 246
- その他の外科手術の麻酔 ☞ 252
- 緊急手術の麻酔 ☞ 256

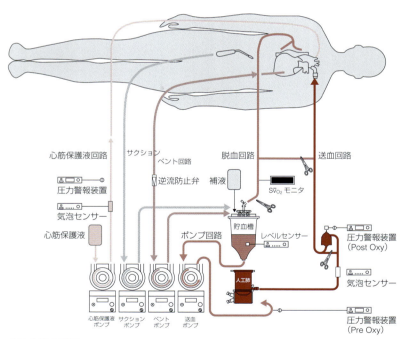

人工心肺の構造

# 第20章　合併症を有する患者の麻酔　☞ 259

- 循環器疾患を有する患者の麻酔　☞ 259
- 呼吸器疾患を有する患者の麻酔　☞ 263
- 内分泌・代謝疾患を有する患者の麻酔　☞ 267
- 腎疾患を有する患者の麻酔　☞ 272
- 肝疾患を有する患者の麻酔　☞ 275
- 神経・筋疾患を有する患者の麻酔　☞ 277
- 精神神経疾患を有する患者の麻酔　☞ 283
- 肥満患者の麻酔　☞ 285
- 脳死判定の仕方，臓器移植に関する諸問題　☞ 288

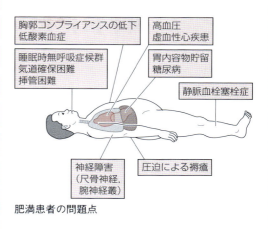

肥満患者の問題点

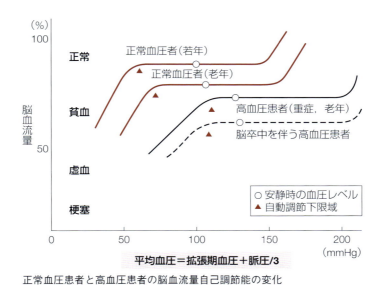

正常血圧患者と高血圧患者の脳血流量自己調節能の変化

# 第19章 一般的手術における麻酔管理

**学習のPoint**

一般手術における各領域別・患者別の麻酔管理上の特徴を理解する

● 各領域別手術
① 各領域別手術の特徴を説明できる
② 各領域別手術における術前評価について説明できる
③ 各領域別手術における麻酔管理について説明できる
④ 各領域別手術における術後管理について説明できる

● 小児・高齢者
小児麻酔・高齢者麻酔それぞれの特徴とその麻酔管理上の注意点について説明できる

## 腹部外科手術の麻酔

腹部外科手術と麻酔法の適応について図19-1にまとめた.

上腹部の手術は,主として全身麻酔や,全身麻酔と**硬膜外麻酔**を併用する方法で行われている.また,下腹部の手術のうち,虫垂切除術など短時間のものは,脊髄くも膜下麻酔や硬膜外麻酔で行われるが,直腸切断術のように,比較的長時間を要するものは,全身麻酔や,全身麻酔に硬膜外麻酔を併用して行われる.

開腹手術,特に上腹部手術は,術後痛が強く,咳嗽の抑制や換気量の減少を生じ,呼吸器合併症の発生頻度が増加する.適切な鎮痛と早期の経管栄養は,これらの合併症を予防するだけでなく,栄養バランスなどの術後回復を早める.麻薬による自己調節鎮痛法では安静時痛は抑えられても,体動時や咳嗽時の痛みは抑えにくく,硬膜外鎮痛法がもっとも有効な方法である.低濃度の局所麻酔薬と麻薬を併用して,持続投与や自己調節鎮痛法が行われる.しかし,**抗凝固薬**,**血小板凝集抑制薬**や免疫抑制薬を服用している患者が開腹手術を受ける機会が多くなり,このような患者では**硬膜外血腫**や**硬膜外膿瘍**の危険性があるため,**硬膜外麻酔は禁忌**あるいは相対的禁忌となる.

このような場合,腹直筋鞘ブロック(rectus sheath block:RSB)や,腹横筋膜面ブロック(transversus abdominis plane block:TAP block)を行って脊髄神経前枝を遮断し,術後早期の体動痛をコントロールできる.これらのブロックは超音波ガイド下に実施することで安全かつ確実に行える.RSBは腹部正中切開の開腹術,腹腔鏡手術,臍ヘルニア,腹壁瘢痕ヘルニアなど前腹壁体表の手術に,TAP blockは腹部横切開の下腹部開腹術や鼠径部の手術に適応となる.

主な腹部外科手術と周術期の注意点について,表19-1に示す.

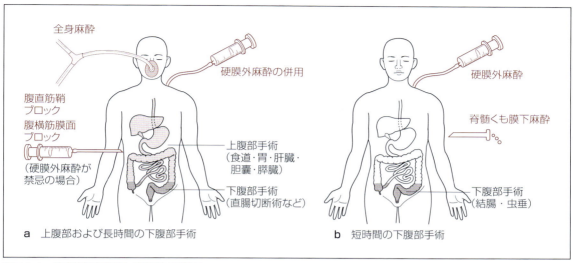

図 19-1　腹部外科手術と麻酔法の適応

## A 食道

　食道がんの切除は開腹と右開胸で行われ，頸部で胃管と吻合される．もっとも侵襲度の高い手術の１つである．胸部操作は胸腔鏡下で（この場合は，腹臥位で）行うこともある．二腔気管支チューブあるいは気管支ブロッカーを用いた片肺換気は手術操作を容易にする（→ 228頁）．胸部リンパ節郭清，胸管結紮，心嚢腔や非開胸側胸腔の操作が行われることもあるので，輸液管理とともに循環呼吸管理に細心の注意が必要である．

　腫瘍による閉塞，アカラシア，憩室などがあると，食物や分泌物の通過障害が生じる．また，食道裂孔ヘルニアなどでは下部食道括約筋の機能が障害され，胃内容が逆流し，誤嚥性肺炎の可能性が高くなる．カフ付き気管チューブによる気道の保護が必要であり，麻酔の導入時は意識下挿管や迅速導入法を選択する．

## B 胃

　胃がんには，胃亜全摘，胃全摘が行われる．腹腔鏡下手術も一般化している．また，胃・十二指腸潰瘍には，症状の経過および幽門狭窄，穿孔，

表 19-1　主な腹部外科手術と周術期の注意点

| 食道切除術 | ・開胸・開腹手術となる<br>・片肺換気が手術を容易にする<br>・輸液管理，呼吸管理が重要 |
|---|---|
| 胃切除術 | ・低栄養，脱水，貧血を補正する<br>・嘔吐による低Cl性代謝性アルカローシスに注意する<br>・幽門狭窄はフルストマックとして扱う |
| 肝切除術 | ・肝硬変では輸液・輸血管理が重要 |
| 胆嚢摘出術 | ・肥満患者の呼吸管理が重要<br>・腹腔鏡下手術では，気腹に伴う呼吸循環動態の変化に注意する |
| 膵切除術 | ・輸液管理が重要<br>・インスリンで血糖を調節する |
| 直腸切断術 | ・出血に注意する |

出血などを考慮して迷走神経切除や幽門側胃切除，胃亜全摘が行われる．胃がんなどの上部消化管疾患では，経口摂取が十分にできないため低栄養，脱水状態，貧血が術前に認められる．嘔吐が続いている場合には低Cl性代謝性アルカローシスもみられる．この治療には生理食塩液の投与だけでなく，肝障害がなければ0.01N希塩酸液や塩化アンモニウム溶液を使用する．幽門狭窄では食物残渣の存在を考慮し，**フルストマック**とみなして麻酔導入を行う．消化性潰瘍や食道静脈瘤による吐血の場合もフルストマックとして扱う．

　胃・十二指腸の手術中にしゃっくりがみられる

ことがある．しゃっくりは横隔膜の不規則かつ急激な痙攣性の収縮を反復する現象であり，横隔神経および迷走神経が刺激を受けて出現する．処置としては，まず胃管から胃内容を吸引し，しゃっくりが止まらなければ麻酔薬の投与量を多くするか，筋弛緩薬を投与する．胃に対する手術操作が終了すると，治まることが多い．術後の頑固なしゃっくりにはクロルプロマジンが有効であるが，血圧を低下させることがある．

## C 肝臓

肝臓がん，胆管がん，転移性肝がん，肝血管腫などの切除術が行われる．肝臓は血流が豊富な実質組織であり，肝動脈と門脈から血液供給を受けている．切除範囲や肝機能，肝硬変の有無などによって予想される出血量は異なるが，出血に対する対処と体液バランスの維持が重要である．

出血対策としては，急速輸液，輸血が可能な静脈路の確保を行い，肝機能低下症例では，凝固因子欠乏や血小板減少による出血傾向を補正するため，新鮮凍結血漿や濃厚血小板液の準備が必要である（→277頁）．出血量を軽減するため，外科的には **Pringle 法**（肝門部で肝動脈と門脈を一括して遮断する方法）が行われる．長時間の阻血は残存肝機能の悪化をまねくため，通常15分程度にとどめ，5分程度の回復時間をおいて阻血を再開する．

## D 胆嚢

胆石症や胆嚢炎に対して胆嚢摘出術が行われる．腹腔鏡下手術が行われることが多い．開腹手術に比べて術後痛が軽度で回復も早いため，胃や結腸の切除術のほか，虫垂切除，一部の肝臓切除術やヘルニア修復術も腹腔鏡下で行われる．

全身麻酔で，気腹と手術中体位への配慮が麻酔管理上の特徴となる．胃や結腸，肝臓の腹腔鏡下切除術では，小切開が行われるため，術後鎮痛には硬膜外麻酔や神経ブロックが有用である．

## 1 気腹の影響

内視鏡手術では，腹腔内を観察すると同時に手術野を確保するために気体を吹き込んで，腹腔を膨らませる．吹き込む気体は，無色透明，非爆発性，非助燃性，不活性，非毒性，呼気中排出などの条件を満たすものが理想とされる．二酸化炭素が広く用いられている．

### A 腹腔内圧上昇による循環系への影響

腹腔内圧が高すぎると下大静脈と腸間膜静脈の圧迫により静脈還流量の減少をきたし，心拍出量の減少と血圧低下をきたす．腹腔内圧の設定は15 mmHg を超えないようにすべきで，通常8〜12 mmHg 程度とされる．

### B 腹腔内圧上昇による呼吸器系への影響

横隔膜が頭側に押し上げられ，機能的残気量減少と肺・胸郭コンプライアンス低下が起こる．また，換気血流比の悪化をもたらし，$PaO_2$が低下する．

### C 二酸化炭素の血中移行による影響

腹腔内へ吹き込まれた二酸化炭素は，主に腹膜から吸収され血中へ移行する．一定の人工呼吸下では，$PaCO_2$は上昇して15〜30分でプラトーに達する．$PetCO_2$も上昇するが，$PaCO_2$との較差は健常成人では変化しない．

分時換気量を10〜25%増加させることによって $PaCO_2$ を元の値近くに維持できる．

## 2 頭部高位の体位の影響

腹腔鏡下胆嚢摘出術では，手術操作のための空間を広げる目的で腸管を骨盤に寄せるため，頭部を大きく挙上する逆 Trendelenburg 体位がとられる．循環系では血液を下半身へ移行させ，静脈還流の減少から心拍出量の減少，血圧低下をきたす．呼吸器系では横隔膜を押し下げ，機能的残気量の増大と肺コンプライアンスの増加をもたらす．

### 3 気腹の合併症

穿刺による腹腔内血腫，消化管や膀胱・尿路の損傷・穿孔，ガスによる皮下気腫，気胸，縦隔気腫，腸間膜気腫，塞栓などがある．また，術後に横隔膜刺激に関連して肩痛をきたすことがある．

## E 膵臓

膵頭十二指腸切除術は広範囲の腸切除を伴う手術で，侵襲度の高い手術の1つであり，体液管理や体温管理に留意する．膵臓に侵襲が加わると膵臓由来のタンパク分解酵素が血中に放出されるため，ウリナスタチンなどのタンパク分解酵素阻害薬を使用する．膵全摘ではインスリンの補充が必要となる．

内分泌腫瘍としてはインスリノーマが代表的で，外科的治療の対象となる．Zollinger-Ellison 症候群（難治性潰瘍と下痢）をきたすガストリノーマも手術対象となるが，多発性内分泌腫瘍 I 型（下垂体腫瘍，副甲状腺線種を合併）の一部として発症することがある．

## F 小腸，大腸

### 1 イレウス

胃の蠕動は術後 24〜48 時間以内で，大腸のそれは 48 時間で回復する．小腸蠕動の回復はさらに早く，経腸栄養は 24 時間以内に開始できる．排ガス，腹痛，食欲の回復は正常蠕動の回復を示す．

イレウスとは腹部膨満と 48〜72 時間腸蠕動音が聴取されない場合をいう．術後の麻痺性イレウスは開腹中の操作による外傷や内臓神経活動の増加によるが，絞扼性イレウスや大腸がんによる機械的閉塞も原因となる．機械的閉塞は手術が必要となる．1 日に 7〜9 L の消化液が分泌されるが，イレウスでは吸収障害と分泌亢進が生じる．したがって，胃管やイレウス管による減圧と輸液，感染対策，腎や循環機能の保持が重要となる．

イレウスや腹水の貯留，腹腔内出血，腹膜炎などでは腹腔内圧が上昇している．腹圧は生理的状態では $-3 \sim +10\,cmH_2O$ である．

軽度の腹圧上昇は，腹部内臓領域の血液を循環血液中に押し出し，動脈系の圧迫に伴う末梢血管抵抗の増大と大動脈圧の上昇が下大静脈圧迫による静脈還流阻害を代償し，血圧上昇をきたす．このような状態に麻酔を行うと，下肢への血液貯留と静脈の緊張低下による静脈還流量のさらなる減少によって，重篤な血圧低下をきたす．また，開腹手術によって腹圧が除去されると，腹腔内臓器に血液が移行し血圧は低下する．腹圧が 40 mmHg 以上に上昇すると，心臓の前負荷が下がり，後負荷が上がるため，心拍出量は減少し，血圧は低下する．循環血液量の減少があればその影響は顕著であり，麻酔による血圧低下も重篤である．特に心収縮力が低下している患者では，心拍出量を減少させるような麻酔法や，輸液の過剰を避ける必要がある．

#### Advanced Studies
**麻酔と腸管運動**

チオペンタールは十二指腸や空腸の活動を抑制するが，アトロピンはこれに拮抗する．ジアゼパムの経口投与は胃排出時間を短くするが，小腸の通過時間は延長する．

オピオイドは下部食道括約筋の緊張を下げ，蠕動運動を減弱させ，噴門の緊張を高めて胃の排出を障害する．十二指腸と小腸の蠕動運動は低下するが，周期的な分節的収縮の振幅が増大し，安静時の緊張が高まり攣縮を起こす．大腸では影響がさらに強い．肛門の緊張も高める．

筋弛緩薬の拮抗に用いられるネオスチグミンは副交感神経を刺激し，腸管運動，特に大腸の蠕動を促す．潰瘍性大腸炎や憩室などの病的な腸はより反応が強い．残存麻酔薬や副交感神経遮断薬の前投与はこの作用を弱める．

#### Advanced Studies
**腸間膜反射**
（mesenteric reflex, mesenteric traction syndrome）

開腹手術の早期に，胃，胆囊，腸間膜など，特に上腹部の腹膜が刺激されると，急激に血圧が低下することがある．徐脈を伴う場合は，腹腔神経叢反射によって迷走神経活動が亢進するためであり，手術操作の中止とアトロピンが有効である．頻脈，顔面四肢紅潮，皮膚紅斑を伴う場合は，腸管の血管内皮細胞から $PGI_2$ が血中に遊離するためと考えられ，非ステロイド性抗炎症薬が予防効果を示す．

## 2 直腸・肛門の手術

　直腸切除には，前方切除，腹会陰式および腹仙骨式直腸切断術がある．前方切除術は腹腔鏡下手術が一般化している．腹会陰式および腹仙骨式直腸切断術では骨盤内静脈叢損傷による大量出血をきたすことがある．また，切石位あるいはジャックナイフ位で行われるため，血液が術野から滴下して，計測が困難なことがある．循環血液量が不十分な状態で体位を戻すと，下肢に血液が再充満し，血圧低下をきたす．

　全身麻酔は肛門括約筋の緊張を低下させ，手術操作を容易にするが，括約筋の緊張を評価しなければならない場合は望ましくない．

## G 脾臓

　特発性門脈圧亢進症，慢性骨髄性白血病，悪性リンパ腫などの続発性脾機能亢進症，先天性溶血性貧血，特発性血小板減少性紫斑病，再生不良性貧血などの血液疾患，外傷による脾臓破裂が摘脾術の適応となる．門脈圧亢進症では，貧血，低タンパク血症，肝機能障害などを認めるので，輸血や肝庇護薬の投与を行い，術前にできるだけ状態を改善する．

　血液疾患に摘脾術を行う場合には，血小板減少による出血傾向に注意する．頻回の輸血による抗血小板抗体に対して，ステロイド投与や血漿交換，ガンマグロブリン大量投与が行われ，術中は輸血の必要性が減少している．

　術後は急速に血小板数が増加する．血小板数が著しく少ない場合は，気管挿管による咽頭・喉頭の損傷，胃管挿入による鼻出血，咳による頭蓋内出血などに注意が必要である．

# 胸部外科手術の麻酔

　胸部外科手術は手術部位が胸腔内であり，気道や肺に操作が及ぶことから，酸素化と換気をどのように維持するかが麻酔管理のポイントになる．

　術前には気管や肺の病変に伴う呼吸機能障害の評価が大切であり，術中には分離肺換気を含めた換気の工夫が大切である．肺血管や大血管を操作することから大量出血の可能性がある．また，心臓への刺激や圧迫にも注意が必要である．術後は無気肺，呼吸不全などの呼吸器合併症に注意する．

　最近は，手術侵襲を低く抑えるために**胸腔鏡下手術**が増えている．皮膚切開の範囲が小さく，術後痛も少なくてすむなど利点が多い．しかし，胸腔鏡下手術であっても術中の麻酔管理には開胸術と同様のきめ細かい注意が必要である．

## A 術前評価

　術前評価は運動耐容能の評価と肺機能検査の2つが大切である．運動耐容能の評価には**Hugh-Jonesの分類**（表19-2）が用いられる．Hugh-Jonesの分類でⅢ度以上の患者は術後肺合併症の頻度が高くなる．肺機能検査による評価では**拘束性障害**（％肺活量が80％以下）か**閉塞性障害**（％1秒量が70％以下）の有無をみる．特に**1秒量**は術後呼吸不全の発生を予測する指標として重要である．術前の1秒量が1,500 mL以上なら正常であり，1,000 mL未満なら術後の呼吸不全の頻度が高くなる（表19-3）．

　手術により肺が切除される場合には，術後の残存1秒量が問題となる．術後の予測1秒量が1,000 mL以上は高リスクである．また，血液ガス所見で，$PaO_2$が60 mmHg以下，$PaCO_2$が50 mmHg以上の患者も高リスクである（表19-3参照）．

　肺切除術では，肺胞-気道系が切除されるとともに肺血管系も切除される．肺切除術を予定する

表19-2 Hugh-Jones の分類

| Ⅰ度（正常） | 同年齢の健常者と同様の労作ができ，歩行，階段の昇降も健常者並にできる． |
| --- | --- |
| Ⅱ度（軽度） | 平地では同年齢の健常者と同様に歩行できるが，坂，階段は健常者並にできない． |
| Ⅲ度（中等度） | 平地でも健常者並に歩けないが，自分のペースでなら 1.6 km 以上歩ける． |
| Ⅳ度（高度） | 休み休みでなければ 50 m も歩けない． |
| Ⅴ度（きわめて高度） | 会話，衣服の着脱でも息切れがする．息切れのため外出できない． |

表19-3 肺切除術における高リスク患者

- $PaCO_2 > 50$ mmHg
- $PaO_2 < 60$ mmHg
- 術後予測1秒量 < 1,000 mL
- 年齢 > 70 歳
- 運動耐容能低下

ときには，予測1秒量から換気の予備能を評価するだけでなく，肺循環系の予備力も評価しなければならない．手術しても残存肺を通る総血流量は変わらないため，肺血管床が減少すると肺動脈圧の上昇をまねくおそれがある．肺動脈圧が上昇すると右心不全に陥りやすい．肺疾患や心疾患により肺血管抵抗が上昇している患者では，肺摘出術など広範囲の肺切除術は禁忌となる場合がある．

## B 麻酔管理

### 1 麻酔法

一般的な麻酔法は，胸部硬膜外麻酔と全身麻酔を併用する方法である．硬膜外麻酔は術後の鎮痛にも有効なので，出血素因や血液凝固系に問題がなければ，できるだけ行うようにする．胸腔鏡下手術は傷口も小さく術後痛も少ないことから全身麻酔のみでも行われる．

全身麻酔に用いられる薬剤は一般の麻酔と同様で，胸部外科手術の麻酔に特殊な選択はない．ただし，吸入麻酔薬（セボフルラン，イソフルラン）は**低酸素性肺血管収縮**（hypoxic pulmonary vasoconstriction：HPV）を抑制し酸素化を悪化させる可能性があるので注意する．低酸素性肺血管収縮とは，虚脱している肺胞の血管が収縮する現象である．無気肺になった肺野の血流が減少して，ガス交換が良好な肺野に血流がシフトするという生理的な防御機構である．生体はこの機構によりシャントを減少させ，血液の酸素化の悪化を防いでいる．吸入麻酔薬や血管拡張薬はこの生理的防御機構を抑制するため，酸素化を悪化させる可能性がある．

### 2 麻酔中のモニタリング

心電図や非侵襲的血圧，パルスオキシメータ，カプノメータなどの標準的モニターに加えて，胸腔内の操作では急な循環変化が起こるので観血的動脈圧連続測定を行う．動脈血の採取もできるので血液ガスの測定にも有用である．大量出血が予想される場合には中心静脈圧測定を行う．

心機能低下症例や肺動脈圧上昇症例では，肺動脈カテーテル挿入により肺血管抵抗や心拍出量や肺動脈楔状圧を測定し，循環管理の指標にする．

### 3 体位の影響

患者は側臥位で手術することが多い．側臥位になると肺血流は下側肺で増加する一方，麻酔中の換気分布は下側肺から上側肺へ移行する．したがって，麻酔下の側臥位では，換気血流比の不均等が増大しやすく，酸素化が障害されやすい．これに対しては軽度の呼気終末陽圧（PEEP）を行うことで改善がみられる．

### 4 分離肺換気
Differential lung ventilation

胸腔内の手術操作を容易にするために，一側肺を虚脱させて，もう一側の肺だけで換気を行うことが多い．これを**片肺換気**（one-lung ventilation）という．片肺換気のために，**二腔気管支チューブ**（ダブルルーメンチューブ，double lumen-tube）

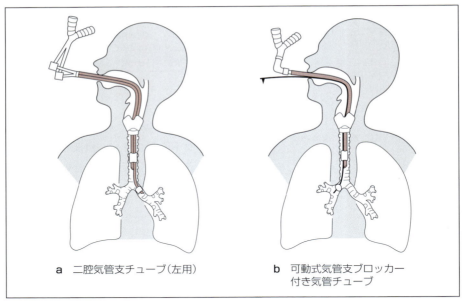

図19-2 片肺換気の方法
a 二腔気管支チューブ（左用）
b 可動式気管支ブロッカー付き気管チューブ

を使用する（図19-2a）．また，**可動式気管支ブロッカー付き気管チューブ**を用いて片肺気管支をブロックする方法もある（図19-2b）．

　二腔気管支チューブは分離肺換気用チューブともよばれる．左右の気管支の分岐が異なるので，右用と左用がある．右気管支は上・中葉気管支が気管分岐から短距離で分かれるので，右用の二腔気管支チューブは位置の確保が難しい．よって分離肺換気する必要があるときは通常は左用の二腔気管支チューブを用いる．右用のチューブは左肺全摘出術などに限られる．二腔気管支チューブを使用する際は，気管支ファイバーを使用してカフ位置の確認を行う必要がある．

　二腔気管支チューブを入れて分離肺換気を行う目的は，手術の邪魔にならないように術野側の患側肺の換気を停止して，健常側肺のみで換気することのほかに，患側肺からの出血や分泌物を健常側肺に流れ込まないようにすることにある．しかし，欠点として，体位変換や手術操作によってチューブ先端やカフ位置がずれて気管支を閉塞することがある．その際は換気が困難になるので，気道内圧やカプノメータ，パルスオキシメータによって異常を早期に発見して速やかに対処しなければならない．

## C 術中管理

### 1 呼吸管理

　手術操作を容易にするために片肺換気を行うが，そのために低酸素血症が生じるなら，早めに手術操作を中断して両肺換気を行う．片肺を無換気にすることによって酸素化が維持できないなら，術野側の肺のみに酸素吹送や**持続陽圧呼吸**（continuous positive airway：CPAP）や**高頻度換気**（high frequency ventilation：HPV）を行って酸素化を維持するように努める．分泌物の気道への流入，出血による気道の閉塞に注意する．健常側の無気肺も生じやすいので，吸引により分泌物の除去を行う．

### 2 循環管理

　心臓や大血管の圧迫が起こりやすく，低血圧や不整脈をきたしやすい．肺血管を損傷すると大出血が起こるので注意が必要である．また，肺門部付近の操作時に神経が刺激され（迷走神経反射），徐脈になることがある．

## D 術後管理

　術後は肺合併症を予防することが大切である．手術が終わったら胸部X線写真で気道系や肺の状態をチェックしてから気管チューブを抜管する．無気肺が生じていた場合には，気管支ファイバースコープで原因を検索し，喀痰などの吸引を行う．気管吸引をする場合は愛護的に行う．強い努責は気道内圧を上昇させ，吻合部リークにつながることがあるので注意する．

　抜管後も，体位変換，喀痰排出，タッピングあるいはバイブレーション，気管支拡張薬を含む気道のネブライジングなどの積極的な肺理学療法を行い，早期離床をはかる．術後の痛みがあると体位変換や喀痰排出も困難になるので，術後鎮痛は特に大切である．そのためにも硬膜外カテーテルから局所麻酔薬や麻薬の投与を行ってしっかりと鎮痛を行う．

# 心臓血管外科手術の麻酔

## A 心臓血管外科の麻酔の実際

### 1 術前評価

　心臓麻酔における術前評価の基本は，心臓カテーテルや心エコー図所見を詳細に理解することである．米国麻酔学会（ASA）のリスク分類やNYHA心機能分類は患者の静的な状態を把握できるが，麻酔管理に重要な心機能の予備能力を推測するのは難しい．しかし，**経食道心エコー法**（transesophageal echocardiography：TEE）の普及に伴い，麻酔科医にも心臓麻酔中の心機能の評価や術中診断が要求されることが多くなった．特に心臓麻酔の管理において重要なのは，術前の心臓外科とのカンファレンスなどに参加して，手術の内容を十分把握することである．

### 2 モニタリング

　肺動脈カテーテルは，心拍出量を測定できるだけではなく，混合静脈血酸素飽和度や，右室容積，駆出率などさまざまな測定ができる．また，心房，心室ペーシングワイヤー留置も可能など，心臓外科手術領域における有用性は大きい．肺動脈カテーテルの術中使用の指針が，最近ASAから発表されている．

　一方，心臓外科手術におけるTEEの使用率は年々高まり，僧帽弁形成術などの評価を必要とする症例のみではなく，心臓外科手術における監視モニターとしてのTEEの必要性は高い．今後は単なるモニターとしてだけではなく，診断ツールとしてのTEEは心臓外科手術においては前提となることが予想される．TEEの適正使用に関するガイドラインがASAとSociety of Cardiovascular Anesthesiologistsで検討されている．

### 3 麻酔法

　吸入麻酔，標的濃度持続静注による静脈麻酔（target controlled infusion：TCI）とも頻用されるが，フェンタニルや最近では**レミフェンタニル**を中心とした麻薬系鎮痛薬に補助的に吸入麻酔や静脈麻酔を使用するのが一般的である．TCIは，投与速度がコントロールできず，麻酔導入時や予測血中濃度を増加させた場合には急激な血圧低下が起こる危険性が多いので，心機能高度低下例では十分に注意して使用する．

　また，人工心肺使用時の血液希釈や体外濾過装置（extracorporeal ultrafiltration machine：ECUM）回路への吸着の知見は十分に解明されていないため，特に常温体外循環などでは麻酔深度が十分であることをbispectral index（BIS）モニターなどで確認することが必要である．

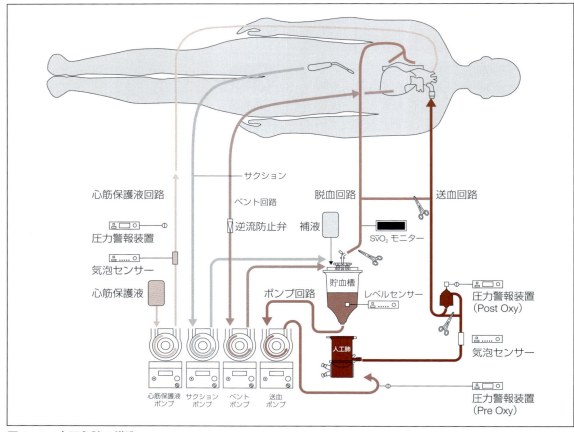

図 19-3　人工心肺の構造

## 4 血管作動薬の進歩

　血管拡張作用をもつプロスタグランジン $E_1$（PG $E_1$），ニカルジピン，ニトログリセリンを，後負荷軽減による心拍出量の増加を期待してドパミン，ドブタミンと併用して積極的に使用するようになってきた．また，心拍出量を増加させる薬剤の選択として，ホスホジエステラーゼⅢ（PDEⅢ）阻害薬が臨床応用されている．PDEⅢ阻害薬は強心作用，血管拡張作用をもつため，肺動脈圧低下作用，左室拡張能，右心機能の改善も期待されるが，血圧を軽度低下させるため，心臓外科手術における使用には熟練が必要である．

　また，人工心肺を用いず心臓を拍動させたまま行う冠動脈-大動脈バイパスグラフト術（off pump CABG）や胸腹部動脈瘤の**ステント留置術**などの増加につれ，心拍数の厳密な制御が必要となってきた．$\beta_1$選択性が高い短時間作動性$\beta$遮断薬やレミフェンタニルによる血行動態の制御が重要視される．

## B 人工心肺と補助手段

### 1 人工心肺の生理

　人工心肺装置は虚血性心疾患，弁膜症，大血管疾患，先天性心疾患などの心疾患の手術の際に短時間だけ使用されるものである．

　人工心肺中は**ヘパリン**を用い，抗凝固効果を活性凝固時間（**ACT**）でモニターする．ACT は全血凝固時間の一種で，PT や APTT より簡便かつ短

時間（数分）で測定できる．

人工心肺の構造は，主に血液循環，血液ガス交換（二酸化炭素除去，酸素添加），体温調節である（図 19-3）．心臓手術では心臓を停止させ，心臓への血流を遮断して行うため，血液ポンプによって全身への血液循環を代行する．また，人工肺によって，血流のなくなる肺のガス交換機能を代行する．さらに，体温調節のための熱交換器がある．血液は大静脈から脱血され，人工心肺装置を経由して上行大動脈・大腿動脈へ送血される．

生体は人工心肺装置使用時，低体温，非拍動流，抗凝固剤の大量使用，循環血液量が一定であるなど非生理的な状態におかれるためダメージを受ける．短時間であれば問題はないが，長時間となるとその影響はきわめて大きい．

## 2 人工心肺離脱時の管理

大動脈遮断，心筋保護下での手術では，心内操作が終わったところで大動脈遮断を解除して冠動脈に血流を復活させる．これにより心筋は"冬眠"から目覚めて収縮を再開する．心臓の収縮力の回復には通常，数日間を要するといわれている．したがって，心臓の手術が終わった直後では心臓の収縮力は術前より低下し，心不全が存続する．このために開心術後は強心薬や血管拡張薬，利尿薬などの投与，時には心補助装置を駆動して集中治療室で厳密な管理を行う必要がある．

人工心肺離脱をする準備としては，大動脈遮断か解除から時間が経過して心機能が回復していることのほかに，体温が正常に復している，不整脈がみられない，心腔内の空気が除去されている，など全身状態が安定していることが重要である．

人工心肺から離脱するには，まず心臓に戻る静脈血を徐々に増やしていくが，この際には中心静脈圧，肺動脈圧などを指標にする．人工心肺技士と麻酔科医，術者が心臓の大きさとともに TEE により左室容量，心機能などを観察しながら調節して，徐々に人工心肺から自己の心臓からの循環へ移行していく．

## 3 人工心肺から自己拍動へ

心拍再開後のカテコラミンは通常**ドパミンやドブタミン**がよく使用され，ミルリノンなどの PDE III 阻害薬も併用される．心不全が継続し血圧上昇がなければ，**ノルアドレナリンやアドレナリン**は 0.01～0.03 μg/kg/min より開始するが，末梢血管収縮や不整脈を助長する可能性がある．バソプレシン 0.01～0.03 U/分も有効である．

心拍開始時の心拍数（徐脈，頻脈），調律や伝導障害（完全房室ブロック）によっては一時的ペースメーカーを必要とするため常に準備しておく．心機能的には，心房ペーシングが有効であるが，人工心肺直後は心房がペーシングに反応しないときも多く，その際は心室ペーシングを行う．

## 4 不整脈への対処

心室性不整脈に対してはリドカイン 0.5～1.0 mg/kg の静注さらに 15～30 μg/kg/min の持続投与を開始する．難治性の不整脈にはアミオダロンなども考慮するが，QT 延長などの催不整脈作用に十分注意する．心室頻拍，心室細動などの不整脈は心停止と同様であり，除細動を直ちに行う．代謝性アシドーシス，低カリウム血症，低体温などがあると繰り返すことがあるので，同時に治療する．

人工心肺離脱前の TEE による壁運動の評価，グラフト血流，弁形成などが期待通りでない場合，この時点で再度の人工心肺を考慮する．人工心肺のポンプを停止し，循環・呼吸状態の安定がみられたらゆっくり**プロタミン**を静注してヘパリンの効果を拮抗する．

## 5 左心機能低下例の管理

左室駆出率 0.40 以下などの著しい左心機能低下症例においては**大動脈内バルーンパンピング（intraaortic balloon pumping：IABP）**を考慮する．IABP はバルーンカテーテルを胸部下行大動脈に留置する（図 19-4）．一時的に心拍出量を増加させ冠循環および心仕事量の改善を行う．また難

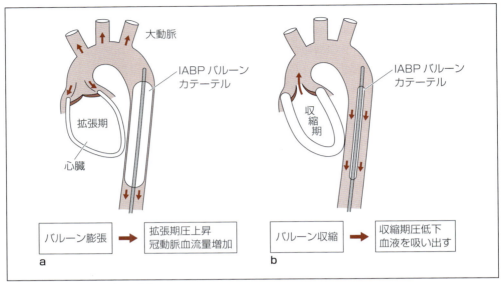

**図19-4　IABPのメカニズム**

治性心室性不整脈の抑制，麻酔導入時の虚血発生の減少，手術終了時の左室負荷の軽減に有効性がある．

IABP駆動装置が正しく作動しているか否か，心電図または動脈圧により正しくトリガーされているかを確認する．術中は心電図トリガーでは電気メスなどのノイズが入ると同期できなくなるので動脈圧トリガーにしておく．

IABPなどでも十分な血圧が維持できない場合には，**経皮的心肺補助（percutaneous cardiopulmonary support：PCPS）**を考慮する．PCPSは通常大腿動・静脈で送脱血を行う．血液回路も非常に単純で数分間で準備・装着ができ，心原性ショックの蘇生手段として用いる場合もある．

能の低下予防につなげることが重要である．

出血の原因は人工心肺中のヘパリン過多，プロタミン過少だけではなく，人工肺やポンプや吸引による赤血球，血小板の損傷，白血球，リンパ球の活性化による凝固機能への影響など，多種の因子がからんでいる．ACTが正常化しても出血が継続する症例は少なくなく，血小板数やプロトロンビン時間，部分トロンボプラスチン時間などを測定して，濃厚血小板や新鮮凍結血漿などの血液製剤の適応を考慮する．

患者自己調節鎮痛法（patient-controlled analgesia：PCA）は，患者が痛みを感じたときに自分でボタンを押すと自動ポンプから麻薬などの鎮痛薬が投与される方法であるが，硬膜外鎮痛法はヘパリンを使用する心臓手術には使用しにくい．経静脈的自己鎮痛法（IV-PCA）などを工夫して積極的な鎮痛をはかる（→206頁）．

## C 術後管理

心臓術後においては，ストレスの予防，血行動態の安定性，肺合併症や凝固能亢進など重要臓器の機能低下が起こる．術後は人工心肺によるインターロイキンなどの影響も強く，肺機能障害が起こりやすい．麻酔中より肺にPEEPや従圧換気を行うなど，いわゆるopen lung（肺胞の開放）にしておくことにより，術後の無気肺による酸素加

## D 人工心肺の合併症

人工心肺はかなり安全性が高い手技になっているが，難治性不整脈を含む術後低心拍出量症候群（low cardiac output syndrome：LOS），呼吸不全に対する酸素化障害，脳循環障害，腎機能障害，

血液凝固障害などがあげられる．LOS は，主として大動脈遮断による心筋虚血が主因である．低血圧，不整脈が主な症状であり，カテコラミンに反応しない場合は，大動脈内バルーンパンピングや人工心肺による補助循環が必要である．

人工心肺が長時間に及ぶと肺うっ血や出血が起こり，酸素化能は低下して著しい低酸素血症となる．肺高血圧例には一酸化窒素吸入が有効である．脳循環障害は循環停止を行う大動脈弓部で起こりやすく，大動脈送血による動脈粥状硬化病変の塞栓，空気塞栓，低灌流などが原因となる．さらに，人工心肺の低灌流状態，周術期の血圧低下，心拍出量減少は肝臓，腎機能などの臓器障害につながる．人工心肺使用時のヘパリンは，低体温，人工心肺による血液希釈，血小板の破壊などの原因が加わり血液の凝固能は低下する．

## E さまざまな心臓手術

CABG は人工心肺を使用しない心拍動下手術が多くなり，術後の人工呼吸時間も大幅に短縮している．また心臓手術といっても成人と小児では異なり，先天性心疾患でもチアノーゼと非チアノーゼ性疾患ではその麻酔管理は異なる．また最近行われている大動脈弓部手術や胸腹部大動脈瘤手術では，脳保護，脊髄保護が重要視される．

このように心臓手術といっても多岐にわたり，その病態生理や術式を十分理解することが麻酔科医にとっても必要となってきている．カテーテルによる大動脈置換術は広く行われているが，僧帽弁や三尖弁などその適応は拡大し，高齢者や心機能低下例の心臓手術が増加すると思われる．

● 参考文献
1) Practice guidelines for pulmonary artery catheterization. A report by the American Society of Anesthesiologists Task Force on Pulmonary Artery Catheterization. Anesthesiology 78：380-394, 1993
2) Bonow RO, et al：ACC/AHA guidelines for the management of patients with valvular heart disease. A report of the American College of Cardiology/American Heart Association Task Force on Practice Guidelines (committee on management of patients with valvular heart disease). JACC 32：1486-1588, 1998
3) Eagle KA, et al；Guidelines for perioperative cardiovascular evaluation for noncardiac surgery：Report of the American College of Cardiology/American Heart Association Task Force on practice guidelines (committee on perioperative cardiovascular evaluation for noncardiac surgery). Circulation 93：1278-1317, 1996

（執筆協力：南　茂）

# 脳神経外科手術の麻酔

脳神経外科手術の麻酔の特徴は，手術対象と麻酔の標的器官とが共通していることである．麻酔薬は脳循環・代謝に大きな影響を与えるため，その影響を考えながら，低酸素に著しく弱い脳の酸素需給バランスを保つことが重要である．また，脳は硬い頭蓋骨に覆われているので，頭蓋内圧の脳循環に及ぼす影響への配慮が必要である．

## A 脳循環・代謝の生理

### 1 脳循環・代謝の正常値

正常脳の平均血流量は約 50 mL/100 g（脳組織）/min であるが，灰白質で約 80 mL/100 g/min，白質で 20 mL/100 g/min である．成人の脳重量は 1,300～1,400 g であり，体重のわずか 2% にすぎないが，脳血流量は**心拍出量の 15%** を占める．他の臓器に比較して血流量が多いのは，脳の高い酸素・エネルギー消費をまかなうためである．脳の酸素消費量は 3～3.5 mL/100 g/min で，脳の主なエネルギー源であるブドウ糖消費量は 6～7 mg/100 g/min である．酸素・カロリー消費量とも**全身の約 20%** に相当する．

脳は低酸素に極端に弱い．エネルギー貯蔵量も少ない．心停止になると脳波は 15 秒以内に平坦

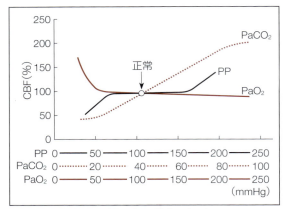

図 19-5　脳血流量（CBF）と灌流圧（PP），PaCO₂, PaO₂との関係
〔Michenfelder JD : Anesthesia and the Brain. p 6, Churchill Livingstone, New York, 1988 より〕

になり，ATP は 3〜5 分以内に枯渇する．ただし，正常血流以下になるとすぐに虚血になるわけではない．脳波の徐波化が起こるのは脳血流量が 20 mL/100 g/min 以下であり，不可逆性の機能停止が起こるのは 6 mL/100 g/min 以下である．

## 2 脳血流の自己調節能

安定した脳血流を維持する仕組みの 1 つに脳血流の自己調節能（autoregulation）がある．**脳灌流圧（平均血圧−頭蓋内圧または中心静脈圧の高いほう）が 50〜150 mmHg の範囲で脳血流量は一定に保たれる**（図 19-5）．これは，日常生活における血圧変動範囲内では脳血流量は血圧の影響を受けないことを意味する．機序はいまだに明らかではない．ただし，慢性の高血圧患者では自己調節能曲線が右方移動し，軽度の低血圧でも脳血流量が低下する可能性がある．また，自己調節能は脳出血や脳梗塞，あるいは外傷で容易に破綻する．その場合，血圧低下は脳虚血を引き起こし，血圧上昇では脳血流の増加による脳浮腫や出血を生じる可能性がある．

## 3 脳血流量に影響を与える因子

脳血流量は一定範囲の血圧変動に対しては変化しないが，脳代謝，PaCO₂, PaO₂の変化の影響を受ける（図 19-5 参照）．神経活動の亢進に伴い代謝が亢進するとその部位で脳血流が増加する．また，体温の低下に伴い脳代謝が低下すると脳血流量も減少する．

PaCO₂は脳血流量にもっとも大きな影響を与える因子である．PaCO₂が 20〜80 mmHg の範囲では PaCO₂の 1 mmHg の増減に対し，脳血流量は 1〜2 mL/100 g/min（2〜4％）増減する．CO₂分子は血液脳関門を自由に通過できるが，H⁺は通過できない．したがって，PaCO₂の変化により CO₂ + H₂O ↔ H₂CO₃ ↔ HCO₃⁻ + H⁺の反応で脳内の pH が変化することで脳血流に影響を与えている．生理的範囲内の PaO₂の変化に対して脳血流量は変化しないが，PaO₂が 50 mmHg 以下の低酸素血症になると脳血流量は急激に上昇する．

## 4 頭蓋内圧

頭蓋内は，主に脳実質（85％），脳脊髄液（10％），血液（5％）の 3 つの構成要素で占められている．いずれかの体積の緩徐な増加（脳腫瘍など）に対しては，他の要素の体積が減少することで頭蓋内圧を一定（正常値 10〜15 mmHg）に保つ代償機構が働くが，代償機構の限界に達するとその後のわずかな体積の増加が急激な頭蓋内圧の上昇につながる．また，脳出血など体積の増加が急速な場合は，代償機構が働く前に頭蓋内圧が上昇する．頭蓋内圧の上昇は，脳灌流圧の低下をきたし，脳血流量の低下につながる．また，脳ヘルニアの危険もある．

血液脳関門はナトリウムイオンも自由に通過できない．したがって，頭蓋内圧を上昇させないためには，血漿浸透圧に大きな影響を及ぼす血清ナトリウム濃度を維持することが重要である．また，D-マンニトールやグリセオール®投与により血漿浸透圧を軽度上昇させることで脳内から血管側に水を移動させ，頭蓋内圧を下げることが可能である．ただし，グリセオール®よりも分子量の大きい D-マンニトール（グリセオール®：92，D-マンニトール：182）のほうが血液脳関門を通過しにくいために頭蓋内圧を下げる効果が強い．

## B 麻酔薬・麻酔補助薬が脳循環・代謝に及ぼす影響

### 1 直接作用

　脳代謝抑制は脳血流量減少を起こす．ほとんどの静脈麻酔薬はこの理論通りに脳代謝も脳血流量も低下させる．一方，ほとんどの吸入麻酔薬も脳代謝を抑制するため，脳血流量は低下するはずだが，吸入麻酔薬には直接的血管拡張作用があるために，総和では脳血流量は軽度増加する．

　例外は亜酸化窒素とケタミンで，脳代謝と脳血流量を増加させる．麻薬は脳代謝や脳血流量にほとんど影響を与えない．脳血流量を増加させるものは頭蓋内圧を上昇させる可能性があるので，亜酸化窒素とケタミンは頭蓋内圧亢進患者への使用は控えるべきである．

### 2 自己調節能と $PaCO_2$ 反応性に及ぼす影響

　静脈麻酔薬では自己調節能も $PaCO_2$ 反応性も保たれる．一方，吸入麻酔薬では $PaCO_2$ 反応性は保たれるが，自己調節能は高濃度になると障害される．頭蓋内圧の亢進した患者の麻酔管理では過換気にすることで脳血流を減少させ，頭蓋内圧を下げることが可能である．ただし，この効果は数時間しか続かない．これは $PaCO_2$ の変化に伴う脳内の pH 変化を元に戻す機構があるためである．

## C 術前管理とモニタリング

### 1 術前評価

　予定手術では，画像診断などから得られた情報と患者の症状に整合性があるか確認することが重要である．脳腫瘍や血腫などの占拠性病変であれば，視野障害，外転神経麻痺，運動・知覚障害などの局所症状に留意する．虚血性脳疾患では，日常生活での血圧の範囲や虚血症状が現れる状況を把握する．また，頚動脈内膜切除術を受ける患者では虚血性心疾患の合併を念頭に置く．慢性の頭蓋内圧亢進症状では，頭痛(早朝)，嘔吐(悪心はない)，うっ血乳頭，動眼神経麻痺(瞳孔散大)，外転神経麻痺をチェックする．

　緊急手術では，Japan coma scale(JCS)や Glasgow coma scale(GCS)で術前の意識レベルの評価を行う．意識レベルの低下した患者では，嘔吐時に誤嚥をしている可能性がある．重症の頭部外傷やくも膜下出血患者では，肺血管の透過性亢進による中枢性の肺水腫，カテコラミンの放出による心電図変化と心収縮力の低下に注意が必要である．また，高度の高血糖(200 mg/dL 以上)は予後を悪くする可能性があるため必ずチェックする．

### 2 前投薬

　頭蓋内圧の亢進している患者では，鎮静に伴う $PaCO_2$ の上昇により頭蓋内圧のさらなる上昇を起こす可能性があるので，鎮静薬の投与は避けるべきである．一方，もやもや病の小児では啼泣により過換気となる可能性があるので，鎮静薬の経口投与が望ましい．

### 3 モニタリング

#### A 一般モニター

　個々の患者の呼吸・循環予備力および病態に応じてモニターを選択すべきである．開頭術に特殊な状況としては，空気塞栓のモニターがある．頭の位置が心臓よりかなり高くなる体位では，開頭に伴い静脈内に空気を吸い込む可能性がある．空気塞栓のモニターとしては，経食道心エコー法(TEE)，胸壁ドプラーモニター，呼気ガスモニターの順に検出感度が高い．

#### B 脳モニター

　脳モニターの特徴と注意点を表 19-4 にまとめた．手術部位によりその使用に制約があるものもあるが，それぞれの特徴を活かして適宜組み合わせて総合的に評価することが大切である．

表 19-4　脳モニターの特徴と注意点

| 脳モニター | 特徴 | 注意点 |
|---|---|---|
| 脳波 | ・大脳皮質のモニター<br>・脳虚血・低酸素の診断<br>　徐波：脳血流量＜20 mL/100 g/min<br>　平坦脳波：脳血流量＜12 mL/100 g/min<br>・痙攣の診断 | ・皮質下の虚血は検出できない<br>・麻酔薬・体温の影響を受けやすい<br>・電気メス使用でアーチファクト |
| 誘発電位 | ・皮質下の感覚路や運動路の虚血をモニターできる | |
| | ・体性感覚誘発電位（SEP）：<br>　末梢神経刺激－頭皮上の感覚野付近で導出 | 電位が小さいために加算平均が必要 |
| | ・運動誘発電位（MEP）：<br>　大脳皮質刺激－脊髄硬膜外 or 骨格筋で導出 | 吸入麻酔薬と筋弛緩薬で強く抑制される<br>（骨格筋で導出の場合） |
| | ・聴性脳幹誘発電位（ABR）：<br>　脳幹障害でV波の振幅低下 and/or 潜時延長 | 電位が小さいために加算平均が必要 |
| 脳血流量 | ・麻酔中にリアルタイムに測定する方法がない | Kety-Schmidt法では全脳血流量のみ測定可 |
| 経頭蓋超音波<br>ドプラー法 | ・頭蓋内大血管（中大脳動脈など）の血流速度測定<br>　低値：脳血流量減少<br>　異常高値：脳血管攣縮の可能性<br>・塞栓の診断・評価にも有用 | ・脳血流量の相対的評価にすぎない<br>・測定部位に制限あり<br>・時に検出が困難なことも<br>・電気メス使用でアーチファクト |
| 近赤外線分光法 | ・非侵襲的に脳内血液の酸素化評価<br>・脳酸素飽和度50％以下の持続は脳低酸素性障害の可能性が大 | ・絶対値の評価はできない<br>・複数箇所の評価ができない<br>・モニターできる部位が前頭葉などに限られる |
| 頭蓋内圧 | 脳灌流圧の評価ができる（PP＝MAP－ICP） | 侵襲的，感染の危険性がある |
| 内頚静脈球部<br>酸素飽和度 | ・脳血流量/脳酸素消費量の相対比の評価<br>　正常値：55～77％（非麻酔時）<br>　　50％以下：脳低酸素・虚血の可能性<br>　　90％以上：重症脳障害や脳死でみられる | ・脳局所の変化を評価できない<br>・全身麻酔中の安全限界は不明<br>・カテーテル先端を正確に球部に留置する必要 |
| 断端圧<br>（stump pressure） | 内頚動脈遮断時の中枢側の圧<br>（Willisの動脈輪を介した側副血行の評価） | 安全限界が不明<br>（50 mmHg以下は脳虚血の危険あり） |

PP：脳灌流圧，MAP：平均動脈圧，ICP：頭蓋内圧

表 19-5　麻酔薬がSEPとMEPに及ぼす影響

| | SEP | MEP |
|---|---|---|
| イソフルラン | | |
| セボフルラン | ↓↓ | ↓↓↓ |
| デスフルラン | | |
| 亜酸化窒素 | ↓ | ↓↓ |
| プロポフォール | ↓または→ | ↓ |
| バルビツレート | ↓ | ↓↓ |
| ケタミン | | |
| 麻薬 | → | → |

感覚野や運動野に近い腫瘍摘出などでは，感覚路モニターとして体性感覚誘発電位（somatosensory evoked potential：SEP）や運動路モニターとして運動誘発電位（motor evoked potential：MEP）などの誘発電位が用いられる．SEPとMEPは麻酔薬の影響を受ける（表19-5）．

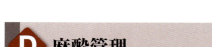

## D　麻酔管理

### 1　脳腫瘍摘出術

脳腫瘍により生じる頭蓋内圧亢進症状と局所症状に注意が必要である．

頭蓋内圧亢進症状は，腫瘍体積の増加と腫瘍周辺の浮腫，さらには髄液通過障害による水頭症により起こる．頭蓋内圧を上昇させる薬物，低換気（高二酸化炭素症）を避ける．麻酔薬としては，脳代謝を抑制し脳血流量を低下させるプロポフォールと，頭蓋内圧に影響を与えない麻薬の併用がよ

い．頭蓋内圧コントロール目的でD-マンニトールがしばしば投与される．過換気は一過性に頭蓋内圧を低下させるが，前述のように長続きしない．

局所症状としては，腫瘍の圧迫による運動・知覚障害，言語障害，記憶障害，視野狭窄がある．下垂体腫瘍の手術では手術中から尿崩症を起こすことがある．

## 2 脳動脈瘤クリッピング術

くも膜下出血の患者では，頭蓋内圧亢進，再破裂，脳血流自己調節能障害，脳血管攣縮への対処が必要である．頭蓋内圧亢進は，出血自体，脳室内出血を合併したときに起こりうる水頭症，さらには脳浮腫により引き起こされる．再破裂は発症後6時間以内がもっとも多い．再破裂の予後は不良である．初回出血後手術までの間，プロポフォールによる鎮静や降圧薬による血圧コントロールが行われる．脳血管攣縮はくも膜下出血後7〜9日目がピークで，通常1〜2週間続く．いまだにその機序は解明されていない．脳血管攣縮期のクリッピング術は血管攣縮を助長する可能性がある．

麻酔管理は頭蓋内圧亢進患者の麻酔に準じる．以前は動脈瘤周辺の操作になると，動脈瘤破裂を予防する目的で低血圧麻酔が行われていた．しかし，くも膜下出血患者では脳血流の自己調節能が障害されている可能性があり，低血圧により低灌流を生じる危険性があるため，現在では低血圧麻酔は行われない．

## 3 内頸動脈内膜切除術

内頸動脈内膜切除術の手術を受ける患者は虚血性心疾患を合併していることが多く，特に心臓手術の適応のある患者では，手術の優先順位が問題になることがある．優先順位に関しては明らかなエビデンスはなく，施設ごとに判断されているのが現状である．

術前に行うもっとも重要な検査は，脳血流の予備能検査である．一般的には，**ダイアモックス®テスト**が行われる．炭酸脱水酵素阻害薬であるアセタゾラミド（ダイアモックス®）の投与により，脳組織での二酸化炭素分圧が上昇し，血管拡張によって起こる脳血流量増加をsingle photon emission computed tomography（SPECT）などで評価する．内頸動脈の狭窄が高度で，狭窄部より末梢の脳血管が最大限に拡張している場合は，アセタゾラミドを投与しても脳血流量の増加は観察されないばかりか，他の部位の脳血管が拡張するために，虚血領域では逆に血流が低下する（盗血現象）．

局所麻酔下あるいは神経ブロック下に手術を行う施設もあるが，一般的には全身麻酔下に行われる．全身麻酔で行う場合には脳虚血のモニターが必要である（**表19-4**参照）．全身麻酔中の血圧管理は非常に重要で，普段の血圧以下にならないように，低血圧に対しては積極的に昇圧薬で対処する．

術後は，**過灌流症候群**に注意が必要である．障害されていた虚血領域の脳血流自己調節能が正常化する前に，脳血流が増加しすぎることにより起こる現象で，頭痛，痙攣，神経局所症状，脳内出血などを起こす．発生頻度は約2％である．高度内頸動脈狭窄があり，脳血流の予備力がない患者に起こりやすい．過灌流症候群を起こす可能性の高い患者では，術後に経頭蓋超音波ドプラー法を用いて，中大脳動脈血流速度の過剰な上昇が起こらないかモニターするとともに，厳重な血圧管理が必要である．

## 4 意識下開頭術
Awake craniotomy

開頭術では皮切から硬膜切開までは痛みを伴うが，脳実質操作は無痛であるため，神経ブロックや局所浸潤麻酔により皮切や頭部ピン固定による痛みを取り除くことができれば，意識下に開頭術を行うこと（awake craniotomy）が可能である．Awake craniotomyは全身麻酔が十分確立されていなかった1990年代前半から行われていたが，現在でも手術操作が言語野や運動野に及ぶ場合，awake craniotomyが選択されることがある．しかし，局所麻酔のみで長時間の手術を行うと，患者の不安やストレスも大きいため，現在ではまず全身麻酔下に神経ブロックや局所浸潤麻酔を併用

して手術を開始し，術中必要に応じて覚醒させ，言語・運動機能を確認し，閉頭時にはまた全身麻酔を行うのが一般的である．麻酔薬としては調節性のよいプロポフォールとレミフェンタニルあるいは少量のフェンタニルの併用が適している．

●参考文献
1) 坂部武史(編)：脳保護・脳蘇生．克誠堂出版，2008
2) 坂部武史(編著)：脳神経外科手術と麻酔．真興交易(株)医書出版部，2002
3) Cottrell JE, Patel P(ed)：Cottrell and Patel's Neuroanesthesia(6th ed). Elsevier, Philadelphia, 2017

# 産科麻酔

## A 産科麻酔の特徴

産科麻酔には，① 妊娠に伴い母体に生理学的な変化が生じる，② 母体とともに胎児に対する影響を考慮する必要がある，③ 緊急性の高い帝王切開手術となる可能性が高い，などの特徴がある．

## B 妊娠に伴う生理学的な変化

### 1 心血管系

妊娠中期以降，子宮血流の増加とともに循環血液量が増加する．しかし赤血球量増加(＋20％)に比べて，血漿量増加(＋40～50％)が多いため，血液希釈による貧血が生じる．心拍出量は1回拍出量および心拍数ともに増加するため，妊娠7か月で40％増加する．心拍出量は，妊娠末期にはいったん減少するが，分娩時には再び増加する．

妊娠中期以降に仰臥位になると，肥大した子宮により下大静脈が圧迫され，心臓への静脈還流が障害されることにより心拍出量が減少する．その

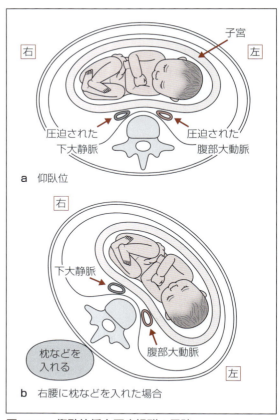

図19-6 仰臥位低血圧症候群の予防
a：仰臥位では下大静脈および腹部大動脈が子宮により圧迫されている．
b：右腰の下に枕などを入れると子宮が左側に移動し，下大静脈および腹部大動脈の圧迫が解除される．
〔Rosen MA：Obstetrics. In Stoelting RK, et al (eds)：Basics of Anesthesia (5th ed), pp475-503, Churchill Livingstone, Philadelphia, 2007 を一部改変〕

結果，低血圧，動悸，悪心などを生じる**仰臥位低血圧症候群**となることがある(図19-6)．この予防として，妊婦が仰臥位になるときは子宮を**左方に移動させる**とよい．

### 2 呼吸器系

短頸や気道粘膜の浮腫のため，全身麻酔時の気管挿管が困難な場合がある．妊娠末期では機能的残気量が20％程度減少し，酸素消費量が20％程度増加するため，無呼吸となると低酸素症に陥りやすい．また，酸素消費量の増加に加えて，プロゲステロンの二酸化炭素に対する感受性亢進作用

**表 19-6 麻酔薬の胎盤通過性および胎児への影響度**

| 分類 | 麻酔薬 | 胎盤通過性 | 胎児への影響度 |
|---|---|---|---|
| 吸入麻酔薬 | 亜酸化窒素 | 易 | 中(全身麻酔に用いることあり) |
| | セボフルラン | 易 | 中(全身麻酔に用いることあり) |
| 局所麻酔薬 | リドカインなど | 易 | 小〜中(大量使用時に影響あり) |
| 静脈麻酔薬 | バルビタール誘導体 | 難 | 小 |
| | プロポフォール | 易 | 大 |
| 筋弛緩薬 | スキサメトニウム | 難 | 小 |
| | ロクロニウム | | |
| オピオイド | モルヒネなど | 易 | 中 |
| 鎮静薬 | ジアゼパム | | 大 |

により分時換気量が増加し，$PaCO_2$ は低下する．

## 3 消化器系

プロゲステロンによる食道や消化管の運動性の低下や胃食道接合部の機能不全などによりフルストマックの状態となっており，胃内容が口腔内に逆流することがある．また，胃酸分泌量が増加するため，妊婦の分娩時の全身麻酔では胃酸を含んだ吐物の誤嚥による肺炎(Mendelson 症候群)を合併する可能性が高くなる．

## 4 血液凝固系

血液凝固因子が増加し，凝固系が亢進するために，血栓症が生じやすい状況にある．

## 5 中枢神経系

プロゲステロンやエンドルフィンの増加などにより，吸入麻酔薬の最小肺胞濃度(MAC)は最大40%減少する．

## C 麻酔薬の胎盤通過性と胎児への移行

母体に投与された鎮静薬，鎮痛薬，麻酔薬は，胎児に移行する可能性があるため，その胎盤通過性が問題となる．一般的に，分子量の小さいもの，タンパク結合率の低いもの，脂溶性の高いもの，イオン化率の低いものほど移行しやすい．

表 19-6 に麻酔薬の胎盤通過性および胎児への影響度を示す．

## D 帝王切開術の麻酔

### 1 区域麻酔

予定の帝王切開術の麻酔には，① 全身麻酔薬の胎児への移行，② Mendelson 症候群の合併，③ 挿管困難による危険性を回避する目的で，脊髄くも膜下麻酔(脊麻)や硬膜外麻酔などの区域麻酔が推奨されている．ただし，**血液凝固障害や，重篤な循環血液量の減少がある場合には区域麻酔はきわめて危険であり，全身麻酔が選択される**．

麻酔範囲は，脊麻では T4 以下を目指す．妊娠末期には神経の局所麻酔薬に対する感受性が上がっていることや，硬膜外腔内静脈叢がうっ血しているため，局所麻酔薬は通常より少量投与とする．また，麻酔直後から低血圧となる頻度が高く，血圧低下にはエフェドリンまたはフェニレフリンの投与や急速輸液を行う．

脊麻は，手技が比較的容易で効果が迅速かつ確実であるため，もっとも頻用されている．硬膜外麻酔は，術後鎮痛に使用できる．また，脊麻と硬膜外麻酔の長所を取り入れて，**脊髄くも膜下硬膜外併用麻酔** (CSEA：combined spinal-epidural anesthesia)を選択する場合がある．

### 表 19-7 胎児の不良性を示す所見

- 一過性頻脈の消失
- 持続する頻脈
- 反復する変動一過性徐脈
- 遷延する徐脈
- 心拍数基線細変動消失
- 重度徐脈

（正常心拍数：110〜160 bpm）
〔小林 浩：胎児の評価法—胎児評価による分娩方針の決定．日本産婦人科医会，2008 より〕

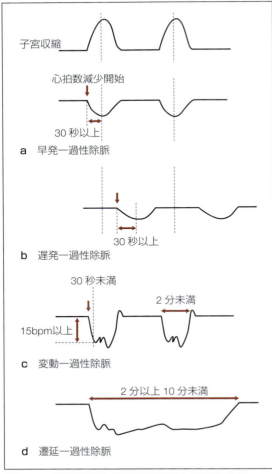

図 19-7 子宮収縮と胎児機能不全と判断される一過性徐脈のパターン

a：心拍数減少開始から最下点まで 30 秒以上で下降し，最下点と子宮収縮の最強点が一致する（縦軸：胎児心拍数，横軸：時間）．
b：心拍数減少開始から最下点まで 30 秒以上で下降し，最下点が子宮収縮の最強点より遅れる．
c：15 bpm 以上の心拍数減少が 30 秒未満の経過で急速に起こり，その開始から元に戻るまで 15 秒以上 2 分未満を要するもの．
d：心拍数減少が 15 bpm 以上で，その開始から元に戻るまで 2 分以上 10 分未満の徐脈．
〔小林 浩：胎児の評価法—胎児評価による分娩方針の決定．日本産婦人科医会，2008 より〕

れた場合には，全身麻酔の適応となる．母体側の誤嚥，挿管困難の可能性と胎児側の麻酔薬による抑制などを念頭に置く．

区域麻酔，全身麻酔ともに帝王切開術で胎児が娩出されたあと，子宮弛緩による出血を防ぐために，オキシトシンやプロスタグランジン $F_2\alpha$ などの子宮収縮薬を投与する．

## E 胎児機能不全

胎児の低酸素症，アシドーシスに起因する病態であり，妊婦の術前評価を行う際には注意が必要である．分娩監視装置による胎児心拍数モニタリングにより，胎児心拍数基線の変動や**一過性徐脈**（図 19-7）などを監視することで胎児機能の不良性を判定する（表 19-7）．

胎児の予後を改善させるために，① 母体の体位変換，母体への酸素投与，母体の循環動態の改善や子宮収縮抑制剤の投与などの一般的な処置や，② 急速遂娩（緊急帝王切開術，状況により鉗子・吸引分娩）を行う必要がある．

## F 特別な配慮が必要な病態

周産期において特別な配慮が必要な病態として，妊娠による高血圧，分娩時の大量出血，羊水塞栓症などがある．出血により播種性血管内凝固（DIC）を発症しやすく，重症になれば全身管理と急速遂娩が必要となる．

### 2 全身麻酔

胎児機能不全や母体の緊急出血により生命が危険な状況に陥った場合，凝固障害の存在などにより区域麻酔が禁忌となる場合や区域麻酔が拒否さ

### 1 妊娠高血圧症候群（PIH）

妊娠高血圧症候群（pregnancy-induced hypertension：PIH）は，全身性の血管収縮により血管外への水分とナトリウムの貯留をきたした病態であり，循環血液量は減少している．高血圧，タンパク尿，全身浮腫を生じる．重症の PIH の場合，高血圧，凝固系異常の治療と，十分な輸液管理を行い，迅速な娩出をはかる．PIH に脳血管の攣縮や脳浮腫が生じ痙攣が加わった病態が**子癇**であり，その予防のため硫酸マグネシウムが投与される．また，PIH のなかでも溶血（hemolysis），肝機能障害（elevated liver enzyme）と血小板減少（low platelet）が加わった場合は，**HELLP 症候群**とよばれている．

### 2 前置胎盤

子宮口の上あるいはその近辺に胎盤が付着している病態である．前置胎盤と診断された場合，**大量出血の危険性**がきわめて高く，分娩には全身麻酔による帝王切開術が計画される．また，帝王切開術の既往のある場合には，癒着胎盤の危険性が高くなり，より出血に注意が必要となる．

### 3 常位胎盤早期剥離

胎盤が胎児娩出前に早期に剥離する病態で，大量出血を生じる．PIH が原因となることがある．広範な胎盤剥離では**胎児機能不全および母体に DIC** が生じる．

### 4 羊水塞栓症

羊膜，絨毛膜が破れ，羊水が静脈に流入することにより生じる病態である．母体の状態はきわめて重篤となり，呼吸困難，ショック，DIC が生じる．

## G 無痛分娩

分娩時における母体の疼痛緩和のみならず疼痛による過換気や異常な生体反応を抑制するために無痛分娩（完全な無痛ではない）が行われる．一般的には，確実性と安全性から，腰部硬膜外麻酔あるいは CSEA が用いられる．

子宮底部および体部は発生学的に中胚葉由来なので胸椎レベルの神経支配を受け，子宮頚部および腟は外胚葉由来なので仙骨レベルの支配を受ける．

分娩第 1 期（陣痛開始から子宮口全開大まで）では **Th10〜L1 領域の痛み**が，分娩第 II 期（子宮口全開大から胎児娩出まで）では **S 領域（腟，会陰部）の痛み**が主であるため，これらの領域を効果的にブロックする．硬膜外麻酔による運動神経ブロックは分娩の促進を阻害するため，これを最小限にするように低濃度の局所麻酔薬を用いる（オピオイド鎮痛薬を併用することも多い）．

● 参考文献
1) Birnbach DJ：Anesthesia for Obstetrics. In Miller RD (ed)：Miller's Anesthesia (7th ed), pp2203-2240, Churchill Livingstone, Philadelphia, 2009
2) 小林 浩：胎児の評価法—胎児評価による分娩方針の決定．日本産婦人科医会，2008
3) ASA Task Force on Obstetric Anesthesia：Practice guidelines for obstetric anesthesia. Anesthesiology 124：270-300, 2016

# 小児麻酔

## A 小児麻酔とは

新生児〜15 歳までの患者を小児とよび，これらの患者に対する麻酔が小児麻酔である．

年齢別に，新生児（1 か月まで），乳児（1 歳ま

で），幼児（就学直前まで），学童（小学校まで），青年（中学まで）という具合におおまかに分けることができる．体重あたりで換算すると，新生児や乳児における生理学的なパラメータや薬物投与量は，成人と全く異なる．したがって，小児麻酔では，全身管理や麻酔薬投与の点から，小児の解剖学的・生理的・精神的発達に対する理解ならびに発達薬理学の知識が求められる．「小児は成人のミニチュアではない」と理解すべきである．

表19-8 小児の年齢別バイタルサイン（安静時）

| 年齢 | 呼吸数（回/分） | 心拍数（回/分） | 収縮期血圧（mmHg） |
|---|---|---|---|
| 早期産児 | 55～60 | 120～180 | 45～60 |
| 新生児 | 40～55 | 100～160 | 55～75 |
| 乳児 | 30～50 | 80～140 | 85～105 |
| 1歳 | 30～35 | 80～120 | 90～105 |
| 6歳 | 20～30 | 75～110 | 95～105 |
| 10歳 | 20～30 | 80～100 | 95～110 |
| 16歳 | 15～20 | 60～80 | 110～125 |

これはあくまでも目安である．

## B 小児における酸素の需要と供給バランス

成長・発達を続ける小児期は，**代謝活動が盛んであり，成人と比べると安静時の酸素消費量が高い**．新生児や乳児では，成人の2倍にも達する．ところが，酸素運搬を担う3つのシステム（気道，呼吸器系，心血管系）は未熟であり，酸素運搬が容易に阻害されてしまう．つまり**小児（特に新生児）では，成人に比して酸素の需要と供給のバランスが崩れやすく，周術期において低酸素血症になる危険性が高い**．気道，心血管系，呼吸器系に関する小児患者の特徴を以下に示す．

### 1 気道

新生児，幼児は，舌が相対的に大きい．口腔咽頭筋が弱いため，鼻呼吸に依存している．しかし鼻孔は狭く分泌物などにより容易に閉塞する．鼻づまりや両側の後鼻孔閉鎖は，気道閉塞から呼吸困難を引き起こす可能性がある．

気管がもともと細いため，気管の炎症や挿管操作による損傷などで粘膜に浮腫が発生し，気管内径が少しでも狭くなると，気道抵抗は著しく増加する．これは気流に対する抵抗は半径の4乗に反比例するためである．

4歳ぐらいから扁桃が大きくなり，8歳ぐらいでピークとなる．扁桃肥大はいびきの原因となり，睡眠時無呼吸症候群のリスクファクターとなる．

### 2 心血管系

新生児期循環への移行は，①肺血管抵抗の低下，②体血管抵抗の上昇，③胎盤循環の停止（臍帯動脈，臍帯静脈の閉鎖），④卵円孔での右左シャントの停止，⑤動脈管の閉鎖，⑥静脈管の閉鎖，が起こり確立する．

呼吸を開始すると肺血管が拡張，肺血流量は急激に増加する．肺血流の増加によって，左房への血液灌流が増え，左室からの心拍出量は増加する．動脈管閉鎖には，血中酸素分圧の上昇や血中プロスタグランジンの低下が関与している．卵円孔閉鎖には，①肺動脈圧が低下し右房圧も低下する，②肺血流が増加し左房圧が上昇する，③その結果，左房圧が右房圧より高くなり，卵円孔を覆う組織が右房側に押し付けられる，という機序が提唱されている．

また，新生児の心筋は結合組織が多く，筋原線維・筋小胞体が未熟で収縮しにくい．そのため心室コンプライアンスが低く，収縮能を高めるのも限度がある．よって容量負荷しても1回拍出量は増えず，容易に心不全になる．心拍出量を増加させるには，1回拍出量を上げるのではなく，心拍数の増加に頼らなければならない．徐脈は低心拍出量状態を意味する．そして小児の徐脈の原因としては，低酸素血症の頻度が高い．

新生児の心拍出量は180～240 mL/kg/minであり，成人と比べ，体重当たりでは2～3倍も多い．これは新生児では酸素消費量が高いからである．心拍数と血圧は年齢により異なる（**表19-8**）．

心臓の自律神経支配は，交感神経と副交感神経

がある．新生児のときにほぼ完成しているのが，副交感神経である．その機能も成人と差は認められない．一方，交感神経系の発達は未熟であり，心筋内のノルアドレナリン含有量も低値であるため，徐脈時には心筋を直接刺激するアドレナリンを用いないと効果がないことが多い．

### ❸ 呼吸器系

胎生 24 週以降に呼吸細気管支の末端が半球状となり肺胞構造を形成する．上皮細胞もⅠ，Ⅱ型に分化する．Ⅱ型細胞はサーファクタントとして肺胞表面に薄い膜を形成する．35〜36 週付近で分泌が盛んになる．早産児では，この産生が十分でないため呼吸促迫症候群になる確率が高くなる．

新生児・乳児の 1 回換気量や死腔量の絶対値は小さいため，マスクや呼吸回路によって死腔量が増加すると，死腔量の 1 回換気量に対する割合（Vd/Vt）は著しく増加する．新生児・乳児の麻酔下では，できるだけ調節呼吸にしたほうがよい．

機能的残気量（FRC）は，無呼吸時に酸素を放出するリザーバーとしてとらえることができる．したがって，FRC が小さい新生児は，無呼吸時に低酸素血症になりやすい．

新生児では，クロージングボリュームが大きく，機能的残気量が小さい．したがって，麻酔中や術後に 1 回換気量が少ない場合，容易に無気肺や低酸素血症になる．

さらに，新生児の呼吸筋は疲労しやすい．疲労に強いタイプⅠ細胞が少ないからである．横隔膜や肋間筋のタイプⅠ細胞が成人のレベルに達するのは 2 歳ごろである．また，新生児や乳児は，呼吸回数がもともと多いので，呼吸筋疲労に陥りやすい．肋骨は 2 歳ごろまでほぼ平行に走行し，肋間筋の発育も不十分であり，胸郭コンプライアンスは大きい．換気に必要な胸腔内圧の変化は主に横隔膜運動によって得られている．

代謝が盛んな新生児は，安静時酸素消費量が 7 mL/kg/min と，成人の約 2 倍に達する．同様に，炭酸ガス産出量も多い．したがって，体重当たりの分時換気量も多い．

酸素運搬を担う呼吸と循環のシステムは，性能が未熟なため，**成人とは異なる正常値をもつ**．年齢ごとの正常値（大まかな目安）を表 19-8 に示す．

## C 精神面での発達

精神面での発達には個人差がある．だいたいの目安としては以下のことを知っておくとよい．
1）6 か月までは人見知りしない．
2）2 歳前後から言葉を少し言えるようになる．
3）3〜4 歳ごろから大人とコミュニケーションが可能になるが，確実ではない．夢と現実が混在する場合もある．
4）学童期になると，大人とコミュニケーションを正確にとれるが，親と一緒にいる場合と親から離れた場合では，情緒面での安定度が異なる．
5）10 歳以上になると，一見しっかりしているように見えても，（手術や麻酔に対して）大きな不安をもっている．

精神発達が遅延している患者の場合は，実年齢は精神的な発達を判断する指標とはならない．例えば，重症心身障害児のように知的障害が高度だと，コミュニケーションがほとんどとれない．一方，見かけだけで精神発達も遅延していると思い込んではならない．脳性麻痺患者の中には，肢体に障害はあるものの知能の発達は正常な患者もいるからである．

## D 小児における薬理学

麻酔薬への反応を考えるには，薬の血中濃度がどのように変化するか（薬物動態）と，薬が生体にどのような効果を及ぼすか（薬力学）を調べる必要がある．**小児患者の場合，年齢によって，薬物動態と薬力学が異なる**．特に，新生児の場合は，成人に比べて大きく異なる．新生児は，以下の特徴がある．
1）**総タンパク（およびアルブミン）量が少なく，タンパク結合能が小さい**．

表 19-9 小児における術前の病歴チェック

| 病歴 | 質問内容・身体所見 |
|---|---|
| 周産期の問題点 | 生下時の在胎週数と体重，Apgar スコア，新生児期の入院中の状態 |
| 成長・発達歴 | 定期健診での異常所見の有無 |
| アレルギー | 薬，環境因子，ラテックス |
| 服用薬物 | 原疾患，コントロールの程度 |
| 伝染性疾患への曝露 | 水痘，麻疹，風疹などへの最近（3週間以内）の曝露，皮膚症状（発疹など）の有無 |
| 上気道感染 | 最近（4週間以内）の上気道感染症状の有無，聴診所見，鼻水の性状 |
| いびき，就寝時体位 | 扁桃肥大の有無，睡眠時無呼吸症候群 |
| 手術歴・麻酔歴 | 手術の内容，麻酔合併症の有無，家族の麻酔歴，悪性高熱症の可能性，神経筋疾患の家族歴 |

表 19-10 小児における術前合併症

- 早期産，またはその既往のある児
- 先天性心疾患
- 喘息
- 上気道感染
- てんかん
- 神経筋疾患
- 顎顔面異常を伴う症候群
- 睡眠時無呼吸症候群
- 染色体異常（ダウン症候群など）
- 重症心身障害児（脳性麻痺など）

（小児固有のもの，比較的頻度の高いものを示した）

2）細胞外液が多く薬剤の分布容積が大きい．
3）基礎代謝が高い．
4）肝腎機能が未熟である．
5）脳の重量に比してニューロンの数が多く，脳血流量も多い．

実際どのように異なるか，例をあげてみる．吸入麻酔薬であるセボフルランの MAC は，成人では 1.5〜2.1％であるが，新生児は 3.3％，1〜6 か月の乳児では 3.2％，6〜12 か月の乳児および 12 歳未満の小児では 2.5％である．これは上にあげた「5）脳の重量に比してニューロンの数が多く，脳血流量も多い」が関与していると考えられる．

別の例をあげてみよう．ミダゾラム（ベンゾジアゼピン）は，水溶性薬剤のため，新生児では分布容積が大きく，適切な鎮静効果を得るための体重換算あたりの用量（mg/kg）は成人より多くなる．しかし，肝臓での代謝が未熟なため，作用時間は長くなる．

# E 小児麻酔の実際

## 1 術前評価

成人と同様，まず病歴が大事である．ルーチンに加え，表 19-9 にあげた項目は小児患者に特有の問題であることが多い．また，術前合併症として頻度の高いものを表 19-10 にあげる．これらの病態については，病歴や現在の状態，コントロールの程度など詳細な情報が必要である．

## 2 小児患者の術中管理

小児患者の術中管理についての要点を，① 気道（<u>A</u>irway），② モニター（<u>M</u>onitoring），③ 輸液（<u>F</u>luid），④ 体温（<u>T</u>emperature），⑤ 薬（<u>D</u>rug）について解説する．各項目の頭文字をとって，次の文章を覚えておくとよい．

「<u>A</u>ll <u>M</u>en <u>F</u>ear <u>T</u>heir <u>D</u>emise（死を恐れない人はいない）」

### A 気道管理

小児麻酔の中では最重要項目である．**小児は舌が相対的に大きく，下顎も小さめなので気道閉塞を起こしやすい**．喉頭は成人に比べ高い位置にあるので，喉頭鏡は，**弯曲したブレード（マッキントッシュ）より直線型のブレード（ミラー）を使う**ことが多い（→ 81 頁）．また喉頭蓋が長めで U 字型をしているので，ブレードで直接持ち上げて喉頭展開する場合がある．**気道は声門直下の輪状軟骨の部分（成人は声門の部分）でもっとも狭くなっている**ので，気管チューブが声帯を通過しても，声帯下でひっかかることもある．無理をして通過させると，**気道粘膜の損傷・浮腫を引き起こす．6 歳以下の患者ではカフなしの気管チューブを使う**べきであり，20 cmH₂O の気道内圧でチューブの回りにリークが生じる程度の余裕が必要である．

新生児では気管の長さは4cm程度である．したがって，チューブのわずかなずれや，頸の前屈・後屈で，容易に片肺挿管になったり事故抜管になったりする．

### B モニタリング

麻酔中のルーチンのモニタリングは，成人の場合と同様である．つまり，パルスオキシメータ（酸素飽和度），血圧，心電図，体温，カプノメータ（呼気終末二酸化炭素濃度）は必須である．手術や患者の状態により，尿量測定，観血的動脈圧・中心静脈圧測定を追加していくのも，成人の場合と同様である．

### C 輸液管理

術中の輸液管理は，術前の経口制限（水の場合は2〜4時間），維持輸液量，出血，尿量，手術に伴う体液シフトなどを考慮しながら行う．時間当たりの維持輸液量は，"4-2-1ルール"とよばれる計算式を用いて決定する．つまり，最初の10 kgまでは4 mL/kg，次の10 kgまでは2 mL/kg，残りは1 mL/kgとして時間輸液量を算出する．

例えば体重8 kgの患者の場合，4 mL/kg/hr×8 kg=32 mL/hrとなるし，体重23 kgの患者の場合，4 mL/kg/hr×10 kg+2 mL/kg/hr×10 kg+1 mL/kg/hr×3 kg=63 mL/hrとなる．

### D 体温管理

小児は，成人と比べ，**体重当たりの体表面積が大きく，放射・蒸発・対流・伝導により体温を失いやすい**．通常体温が34℃以下になると常温に復帰するまでかなりの時間が必要になり，呼吸，循環抑制をきたしやすい．

3か月以下の乳児では，成人のようにふるえによって熱産生を増加することができない．代わりに，褐色脂肪の代謝活動を亢進することで対処している．しかし，新生児では褐色細胞の貯蔵量が少ないので，いったん体温を失うと自力で体温を回復するのは困難である．麻酔中の体温保持の方法には，手術室の室温を上げる，手足をサランラップでくるむ，頭に帽子をかぶせる，放射熱ランプや温水式ブランケットを使用するなどがあるが，もっとも効率のよい方法は，温風式ウォーマーを使用することである．また，年長児では，潜在する脱水，感染症による発熱や環境温の上昇による体温上昇（うつ熱）に注意する．

### E 麻酔薬

ここでは麻酔導入に用いられる薬剤と投与法を紹介する．

#### 1 ● 吸入麻酔薬による導入（マスク導入ともよぶ）

吸入麻酔薬であるセボフルランによる導入法は，静脈麻酔による迅速導入が必要な場合を除くと，大多数の小児で第一選択となる．吸入麻酔薬による麻酔導入は静脈路がなくても可能なので，小児患者の場合，セボフルランで就眠を得たのち，（針を刺すという苦痛なしに）点滴を確保できるという利点がある．

実際の投与法としては，セボフルランと亜酸化窒素の混合ガスをあらかじめ呼吸回路に満たしておき，マスクをあて深呼吸を繰り返す方法や，セボフルランの濃度を段階的に上げていく方法などいろいろあるが，患者の年齢（マスク導入にどのくらい協力的か）によって可能な方法には制限がある．最短で30秒ほどで就眠を得ることが可能なので，静脈麻酔による導入と同じくらい迅速に麻酔導入できる．

#### 2 ● 静脈麻酔薬による導入

静脈路が確保されている場合は，静脈麻酔薬による迅速導入を行う．患児の協力が得られやすい8歳以上の小児では，成人と同様，まず静脈路を確保する．実際，年長児はマスク導入より静脈導入を好む場合が多い．

#### 3 ● 筋注による導入

前投薬を投与していなくて手術室で両親と別れるのが難しい患児，（精神発達遅延などで）非協力的な患児では，ケタミンの筋注で麻酔導入することがある．3〜5分後に効果が発現する．ケタミンによる副作用（悪夢，覚醒時せん妄など）を防ぐためにミダゾラムを同時に投与する場合もある．

## F 術後管理

### 1 回復室での管理

　手術が終了したら，患者を回復室に搬送する．回復室での管理の目標は，麻酔ならびに手術終了直後の不安定な状態を，一般病棟での管理が可能な状態にまで安定化させることである．小児患者の場合，言葉で症状を訴えることができない分，**合併症の発見が遅れる**ことが多い．さらに，いったん合併症が起こると，**状態が急変し重症化する**ことが多い．生命維持に直結する合併症が起こる可能性が高い回復室では，以下の5点に注意する．
1）換気・酸素化は適切か（酸素投与下で経皮的酸素飽和度が96％以上）
2）循環動態は安定しているか（術前のバイタルとほぼ同じ，末梢冷感なし）
3）麻酔からの覚醒は十分か（自発開眼あり）
4）体温は正常か（中枢温，末梢温ともに36℃以上）
5）四肢の動きは正常か〔十分な筋力の回復（四肢を自分で持ち上げられる）〕

### 2 術後疼痛管理

　成人患者と同様に，小児患者においても適切な術後疼痛管理が術後の回復を早める．**痛みを言葉で訴えることのできない乳幼児では疼痛のため，激しい啼泣，興奮，発汗，頻脈などが出現し**，低酸素血症の引き金になることがある．また，このような状態になると，他の原因による低酸素血症や循環不全，代謝障害の鑑別診断が困難になる．ただし，泣いているからといって，必ずしも痛みによるとも限らず，見知らぬ人に囲まれて不安だからかもしれない．年長児では，痛みを訴えて，それに対する治療がなされないと，医師や病院への不信感が芽生え，精神的なトラウマとして残る可能性がある．

　いずれにせよ，術後疼痛対策は，年齢，手術部位，手術侵襲，手術時間，環境などによって考慮する必要がある．痛みに対しては，フェンタニルなどの麻薬，アセトアミノフェンなどの消炎鎮痛薬がよく用いられる．

# 高齢者の麻酔

## A 加齢による生理学的変化

　身体構成では，加齢により体脂肪率の増加や骨格筋の減少，細胞内水分量の減少が生じる．これらの身体構成の変化は，麻酔薬の体内分布や排泄に大きく影響する．体脂肪率の増加は，脂溶性薬物（揮発性吸入麻酔薬，バルビツレート，ベンゾジアゼピン，フェンタニルなど）の脂肪組織への移行と貯蔵の割合を増加させるため，麻酔薬の排泄が遅延して作用が延長する．骨格筋の減少は，熱産生と最大および安静時酸素消費量を減少させる．

　しかし，筋弛緩薬に対する感受性には影響しない．健康な高齢者では，細胞内水分量は減少しているにもかかわらず循環血液量は維持されている．しかし，循環血液量の喪失を補完する細胞内水分量が減少しているので，高齢者は容易に脱水症状を呈する．一方で，高血圧で降圧薬や利尿薬を常用している高齢者では循環血液量が減少しているので，体重当たりの薬物投与量では予想される血中濃度を超えて高くなり，その結果過剰な薬物反応が生じる可能性が高くなる．

　臓器や組織は，機能的に複雑な非直線的な変化を受ける．加齢に伴って組織弾性は失われていくが，基礎的需要よりも大きい最大臓器機能を有する高齢者は，「生理学的に若年層」とみなすことができる．反対に，臓器機能が通常よりも早い時期に衰退した高齢者は，「生理学的に高齢者」といえる（図19-8）．したがって，年齢から臓器機能を判断するのは困難で，加齢に伴う臓器機能変化は個人差が大きく，日常生活活動レベルや社会的習慣，食生活，遺伝的背景によっても異なってくる．

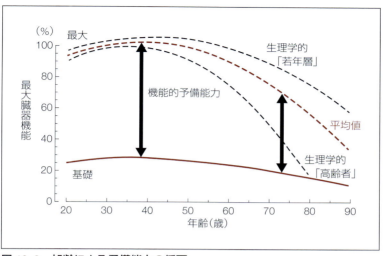

**図 19-8 加齢による予備能力の低下**
〔田中 悟:高齢者の循環管理.並木昭義(監修):日常診療に役立つ高齢者の周術期管理.pp34-40,真興交易医書出版部,2007より〕

## B 加齢による臓器機能変化
(表 19-11)

### 1 呼吸機能

 加齢に伴い胸壁の運動や肺機能,換気調節が影響を受けるため,肺気量やガス交換が減少する.肺実質中の線維性結合組織の増加による肺の**弾性復元力**(elastic recoil)の減弱が,ガス交換に対して有害な影響をもたらす解剖学的メカニズムである.

 胸郭の石灰化や呼吸筋の筋力低下は,肺の伸縮性を低下させて呼吸仕事量を増加させるため,容易に換気障害を引き起こす.肺の弾性線維の変性減少は,肺胞を大きくして弾性収縮力を低下させるために肺コンプライアンスを高くする.このため,残気量は増加し,肺活量や1秒量は減少する.肺の弾性線維の減少は,末梢気道を容易に虚脱させてエアトラッピングを引き起こし,吸入ガスの不均一分布をもたらす.さらに,**クロージングボリューム**(末梢気道が閉じ始めようとするときの肺気量)を増加させてシャント血流量が増加するために,**換気血流比不均等**が生じて有効なガス交換量が低下して動脈血の酸素化が低下する.この機序により,高齢者では安静時の動脈血酸素分圧が低下している.

 高齢者では,高二酸化炭素血症や低酸素血症に対する中枢性の換気応答が減弱しているので,麻酔に使用したオピオイドやベンゾジアゼピン,筋弛緩薬,揮発性吸入麻酔薬の残存で容易に呼吸抑制を引き起こす.麻酔覚醒早期には,呼吸状態の注意深い観察が求められる.さらに,咽頭喉頭反射や咳嗽反射も減弱しているため,**誤嚥**を引き起こしやすい.

### 2 心血管系機能

 高齢者にみられる安静時心拍数の低下は,骨格筋量の低下による安静時酸素消費量の低下によるものである.加齢に伴う心筋の硬化と肥厚で心室のコンプライアンスは低下するために,拡張期初期相に生じる受動的心室充満は減少する.この拡張機能不全のために,完全な心室充満を得るためには同期的心房性収縮が必要となる.このため,肺の陽圧換気や出血,脱水,麻酔薬や血管拡張薬による末梢血管拡張による静脈還流量の減少や心房細動などの不整脈は,有意に1回心拍出量を低下させる.これらの理由で,高齢者では周術期低血圧が壮年層と比較して高い頻度で発生する.

表 19-11 加齢による主要臓器の変化に起因する周術期の臨床症状

| 臓器 | 病理学的変化 | 機能的変化 | 周術期臨床症状 |
|---|---|---|---|
| 呼吸器系 | 胸郭の石灰化<br>横隔膜の扁平化<br>呼吸筋の筋力低下 | 胸郭コンプライアンスの低下 | 動脈血酸素分圧の低下<br>無気肺・肺炎<br>誤嚥,喀痰排出困難<br>$CO_2$ナルコーシス |
| | 弾性線維の変性減少<br>肺の線維性結合組織の増加<br>肺胞の拡大・扁平化<br>末梢気道の拡張 | 肺の弾性復元力の減弱<br>肺コンプライアンスの増加<br>肺活量,1秒量,1秒率の減少<br>残気量の増加<br>拡散能の低下<br>クロージングボリュームの増加<br>換気血流不均等の増加 | |
| | 呼吸中枢の感受性低下 | 低酸素血症に対する換気応答低下<br>高二酸化炭素血症に対する換気応答低下 | |
| | 反射機能の低下 | 咳嗽反射の低下<br>咽頭・喉頭反射の低下 | |
| 心血管系 | 心筋の硬化・肥厚 | 心収縮力の低下,左室肥大<br>心室コンプライアンスの低下<br>心室拡張機能不全<br>心拍出量の減少 | 血圧上昇・低下<br>心不全,肺水腫<br>心筋虚血,脳循環不全<br>徐脈性不整脈<br>洞機能不全症候群<br>脚ブロック<br>心房細動・粗動<br>上室性・心室性期外収縮 |
| | 動脈硬化 | 後負荷の増加(血管抵抗の増加)<br>冠動脈狭窄,内頸動脈狭窄<br>静脈系の血管内容量の減少 | |
| | 洞房結節の線維化<br>刺激伝導路の萎縮<br>ペースメーカー細胞の減少 | 刺激伝導系の障害 | |
| | 自律神経機能の減退 | 圧受容体反射の低下<br>β受容体刺激に対する反応性の低下<br>交感神経系の亢進と迷走神経系の減弱 | |
| 肝臓 | 体積の縮小<br>肝血流量の減少 | 薬物代謝機能の低下<br>タンパク合成能の低下 | 薬物効果の増強と遷延<br>創傷治癒遅延 |
| 腎臓 | 体積の縮小<br>腎血流量の減少 | 糸球体濾過量の低下<br>尿の濃縮力・希釈力の低下<br>薬物排泄機能の低下<br>ナトリウム保持能の低下 | 心不全,肺水腫<br>薬物効果の増強と遷延<br>水・電解質バランス異常 |
| 中枢神経系 | 脳重量の減少<br>ニューロンの減少<br>脳酸素消費量の低下<br>脳血流量の低下<br>神経伝達物質合成の低下<br>受容体と代謝酵素の減少 | 知覚閾値の上昇<br>精神運動機能の低下<br>身体機能の低下<br>脳血管障害<br>認知症 | 薬物感受性の増大<br>せん妄<br>認知機能障害<br>ADLの低下 |
| 体温調節系 | 皮下組織の減少<br>骨格筋量の減少<br>自律神経機能の減退 | 安静時酸素消費量や基礎代謝量の減少<br>熱産生量の減少<br>血管収縮反応の抑制 | 低体温<br>シバリング<br>麻酔覚醒遅延 |

〔山下創一郎:高齢者の麻酔.弓削孟文(監修):標準麻酔科学(第6版),pp239-242,医学書院,2011より改変〕

高齢者では,自律神経機能が生理的にβ遮断状態にあるため,ストレスに対する最大心拍数は増加しない.この最大心拍数増加抑制のために,最大心拍出量は加齢とともに減少する.自律神経機能の減退は,心血管系の代償機能を低下させる.

高齢者では,体位変換や急速な血液希釈,α遮断による低血圧に対する心拍数の増加が少ない(圧受容体反射の低下).そのため,薬物や区域麻酔(脊髄くも膜下麻酔や硬膜外麻酔)で自律神経機能が低下あるいは遮断されると,著しい低血圧を引

き起こしやすい．加齢に伴う血管系の弾性の低下は，心臓の後負荷を増大させて収縮期血圧を上昇させる．同時に心仕事量を増加させるために，左室は肥大し，大動脈は拡張する．さらに，血管の硬化は，冠動脈や内頸動脈などの主要臓器に血流を供給する血管を狭窄して，主要臓器の血液灌流を低下させる．このため，高齢者では，**周術期心筋虚血**や**脳灌流障害**を引き起こしやすい．

加齢によって洞房結節の線維化や刺激伝導路の萎縮，正常ペースメーカー細胞の減少が生じるので，**洞機能不全症候群**（sick sinus syndrome：SSS）や徐脈性不整脈，脚ブロック，上室性および心室性期外収縮が発生しやすい．特に，**左脚前枝ブロック**や**房室伝導延長**，**心房細動**や**粗動**は，潜在的な心疾患が存在していることを示唆しているので，積極的な心機能評価が必要となる．

## ❸ 肝機能と腎機能

肝臓におけるクリアランスの低下は，加齢に伴う肝臓の組織量の減少によるものである（80歳では約40%減少する）．肝臓の縮小に伴って，肝血流量は減少する．この肝血流量の減少が，高齢者における初回肝臓通過で大量に代謝される薬物の血中濃度の増加と臨床効果が遷延することの主要な要因となっている．このため，体重当たりで薬物を投与すると，高齢者では青壮年層と比較して，薬物効果がより強く発現し，より長く薬物効果が続く．

一方で，ミクロゾーム系や非ミクロゾーム系肝酵素活性は，高齢者でも維持されている．高齢者における肝臓での代謝やタンパク合成は，既存の疾病や手術侵襲（低血圧，低心拍出量，低体温），直接的な肝損傷によって容易に低下する．このため，術後早期の異化亢進時期に必要とされるタンパク供給を補えないことがあり，高齢者における創傷治癒遅延の一因になっている．

腎臓の組織量は，70歳代で壮年層と比較して約30%減少する．腎血流量も80歳代では50%に低下し，機能している糸球体も約50%に減少する．このため，**糸球体濾過量**（glomerular filtration rate：**GFR**）は1年ごとに1.0〜1.5%ずつ減少し，クレアチニンクリアランス（Ccr）も40歳ごろから1年ごとに1.0%ずつ低下していく．しかし，骨格筋の減少でクレアチニンの産生も減少するため，**GFR**は減少するが血清クレアチニン値は正常範囲内に維持される．

高齢者の腎臓は抗利尿ホルモンへの反応性が乏しいために，尿の濃縮機能が損なわれている．このような腎機能低下により高齢者の腎予備能力は低下しているため，麻酔管理中に水・電解質バランスの異常を生じやすい．腎血流量の低下は，脱水やうっ血性心不全に代表される心機能低下で助長される．このため，高齢者では周術期の**急性腎不全**の危険性が高まり，手術患者の周術期死亡原因の20%を占めている．麻酔薬を含めて麻酔中に使用される腎排泄性の薬物やその代謝産物の体外への排泄は，腎クリアランスの影響を受けるので，高齢者では薬物の排泄半減期と作用時間が延長する．

## ❹ 神経系機能

加齢に伴い神経細胞数や神経線維数が減少し，大脳萎縮によって脳重量は減少する．脳重量は，50歳ごろから減少しはじめ，60歳を超えると急速に減少する．頭蓋骨容量に対する脳容量の比は80歳代で90%に，90歳代で80%に低下する．これに伴って**脳血流量**と**脳酸素消費量**は減少する．脳重量減少の原因として，大脳皮質ニューロンの体積減少や小型の皮質細胞やグリア細胞の増加，樹状突起退縮によるシナプスの消失などがあげられる．脊髄では，60歳前後までは運動ニューロンの数は比較的維持されているが，加齢に伴い減少する．さらに，感覚神経根は，加齢に伴って有髄線維が約30%も減少する．

ドパミンやセロトニン，γアミノ酪酸（γ-aminobutyric acid：GABA），ノルアドレナリン，アセチルコリン系神経伝達物質などの**神経伝達物質**の合成は，加齢とともに減少する．また，神経伝達物質の受容体や代謝酵素も減少するために，神経伝達機能や薬物への反応性が変化する．例えば，加齢に伴うGABAA受容体の発現増加とGABA受容神経機能の変化が，高齢者にベンゾジアゼピンに対する反応性の亢進をもたらす．一方で，加

齢に伴って，触覚や温度感覚，深部覚，聴覚，視覚を含むほとんどすべての感覚で，その刺激閾値が高くなり，機能が低下する．さらに，受容器の密度の減少や感度の低下，刺激を受容器に伝える神経線維や神経細胞数の減少もみられるが，受容器の種類や部位によって感覚機能の低下の程度は異なる．

脳の情報処理能力の低下は，30歳ごろから始まり加齢とともに進行する．高齢者では，反応時間や新たな学習能力や記憶力も低下するが，過去に学習した一般的知識や判断力，語彙力，言語理解力は維持される．さらに，85歳以上の高齢者の約50%に**認知障害**を認める．術前の**認知障害**は，術後早期の**せん妄**やそれ以降の**術後認知障害**(postoperative cognitive dysfunction：**POCD**)の発症，術後の**日常生活活動**(activity of daily life：**ADL**)の回復遅延の主要な原因となっている．

### 5 体温調節機能

高齢者では，骨格筋の減少に伴って安静時酸素消費量と基礎代謝必要量が減少するため，熱産生量も低下する．さらに，高齢者では保温機能のある皮下組織が少なく，自律神経機能低下による血管収縮反射の低下で皮膚からの熱の放散を抑止できないために，周術期に容易に**低体温**を引き起こす．術中の低体温は，麻酔薬の代謝と排泄を遅延させ，免疫能や血液凝固機能を抑制し，創傷治癒も遅延させると同時に，麻酔覚醒期の**シバリング**の発症原因となる．**シバリング**は熱産生を促進するための筋肉運動であるが，心筋酸素消費量を増大させるために，周術期の**心筋虚血**や**低酸素血症**をまねく．

## C 加齢に伴う麻酔薬の臨床薬理学的変化

### 1 高齢者における薬理学的変化の原因

加齢に伴う生理学的変化や各臓器の予備能力の低下が，高齢者の以下に述べる臨床薬理学的変化の原因となっている．

1) 薬物と結合可能な**血漿タンパク**の減少によって，血漿タンパクに結合しない**遊離した薬物**の割合が増加するために薬物の効果が増強する．
2) **体脂肪率**の増加によって，**脂溶性薬物**の分布容量が増加して蓄積されやすくなり，**排泄半減期**が延長することで薬物効果が遷延する．
3) 体内水分量の減少によって，中心分布容量が小さくなり，単回投与時の**薬物血中濃度**が上昇する．
4) 肝臓と腎臓のクリアランスの低下によって，薬物の代謝と排泄が遅延するために血中の薬物濃度が上昇し，その効果が遷延する．
5) 神経伝達物質の受容体や代謝酵素の変化によって，薬物感受性が高くなる．特に，オピオイドやベンゾジアゼピン系薬物感受性が高まり，薬物の効果が強く発現するため**呼吸抑制**を惹起しやすい．

### 2 麻酔薬の加齢による臨床薬理学的変化

脊髄くも膜下麻酔では，青壮年層と比較して知覚遮断レベルがわずかではあるが高くなる．硬膜外麻酔では，1分節あたりの局所麻酔薬の投与量が減少する．揮発性吸入麻酔薬の必要量は減少し，その必要量の相対的減少の程度（MAC/ED50×100[%]）は114－0.5×年齢(年)で示される．80歳では，揮発性吸入麻酔薬の相対的減少は74%となり，必要量は約26%減少する．

一方，静脈麻酔薬では，加齢の薬力学の影響は揮発性吸入麻酔薬と比較して一貫していない．しかし，オピオイドやベンゾジアゼピン系薬物の感受性の亢進や体内水分量の減少から，鎮痛や麻酔導入・維持に必要な静脈麻酔薬の投与量は減少する．筋弛緩薬は，肝臓や腎臓のクリアランスの低下や分布容量の増加で，筋弛緩作用が遷延する．高齢者の麻酔薬に関する臨床薬理学的変化を表19-12に示した．

### 表 19-12 高齢者における麻酔薬の臨床薬理学的変化

| 麻酔薬 | 脳の感受性 | 薬物動態(pharmacokinetics) | 必要量 |
|---|---|---|---|
| 揮発性吸入麻酔薬 | ↑ | | ↓ |
| チオペンタール | — | 初期分布容量減少 | ↓ |
| プロポフォール | | | |
| ミダゾラム | ↑ | クリアランス減少 | ↓ |
| モルヒネ | | | |
| フェンタニル | ↑ | 分布容量増加 | ↓ |
| レミフェンタニル | ↑ | クリアランス減少<br>V1 コンパートメントの容量減少 | ↓ |
| ベクロニウム | — | クリアランス減少 | ↓ |
| ロクロニウム | — | クリアランス減少<br>排泄半減期の延長 | ↓ |

〔稲垣喜三：高齢者の術前評価. 並木昭義(監修)：日常診療に役立つ高齢者の周術期管理. pp16-31, 真興交易医書出版部, 2007 より改変〕

### 表 19-13 術後せん妄の発症促進因子と症状増悪因子

| 発症促進因子 | 身体的因子 | 認知症や脳血管障害，Parkinson 病などの中枢神経疾患の既往・併存<br>うつ病や腎臓あるいは肝臓疾患の既往 |
|---|---|---|
| | 手術関連因子 | 術前の貧血や低アルブミン血症などの低栄養状態<br>周術期の ADL の低下，術後の視覚または聴覚障害 |
| | 年齢・性別因子 | 65 歳以上，男性 |
| | 薬物関連因子 | 術前の向精神薬やトラマドールの服薬既往 |
| 症状増悪因子 | 薬物 | ・鎮静薬：ベンゾジアゼピン，フェノチアジン<br>・抗痙攣薬：フェニトイン，カルバマゼピン，バルプロ酸<br>・抗コリン薬：アトロピン，抗 Parkinson 薬，三環系抗うつ薬<br>・循環器系薬：β遮断薬，利尿薬，ジゴキシン，抗不整脈 |
| | 環境因子 | 入院による環境変化：不適切な照明環境，病室の閉鎖的空間 |
| | 医原性因子 | 感染，脱水，身体拘束，体位制限<br>行動制限：カテーテル類(尿道，血管，鼻腔)，ドレーン類 |
| | 精神的因子 | 疼痛，不眠，不安 |

〔高橋 完, 他：せん妄. 澄川耕二(編)：高齢者の周術期管理. pp284-293, 克誠堂出版, 2014 より改変〕

## D 周術期における高齢者の問題点

### 1 せん妄

せん妄(delirium)は，**活動型**(軽度～中等度の意識混濁，認知力や注意力の低下，失見当識，錯覚，幻覚，興奮，不穏など)，**非活動型**(軽度の意識混濁と精神運動の抑制)，**混合型**に分類される．術後せん妄は，活動型を呈することが多い．術後せん妄の発症は患者の予後を左右するともいわれており，重大な術後合併症と認識する必要がある．

発生頻度は，一般外科病棟においては 5～15% と報告されている．麻酔法は，術後せん妄の発症に影響しないとする報告がある一方で，区域麻酔法のほうが発生頻度を低下させるという報告もある．

せん妄の発症は，**早期離床**や**早期リハビリテーション**の開始を遅延させる要因となるので，術後合併症の発症率を増加させ，機能回復を遅延させる．せん妄の発症促進因子と症状増悪因子を表 19-13 に示す．これらの因子の認識と排除が，術後せん妄の発症の可能性を小さくする．

## 2 術後認知機能障害

術後認知機能障害（postoperative cognitive dysfunction：POCD）では，認知機能が術後に亜急性から慢性の経過で徐々に低下し，可逆的であるが時に恒久的な経過をたどることもある．この場合，社会復帰率の低下や生活の質（quality of life：QOL）の著しい低下をまねく．

POCDは，術後せん妄と異なり，日内変動や見当識障害，感覚異常は生じない．しかし，診断基準は確立されておらず，医師は術後の患者の注意深い観察と患者家族とのコミュニケーションからPOCDと診断することが多い．心臓手術後のPOCDの発生率は，術後数週間で30％，3～6か月で10％であった．一方，60歳以上の高齢者の非心臓手術後では，1週間で26％，3か月後で約10％であった．

近年，術後せん妄からPOCDに移行するとの報告もあり，術後せん妄の予防や早期の介入がPOCDの発症を予防する可能性が示され，患者予後の改善や手術死亡率の低下が期待されている．

● 参考文献
1) 田中　悟：高齢者の循環管理．並木昭義（監修）：日常診療に役立つ高齢者の周術期管理．pp34-40, 真興交易医書出版部，2007
2) 山下創一郎：高齢者の麻酔．弓削孟文（監修）：標準麻酔科学（第6版）．pp239-242, 医学書院，2011
3) 稲垣喜三：高齢者の術前評価．並木昭義（監修）：日常診療に役立つ高齢者の周術期管理．pp16-31, 真興交易医書出版部，2007
4) 髙橋　完，他：せん妄．澄川耕二（編）：高齢者の周術期管理．pp284-293, 克誠堂出版，2014

# その他の外科手術の麻酔

## A 気管内異物の麻酔

### 1 気管内異物について

発生年齢はほとんどが**乳幼児**である．これは，幼児においては喉頭の反射が未成熟であることと手にした対象物を口に入れてしまう行為を繰り返すためである．1歳未満児が60％と半数以上，3歳未満の幼児が80％を占め，男女比は2：1である．異物はピーナッツなどの豆類がもっとも多く，以下プラスチック製の部品やタバコ，ボタン型電池，画鋲などさまざまである．**豆類はX線に写らないため診断に難渋しやすい**．また水分を吸収して膨張するため，摘出に難渋する．さらにピーナッツからは油分が分泌され**重度の肺炎を併発する**ことが多く，速やかな摘出が望まれる．

### 2 麻酔管理

乳幼児では全身麻酔下で硬性気管支鏡を使用して異物除去が施行される．気道内分泌物抑制のためにアトロピンを前投薬として筋注または静注しておく（0.02 mg/kg．最大0.5 mg）．

緊急手術になることが多く，フルストマックであることが1つの注意点である．

術者と異物の大きさや位置や手術時間について相談して，筋弛緩薬の投与の有無を選択する．筋弛緩薬投与は咳嗽反射を抑制し陽圧換気が可能となる利点がある．

麻酔導入後に普通のチューブにて気管挿管を施行して換気を十分にしたあとに，気管支ファイバーにて異物の位置を特定して，いったん気管チューブを抜去し，術者が硬性気管支鏡を挿管する．麻酔科医は気管支鏡の側管に回路を接続して換気を繰り返す．硬性鏡を通じ，挿入した鉗子で

異物を挟んで硬性鏡ごと抜去して，再度気管チューブを挿管し覚醒させる．成人ではラリンジアルマスク使用下にファイバースコープで観察して異物除去を行う場合もある．

異物摘出後は胃内容物を十分に吸引するとともに，胸部X線撮影を行い，気胸や縦隔気腫などの有無を確認する．

## B 整形外科の麻酔

整形外科の麻酔方法は，手術の術式によりさまざまな方法が考えられる．背骨・脊椎の関係する手術では全身麻酔で施行されるが，四肢の手術においては，脊髄くも膜下麻酔や硬膜外麻酔，各種の神経ブロックで施行される例も多い．定時手術か緊急手術なのか，術前の患者の状態や手術体位・手術時間なども含めた対応が必要である．

### 1 脊椎外科手術

#### 1● 術前評価

脊椎外科手術においては，脊椎のどの部分が手術部位であるのか，またそれによる神経障害の範囲と程度を認識しなければならない．**頚椎**が手術範囲である場合には，頚椎の可動範囲や開口障害の有無や症状の増悪を鑑みて気道確保の手段を選択する必要がある．関節リウマチの患者ではいろいろな合併症をもつことが多いため，術前の把握に努めなければならない（貧血・肺機能障害，心機能障害，腎機能障害，関節の変形，体位の制限，ステロイドの内服など）．

#### 2● 術中管理

1) 多くの例で腹臥位による手術が施行される．四肢の神経の圧迫や眼球の圧迫など，体位の問題が生じないように注意する．
2) 脊椎手術においては骨組織は出血しやすく，手術範囲が広がった場合には大量出血の可能性も高くなる．麻酔科医の対応としては，**低血圧麻酔**を施行して術野からの出血量を減らす方法が考えられる．また悪性腫瘍でなければ**術中自己血回収装置**による輸血も有効な方法である．最近では術前に自分の血液を貯血して手術で使用する自己血輸血も多く使用されている．
3) 以前は脊髄機能の評価として術中に患者を覚醒させて手や足の運動や感覚の確認を行っていたが(wake up test)，現在では体性感覚誘発電位(somatosensory evoked potential：SEP)，運動誘発電位(motor evoked potential：MEP)を測定することがある．これらの検査への影響を最小限にするように麻酔薬を選択する．

#### 3● 術後の問題点

術後に気道閉塞に伴う呼吸抑制を発生する可能性があるために，抜管には細心の注意を払う．特に頚椎の手術で危険性が高い．

### 2 関節手術

#### 1● 術前評価

患者は高齢者が多く，運動が制限されていることが多いために，心臓と肺の機能が極端に低下していることが考えられる．心エコー検査などでの病態の把握が必要である．また肺機能も術中や術後に悪化する可能性があるために，厳密な判断が必要になる．

#### 2● 術中管理

股関節や膝関節の手術では，従来は脊髄くも膜下麻酔や硬膜外麻酔，あるいはこれに全身麻酔を併用することが多かったが，この患者群は下肢静脈血栓症のリスクが高く，術中術後に抗凝固療法を行うことが多くなり，区域麻酔の施行が難しくなりつつある．全身麻酔単独や神経ブロックとの併用が多くなってきている．

**骨セメントの使用**により低血圧や心抑制，肺塞栓症状を呈する可能性があるために注意が必要である．またターニケット使用で患肢への血流を一時遮断することにより術中出血量の減少が期待できるが，長時間使用で神経損傷や血流障害の発生が認められる．また開放時の塞栓症や血圧の低下にも注意が必要である．

### 3 ● 術後の問題点

術後のドレーンからの出血が増加したり，血圧動態が安定しない場合は，輸血も含めた対応が必要になる．

## C 耳鼻咽喉科手術の麻酔

耳鼻咽喉科手術は鼓膜切開や扁桃摘出などの小手術から喉頭，咽頭の腫瘍摘出手術までさまざまな手術が含まれており幅が広い．また小児の手術も多く含まれており，専門の知識と技術の習得も必要になる．

頭部が術野になるために麻酔科医と麻酔器が離れて麻酔管理を施行することが多く，気管チューブや換気のトラブルが発生しやすい．気管チューブの固定は慎重かつ確実に施行する．

気管挿管のルートとして，①経口，②経鼻，③気管切開口の3つが存在し，各状況で選択されている．一般挿管チューブ，らせん針金入り（リーンフォース）チューブ，レイチューブ，経鼻用チューブ，対レーザー用チューブ，気管切開用Jチューブなどを使い分ける．

また腫瘍の位置や大きさにより**換気不全**や**挿管困難**な可能性が十分に考えられる場合には，術前の患者の状態，浸潤程度，画像解析の結果などを考慮し，術者とも相談して挿管困難や換気障害に対する対策を立てておく．場合により，自発呼吸を残したNLA麻酔やジェット麻酔換気法も有効である．

### 1 ● 扁桃腺摘出術

成人では局所麻酔下で行われることもあるが，基本的に全身麻酔下で施行される．睡眠時無呼吸症を合併しやすいので換気不可能時の対応や挿管困難症例としての認識が必要となる．歯の動揺などがないか術前での確認が必要となる．手術部位が咽頭であるために，挿管チューブの閉塞やズレが手術中に発生しやすく，注意が必要となる．手術後の再出血により再手術が施行されることもあるが，この場合患者は血流を飲みこんでおりフルストマックになっていることが多く，麻酔導入に注意が必要である．

### 2 ● ラリンゴマイクロ手術

通常は呼吸管理を伴う全身麻酔で施行されるが，術中に患者に発声機能を確かめる場合にはNLA変法などの自発呼吸を伴う麻酔法を選択する場合もある．

### 3 ● 喉頭全摘出術

腫瘍の場所や体積により，術前の呼吸障害や挿管困難の可能性が高いので手術の前に担当医と患者の状態について相談のうえで気管切開の施行も考慮する．手術時間も長く出血も予想されるためにルートの確保に努める．

## D 泌尿器科手術の麻酔

### 1 経尿道的手術（TUR）

経尿道的手術（transurethral resection：TUR）は，内視鏡を尿道から挿入して直視下に膀胱や前立腺を切除する手術方法である．

脊髄くも膜下麻酔や硬膜外麻酔を施行する症例が多いが，全身麻酔を選択する場合もある．脊髄くも膜下麻酔では，内視鏡による電気刺激に下肢が反応しないように閉鎖神経ブロックを併用することもある．

患者は高齢者が多く，循環器や呼吸器に合併症をもつ割合が多い．

### 1 ● 術中管理
#### a 低ナトリウム血症（TUR症候群）

内視鏡手術時に大量の灌流液（低張ソルビトール液で電解質フリー）を使用するが，この灌流液が血管内に大量に吸収されると低ナトリウム血症（TUR症候群）を引き起こす．低ナトリウム血症では患者の不穏や興奮，頭痛，悪心・嘔吐，痙攣や血圧上昇または低下，不整脈を引き起こすが，無症状の場合もある．血液の電解質を測定して早期発見と治療（生理食塩液の点滴や利尿薬の投与，手術の中止）を行う．

表 19-14 副腎手術の周術期管理のポイント（褐色細胞腫）

| | |
|---|---|
| 病態生理 | 副腎髄質，傍神経節などのクロム親和性組織より生じる腫瘍であり，多量のカテコラミンを放出させ，高血圧，代謝亢進などを起こす |
| 術前問題点 | ・高血圧（発作性高血圧）<br>　末梢血管抵抗↑，循環血液量↓<br>・心筋障害<br>・不整脈<br>・腎機能障害 |
| 術前管理 | ・血管系が収縮することにより循環血液量↓があり，これが術後の低血圧の原因となるので，プラゾシン塩酸塩などのα遮断薬とβ遮断薬を併用しつつ術前輸血を行う場合もある<br>・不整脈がある場合，β遮断薬の内服にて調節する<br>・鎮静薬を投与する |
| 術中・術後管理 | ・前投薬はスコポラミンを用いる<br>・吸入麻酔薬ではセボフルラン，イソフルランがよく用いられ，ミダゾラム＋フェンタニルなどのNLAがよく用いられている麻酔法である<br>・筋弛緩薬はロクロニウムを用いる<br>・術中循環系のモニターとして，direct AP，肺動脈カテーテルにより肺動脈楔入圧，CO，末梢血管抵抗をチェックし，血管拡張薬を用いて血圧をコントロールする．不整脈に対してはリドカイン1 mg/kg/静注，または1 mg/kg/hの持続点滴をしつつ，適宜β遮断薬を併用する<br>・腫瘍摘出直前にドパミンまたはノルアドレナリンの微量点滴を用意し，摘出後の低血圧に対応する<br>・血糖値をチェックし調節する<br>・術後は血圧が安定するまで，ICUにて循環系のモニタリングを行う |

〔弓削孟文：その他の外科手術の麻酔．熊澤光生（監修）：標準麻酔科学（第5版），p316，医学書院，2006より改変〕

表 19-15 副腎手術の周術期管理のポイント（Cushing症候群）

| | |
|---|---|
| 病態生理 | 下垂体前葉からのACTH過分泌，副腎腫瘍，ACTH活性物質産生腫瘍による副腎過形成，および医原性に起こる |
| 術前問題点 | ・高血圧<br>　$Na^+$貯留，細胞外液量↑，うっ血性心不全の準備状態<br>・耐糖能低下<br>・低K血症<br>・骨粗鬆症 |
| 術前管理 | ・上記術前の問題点を調節，是正する<br>・利尿薬の投与，血糖調節，血圧のコントロール，$K^+$の補給などを行う |
| 術中・術後管理 | ・麻酔法として特に禁忌となるものはない<br>・術中は循環系の変動を起こさないよう管理する<br>・術後は副腎皮質ホルモンの補充療法を行う<br>・易感染性なので，抗菌薬の投与，消毒操作を確実に行う |

〔弓削孟文：その他の外科手術の麻酔．熊澤光生（監修）：標準麻酔科学（第5版），p317，医学書院，2006より〕

表 19-16 副腎手術の周術期管理のポイント（原発性アルドステロン症）

| | |
|---|---|
| 病態生理 | 副腎皮質に起こるアルドステロン産生腺腫もしくは過形成 |
| 術前問題点 | ・高血圧<br>・電解質異常<br>・耐糖能低下<br>・筋力低下 |
| 術前管理 | 利尿薬の投与，$K^+$の補給，血糖の調節 |
| 術中・術後管理 | ・麻酔法として，特に禁忌となるものはない<br>・$K^+$補給と循環管理が大切である |

〔弓削孟文：その他の外科手術の麻酔．熊澤光生（監修）：標準麻酔科学（第5版），p317，医学書院，2006より〕

### b 出血

大量の灌流液を用いるため術中の出血量の把握が難しいので注意が必要である．

## 2 腎切除術・腎摘出術

麻酔方法としては，硬膜外麻酔併用の全身麻酔が一般的である．術前に貧血状態や腎機能を検査で確認しておく．呼吸機能にも注意が必要である．腎不全患者では術前後の透析の確認・腎機能検査値の確認が必要となる．

### 1 ● 術中管理

腎臓切除術においては特別な体位（腎体位―側臥位で体を折り曲げて腎臓を挙上させる）をとることが多く，呼吸抑制や無気肺や片肺換気，下大静脈圧迫による循環動態の不安定，神経の圧迫などをまねきやすい．

術後の尿量確保のために輸液を多めに設定するが，電解質異常が発生しやすいので注意が必要である．

## 3 副腎手術

副腎の腫瘍から分泌ホルモンが過剰に産生され，麻酔管理にも影響が生じる．表19-14〜16に，各ホルモン産生腫瘍の麻酔管理を示す．

● 参考文献
1) 稲田英一：麻酔への知的アプローチ(第7版)．日本医事新報社，2009
2) Miller RD(著)，武田純三(監修)：ミラー麻酔科学(第6版)．メディカル・サイエンス・インターナショナル，2007

(執筆協力：岩下博宣)

# 緊急手術の麻酔

## A 緊急手術の特徴

緊急手術の対象となる患者は，ショック状態や多発外傷など，不安定なバイタルサインを有するものが多く，時には生命の危険にさらされている者も少なくない．一方，手術までの時間は限られており，麻酔前評価ならびに準備が十分になされない状況下で，手術に臨むことも多い．したがって，**緊急手術の麻酔は，予定手術の麻酔より危険性が増大する．**

患者の全身状態の評価で用いる米国麻酔学会(ASA)PS分類(→71頁)では，緊急手術の場合，クラスのあとにEをつけて区別する．わが国における「麻酔関連偶発症例調査」において，**周術期の死亡率は予定手術，緊急手術ともASA-PSが悪化するほど増加**した．例えば，PS4で緊急手術の場合の死亡率は予定手術の5倍であり，**その増加度は緊急手術より著明である．**

## B 麻酔前評価(表)と準備

限られた時間とマンパワーの中で，**可能な限りの麻酔前評価と準備を行う**ようにする．しかし，一方では，緊急手術のタイミングを逸してはならない．

### 1 問診

患者本人，もしくは家族や救急隊などの医療関係者より，事故や急変時の状況と，最後の食事時間とその内容を確認する．次いで患者の日常生活動作(activity of daily living：ADL)，既往症と服薬内容，アレルギー，患者ならびに家族における麻酔での異常反応(特に悪性高熱症を念頭に置く)，妊娠の有無などを確認する．

### 2 理学的所見と検査

#### A 呼吸

チアノーゼや気道閉塞の有無，呼吸状態(回数，リズム，運動異常)を観察し，経皮的酸素飽和度や動脈血ガス測定，胸部X線撮影を施行する．**低酸素症は生命に対してもっとも危険な状況**であり，必要であれば，手術室入室前に，後述の方法で気道確保と呼吸補助を行う．気胸は陽圧換気で緊張性気胸を起こす危険性があり，胸腔ドレナージを施行する．

#### B 循環

**蒼白や発汗などのショック症状を見逃してはならない．**血圧，心電図(心拍数，不整脈，心筋虚血)，貧血の有無を確認する．出血が予測される場合，X線，CTなどで出血の部位を診断する．心・大血管疾患が疑われる場合，心臓超音波検査や造影CTなども考慮する．

例えば術前の出血量が多い場合，血圧が正常でも末梢血管が収縮し，ショックに陥りかけていることがある．このような患者に全身麻酔を導入すると，血管が拡張し，重篤な血圧低下から最悪の

場合，心停止に至る可能性がある．

### C 神経

Glasgow coma scale（GCS）などで意識状態を評価するとともに，運動麻痺などの神経学的所見を検査する．異常があれば，頭部CT検査の適応である．**外傷患者では，常に頚髄損傷の危険性を考慮し，特にその可能性が疑われる場合は頚椎X線，CT検査を行う．**

### D その他

至急，血液型検査を行う．血算，凝固系，緊急生化学，血糖値，電解質異常，アシドーシスの有無なども検査する．

## 3 インフォームドコンセントの取得

緊急手術の場合でも，手術前に本人もしくは家族に対してその危険性を説明し，同意を得るように努める．

## 4 麻酔前準備

### A バイタルサインの安定化と輸血の準備

手術室入室前から，呼吸や循環などの**バイタルサインの安定化**に努める．静脈路確保や観血的動脈圧などのモニタリングも考慮する．また，**十分な準備血液を確保**する．

### B マンパワーの確保

麻酔科医のみならず，外科医，集中治療医，看護師，各種技師などの確保に努める．

## 5 フルストマックと術前処置

救急患者では，最終飲食時間が不明なことが多い．また，たとえその時間がわかっても，痛み，不安などのストレスは胃排出能を遅延させるため，**緊急手術では全例フルストマックと考えたほうがよい．**

フルストマック患者では，嘔吐と逆流が起こりやすい状態にある．嘔吐は，麻酔導入時や覚醒時，浅麻酔のときに起こりやすい．逆流は，麻酔導入直後や麻酔維持中に起こっていることが多い．**嘔吐，逆流による誤嚥は，窒息や誤嚥性肺炎（後述）などの重篤な合併症を引き起こす．**

術前に胃管を挿入し，胃内容を吸引する．一方，胃管留置は食道括約筋の機能を妨げるので，全身麻酔導入前は抜去する．$H_2$受容体遮断薬は胃液の量と酸度を減少させるが，静脈注射から効果発現まで30分から1時間程度かかり，緊急時には効果が不十分となる可能性がある．

## C 実際の麻酔管理

## 1 麻酔法の選択

全身麻酔法のほか，四肢の外傷などでは，神経ブロック，硬膜外麻酔などの局所麻酔法もよい適応になる．

## 2 麻酔導入

**気道確保時には，必ず吸引装置を手元に置き，**嘔吐に備える．頚椎損傷の可能性のある患者では，用手的に頚部を水平固定（in-line manual stabilization）し，前後屈を避ける．**循環動態が不安定な患者では，通常量のプロポフォールやチオペンタール静注で，極度の血圧低下や心停止を起こす危険がある．**ミダゾラムの間欠投与やケタミンの使用を考慮する．ケタミンは頭蓋内圧上昇作用があるため，頭蓋内圧亢進患者では使用しない．

### A 意識下挿管

食道括約筋の機能や気道反射を残して，気管挿管する方法である．舌根部，咽喉頭部に局所麻酔を行い，喉頭鏡もしくは気管支ファイバースコープを用いて挿管する．

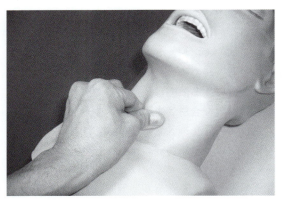

**図 19-9　輪状軟骨圧迫**
麻酔介助者が，母指と示指で輪状軟骨を頚椎体方向に圧迫する．これにより食道が閉塞し，胃内容物の逆流を防ぐ．

## B 迅速導入

迅速導入（rapid sequence induction）では，まずマスク下に純酸素を吸入させ脱窒素をはかる（前酸素化）．入眠導入薬と十分量の筋弛緩薬を静注し，入眠後直ちに介助者が**輪状軟骨圧迫（cricoid pressure，Sellick の手技**，図 19-9）を行い，自発呼吸の消失を待って速やかに気管挿管を行う．カフの膨張を確認するまで，輪状軟骨圧迫を継続し，陽圧換気は行わない．気管挿管が困難な場合，ASA DAM アルゴリズム（→ 91 頁）に準拠して，対応する．

### ❸ 麻酔の維持と覚醒

手術中は，大出血の結果ショック状態に陥ったり，肺が急速に ARDS 様となり，酸素化不良に陥ったりと，**全身状態が急変する可能性**がある．バイタルサインの安定化をはかるとともに，**臓器保護を考えた麻酔・全身管理**を施行する．手術終了後も，フルストマックの状態は継続していると認識し，もし抜管が可能であれば十分な覚醒と筋弛緩薬からの離脱を確認して，抜管する．

## D 誤嚥性肺炎

胃液は酸性であり，pH 2.5 以下，0.4 mL/kg 体重以上の胃液を誤嚥すると，急性の化学性肺傷害を発症するとされる．また，咽喉頭に存在する細菌の誤嚥により肺感染症を併発する可能性がある．

症状としては，低酸素（チアノーゼ），頻呼吸，喘鳴，気管支痙攣，ラ音，発熱，頻脈などを急速に呈し，時には ARDS に進行することもある．

誤嚥が起こったときは，まず頭低位（30°）として，咽喉頭部の内容物を吸引，その後気管挿管し，機械換気前に気管内吸引を行う．大量ステロイドや抗菌薬の投与が行われることがあるが，その有効性は証明されていない．誤嚥後 2 時間経過しても無症状の場合は，重篤な呼吸器合併症を起こさないとされる．

## E 術後管理

ショックや多発外傷の患者では，術後も全身状態が不安定な場合も多く，その場合は，人工呼吸を継続し，集中治療室での厳重なモニタリング下での全身管理を継続することが一般的である．

●参考文献
1) 入田和男, 他：「麻酔関連偶発症例調査 2000」について. ASA-PS 別集計. 麻酔 51：71-85, 2002
2) 木田敦知, 他：フルストマックに対する緊急麻酔法と注意点. 救急・集中治療 19：1311-1314, 2007
3) Engelhardt T, Webster NR：Pulmonary aspiration of gastric contents in anaesthesia. Br J Anaesth 83：453-460, 1999

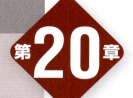

# 第20章 合併症を有する患者の麻酔

**学習のPoint**

周術期管理上問題となる各合併症を有する患者の麻酔の注意点について理解する

- **各合併症を有する患者の麻酔**
①各合併症を有する患者の病態を理解する
②各合併症を有する患者の麻酔・手術の影響を説明できる
③各合併症を有する患者の術前評価の注意点について説明できる
④各合併症を有する患者の術中管理の注意点について説明できる
⑤各合併症を有する患者の術後管理の注意点について説明できる
- **脳死判定の仕方，臓器移植に関する諸問題**
①脳死判定について説明できる
②心臓移植・肺移植などの臓器移植手術の手順・麻酔管理を理解する

## 循環器疾患を有する患者の麻酔

人口の高齢化に伴い，高齢者，特に合併症を有する高齢患者が手術を受ける機会が増加している．また，先天性心疾患患者に対する治療法も進歩し，予後が改善している．これらを踏まえたうえで，本項では循環器疾患を有する患者の病態，麻酔や手術の影響について述べる．

### A 循環器疾患の病態

心臓から収縮期に拍出された血液は，直ちに末梢まで送られるわけではなく，心臓近くの大動脈が拡張することで貯留される（Windkessel 機能）．一方，加齢とともに大動脈の動脈硬化が進むと，大動脈壁の弾力性が低下するために血液の貯留が起こりにくくなり，心臓から拍出された血液は直ちに末梢へ送られる．このため，加齢とともに収縮期血圧は上昇する．一方で拡張期に末梢を流れる血液量は減少するため，拡張期血圧は逆に低下する．

心臓では加齢とともに心筋の肥厚や拡張能低下が起こる．弁は変性・硬化し，狭窄症や閉鎖不全症を起こしやすくなる．また，冠動脈の粥状硬化により虚血性心疾患が増加する．加齢とともに洞不全症候群や房室ブロック，心房細動などの不整脈が増加するが，これには心筋の虚血や変性，電解質異常なども関与している．これら心筋疾患，弁膜疾患，虚血性心疾患，不整脈などの基礎疾患が悪化し，生体内の組織，臓器に必要とする十分な血液量を送り出すことができなくなった状態を**心不全**とよぶ．

### B 術前リスク評価

術前に患者のリスクを評価することは，麻酔法やモニターの選択，術後に集中治療室へ入室させるか否かなどの判断を適切に行ううえで重要であ

### 表20-1　RCRI

- Cr≧2 mg/dLの腎障害
- 心不全の既往
- インスリンを要する糖尿病
- 高リスク手術(腹腔内，胸腔内，鼠径部よりも上の血管手術)
- 脳血管疾患の既往
- 虚血性心疾患の既往

### 表20-2　NSQIP Surgical Risk Calculator

- 年齢(＜65歳，65歳≦75歳，75歳＜85歳，85歳≦)
- 性別
- 機能状態(自活，一部依存，完全依存)
- 緊急手術
- 米国麻酔科学会全身状態分類
- 慢性的ステロイド使用
- 術前30日以内の腹水
- 術前48時間以内の全身的な敗血症
- 人工呼吸器依存
- 播種性がん
- 糖尿病(経口薬，インスリン)
- 治療を要する高血圧
- 術前30日以内の心不全
- 呼吸困難
- 喫煙者
- 重篤なCOPDの既往
- 透析
- 急性腎不全
- BMI
- 手術術式

る．術前のリスク評価法としてよく用いられているものに，Revised Cardiac Risk Index(RCRI，表20-1)と米国外科学会(American College of Surgeons)のNational Surgical Quality Improvement Program (NSQIP) Surgical Risk Calculatorがある(表20-2)．

RCRIには6つの因子しかなく，きわめて単純であるにもかかわらず，その信頼性は広く知られている．しかし，RCRIは周術期の循環器系重大合併症の危険性に特化した評価法であり，その他のリスクに関しては不明なことが欠点である．

一方，NSQIPは，患者の有するさまざまな因子と手術術式をコンピュータに入力することで，合併症発生率の推定値が表示される．この評価法はNSQIPに所属する500以上の病院で行われた100万件以上の手術に基づいて導き出されており，信頼性が高いうえ，さまざまな合併症の危険性が一瞬にして計算できるメリットがある．しかし，インターネットに接続する必要があることと，米国以外での信頼性ついては不明なことが欠点である．

## C 個々の循環器疾患の周術期管理

### 1 高血圧

#### A 病態・リスク

もっとも頻度の高い合併症の1つであるが，高血圧自体が麻酔のリスクを上昇させるかについては議論がある．一方，高血圧患者では高血圧性心筋症，虚血性心疾患，腎機能低下，脳卒中などを合併することが多く，これらの随伴疾患は麻酔のリスクを上昇させるため，術前の検索が必要となる．また，高血圧患者では周術期の血圧変動が大きいことが知られている．術中の血圧低下は予後の悪化と関連していることから，特に血圧低下に注意を払わなければならない．

#### B 周術期管理

**1● 随伴疾患の評価**

**2● 降圧薬の管理**

術前に降圧薬の内服は中止しない．特にβ遮断薬については，製薬会社の薬剤添付文書にいまだ術前に数日間，投与を中止するよう記載されているものもある．しかし，β遮断薬を術前に中止することで周術期の心イベントが増加するとされており，最近では手術当日まで継続すべき薬剤の1つとなっている．一方，アンジオテンシン変換酵素(ACE)阻害薬とアンジオテンシンⅡ受容体拮抗薬(ARB)は，麻酔中に難治性の血圧低下が起こりやすいため，手術24時間前に中止したほうがよいと考えられている．

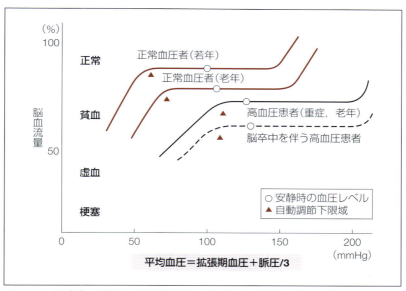

図 20-1　正常血圧患者と高血圧患者の脳血流量自己調節能の変化
高血圧患者では，安静時の脳血流量は減少し，自動調節下限域は右上方へ偏位する．
〔藤島正敏：脳血管障害の血圧管理（急性期〜慢性期）．日内会誌 80：553-558，1991 より〕

### C 麻酔法と術後管理

麻酔法に特に禁忌となるものはない．術前の血圧管理が悪い患者や高齢患者では，重要臓器血流量の**自己調節能**が高血圧側にシフトしているとされているので，血圧管理に注意する（図 20-1）．術後は，経口が可能となった時点で速やかに降圧薬の内服を再開する．

## 2 弁膜症

### A 病態・リスク

心臓に圧負荷のかかる疾患（僧帽弁狭窄症，大動脈弁狭窄症など）と容量負荷のかかる疾患（僧帽弁閉鎖不全症，大動脈弁閉鎖不全症）とがある．結果として心肥大や心拡大を引き起こすため，**心筋虚血**や**心不全**に至る可能性がある．

### B 周術期管理

1) 弁機能不全の評価・心ポンプ機能の評価
2) 病態に応じた血行動態管理
3) 感染性心内膜炎の予防
4) 抗血栓療法の調節

### C 麻酔法と術後管理

病態に応じた血行動態管理ができるよう，麻酔法や麻酔薬を選択する．また，感染性心内膜炎のリスクを伴うため，手術術式や部位に応じて適切な予防的抗菌薬投与を行う．心房細動や機械弁を有する患者では，血栓予防のため抗血小板薬や抗凝固薬を内服していることがある．内服薬を中止するか否か，中止する場合はその時期，ヘパリンへの移行，内服薬の再開時期など，周術期の抗血栓療法について主治医と確認する．

## 3 冠動脈疾患

### A 病態・リスク

心筋の酸素需給バランスが崩れると心筋虚血が発生する．周術期はストレスにより心筋の酸素需要が増加するため，冠動脈疾患患者では**心筋虚血**が起こりやすくなり，これは周術期の心筋梗塞や心不全，重症不整脈の原因となる．また，経皮的冠動脈形成術後（percutaneous coronary intervention：PCI)で抗血栓療法を受けている患者では，周術期に血栓症や再狭窄のリスクを有する．

### ⓑ 周術期管理

1) 心筋の酸素需給バランスの維持
2) 心筋虚血のモニター
3) 虚血性心疾患の危険因子の管理と治療
4) 抗血栓療法の調節

### ⓒ 麻酔法と術後管理

麻酔法として全身麻酔と区域麻酔のいずれかが優れているということはない．周術期は血行動態管理と十分な鎮痛・鎮静を行い，過度の交感神経興奮を抑える．術中モニターとして，心筋虚血の評価には心電図，肺動脈カテーテル，経食道心エコー(TEE)などがある．それぞれに利点と欠点とがあり，手術部位や患者の状態に応じて使い分ける．また，PCI後に抗血栓療法を施行している患者では，PCIの種類や施行した時期に応じた抗血栓療法の調節が必要である．

## 4 不整脈

### ⓐ 病態・リスク

周術期の不整脈は高齢者や胸部手術患者に多い．不整脈には**心停止**，**徐脈性不整脈**，**頻脈性不整脈**があり，さらに**上室性**と**心室性**とに分けられる．不整脈の種類により周術期のリスクや管理が異なる．

### ⓑ 周術期管理

1) 不整脈のモニター
2) 不整脈の治療
3) 不整脈の誘因の除去と補正

### ⓒ 麻酔法と術後管理

不整脈の診断には心電図が有用である．周術期の不整脈の治療に関しては二次救命処置(advanced cardiac life support：ACLS)のプロトコールが参考となる．周術期に不整脈が起こったときは，すぐに治療の必要な不整脈かどうかを判断する必要がある．すぐに治療の必要な不整脈の場合，不整脈そのものの治療とともに，不整脈の誘因を同定し，誘因の除去や補正をすることが重要である．

ペースメーカや植え込み型除細動器(implantable cardioverter defibrillator：ICD)を装着している患者では，術中の単極型電気メスの使用で心室細動が起こることもあるので，適切な設定変更が必要である．

## 5 先天性心疾患

### ⓐ 病態・リスク

先天性心疾患の解剖や病態生理に応じて，周術期合併症のリスクが異なる．特に**肺高血圧**，**アイゼンメンゲル症候群**をきたしている場合はリスクが非常に高い．

### ⓑ 周術期管理

1) 先天性心疾患の解剖・病態生理の理解
2) 心筋障害・不整脈の程度を評価
3) 周術期合併症の予防

### ⓒ 麻酔法と術後管理

術前にシャントの有無や種類，程度のほか，肺高血圧の有無と程度を明らかにする．また，現在の機能的状態と手術侵襲に対する反応を評価する．さらに，周術期合併症(感染，出血，低酸素，低血圧，塞栓など)の予防に努める．

## 6 心不全

### ⓐ 病態・リスク

心不全には拡張機能障害と収縮機能障害とがあり，うっ血ならびに心拍出量の低下を引き起こす．周術期に心不全を発症すると死亡率が高くなる．

### ⓑ 周術期管理

1) 原因となる**心筋症**，**冠動脈疾患**，**弁膜症**，**不整脈**の同定

2）収縮機能と拡張機能の障害の程度を評価
3）心拍出量の維持
4）肺うっ血に対する治療

### C 麻酔法と術後管理

心抑制の少ない麻酔薬を選択し，状況に応じて侵襲的なモニター（動脈圧・中心静脈圧・肺動脈圧などの測定，TEEなど）を併用して管理する．周術期は心拍出量維持のため，強心薬の投与が必要となることもある．肺うっ血による肺酸素化能の低下のため，術後に人工呼吸管理が必要となることがある．

●参考文献
1) Lee TH, et al：Derivation and prospective validation of a simple index for prediction of cardiac risk of major noncardiac surgery. Circulation 100：1043-1049, 1999
2) ASK NSQIP Surgical Risk Calculator（http://riskcalculator.facs.org/RiskCalculator/PatientInfo.jsp）
3) 藤島正敏：脳血管障害の血圧管理（急性期〜慢性期）．日内会誌 80：553-558, 1991

（執筆協力：田中康規）

### 表20-3 呼吸器系合併症の危険因子

- 肺疾患（閉塞性肺疾患）
- 高齢（60歳以上，肺疾患の合併が多い，肺活量と1秒量の減少）
- 長時間麻酔（2.5時間以上）
- 全身麻酔
- 米国麻酔学会（ASA）の身体分類がⅢ以上
- うっ血性心不全
- 要介護
- 血清アルブミン濃度の低下（3.5 g/dL未満）
- 肥満（機能的残気量の減少，呼吸仕事量の増加，深部静脈血栓症の素因）
- 喫煙（一酸化ヘモグロビンの増加，$P_{50}$の低下，線毛運動や末梢気道の異常，喀痰産生の増加）
- 胸部または上腹部手術（横隔膜の機能障害，機能的残気量の減少）
- 頭頸部手術
- 脳神経外科手術
- 大動脈瘤および血管手術
- 緊急手術

# 呼吸器疾患を有する患者の麻酔

## A 呼吸器疾患患者の問題点

呼吸器疾患を有する患者では，術中に呼吸機能が悪化しやすく，術後の肺合併症の発生頻度が高い．無気肺，肺炎，肺塞栓，および呼吸不全などの術後呼吸器系合併症の危険因子は表20-3に示した．

手術部位では，胸部および上腹部手術のリスクが特に高く，術後肺合併症の発生頻度は70%にもなる（正常患者では3.3%）．上腹部手術後の場合，機能的残気量の減少は術後1日目に最大となり，1週間以上持続する．疼痛による深呼吸や咳運動の制限，および線毛運動の低下は微小無気肺や肺容量の減少をきたす．その結果，肺内シャント増加による低酸素血症となる．その他，慢性肺疾患患者は冠動脈疾患や高血圧を合併していることがあり，その管理には難渋する．

## B 閉塞性肺疾患患者の麻酔

### 1 周術期管理に関連する病態生理と患者に説明すべきリスク

閉塞性肺疾患には気管支喘息，肺気腫，慢性気管支炎がある．閉塞性肺疾患の特徴は喘鳴音の聴取と1秒率の低下（<80%）である．術前評価で重要な事項は，気管支痙攣の頻度と重症度，喫煙歴，現在の咳嗽と喀痰の性状，およびこれまでの治療内容（長期にわたる治療と発作時の治療，ステロイドの投与，入院歴，気管挿管と人工呼吸など）である．なお，うっ血性心不全や冠動脈疾患の症状，現在の治療薬と酸素投与についても把握しておく．

肺気腫患者では呼吸補助筋の使用，呼気時間の延長，樽状胸郭がみられ，通常，動脈血ガス分析値は正常であるが（"pink puffers"），$PaCO_2$が50 mmHgを超え，1秒量が50%未満に低下すると

術後呼吸不全のリスクが高まる．慢性気管支炎患者では早期に$PaO_2$は低下し（"blue bloaters"），$PaCO_2$は上昇し，**チアノーゼや肥満**がみられることがある．このうち，肥満は術後肺合併症のリスクを高める．右心不全の症状や徴候（四肢の浮腫，腹水，夜間の発作性呼吸困難や起坐呼吸，頸静脈の怒張，聴診で2音の増強・分裂）の有無にも留意する．

症状が悪化すると，動脈血ガス分析において$PaO_2$は低下し，$PaCO_2$は上昇する．$PaO_2$が60 mmHg未満では**肺高血圧**が疑われ，$PaCO_2$が45 mmHg以上では周術期の合併症が増加するとされている．肺機能検査で1秒量が1L未満，最大換気量が50％未満，1秒率65％未満かつ肺活量70％未満の患者では無気肺や肺炎の術後肺合併症が多い．右心不全や肺性心患者では右軸偏位，右室肥大がみられ，呼吸不全の急性増悪期には多源性上室性頻拍が認められる．

## 2 周術期の管理目標

### A 無気肺の予防

術前の呼吸訓練は術後呼吸療法の教育となり，患者の治療への協力を促す．**肺理学療法**（タッピング，体位変換による喀痰ドレナージ，incentive spirometryによる**深呼吸や咳の訓練**など）は喀痰排泄を促し，無気肺の予防に有効である．

### B 喀痰量の減少と喀痰粘稠度の低下

喀痰の量が減少するには1～2週間の，症状や機能が改善するには少なくとも6週間の**禁煙**が必要である．しかし，2日間の禁煙でも**一酸化炭素ヘモグロビン濃度**が非喫煙者のレベルまで低下し**ヘモグロビン酸素解離曲線**が右方移動し組織への酸素供給が改善するため，できるだけ術直前の禁煙を勧める．また，脱水は喀痰の粘性を高めるため十分な**補液**（晶質液）を投与して，気道の**加温・加湿**を維持し，分泌物の粘度を低下させる必要がある．抗コリン作動薬は気道抵抗を低下させるが，死腔を増加させ分泌物の粘度を上昇させるので注意を要する．

### C 気管支拡張と気管支過敏性の低下

術前に血中テオフィリン濃度が治療域（10～20 mg/mL）にあることを確認する．テオフィリンには直接**気管支平滑筋弛緩**作用のほか，**気管粘膜線毛運動**の促進，呼吸中枢の刺激，横隔膜運動の刺激，心収縮力の増加，利尿，肺血管の拡張など有益な作用があるため，手術前夜からの点滴静注も考慮する．ただし，テオフィリンには揮発性吸入麻酔との併用で心室性期外収縮が頻発するなどの副作用があるため，$\beta_2$受容体選択性の高い**$\beta_2$刺激薬**（サルブタモール，テルブタリン）の吸入のほうが副作用が少なく推奨されている．

**気管支拡張薬**は麻酔導入前まで継続し，術前から**副腎皮質ホルモン**を服用している患者では，コルチゾール100 mgを手術前夜と当日に投与し，**気管支過敏性**を和らげ**気管支痙攣**を防止する．クロモリンには気管支収縮物質の遊離抑制があり予防的に投与されるが，術直前までその投与を継続する．感染徴候がある場合，抗菌薬を数日前から開始するとよい．なお，臨床的に上気道炎が回復しても気道過敏性は少なくとも3週間持続することから，気管支痙攣の発生に留意する必要がある．

### D 気道の機械的刺激による気管支収縮の防止

手術部位が体表や四肢である場合，**区域麻酔**が最良の選択である．全身麻酔では気道確保器具を使用しない**マスク麻酔**がより安全であるが，**気管挿管**が必要な症例では気道の機械的刺激による気管支収縮を防止することが重要である．

### E 適正な呼吸・輸液管理

**パルスオキシメータとカプノグラフィ**のほか，閉塞性肺疾患の重症度・手術・体位などを考慮して頻回の**動脈血ガス分析**が必要な場合は動脈ラインを確保する．中心静脈カテーテルは大量の細胞外液の喪失が予測される症例に適応となるが，肺高血圧がある場合には左房圧を反映しないため，肺動脈カテーテルのほうが有用なことがある．

手術中の酸素濃度は術前患者の$PaO_2$値をわずかに超えるように，換気量は術前患者の$PaCO_2$値

を維持するように設定する．呼気に要する時間が正常な患者より延長しているので，人工呼吸では十分な呼気時間をとり，呼気が終わらないうちに次の吸気が始まらないようにする．人工呼吸では呼吸回数を少なくして，**十分な呼気時間**をとり，さらに気道の虚脱や無気肺を防止するため，**呼気終末陽圧**（PEEP）を付加する．ただし，過剰な気道内圧の上昇によるブレブ破裂・気胸の危険性を念頭に置く．

### F 術中気管支攣縮の迅速な治療

気管支平滑筋の攣縮による換気障害を**気管支攣縮**という．多くは術前から気管支喘息，慢性気管支炎など気道過敏性疾患を有する患者で発生する．気管支痙攣が疑われたら，まず喘鳴をきたすほかの病態（分泌物・屈曲・カフ過膨張による気管チューブの狭窄・閉塞，片肺挿管，食道挿管，努力性呼気運動，誤嚥，気胸，肺水腫，肺塞栓，薬物アレルギーなど）を除外する．治療法として，吸入酸素濃度の上昇，揮発性吸入麻酔薬の吸入濃度上昇，**アミノフィリン，リドカイン，アドレナリン**（皮下注），イソプロテレノール（持続点滴），**気管支拡張薬**（$\beta_2$刺激薬，リドカイン，アトロピン）の吸入，**ステロイド**（静注）などがある．

## 3 麻酔法と術後管理

全身麻酔導入薬として，**プロポフォール**は気道反射を抑制するため適している．ケタミンは気管支拡張作用を有するが，気道分泌を増加させる．一方，全身麻酔維持薬としては，強力な気管支拡張作用を有する揮発性吸入麻酔薬（**イソフルラン，セボフルラン，デスフルラン**）が適している．**亜酸化窒素**はブラへ拡散し破裂させる可能性があるため，ブラを有する患者では投与しないほうがよい．気管挿管の刺激による気管支収縮の防止のため，挿管前に十分深い麻酔状態を得ることが原則である．

気管チューブの抜去は，麻酔深度を十分に保った状態で行うのが原則であるが，筋弛緩拮抗薬（抗コリンエステラーゼ薬）は同時に投与する抗コリン作動薬（アトロピン）の作用のため，必ずしも気管支攣縮を引き起こさない．胃内容物充満時には患者を覚醒させ，リドカインを静注したあとに行うことが推奨される．抜管時，$PaCO_2$を正常患者の値まで下げるような換気を行うと，脳脊髄液アルカローシスの結果，低換気をきたすため，換気量は術前値を維持するように設定することが重要である．

術前から呼吸機能が著明に低下した患者あるいは上腹部や胸部術後患者では人工呼吸を継続する必要があるため，原則として，閉塞性肺疾患患者の術後管理は集中治療室にて行うべきである．術後も気管チューブを留置しておくことの利点として，気道内分泌物の吸引あるいは十分な換気量と酸素化が保証されることがある．欠点として気管支痙攣の誘発，呼吸仕事量の増加，感染の危険，患者の不穏に対する鎮静薬の投与が必要などがある．

術後肺合併症の頻度は胸部，上腹部，下腹部手術の順に高い．例えば，上腹部手術後に肺活量および機能的残気量はおのおの60％，30％減少し，その回復には2～3週間を要する．術後の麻酔薬の効果残存や低換気，その後の鎮痛薬の投与，**機能的残気量低下**や**分泌物貯留**による**末梢気道の閉塞，無気肺，横隔膜機能低下**などによる**低酸素症**と**高二酸化炭素症**を早期発見するため，十分な監視が必要である．また，重篤な肺疾患患者では低酸素刺激が換気ドライブとなっていることがあるため，吸入酸素濃度に細心の注意を要する．

**術後鎮痛法**として，鎮痛薬の全身投与・硬膜外投与・くも膜下投与，局所麻酔薬の胸腔内投与，神経ブロックなどがあるが，この内，**硬膜外鎮痛法**は呼吸機能に影響が少なく頻用されている．なお，術直後から十分な輸液および肺理学療法を再開し，気管支拡張薬，ステロイド，抗菌薬を継続投与する．$\beta$遮断薬は気管支痙攣を誘発する可能性があるため，$\beta_1$選択性の高い薬物（**ランジオロール**）を使用する．

表20-4 拘束性肺疾患の原因

**急性の場合**
- 左心不全
- 肺水腫(中枢性,再膨張性,上気道閉塞,薬物性)
- 急性呼吸窮迫症候群(ARDS)
- 肺炎(誤嚥性,感染性)
- 気胸
- 腹腔内出血

**慢性の場合**
- 肺線維症
- 肺胞タンパク症
- 肺炎(過敏性)
- サルコイドーシス
- 胸水
- 胸膜線維症
- 気胸
- 縦隔疾患(縦隔炎,縦隔気腫,縦隔腫瘍)
- 気管支囊胞
- 側弯症
- 漏斗胸
- 胸壁動揺(多発性肋骨骨折)
- 神経筋疾患(重症筋無力症,Guillain-Barré症候群,筋ジストロフィ)
- 横隔膜麻痺
- 脊髄損傷
- 肥満
- 腹水
- 妊娠

## C 拘束性肺疾患患者の麻酔

### 1 周術期管理に関連する病態生理と患者に説明すべきリスク

拘束性肺疾患の原因を表20-4に示した.肺機能検査で肺活量が低下する(肺活量の正常値:50〜70 mL/kg)ため,浅い頻呼吸で,過換気となる.通常,拘束性肺疾患が進行するまで,$PaCO_2$は正常または低値である.一般的な事項は閉塞性肺疾患とほぼ同様である.

### 2 周術期の管理目標

1) 無気肺の予防
2) 喀痰量の減少と喀痰粘稠度の低下
3) 適正な呼吸・輸液管理

### 3 麻酔法と術後管理

末梢部位や下半身の手術には**区域麻酔**を選択するのがよい.ただし,区域麻酔の場合,知覚遮断がTh10以上に及ぶと呼吸筋運動を阻害する.麻酔導入・維持に使用する全身麻酔薬はいずれでもよく,麻酔管理と術後管理は閉塞性肺疾患とほぼ同様である.肺活量が15 mL/kg未満,$PaCO_2$が50 mmHgを超える症例では術後の人工呼吸管理が必要である.

## D 呼吸器感染症患者の麻酔

### 1 周術期管理に関連する病態生理と患者に説明すべきリスク

ウイルス性あるいは細菌性鼻咽頭炎は**急性上気道感染症**の約95%を占める.発熱,膿性鼻汁,喀痰,咳嗽などの症状を認め,頻呼吸や喘鳴を伴う.これらの明らかな上気道感染徴候のある患者,特に気道手術を受ける患者では周術期呼吸器系合併症の発生頻度が高い.

ウイルス感染によって気道上皮の形態および機能的変化が起こるうえ,麻酔によって気管線毛運動や肺での抗菌作用が低下する.麻酔中の陽圧換気によって,感染が上気道から下気道へ拡散する可能性があり,また手術や麻酔によって免疫能の低下が起こりうる.

このため手術の緊急性を鑑み,予定手術の延期の可能性も含めて外科医師との話し合いが必要である.ただし,上気道感染による**気道過敏性**が消失するには6週間も要することがあり,呼吸器合併症の発生頻度は上気道感染の発症4週間以内での手術の延期によっては減少しない.

### 2 周術期の管理目標

1) 上気道感染がある場合,手術の緊急性を考慮して延期の可能性も含め外科医と協議する.
2) 緊急性の低い手術は,上気道感染による気道過敏性が消失する6週間後まで延期する.

3）十分な輸液と分泌物の減少に留意し，気道刺激を最小限にする．

## 3 麻酔法と術後管理

十分な輸液を行い，分泌物を減少するように努める．また，過敏な気道操作を避け気道刺激を極力少なくするために，**気管挿管の代わりに声門上気道確保器具を挿入する**．術後合併症として，上気道閉塞，喉頭痙攣，気管支攣縮，気管チューブ抜去後の気道狭窄，無気肺，および低酸素症などがある．術中および術後低酸素血症はよくみられ，**酸素投与**によって対処する．なお，周術期気管支攣縮防止のための気管支拡張薬の予防的投与の効果については明らかではない．

表 20-5 糖尿病のリスク基準と合併症

| 診断基準 |
|---|
| （2回以上の検査で，下記のいずれか1つを満たす，HbA1cのみの反復検査は不可） |
| ・空腹時血糖値≧126 mg/dL |
| ・75 g 糖負荷試験2時間値≧200 mg/dL |
| ・随時血糖値≧200 mg/dL |
| ・HbA1c≧6.5%（国際標準値） |
| **周術期重症糖尿病**（いずれか1つ，麻酔の危険が高い） |
| ・HbA1c≧8.0% |
| ・空腹時血糖≧160 mg/dL |
| ・食後2時間血糖≧220 mg/dL |
| **合併症** |
| ・血糖コントロール：低血糖，高血糖，ケトアシドーシス，非ケトン性高浸透圧性昏睡 |
| ・血管障害：虚血性心疾患，脳血管障害，腎症 |
| ・神経障害：自律神経障害 |
| ・その他：電解質異常，乳酸アシドーシス，感染症，縫合不全，術後出血 |

# 内分泌・代謝疾患を有する患者の麻酔

## A 糖尿病

### 1 糖尿病に関連する病態生理

#### A 糖尿病とは（表20-5）

糖尿病の原因は，インスリンの分泌障害（1型糖尿病）と組織でのインスリン抵抗性（2型糖尿病）である．症状は，無症状から昏睡などの重篤な合併症まで幅広い．長期罹患は動脈硬化を促進するため心血管系合併症が重要である．

#### B 糖代謝

インスリンは筋肉・脂肪組織の細胞膜上のインスリン受容体に結合し，細胞膜上に糖輸送担体を発現させる．これにより，細胞内へのカリウムを伴ったグルコース取り込みが促進される．また，インスリンは肝臓での糖新生を抑制し血糖上昇を防ぐ．糖尿病患者では，上記作用の減弱により高血糖が持続する．グルコースを正常にエネルギーとして使用できず，脂肪酸やアミノ酸を代用している．

#### C ケトン体

ケトン体は，アセト酢酸，βヒドロキシ酪酸，アセトンの総称．**糖尿病患者では脂肪酸の代謝の過程でケトン体が産生されやすい**．肝臓では，脂肪酸はβ酸化を受けてアセチル CoA となり，クエン酸を生成し TCA サイクルに入る．糖尿病では過剰産生されたアセチル CoA がケトン体となり血中に放出される（ケトーシス）．**アセト酢酸，βヒドロキシ酪酸は強い酸なのでアシドーシスを引き起こしやすい（ケトアシドーシス）**．

#### D 外科的糖尿病
Surgical diabetes

外科的糖尿病とは，麻酔および手術侵襲による血糖上昇のことで，健常者でも起こる．原因は，**カテコラミン，コルチゾールなどストレスホルモン上昇や交感神経系緊張によるインスリンの分泌障害や利用障害**である．

### 2 患者に説明すべきリスク

麻酔前診察時には，糖尿病の多彩な合併症につ

いて説明する．特に周術期重症糖尿病と判断された患者には，麻酔のリスクがより高いことを説明する（**表20-4**参照）．

## 3 周術期の管理目標

1）適正な血糖・電解質・酸塩基平衡をコントロールする
2）循環動態の安定をはかる
3）その他合併症対策

## 4 術前評価・指示

### A 評価

糖尿病と診断される糖代謝の区分は**表20-4**の通りである．術前の血糖値がこれに当てはまる場合，可能な限り精査をする．

血糖コントロールは，食事療法のみ，経口血糖降下薬併用，インスリン療法に大別される．術前コントロールの基準は種々あるが，空腹時血糖<140 mg/dL，HbA1c<6.5％，ケトアシドーシスや低血糖を認めないことなどが基本である．術前からの合併症を把握する．

### B 糖尿病治療薬の術前指示

麻酔当日は絶飲食となる．**低血糖予防のため経口血糖降下薬およびインスリンは，原則として麻酔当日中止とする**．また，ビグアナイド系経口血糖降下薬は乳酸アシドーシスを誘発する危険があるため，麻酔2日前に中止しインスリンへ変更することが望ましい．

## 5 術中管理

以下にあげる検査およびモニターによる管理を念頭に置く．

1）血糖値（100〜200 mg/dL程度）
2）電解質（特に血清カリウム値の変化）
3）酸塩基平衡，乳酸値，血中（尿中）ケトン体
4）モニター：尿量，心電図，直接動脈圧

血糖管理には，短時間作用性インスリン持続静注を用いる．**血清カリウム値（インスリン使用時低下，腎症合併で上昇）に注意する**．ケトーシス時には，$\beta$ヒドロキシ酪酸が総ケトン体の78％にも達する．尿中ケトン体測定用スティックには$\beta$ヒドロキシ酪酸に反応しないものがあるため，血中$\beta$ヒドロキシ酪酸を測定するのが望ましい．

## 6 術後管理

経口摂取が可能となるまでインスリン療法を持続し，4〜6時間ごとに血糖値をチェックする．1日に少なくとも100 gのグルコースを分割投与しタンパクの異化を防ぐ．

**心筋梗塞などの心血管系合併症には，術後数日は注意を要する**．その他，脳血管障害，感染，縫合不全，術後出血などの発生にも注意する．

# B 褐色細胞腫

## 1 褐色細胞腫に関連する病態生理

### A 褐色細胞腫とは

クローム親和性細胞から発生する腫瘍で，特に副腎髄質由来の腫瘍を褐色細胞腫，傍神経節から発生するものを異所性褐色細胞腫とよぶ．腫瘍から血中に放出されたカテコラミンにより多彩な症状を呈する．

### B 褐色細胞腫のカテコラミン代謝

**副腎原発ではノルアドレナリンとアドレナリンが，異所性腫瘍では主にアドレナリンが生成，分泌される**．これらは，全身でノルメタネフリンとメタネフリン，さらにバニリルマンデル酸に不活性化され，尿中に排出される．

### C カテコラミン過剰による臨床症状

主な臨床症状は，分泌されたカテコラミンの直接作用によるもので，**高血圧，頻脈，蒼白，頭痛，精神障害（パニック，不安）**などである．

## 2 腫瘍摘出術の際，患者に説明すべきリスク

1) 血圧の異常変動による重篤な合併症（心筋梗塞，動脈瘤破裂など）を起こす可能性.
2) 麻酔のみでもこれらの合併症は起こりうること.
3) 術後の集中治療管理の必要性.

## 3 周術期の管理目標

1) 循環の安定をはかる
   - 術前管理の徹底
   - 腫瘍摘出前後での循環動態の劇的な変化に対応
2) その他合併症および随伴疾患への対応

## 4 術前評価

術前に評価すべき項目を表 20-6 に列挙した．また，術前管理が不十分な患者は，循環血液量の減少やカテコラミン心筋症による心不全が認められることが多い．手術を延期し術前管理を徹底する．

## 5 術中管理

褐色細胞腫摘出術の麻酔管理のポイントは，下記のような腫瘍摘出前後の循環動態の変化に迅速に対応することである．
- 摘出前：カテコラミン過剰分泌による循環動態変化への対処
- 摘出後：カテコラミンの消失による循環虚脱への対処

### A 麻酔法

本疾患患者に適した麻酔法には，交感神経系や副腎髄質を刺激せず，腫瘍摘出後に過度の交感神経遮断作用がないなどの条件があげられる．現在，第一選択となる方法はなく，各種麻酔法と循環作動薬の併用が主流である．超短時間作用性オピオイドであるレミフェンタニルは調節性が高く，心拍数の減少や血管拡張作用が強いため，本疾患の麻酔に適していると思われる．

### B 循環作動薬・輸液

**短時間作用型薬剤を使用する．**血管拡張による降圧には，α遮断薬（フェントラミンなど），プロスタグランジン $E_1$，カルシウム拮抗薬（ニカルジピンなど），ニトログリセリンなど．頻脈に対しては，超短時間作用性β遮断薬のランジオロールやエスモロールを使用すが，心機能が低下している場合があるため注意する．腫瘍摘出後の低血圧には，輸液療法やノルアドレナリンなどによる昇圧が必要となる．

### C モニター

通常のモニターに加え，**直接動脈圧は必須**である．また，肺動脈カテーテルや TEE は循環の評価に有用である．

## 6 術後管理

血中カテコラミン濃度の急激な変化により循環動態が不安定になるため，1～2日間の集中治療室管理が推奨される．循環管理方法は術中管理に準じる．また，重篤な低血糖の報告もあり，血糖は定期的に測定する．両側副腎を摘出した場合，適宜ステロイドカバーを行う．

表 20-6 褐色細胞腫の術前評価

| |
|---|
| 1) 過剰分泌されているカテコラミンの種類 |
| 2) 術前投与薬<br>　α受容体遮断薬，β受容体遮断薬，その他（カルシウム拮抗薬など） |
| 3) 循環評価<br>　血圧，心拍数，不整脈，心不全，心肥大，循環血液量 |
| 4) その他術前合併症<br>　糖代謝異常，腎機能異常，脂質代謝異常，カテコラミン心筋症など |
| 5) 随伴疾患<br>　von Hippel-Lindau 症候群，多発性内分泌腫瘍症2型，von Recklinghausen 病（神経線維腫病）など |

〔松木明知：褐色細胞腫の麻酔（改訂第2版）．pp57-67，克誠堂出版，1999 より改変〕

### 表 20-7　ステロイドカバー

| ステロイド常用量 | | 手術侵襲 | ステロイド投与量 |
|---|---|---|---|
| プレドニン換算＜10 mg/日 | | | 術前に常用ステロイド内服 |
| プレドニン換算＞10 mg/日 | | 軽度<br>(鼠径ヘルニア手術など) | 術前に常用ステロイド内服あるいは<br>麻酔導入時にハイドロコルチゾン 25 mg 静注 |
| | | 中等度<br>(子宮全摘術など) | 常用ステロイドを術前に内服<br>麻酔導入時にハイドロコルチゾン 25 mg 静注<br>術後 24 時間はハイドロコルチゾン 100 mg/日 |
| | | 高度<br>(心臓手術など) | 常用ステロイドを術前に内服<br>麻酔導入時にハイドロコルチゾン 25 mg 静注<br>術後 48～72 時間はハイドロコルチゾン 100 mg/日 |
| ステロイド<br>休薬中 | 休薬後 3 か月以上 | | 周術期のステロイド補充不要 |
| | 休薬後 3 か月未満 | | 必要に応じてステロイドカバー |

〔Nicholson G：Peri-operative steroid supplementation. Anaesthesia 53：1091-1104, 1998 より改変〕

## C  Cushing 症候群

### 1 Cushing 症候群に関連する病態生理

#### A Cushing 症候群とは

グルココルチコイドの内因性過剰分泌あるいは長期間の生理的な量を超えた投与が原因として起こる．内因性では副腎腺腫が原因としてもっとも多く，下垂体由来の ACTH の過剰分泌(Cushing 病)がそれに続く．

#### B グルココルチコイド過剰による臨床症状

主な臨床症状は，満月様顔貌(moon face)，中心性肥満，薄い皮膚，易出血性，筋萎縮，耐糖能異常，骨粗鬆症，電解質異常(高ナトリウム血症，低カリウム血症)，創傷治癒遅延，消化管潰瘍，精神障害などである．

### 2 患者に説明すべきリスク

急性副腎不全発症の可能性について説明する．
急性副腎不全の予防にステロイド補充(ステロイドカバー，表 20-7)を行うこと，ステロイドカバーによる高血圧の増悪や血糖値の上昇，創傷治癒異常，感染率の上昇などについても説明する．

### 3 周術期の管理目標

1) 血糖と高血圧のコントロールおよび体液量，電解質の正常化
2) 急性副腎不全の予防と対応
3) その他合併症および随伴疾患への対応

### 4 術前評価

1) 血糖，血圧，体液量，電解質のコントロールが重要である．
2) 心血管系合併症の有無を確認する．
3) 肥満度の確認と気道確保困難の有無を予測
4) 感染徴候の有無を確認する．
5) ステロイドを内服中の患者ではステロイド内服の原因となった疾患(喘息，膠原病など)について精査を行う．
6) 糖尿病治療薬や降圧薬は原則的に手術当日の投与を中止する．

### 5 術中管理

1) 血糖，血圧，体液量，電解質のコントロールを行う．
2) 骨粗鬆症もしばしば合併するため，体位に注意する．

3）筋萎縮のある患者では筋弛緩モニター下に筋弛緩薬を使用する．

## 6 術後管理

急性副腎不全により心血管系合併症が起こりうるため，適切にステロイドカバーを行う．輸液や昇圧薬に反応の乏しい難治性低血圧が生じた際には，ステロイド投与を考慮する．呼吸筋の筋力低下や肥満のため呼吸不全の発症に注意する．

## D 甲状腺機能亢進・低下

### 1 甲状腺機能亢進・低下に関連する病態生理

#### A 甲状腺ホルモンの動態

食物から摂取したヨードは，甲状腺刺激ホルモン（TSH）により甲状腺に取り込まれ，いくつかの段階を経てトリヨードサイロニン（$T_3$）とサイロキシン（$T_4$）が生成される．血中に放出された $T_3$，$T_4$ のほとんどはタンパク結合して存在する．末梢組織でホルモンとして作用するのは遊離型で，$T_3$ で 0.3％，$T_4$ で 0.03％である．$T_3$ の生物学的活性は $T_4$ の 4～5 倍高い．

#### B 甲状腺ホルモンの作用と臨床症状

甲状腺ホルモンにはさまざまな作用がある．甲状腺の機能亢進もしくは低下患者では，これらの作用の増減に伴って表 20-8 のような臨床症状を呈する．

#### C 甲状腺クリーゼ

甲状腺クリーゼ（thyroid storm）は，**甲状腺機能亢進症の急性増悪**であり，もっとも危険な周術期合併症である．術後 48 時間以内に起こることが多い．症状は，頻脈，40℃ 以上の発熱，せん妄など．治療は，抗甲状腺薬，β 遮断薬，体表面の冷却など．

**表 20-8　甲状腺ホルモンの作用と臨床症状**

| 甲状腺ホルモンの作用 |
|---|
| ・循環系：陽性変時・変力作用，末梢血管抵抗増加，心拍出量増加 |
| ・その他：代謝亢進，体温上昇，精神活動活発化 |
| **臨床症状** |
| ・機能亢進：頻脈，心房細動，発熱，振戦，悪心など |
| ・機能低下：徐脈，体温低下，嗜眠，疲労，うつ状態など |

〔尾山　力：内分泌外科の麻酔と術前・術後管理．pp98-111，克誠堂出版，1986 より改変〕

#### D 粘液水腫昏睡

粘液水腫昏睡（myxedema coma）は，感染，寒冷曝露，鎮静・鎮痛薬などを契機とする**甲状腺機能低下症の増悪**であり，術後に多い．症状は，精神活動の極度な低下（昏睡，痙攣など），血圧低下，徐脈，低呼吸など．治療は，甲状腺ホルモン製剤，グルコースを含んだ輸液，ステロイドなど．

### 2 患者に説明すべきリスク

前述した周術期の機能亢進および機能低下の増悪の可能性について説明する．甲状腺摘出術の場合や機能低下症患者には，術後の**喉頭浮腫，血腫や反回神経麻痺による上気道閉塞**の危険性がある．

### 3 周術期の管理目標

1）術前甲状腺機能正常化（euthyroid）
2）合併症への対応

### 4 術前評価

術前の甲状腺機能の正常化が重要である．心不全を合併していることがあるため，超音波検査などで循環系の評価をする．甲状腺治療薬は，原則的に手術当日朝まで継続する．

## 5 術中管理

甲状腺の手術の場合，確実な気道確保を行った全身麻酔が望ましい．機能低下症では鎮静薬の麻酔前投与は慎重に行う．呼吸抑制がみられることがあるため，術後の気管挿管下での人工呼吸も考慮する．

## 6 術後管理

甲状腺クリーゼ，粘液水腫昏睡，上気道閉塞などの重篤な合併症に注意する．回復室や病棟で患者の十分な観察が必要である．

● 参考文献
1) 清野 裕，他：糖尿病の分類と診断基準に関する委員会報告．糖尿病 53：450-467，2010
2) Candiotti K, et al：Obesity, obstructive sleep apnea, and diabetes mellitus. Anaesthetic implications. Br J Anaesth 103：i23-i30, 2009
3) Lenders JWM, et al：Phaeochromocytoma. Lancet 366：665-675, 2005
4) Kohl BA, et al：Surgery in the patient with endocrine dysfunction. Anesthesiology Clin 27：687-703, 2009
5) 尾山 力：内分泌外科の麻酔と術前・術後管理．克誠堂出版，1986
6) 松木明知：褐色細胞腫の麻酔（改訂第2版）．克誠堂出版，1999

（執筆協力：斎藤淳一）

め，安全な麻酔管理には既存の腎障害を悪化させる病態を理解することが重要である．また薬物は腎排泄を受けるものが多く，過剰投与とならないようにする．すでに腎機能低下がある患者に対する侵襲の大きな手術では，術後急性腎不全発症のリスクについては説明しておく．

## 2 急性腎不全とその予防

急性腎不全でもっとも多い病型は腎前性急性腎不全であり，腎低灌流を背景として起こる．腎前性急性腎不全は一般に腎灌流圧が回復すれば可逆的である．低灌流がさらに高度で遷延すると虚血性の障害を引き起こし，急性尿細管壊死となる．これは循環血液量減少，低心拍出量，全身性血管拡張，選択的な腎内の血管収縮などを起こすさまざまな疾患によって引き起こされる．

軽度の低血圧であっても，高齢者や輸入細動脈の失調をきたしている患者（高血圧性腎硬化症，糖尿病性血管障害，動脈硬化を含めた他の腎血管の閉塞性の病態といったリスク下）では，腎前性腎不全を起こしうる．さらに，低灌流への適応反応に干渉するような薬物は，代償性腎低灌流を顕性の腎前性急性腎不全や急性尿細管壊死に進行させる可能性がある．薬理学的に腎臓のプロスタグランジン生合成を阻害する薬物〔非ステロイド性抗炎症薬（NSAIDs）〕やACE阻害薬およびARBなどが主要な原因となる．健常者では，NSAIDsは糸球体濾過値（GFR）を低下させることはないが，脱水状態にある患者，慢性腎臓病患者（機能している残存ネフロンでのプロスタグランジンを介した過剰濾過状態によってある程度GFRが維持されている状態）では腎前性急性腎不全を起こす可能性が高い．

虚血性急性尿細管壊死は，心血管系大手術，重篤な外傷，出血，敗血症のほか，血液量が低下した患者によくみられる．もともと危険因子（慢性腎臓病，腎毒性物質に曝露されている）をもつ患者では急性尿細管壊死のリスクは上昇する．

虚血性急性腎不全に対する特異的な治療はないため，予防は特に重要である．高齢者やすでに慢性腎臓病があるような高リスク患者では，心血管

# 腎疾患を有する患者の麻酔

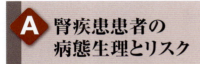

## 1 腎疾患による麻酔上の問題点

腎疾患患者の麻酔管理では，薬物代謝の変化，水分管理，心血管系の合併症が問題となる．術前から腎機能が低下した患者や大量出血をきたす手術の術後には急性腎不全を発症することがあるた

系機能と血管内容量を頻回に観察することで多くの虚血性腎不全を予防できる．積極的に血管内容量を回復させることで大手術，外傷，熱傷などによる虚血性急性腎不全の頻度が減少する．

## B 周術期管理目標

1）術前の腎機能評価を行う．
2）術前の心血管系合併症を，特に注意深く評価する．
3）腎機能を悪化させない，あるいは心血管系合併症を考慮した適切な麻酔法，麻酔計画を立てる．

## C 術前評価

### 1 腎機能の評価

腎機能の評価には GFR が使われる．成人日本人の GFR 値は，血清クレアチニン濃度，年齢，性別から以下の式を用いて推測することができる．

$$\begin{aligned}&\text{推算糸球体濾過量}(\text{estimated glomerular filtration rate})(\text{eGFR})(\text{mL/min/1.73 m}^2)\\&= 194 \times \text{血清クレアチニン濃度}(\text{mg/dL})^{(-1.094)}\\&\quad \times \text{年齢}(歳)^{(-0.287)}\\&\hspace{4cm}(女性ではこれに \times 0.739)\end{aligned}$$

〔Matsuo S, et al：Revised equations for estimated GFR from serum creatinine in Japan. Am J Kidney Dis 53：982-992, 2009 より〕

慢性腎疾患は GFR が 60 mL/min/1.73 m$^2$ 未満の状態が 3 か月以上続く状態であって，**表 20-9 に示す 6 段階に分類される．腎機能低下は術後の急性腎不全や心血管合併症のリスクが増加する．**術前の血清クレアチニンが 2 mg/dL 以上の場合は，術後心合併症のリスクが高い．

### 2 合併症の評価

慢性腎臓病（chronic kidney disease：CKD）は多くの臓器に障害を及ぼしており，安全な麻酔を

**表 20-9 慢性腎臓病の病期分類**

| ステージ | GFR(mL/min/1.73 m$^2$) |
|---|---|
| 0 | >90 |
| 1 | 90 以上であるがタンパク尿など他の徴候がある． |
| 2 | 60〜89 でタンパク尿など他の徴候がある． |
| 3 | 30〜59 |
| 4 | 15〜29 |
| 5 | 15 未満あるいは透析患者 |

〔慢性腎臓病．福井次矢，黒川　清（監修）：ハリソン内科学（第 3 版），pp1824-1834 の表 274-5，メディカル・サイエンス・インターナショナル，2009 を元に作成〕

施行するうえで考慮する必要がある．

CKD は心血管系に大きな影響を及ぼし，左室肥大，動脈硬化，血管石灰化，心伝導障害，高血圧を引き起こす．これによる心筋梗塞，心不全，脳卒中は腎不全患者の主な死因である．

CKD では血小板異常による出血傾向がある一方で，トロンボエラストグラムで凝固の亢進を示すという相反する病態をもつので凝固系の評価が難しい．血小板異常と透析後のヘパリン残存効果によって硬膜外麻酔後の血腫形成のリスクは増大するが，一般的には安全に施行できる．慢性腎疾患患者に対する硬膜外麻酔と脊髄くも膜下麻酔は個々の症例の利益と危険性を考慮して行う必要がある．

## D 麻酔管理

### 1 腎障害と薬物

CKD 患者では，薬物のクリアランスの低下，活性代謝産物の蓄積，薬物による腎疾患の悪化の危険性を考慮しなければならない．薬物投与量の減量は，GFR＜50 mL/min/1.73 m$^2$ まで通常必要ない．血液透析後には分布容積が減少するために，持続投与によって通常より薬物濃度が高くなることがある．

## ❷ 吸入麻酔薬

歴史的にはメトキシフルランが腎障害を引き起こすことが有名である．セボフルランは当初代謝産物のコンパウンドAが腎障害を起こす懸念が示されたが，さまざまな研究の結果，現在では腎疾患患者にも安全に使用できるとされている．デスフルランとイソフルランも腎疾患患者に安全に使用できる．

## ❸ 静脈麻酔薬

プロポフォールの薬物動態は腎不全で大きな変化はない．持続投与終了から覚醒までの時間は若干短縮する．チオペンタールは腎不全で遊離のチオペンタール量が増えるため投与量を少なめにする．

## ❹ 筋弛緩薬

腎疾患患者では，筋弛緩薬とその活性代謝産物の排泄障害と蓄積を考慮しなければならない．筋弛緩モニターをルーチンで使用すべきである．一般的には筋弛緩に必要な初期投与量（3×ED95：ED95＝短収縮反応を95％低下させる量）は健常者より腎疾患患者のほうが多い．スキサメトニウムは筋の脱分極を起こした際，一過性血中K値を0.5〜/mEq/L上昇させるので，K値がもともと高い透析患者などでは注意が必要である．

ベクロニウムは主として胆汁排泄を受けるが，30％までは腎排泄を受ける．腎不全ではクリアランスの減少，排泄半減期の延長，作用時間の延長がみられるので投与量を減量する．

ロクロニウムは主として胆汁排泄であるが，33％までは24時間以内に腎排泄を受ける．腎不全はクリアランスを39％減少させ，作用時間を50％以上延長させる．

ネオスチグミンの作用が延長するのでそれに起因する徐脈が起こりやすい．

## ❺ 鎮痛薬

NSAIDsは**腎毒性物質**であり，腎疾患患者の高血圧，浮腫，低ナトリウム血症，高カリウム血症を悪化させ，また消化管出血のリスクを増加させるため周術期に使用する利点はない．COX-2阻害薬も同じように有害である．

オピオイドには腎毒性はないが，腎排泄を受けるオピオイドの投与量には注意する．モルヒネの活性代謝産物モルヒネ-6-グルクロニド（MGG）は腎障害で蓄積するため減量して投与する．レミフェンタニルは血液中および組織内の非特異的エステラーゼによって速やかに代謝されること，主要代謝産物の効力が小さいことから，腎機能障害があっても薬物動態に影響はない．

## ❻ 輸液と電解質

慢性腎疾患患者では電解質の過剰な負荷に適応できず，しかも尿の濃縮と希釈も障害されている．過剰なナトリウム負荷，特に生理食塩液の大量輸液は輸液過剰を引き起こす．それは同時に高クロール血症と代謝性アシドーシスの原因となる．**透析中の患者では，患者のドライウェイトを把握し，手術前の状態が適切な状態にあるか否か（脱水でも溢水でもない）を評価したうえで術中輸液を行う．**腎疾患患者では高カリウム血症のリスクがある．アシドーシス，インスリン欠乏，高浸透圧，β受容体遮断は高カリウム血症をきたすのでこれらを避ける．カリウム上昇の危険がある場合はカリウムを含まない輸液を行う．ヒドロキシエチルデンプンを含む輸液は腎移植患者，重症敗血症患者で腎機能に悪影響を及ぼすといわれている．

**過剰輸液は好ましくないが，十分輸液を受けた患者のほうが急性尿細管壊死の頻度が低い．**これは，心房性ナトリウム利尿ペプチド（atrial natriuretic peptide：ANP）分泌増加によるものと考えられる．

## E 術後管理の注意点

輸液過剰に伴う心不全や呼吸不全，輸液不足や出血，侵襲に伴う腎不全について注意して術後管理を行う．

●参考文献
1) Kathleen DL, et al：急性腎不全．福井次矢，他（監修）：ハリソン内科学（第3版），pp1815-1824，メディカル・サイエンス・インターナショナル，2009
2) Craig RG, et al：Recent developments in the perioperative management of adult patients with chronic kidney disease. Brit J Anaesthesia 101：296-310, 2008
3) 慢性腎臓病．福井次矢，黒川 清（監修）：ハリソン内科学（第3版），pp1824-1834，メディカル・サイエンス・インターナショナル，2009

# 肝疾患を有する患者の麻酔

## A 周術期管理に関連する肝臓の生理学的特徴

### 1 肝臓の機能

肝臓の機能は**タンパク合成**，**生体内物質・薬剤などの代謝・排泄**，**栄養素の吸収**，**炭水化物代謝**など多様な機能を担っている．ヘモグロビンの分解，ビリルビンの合成・排泄も肝胆道系の重要な機能である．したがって，肝機能の障害はさまざまな臓器障害へと拡大する．

### 2 肝血流の特徴

肝臓への血液供給は心拍出量の25％にも及ぶ．その**約70％は門脈**から，残りの**約30％は肝動脈**から供給される．酸素供給に換算すると両血管系からの酸素供給はほぼ半々となる．門脈血流が減少すると肝動脈血流が代償性に増加する機構が存在するが，揮発性麻酔薬投与や肝硬変でこの自動調節能が損なわれる．

## B 末期肝障害の病態

### 1 循環器系

肝障害の末期では体循環の血管抵抗が低下し，また各所に**シャント血管**が形成されることから，心拍出量増加へと傾くことが多い．また，シャント血管に血液が貯留し，皮膚の切開部や粘膜面からの出血を増大させる原因となる．また，一部の症例では**肺高血圧**を惹起することもある．

### 2 呼吸器系

低アルブミン血症や血管拡張，門脈圧亢進に伴い，腹水や胸水が貯留するようになると，急速に肺のガス交換機能も低下する．**低酸素血症**，**高二酸化炭素症**が周術期に発生することは稀ではない．

### 3 神経系

窒素代謝も司る肝臓の機能が障害されると**高アンモニア血症**が発生する．高次の神経機能が障害されると麻酔薬の至適な投与量も変化する．ただし，神経機能の異常が**頭蓋内出血**や**低血糖**などによることもあるので，アンモニア値以外の検査所見にも注意を払う必要がある．

### 4 凝固系

手術患者では肝障害による**止血・凝固異常**に特に注意が必要である．ただし，肝臓には相当な予備能があること，凝固因子は正常値の20～30％程度あれば機能すること，などから出血傾向が認められるのは肝障害の末期になってからであることが多い．ただし，いくつかの凝固因子は血漿半減期が短いので，急性の肝障害では急激に凝固機能が低下することもある．また，脾腫の存在による血小板減少も肝硬変ではよくみられる．さらに，

肝硬変では**播種性(汎発性)血管内凝固**(disseminated intravascular coagulation：DIC)を発症することもある.

### 5 薬物代謝

タンパク合成の低下により**血漿アルブミン値**が低下すると，投与薬剤がタンパク非結合状態で存在する比率が高まり，薬効が増強する恐れがある．血漿アルブミン濃度が 2.5 g/dL を下回ると顕著になるといわれている．また，肝臓で代謝される薬剤(例：オピオイド鎮痛薬，ベンゾジアゼピン系の鎮静薬，局所麻酔薬，筋弛緩薬など)の**作用時間は延長**するおそれがある．一方，慢性の薬物中毒などでみられる肝機能障害では，**酵素誘導**によって薬物代謝が亢進している場合もあるので，個別に薬効や作用時間を注意深く監視する必要がある.

## C 肝機能への麻酔・手術の影響

### 1 麻酔と肝血流

吸入麻酔薬による全身麻酔でも局所麻酔薬による区域麻酔でも，肝血流は 20〜30％減少する．これらは主に血管拡張作用などによる**肝灌流圧低下**が原因と考えられている.

### 2 手術刺激と肝血流

痛みや低酸素血症，外科的ストレスなどで**交感神経刺激**状態になると，内臓血管の抵抗が増し，肝血流は減少する．**中心静脈圧が上昇する状態**(陽圧呼吸，心不全，体液量過剰)でも肝灌流圧(肝臓前後での血流の圧力差)が減少し，肝臓への血液供給が減少する．これらに加えて**血圧低下**や**大量出血**が発生すると，**肝血流量減少**はさらに顕著となり，術後に肝障害が増悪する可能性が高い.

表 20-10 Child-Pugh 分類

| | A | B | C |
|---|---|---|---|
| 血清ビリルビン(mg/dL) | <2.0 | 2.0〜3.0 | >3.0 |
| 血清アルブミン(mg/dL) | >3.5 | 3.0〜3.5 | <3.0 |
| 腹水 | なし | 制御可能 | 制御困難 |
| 脳神経症状 | なし | 軽度 | 高度 |
| 栄養 | きわめて良好 | 良 | 不良 |
| 手術のリスク | 5% | 10% | 50% |

A 群は問題なし，B 群は手術可能であるがリスクが高く，C 群は手術不可とする判定法と，各項目を A＝1 点，B＝2 点，C＝3 点として，合計 8 点以上は手術不可とする判定法がある.

### 3 麻酔薬と肝障害

現在用いられている麻酔薬の肝毒性は少ない．ただし，**ハロタンの生体内代謝**は 20％以上と高く，その**嫌気性代謝物**は肝障害を惹起すると考えられている．数か月以内にハロタン麻酔を繰り返すと，肝障害の発生率が有意に高いことが指摘されている．原因として免疫系の関与が示唆されている．セボフルランは生体内代謝が 2〜5％であるが，肝障害の原因となるか否かは不明である．イソフルランは生体内代謝(0.2％)が低く，肝障害の危険性はない．デスフルランは生体内代謝は 0.02％ときわめて低い.

## D 肝疾患患者の周術期管理

### 1 術前評価

AST(GOT)，ALT(GPT)などが上昇傾向にある症例は，急性増悪の予兆である可能性を考え，手術の延期を検討する．安定的に経過している慢性で軽度の肝障害は手術の大きな障害にはならない．ただし，肝臓は予備能が大きい臓器なので，相当な機能低下がない限り，自覚症状がないことに注意をする必要がある．日常生活における鼻や歯肉からの出血の有無と出血の持続時間などを問診し，**出血傾向**を確認する．また，四肢の出血斑の有無をチェックする．検査データではプロトロ

ンビン時間（PT），部分トロンボプラスチン時間（PPT），フィブリノゲンなどをチェックする．

周術期の肝機能障害の程度を評価する場合，**Child-Pughの分類**（表20-10）がしばしば用いられる．クラスCは周術期に合併症を発生する可能性が高く，生命予後も不良となることが少なくない．

## 2 術中管理

### A モニターの選択

体液量変化が多くなることが予想されるので，循環モニターとして**観血的動脈圧測定，中心静脈圧測定**などを持続的に行うことが推奨される．ただし，これらのモニター設置そのものも出血のリスクを伴うので，凝固異常を補正してから設置することが望ましい．

### B 麻酔の導入

血管拡張や薬剤の効果増強などで低血圧をきたすことが少なくない．フェニレフリンなどの**血管収縮薬**の準備が必要となる．消化管の蠕動が低下していることが多いので，フルストマックに準じた**嘔吐予防対策**が麻酔の導入時に求められる．

### C 麻酔の維持

高度な障害では**低タンパク血症，薬物代謝遅延**などに注意して麻酔薬投与量を調節する．揮発性麻酔薬では，体内代謝率の低いイソフルランやデスフルランが推奨される．静脈麻酔薬は低血圧などにより肝血流の減少をまねかない限り，肝障害の危険性はない．ただし，薬剤の代謝は遅延する．いずれの麻酔法においても，循環動態の変動（低血圧，心拍出量の減少など）や低酸素血症などを避け，肝血流量保持に努め，**肝の好気的代謝を保つ**ことが麻酔管理上の要点である．

### D 体液・凝固機能管理

胸水や腹水が存在する例では**体液量減少**を適切に補充する必要がある．侵襲の大きな手術では，周術期に出血量が多くなることが稀ではなく，血液製剤の使用が避けられない例は多い．血小板数が20,000/μL以下の場合や，50,000/μL以下であっても重篤な出血があるか観血的処置を行う場合には，**血小板製剤**を使用する．また，活動性の出血があり，かつ，PTの著明な延長やフィブリノゲンの50 mg/dL以下への低下がある場合には，**新鮮凍結血漿**の使用も容認される．

### E 術後管理

術後は肝機能障害患者の一般的な注意事項に留意することはもちろんのこと，後出血・腹水貯留などによる**体液量減少，麻痺性イレウス，薬物効果の遷延**などに注意する．麻酔薬や鎮痛薬，筋弛緩薬の作用遷延に伴う**上気道閉塞，呼吸機能低下**は稀ではない．出血傾向のない患者では術後鎮痛に硬膜外麻酔や伝達麻酔も適用可能である．針の穿刺が困難な症例では，**鎮痛薬の全身投与**が選択される．

（執筆協力：須藤貴史）

# 神経・筋疾患を有する患者の麻酔

神経・筋疾患とは運動ニューロン，神経筋接合部，筋肉細胞のいずれかの障害によって起こった疾患の総称である．その他，神経変性疾患や脱髄性疾患，末梢神経疾患についても説明する．各疾患での特徴を知り，適切な周術期管理を心がけることが大切である．

## A 神経変性疾患

### Parkinson病
Parkinson disease（PD）

#### A 病態生理と周術期リスク

中脳黒質緻密層のドパミン作動神経細胞が変性脱落し，**線条体**（被殻，尾状核）における**ドパミン**

表 20-11　Parkinson 病患者での薬物相互作用（一部改変）

| 薬物 | | コメント |
|---|---|---|
| 導入薬 | プロポフォール | 脳定位手術では避けるべき（振戦抑制あるため） |
| | チオペンタール | おそらく安全 |
| | ミダゾラム | 使用可能（せん妄に注意） |
| 鎮痛薬 | フェンタニル | 筋硬直の可能性 |
| | モルヒネ | |
| | レミフェンタニル | |
| 吸入麻酔薬 | セボフルラン | おそらく安全 |
| | イソフルラン | |
| | デスフルラン | 不明 |
| 筋弛緩薬 | サクシニルコリン | 高カリウム血症の可能性 |
| | 非脱分極性筋弛緩薬 | おそらく安全 |

〔Nicholson G, et al：Parkinson's disease and anaesthesia. Br J Anaesth 89：904-916, 2002 より改変〕

作用が減少し，相対的にアセチルコリン作動性ニューロンが優位になることが主因である．黒質病変の出現に先立って，嗅球，腸管神経節，迷走神経背側核などといったより末梢レベルからの病変出現が注視されている．発症年齢は 50～65 歳とされ，神経変性疾患の中では Alzheimer 病に次いで多く，人口 10 万人当たり 100～150 人と推定されている．臨床症状は**錐体外路症状**（無動・寡動，筋固縮，静止時振戦，姿勢反射障害）が特徴である．その他，**自律神経障害**や**精神症状**が併発することが多い．

治療の中心は**ドパミン補充療法**（ドパミン前駆物質：レボドパ，ドパミン受容体作動薬：ブロモクリプチン）で，**抗コリン薬やノルアドレナリン前駆物質やアマンタジン塩酸塩**も使用される．外科治療として定位脳手術装置を用いた深部脳刺激療法（deep brain stimulation：DBS）がある．これは，視床下核，淡蒼球内節，視床に刺激電極リードを留置し，前胸部や腹部皮下に埋め込んだ刺激発生装置から持続的に電気刺激を与えるものである．

### B 麻酔・手術の影響

手術後に症状が悪化する可能性がある．よって，症状増悪予防が重要である．

### C 術前評価の注意点

周術期の内服薬の増減については神経内科医と相談しておく．特にレボドパは排泄半減期が短く（1～3 時間），6～12 時間以上休薬すると急激に治療効果が失われるため手術当日も内服させる．レボドパを急激に減量・中止すると**悪性症候群**（高熱，意識障害，筋硬直，血清クレアチンキナーゼ上昇）の危険性が高まる．

呼吸器系では**換気障害**（30％程度の患者で呼吸機能検査において閉塞性パターン），嚥下機能低下と，咽頭筋や食道機能障害のため**喀痰排泄困難，誤嚥**を起こしやすく肺炎発症のリスクが高い．

### D 術中管理の注意点

麻酔法の選択は個々の症例に応じて選択すればよい．区域麻酔の利点は周術期に抗 PD 薬の経口投与が可能なことである．ただし，わが国では 2012 年から**経皮吸収型ドパミン受容体刺激薬**（ロチゴチン）が使用可能となったため，内服薬の中断が必要な全身麻酔時には特に有用である．

レボドパ投与により，麻酔導入に伴う難治性低血圧が起こりやすいと考えられている（レボドパ投与に伴うノルアドレナリンの枯渇，自律神経系の機能異常などの中枢性血圧調節障害のため）．特に長期間，ドパミン投与されている患者では腎血流増加に伴う血管内容量の減少，導入時の低血圧が頻発するため，麻酔導入早期から輸液療法で血管内容量を補正しておくことが望ましい．PD 患者ではドパミン受容体の感受性低下のため，ドパミンは使用しない．また交感神経節末端のノルアドレナリン貯蔵量を減少させるためエフェドリンも使用しない．フェニレフリンやノルアドレナリンは安全に使用することができる．

**揮発性麻酔薬**は細胞外ドパミン濃度を上昇させ，不整脈の発生や低血圧が生じることがある．**脱分極性筋弛緩薬**では高カリウム血症をきたすことがあるので非脱分極性筋弛緩薬の使用が望ましい．

術中に使用する可能性のある麻酔薬の PD 患者への相互作用について**表 20-11** に示す．

### E 術後管理の注意点

オピオイドは筋硬直を発生しうるため控えたほうがよい．制吐剤としてドロペリドール，メトクロプラミドを使用すると**錐体外路症状**悪化の可能性があるが，デキサメタゾンは使いやすい．なるべく早期にレボドパを再開することが望ましい．

## B 脱髄性疾患

### 多発性硬化症
Multiple sclerosis(MS)

### A 病態生理と周術期リスク

多発性硬化症は中枢神経白質の**炎症性脱髄疾患**である．中枢神経白質の障害に伴う諸症状（痛みやしびれ）の増悪寛解が時間的・空間的に繰り返されるのが特徴である．増悪因子として精神的ストレス，体温の変動，外傷，感染，手術，妊娠があるため，周術期に症状が増悪する可能性を十分に説明しておく．

### B 麻酔・手術の影響

全身麻酔薬に特別な禁忌はない．慢性炎症で血液脳関門が破壊されているため局所麻酔薬の投与量には注意が必要である．脊髄くも膜下や硬膜外へのオピオイド投与は再燃率とは関係ないとされているので低濃度局所麻酔薬にオピオイドの併用を検討してもよいが，脂溶性であるフェンタニルは血液脳関門を通過しやすいため投与量には注意が必要である．

### C 術前評価の注意点

**自律神経機能不全**を合併している患者も多く，α交感神経作用薬への感受性が亢進していることもある．

### D 術中管理の注意点

吸入麻酔法，全静脈麻酔法ともに神経症状に悪影響は認められていない．**筋弛緩薬**は脱分極性筋弛緩薬では感受性亢進のため高カリウム血症をきたす恐れがあるため使用しないほうがよい．非脱分極性筋弛緩薬を筋弛緩モニター下，必要最小量使うのがよい．筋弛緩改善薬のスガマデクスは有用と考えられる．脱髄神経への血流低下を予防するために低血圧は極力避ける．

**体温上昇**は，たとえ1℃であっても明らかに再燃率を増加させ，症状を悪化させるため（Uhthoff徴候），厳密な体温管理が必要である．具体的にはアトロピンは体温上昇をきたす可能性があるため使用すべきではなく，予防的な非ステロイド性抗炎症薬やアセトアミノフェンの投与は有用である可能性がある．治療薬として抗痙攣薬（カルバマゼピンなど）を使用している場合は非脱分極性筋弛緩薬の感受性が低下している可能性がある．

### E 術後管理の注意点

術後症状悪化時には，精神的なフォローが必要である．

## C 運動ニューロンの障害

### 筋萎縮性側索硬化症
Amyotrophic lateral sclerosis(ALS)

### A 病態生理と周術期リスク

皮質，脳幹，脊髄運動ニューロンの変性から上位運動ニューロンと下位運動ニューロンの障害が起こる進行性の運動ニューロン疾患である．母子球筋など上肢末端に始まる筋萎縮が特徴的である．人工呼吸を行わない場合は，発症から死亡までの平均生存期間は3年程度の予後不良疾患である．10万人当たり2〜7人の発症率で，男性に多い．

### B 麻酔・手術の影響

麻酔薬の影響で，術後に**呼吸合併症**，**神経症状**の増悪が生じないように麻酔法や術中管理を事前に十分に検討する必要がある．特に末期の患者では，低栄養状態となっていることも多く，多くの

麻酔薬の血漿タンパクとの結合が減少するので、麻酔薬の投与量においては注意が必要である．

### C 術前評価の注意点

ALS患者では％予想努力性肺活量（％ FVC）が50％未満で呼吸補助の基準とされている．たとえ50％以上であっても呼吸困難感などの症状があれば，術後に抜管できない可能性がある．**球麻痺**に伴う嚥下障害それに付随する不顕性誤嚥性肺炎も，胸部単純X線などで事前にチェックすべきである．

### D 術中管理の注意点

短時間作用型の麻酔薬を使用すべきである．術後の呼吸合併症の可能性からプロポフォールとレミフェンタニルを用いた全静脈麻酔が選択されることが多い．脱分極性筋弛緩薬の投与は高カリウム血症をきたす可能性があり（ニコチン性アセチルコリン受容体のアップレギュレーションのため）避けるべきである．スガマデクスを用いて非脱分極性筋弛緩薬からの速やかな回復が可能となった．脊髄くも膜下麻酔や硬膜外麻酔は特に禁忌ではないが局所麻酔薬への感受性が亢進している可能性があり，脊髄くも膜下麻酔後に神経症状の急性増悪を生じる可能性が考えられている．末梢神経ブロックは有用である．

### E 術後管理の注意点

特に呼吸状態の監視が必要である．ALS患者では睡眠時は低酸素に反応して呼吸が促されるともいわれており，無用な術後の高流量酸素投与は控えるべきである．術前から導入されている患者はもとより，それ以外の患者でも術後に**NPPV**（非侵襲的陽圧換気療法）を導入することは選択肢として検討に値する．

## D 神経筋接合部の障害

### 重症筋無力症
Myasthenia gravis（MG）

### A 病態生理と周術期リスク

骨格筋の神経筋接合部において，自己免疫機序により**シナプス後アセチルコリン受容体（AChR）**数が減少しているため，神経終板での刺激伝達に異常が生じ，筋収縮が阻害される．**外眼筋麻痺**（複視）・**眼瞼下垂**が初発症状となることが多い．その他，**咀嚼困難**，**嚥下困難**などが生じ，特に夕方から症状が強くなるのが特徴である．

### B 麻酔・手術の影響

**筋弛緩薬**の使用については，スガマデクスがあるとはいえ慎重な投与が必要である．

### C 術前評価の注意点

**胸腺腫**の合併は評価しておかなければならない．胸腺腫の合併がある場合には胸腺摘除が適応となる．また球症状があれば術後の呼吸合併症にもつながるため，**呼吸機能検査**は必要である．術前にステロイドの内服をしている場合は**ステロイドカバー**についても検討する．

### D 術中管理の注意点

全身麻酔管理では，吸入麻酔・全静脈麻酔のどちらを用いてもよい．術中に筋弛緩薬の投与を行う場合は**神経筋刺激**〔四連刺激：trains-of-four（TOF）〕を用いた管理が必須である．

### E 術後管理の注意点

神経筋接合部に作用する薬（アミノグリコシド系抗菌薬，ポリミキシン，β遮断薬，ステロイド）を使用している場合は，**術後再筋弛緩**には注意が必要である．球症状や呼吸不全（myasthenic crisis）を生じれば血液浄化や免疫グロブリン療法，ステロイドパルス療法の適用も検討する．

## E 末梢神経障害

### 脊髄損傷後

#### A 病態生理と周術期リスク

原因は外傷がもっとも多く，好発部位はC5/6や胸腰椎移行部である．高位脊髄損傷（第6胸髄より頭側）では脊髄性交感神経支配が断裂し，急性期（脊髄損傷後24時間以内）には**脊髄ショック**とよばれる血管拡張と低血圧が特徴である．上位胸髄（第1〜4胸髄）では心臓交感神経が含まれており徐脈や房室ブロックが起こりうる．慢性期（脊髄損傷6週間後以降）では自律神経系反射の亢進がみられ，交感神経系の緊張に伴って**自律反射不全**（autonomic dysreflexia：AD）が生じうる．

#### B 麻酔・手術の影響

急性期に行う場合は全身麻酔を選択されることが多く，慢性期での麻酔法は全身麻酔，区域麻酔のどちらでもよい．

#### C 術前評価の注意点

**脊髄損傷**をさらに悪化させないような愛護的な処置が求められる．気道確保には気管支ファイバーを始め，ビデオ喉頭鏡（McGRATH™，Airway Scope®など）を用いるとよい．C3以上の損傷であれば人工呼吸は必須であり，C4損傷であれば横隔膜機能は温存されるため腹式呼吸は可能であるが，人工呼吸の補助が必要となる可能性はある．C5以下の損傷でも肺活量は低下しうる．

#### D 術中管理の注意点

**頸髄損傷**では**神経原性ショック**（徐脈，低血圧）となりやすい．それは胸髄から出る交感神経系の機能は消失するのに対して，副交感神経系は迷走神経が頸椎外側を下降するので損傷を受けにくいためである．神経原性ショックの際には観血的動脈圧や中心静脈圧などのモニタリングが必要である．徐脈に対してはアトロピンの投与や一時的経皮ペーシングを，低血圧に対しては輸液負荷や昇圧薬で対応する．

**脊髄ショック期**（受傷後3〜6週以内）から回復するころ，損傷部位以下の侵害刺激でADが発症するため，それを防ぐためにも麻酔は必要である．術中に**運動誘発電位**（motor evoked potential：MEP）をモニタリングする際は吸入麻酔薬の使用は避ける（MEPを抑制するため）．筋弛緩薬の使用においては**脱分極性筋弛緩薬**（スキサメトニウム）は受傷後3日以降（おおよそ9か月まで）の使用で高カリウム血症や心停止を起こす可能性があるため使用を避けるのが望ましい．

#### E 術後管理の注意点

術前と比較した知覚，運動障害，脊髄損傷レベルの再評価が必要である．鎮痛が不十分であるとADに伴い循環動態が不安定になることがあるため，しっかりとした鎮痛が必要である．

## F 筋細胞障害

### 筋ジストロフィー
Muscular dystrophy（MD）

#### A 病態生理と周術期リスク

筋線維の壊死と変性を主病変とし，臨床的に遺伝性・進行性の骨格筋の筋力低下を主症状とする疾患，と定義される．遺伝形式などにより多型分類される．X染色体劣性遺伝である**Duchenne型**がもっとも頻度が高く重症型である．3歳以降に進行性に骨格筋，心筋，平滑筋の変性をきたし，**動揺性歩行**や**Gowers徴候**を呈するようになり，12歳までに歩行不能となる．20歳前後で呼吸不全・心不全となる．15歳以前に50％程度の割合で**拡張型心筋症**が認められる．

#### B 麻酔・手術の影響

主に術後の呼吸不全，循環不全に注意が必要である．

表 20-12　悪性高熱症の臨床所見

| 早期 | 晩期 |
|---|---|
| ・咬筋のスパスム<br>・全身の筋肉の硬直<br>・頻脈（>80%）<br>・高二酸化炭素血症<br>・低酸素症 | ・高熱<br>・横紋筋融解症<br>・急性腎不全<br>・不整脈<br>・低血圧 |

〔Schneiderbanger D, et al：Management of malignant hyperthermia：Diagnosis and treatment. Ther Clin Risk Manag 10：355-362, 2014 より一部改変〕

### C 術前評価の注意点

呼吸機能，心機能を十分に評価する．筋萎縮に伴い誤嚥性肺炎を併発していないか胸部単純X線で確認しておく．

### D 術中管理の注意点

麻酔薬や鎮痛薬で**遷延性呼吸抑制**をきたしうるので，短時間作用型の薬剤を適量使用する．筋弛緩薬は TOF などを用いて，必要最小限にとどめる．筋萎縮に伴う呼吸機能低下や咽頭喉頭反射減弱も考えられるため抜管には十分に注意を払う．筋弛緩改善薬としてスガマデクスは比較的安全に使用できる．**悪性高熱様反応**や**横紋筋融解症**などを懸念し，**揮発性麻酔薬**や**脱分極性筋弛緩薬**の使用は避けるべきである．

### E 術後管理の注意点

抜管後に気管切開が必要となった報告もあり，厳重な呼吸監視が必要である．区域麻酔は比較的安全に使用できるが，局所麻酔薬の投与量や濃度については注意が必要である．

## G その他の筋疾患

### 悪性高熱症
Malignant hyperthermia（MH）

### A 病態生理と周術期リスク

**揮発性麻酔薬**ないしは**脱分極性筋弛緩薬**によって発症する致死率の高い疾患である．わが国での劇症型 MH の死亡率は 15% との報告もある．常染色体優性遺伝を示し，発症頻度は 5 千〜10 万人に 1 人とされる．その病因は骨格筋細胞の潜在的カルシウム（Ca）調節タンパクの異常とされ，吸入麻酔薬への曝露をきっかけに骨格筋細胞の筋小胞体からの $Ca^{2+}$ 放出や細胞外からの $Ca^{2+}$ の流入により細胞内 $Ca^{2+}$ 濃度が上昇することが明らかになっている．骨格筋細胞内での好気的および嫌気的代謝が亢進し，収縮タンパクは ATP を消費して筋収縮を起こすが，その際に酸素と ATP の消費，二酸化炭素と乳酸と熱の産生増加が生じる．進行すると骨格筋細胞膜が障害を受け，細胞内のクレアチンキナーゼ，血清カリウム，ミオグロビンなどが血中に放出される．治療は吸入麻酔薬の中断と**ダントロレンの投与**である．

### B 麻酔・手術の影響

吸入麻酔薬と脱分極性筋弛緩薬が発症のきっかけとなる．

### C 術前評価の注意点

関連遺伝子も発見されているが，事前に全例検査するのは現実的ではない．血縁関係者に MH と考えられる症状を発症した者がいないか，詳細な問診が現実的であり必要である．

### D 術中管理の注意点

術中は急速な体温と終末呼気二酸化炭素濃度の上昇で発見されることがある．また原因不明のアシドーシス（混合性）や不整脈（洞性頻脈，心室頻拍，心室細動），**ミオグロビン尿**（コーラ色の尿）での発見もありうる．その他，MH の臨床所見を表 20-12 に示す．MH の発症を疑った場合には速やかな原因除去（吸入麻酔薬の中止）と手術の終了，**ダントロレンの投与**が必要である．また対症療法として冷却（41℃以上となると救命は困難とされる）と利尿（ミオグロビンによる腎障害の予防）も検討する．

### E 術後管理の注意点

発症後 48 時間は**集中治療**が必要となる．確定診断のために筋生検が必須である．Ca 拮抗薬は

骨格筋細胞内の$Ca^{2+}$濃度を上昇させるため，ダントロレンとの併用は禁忌とされている．MH素因者への投与も避けなければならない．無事に生還できたときには，今後全身麻酔を受ける際に担当麻酔科医へ情報提供するように指導する．

●参考文献
1) Nicholson G, et al：Parkinson's disease and anaesthesia. Br J Anaesth 89：904-916, 2002
2) Schneiderbanger D, et al：Management of malignant hyperthermia：Diagnosis and treatment. Ther Clin Risk Manag 10：355-362, 2014
3) 高崎眞弓, 他（編）：まれな疾患の麻酔 A to Z. 文光堂, 2015
4) Miller RD, et al：Miller's Anesthesia in 2 vols（8th ed）. Saunders, 2015

（執筆協力：園部奨太）

# 精神神経疾患を有する患者の麻酔

身体疾患に基づく精神症状が生じている可能性を念頭に置く．向精神薬を服薬している患者では周術期に循環系と意識状態に顕著に影響が現れるため，向精神薬の薬理学的な特徴を知っておくことが必要になる．また発達障害を合併している場合は，気道の通過性など身体的な問題も発生するため，術前診察では服薬状況や身体所見を確実に把握して周術期の管理計画を立てる．

術前の休薬，術後の服薬再開の時期は専門医と連携して計画する．麻酔導入時には近親者の立ち会いなど，一般の患者以上に精神面で配慮すべき場合がある．

## A 向精神薬服用患者の周術期の注意点

向精神薬とは，広義には中枢神経系に作用して生物の精神活動に何らかの影響を与える薬物の総称であり，狭義には麻薬および向精神薬取締法および政令で指定される．精神安定剤（トランキライザー），抗うつ薬，抗躁薬，中枢神経刺激薬，睡眠導入剤，鎮静催眠薬，抗ヒスタミン薬があり，精神安定剤には抗精神病薬（メジャートランキライザー）と抗不安薬（マイナートランキライザー）がある．

抗精神病薬は，主に中脳辺縁系のドパミン作動性ニューロンのドパミン$D_2$受容体を遮断することで，妄想・幻覚といった精神症状を軽減させる作用がある．また**抗コリン作用**や**抗アドレナリン作用**（α遮断薬，β遮断薬）もある．一方，抗精神病薬の副作用にはスムーズな体の動きに支障が出る錐体外路症状，口渇，視調節障害，腸管運動抑制，尿閉などの抗コリン作用，**起立性低血圧**，**頻脈**などの**自律神経症状**がある．さらに肥満，乳房肥大，乳汁分泌，無月経などの内分泌症状，悪性症候群，水中毒も生じる．非定型抗精神病薬では糖尿病を併発しやすく，稀に高浸透圧性の糖尿病性ケトアシドーシスを生じる．

## B 統合失調症

### A 病態生理とリスク説明

統合失調症の患者では症状の**訴えが乏しい**ことから，病気の発見が遅くて手術適応が遅れ，緊急手術や病状が進行した状態で手術することがある．病歴聴取は不十分になりやすく，麻酔管理上は向精神薬の服用が問題となる．また長期に及ぶ薬物投与の結果，肝腎機能の障害，消化管機能の低下，血管拡張による**循環異常**などが潜在している．

向精神薬の服薬によるその作用と副作用を除けば，一般の患者と同様に対処する．手術の必要性を理解できる患者は多く，必ず本人の同意を取得することが望ましい．

### B 周術期管理目標

向精神薬，特に抗精神病薬の服薬患者では糖尿病や循環系の異常が発生しやすい．血圧は低下傾向で，圧受容体反射の低下や心拍変動の減少など

もみられる．$\alpha_1$受容体遮断のためにアドレナリンやエフェドリンが無効なときは，フェニレフリンやノルアドレナリンの使用を考慮する．フェノチアジン系やブチロフェノン系薬剤ではQT延長は**致死的心室頻拍**（torsades de pointes）が生じることがある．特にチオリダジン塩酸塩やドロペリドール投与では生じやすい．しかし，周術期の精神症状の増悪や合併症の頻度を考慮すると，抗精神病薬を休薬する必要はない．

### C 術前評価

意思の疎通性の障害から病歴聴取に支障があることがある．近親者からの病歴聴取も考慮する．服薬による心機能への影響があるので，低血圧やPQ延長，QT延長，ST低下，T波逆転など心電図を含めて**循環系の異常**には注意する．

### D 術中管理

全身麻酔と区域麻酔（硬膜外麻酔，脊髄くも膜下麻酔など）との優劣は明らかではないが，いずれでも**低血圧や頻脈**は生じる．揮発性吸入麻酔薬との組み合わせでの異常の報告は多い．

### E 術後管理

術後に昏迷や興奮を生じた場合は突然死の危険がある．術後の突然死の頻度は，一般の手術患者と比較して5倍高いとの報告がある．体位変換に伴う軽度の低血圧や頻脈は珍しくない．低血圧をきたせば失神や外傷・骨折の危険性がある．通常なら生じる**圧受容体反射**が生じないなど循環の挙動が通常と異なることに注意する．

抗精神病薬による抗コリン作用とノルアドレナリン効果のために麻痺性イレウスが生じうる．また腹部外科手術のあとでも痛みを訴えないなど，痛覚の感受性も変容しているので患者の訴えに頼っていると見落とす．周術期には無症候性心筋梗塞の危険性もあり，循環系には特に注意深い観察がいる．

## C うつ病

### A 病態生理とリスク説明

希死念慮が強いときは後述する電気痙攣療法（ECT）の緊急適応になる．QT延長症候群やMAO阻害薬服用中での抗うつ薬は禁忌であるが，それ以外は一般の患者と同様である．

### B 周術期管理目標

基本的には統合失調症などの向精神薬服用患者としての注意が必要である．

### C 術前評価

麻酔管理上の特徴はないが，意思の疎通がよくないと，問診による病歴などの情報入手は困難になる．近親者からの病歴聴取も考慮する．

### D 術中管理

一般の手術に準じる．

### E 術後管理

麻酔管理上，三環系抗うつ薬の副作用として**抗コリン症候群**，**起立性低血圧**，**不整脈**などには注意がいる．著しい低血圧を生じて治療に難渋することがある．

## D 電気痙攣療法（ECT）の麻酔管理

### A 病態生理とリスク説明

ECT（electroconvulsive therapy）の適応は，昏迷，焦燥，希死念慮，妄想などの強いうつ状態で，特に希死念慮に対しては即効性がある．薬物抵抗性の難治性うつ病も積極的な適応で，絶対禁忌は頭蓋内圧亢進症である．現在は，麻酔科医が関与して，筋弛緩を用いる**無痙攣の修正型ECT**（modified ECT：mECT）を全身麻酔下に行っている．なお国内でのmECTは，麻酔科医の関与の

ない ECT 施行例と同じ症例数が実施されているという．

## B 周術期管理目標

この治療法は数日間隔で10回程度は施行するため，麻酔も繰り返し実施する必要がある．そのためバルビツレートを用いるときは肝障害などの副作用の発現に注意する．

## C 術前評価

mECT の麻酔は手術麻酔ではないが，麻酔前の検査や事前準備は手術の**全身麻酔に準じる**．治療前の一定時間は絶飲食とする．

## D 術中管理

筋弛緩薬の効果を発現させずに痙攣の効果が観察できるよう，静脈路の対側上肢に駆血用マンシェットを装着する．通電用電極は両前頭部に装着する．酸素投与後に駆血用マンシェットを加圧して**筋弛緩薬の及ばない体の区域**をつくる．チアミラールかチオペンタール（1〜2 mg/kg）とスキサメトニウム（1.0〜1.2 mg/kg）を静注して麻酔を行う．そこで人工呼吸を中断して通電すると，加圧して筋弛緩薬の及ばない区域の上肢だけに強直性間代性痙攣が観察される．筋弛緩が回復して十分な自発呼吸が出現するまで補助呼吸を行う．なお，この間の数分間は血圧・心拍数とも一過性に上昇する．

## E 術後管理

この治療は週に2〜3回，合計5〜10回を目途に行う．病状の再発の危険があるので，精神科医の判断で治療の継続・終了を決める．なお脳波上，痙攣が誘発される必要があるのでバルビツレートが頻用されるが，吸入麻酔を用いることもある．

### ●参考文献
1) Koponen H, et al：Schizophrenia and sudden cardiac death. A review. Nord J Psychiatry 62：342-345, 2008
2) Saito S：Anesthesia management for electroconvulsive therapy. Hemodynamic and respiratory management. J Anesth 19：142-149, 2005
3) 行動異常・精神疾患．高崎眞弓，他(編)：まれな疾患の麻酔 A to Z. pp506-518, 文光堂, 2015
4) 薬物中毒・薬草常用．高崎眞弓，他(編)：まれな疾患の麻酔 A to Z. pp520-537, 文光堂, 2015

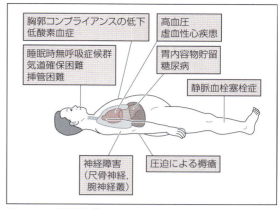

図 20-2　肥満患者の問題点

# 肥満患者の麻酔

## A 病態生理とリスク

肥満患者では体重が重いことによる麻酔管理上の問題だけでなく，肥満の原因としての基礎疾患，肥満に伴う**合併症（特に呼吸器系，循環器系）**を考慮した**麻酔管理**が要求される．図 20-2 に患者に説明すべきリスクを示す．

## B 周術期管理目標

1) 術前に**気道の評価と合併症の把握**を確実に行う．
2) **確実な気道確保**を行い術中の低酸素血症を避ける．
3) 術中体位による**神経障害・褥瘡**に注意する．
4) 術後は**肺合併症・肺塞栓症**の発症の予防に努める．

## C 術前評価と術前管理

### 1 診察

肥満の判定は，body mass index（BMI）で行い，25以上を肥満とする．

$$BMI = 体重(kg) \div 身長(m)^2$$

しかし，同じ肥満度でも個人により症状が大きく異なるので綿密な診察が重要である．**気道確保・挿管困難が問題になることが多い**ので，呼吸困難の有無，いびき，睡眠時無呼吸症候群，昼間の眠気（ピックウィック症候群の症状）などについて問診する．過去の麻酔歴は重要な情報なので，必ず確認する．

### 2 検査

呼吸機能検査（肺活量，1秒量，1秒率，機能的残気量），動脈血ガス分析が必須である．循環器系では超音波検査が重要で，**心機能の評価と下肢静脈血栓**の確認を行う．

### 3 術前管理

#### A 減量

体重が減少すれば周術期のリスクは低下するので，予定手術の場合には可能であれば減量してから手術を行う．その間に呼吸機能訓練も行う．

#### B 前投薬

麻薬・鎮静薬の投与は呼吸抑制をきたす危険性が高いのでなるべく避ける．肥満患者は胃内容物が貯留しやすく胃液のpHも低く**誤嚥性肺炎**の危険性が高いので，予防のため$H_2$受容体遮断薬を内服させる．

## D 麻酔管理

区域麻酔で可能な手術はできるだけ区域麻酔で行うが，非肥満患者より技術的に困難である．全身麻酔の場合にも区域麻酔と併用することで，全身麻酔薬，筋弛緩薬の使用量を減少して早期抜管を可能とする．また，術後疼痛管理にも有効で，周術期の合併症を減らすことができる．薬剤の投与量は実際の体重に基づくと過量投与になるので標準体重を用いるが，プロポフォールの持続投与の際には実体重を用いる．

### 1 全身麻酔

肥満患者の全身麻酔では，どのようにして気管挿管するかがもっとも重要で，挿管困難度の評価と挿管困難症に対する対策が必要となる（→76頁）．

#### A 麻酔導入

**1● 意識下挿管**

高度の肥満の場合やマスク換気が困難なことが予想される場合や，睡眠時無呼吸症候群があり上気道閉塞が強く疑われる場合には意識下挿管を行う．

**2● 迅速導入**（rapid sequence induction）

全身麻酔導入の際に気管挿管する場合，肥満患者では酸素飽和度が低下しやすいため，導入前にしっかりマスクを密着させ，100％酸素で最低3分以上の酸素化が必要である（→84頁）．

#### B 麻酔維持

吸入麻酔薬はデスフルランが覚醒が速く適しており，麻薬としてはレミフェンタニルが作用時間が短く適する．筋弛緩薬を使用する場合には，効果が遷延する可能性があるので，筋弛緩モニターで効果を確認しながら投与する．

**低酸素血症**の改善には**呼気終末陽圧**（PEEP）が有効であるが，静脈還流量を減少させ心拍出量を減少させるので注意する．

### C 覚醒・抜管

十分な覚醒と自発呼吸の完全な回復を確認してから気管チューブを抜管する．筋弛緩薬は抜管前に必ず拮抗薬で完全に作用を拮抗し，筋力を回復させておく．抜管後は，上半身を挙上し腹部からの横隔膜の圧迫を減少させ，換気量を増加させる．

### 2 区域麻酔

肥満患者では腹腔内圧上昇のため硬膜外腔の静脈が怒張しているので，硬膜外麻酔に使用する局所麻酔薬の量は，非肥満患者の75〜80％と少なくする．また，肥満患者では棘突起が確認しにくく，穿刺部位の同定が難しいが，超音波診断装置が有用である．

硬膜外腔の静脈怒張により，くも膜下腔の容積も減少しているので，肥満患者では非肥満患者に比べ脊髄くも膜下麻酔の麻酔域が広がりやすい．

### 3 モニター

肥満患者では低換気，低酸素血症になりやすいので，**パルスオキシメータ**による酸素化のチェックと，**カプノメータ**による換気のチェックは必須である．

観血的動脈圧測定は，正確な血圧の測定のためだけでなく動脈血ガス分析のためにも有用である．筋弛緩モニターも，適切な筋弛緩状態の確認と筋弛緩薬の過量投与防止のために必須である．

### 4 体位

自重による圧迫で**尺骨神経麻痺**，**腕神経叢損傷**などの神経障害や褥瘡が発生する危険性が高いので，体位には十分注意する．

## E 術後管理

肥満患者では術後合併症発生の危険性が高く，その予防が重要である．そのためには適切な術後疼痛管理が必要となる．

### 1 術後疼痛管理

術後疼痛管理は，患者の苦痛を軽減するだけでなく，体位変換や十分な咳を可能にすることにより呼吸器合併症を減少させるなどの効果もある．肥満患者の術後疼痛管理法は非肥満患者と同様であるが（→ 201 頁），特に呼吸・循環に対する影響に注意する必要がある．

### 2 合併症対策

#### A 肺合併症

肥満患者では，術後肺合併症が非肥満患者よりも多い．低酸素血症が術後早期にもっとも多い合併症であるが，その予防のために酸素投与を行い肺理学療法を早期から開始する．可能であれば上半身を挙上した体位をとる．また，上気道の閉塞による睡眠時無呼吸の危険性も高いので，麻薬などの呼吸抑制作用のある薬物の使用は慎重に行う．

#### B 創感染・創離開

肥満患者では，脂肪組織の血流不良，組織の圧迫，糖尿病の合併などで，非肥満患者よりも創感染が多い．抗生物質を適切に使用し，清潔操作の徹底を行う．創部にかかる張力が大きいことから創離開も多いので，創部の緊張に注意し体動や咳に注意する．

#### C 肺塞栓症

肥満は**静脈血栓塞栓症**（venous thromboembolism：VTE）の危険因子であり，肥満患者では肺塞栓の発生が非肥満患者に比べ約2倍の頻度で多い．予防法は，弾性ストッキングの使用，間欠的空気圧迫法，抗凝固療法がリスクレベルに応じて推奨されているが，早期離床も重要である（→ 183 頁）．

**表 20-13　法的脳死判定の項目**

1) 深い昏睡
   顔面への疼痛刺激で反応なし
2) 瞳孔の散大と固定
   瞳孔の直径が4 mm以上で対光反射なし
3) 脳幹反射の消失
   咳反射，角膜反射，前庭反射，咽頭反射，眼球頭反射，毛様脊髄反射なし
4) 平坦な脳波
   脳波の検出なし
5) 自発呼吸の停止
   自発呼吸なし

＊6時間以上（6歳未満は24時間以上）経過したのち，再度上記の5検査を施行
〔日本臓器移植ネットワークHPより改変〕

● 参考文献

1) Eckmann DM：Anesthesia for bariatric surgery. *In* Miller RD（ed）：Miller's Anesthesia（8th ed），pp2200-2216, Elsevier Saunders, Philadelphia, 2015

# 脳死判定の仕方，臓器移植に関する諸問題

## A 脳死臓器移植の歴史

日本では1997年に脳死臓器移植法案が通過して，1999年から脳死臓器移植が開始された．しかしながら，臓器提供者（ドナー）は本人の署名による臓器提供の意思確認が必要なため年間10症例前後の提供にとどまり，移植希望登録者（レシピエント）の増加から絶対的ドナー不足となった．

さらに，2008年の国際移植学会でのイスタンブール宣言（原則的にその国のドナーからは同じ国のレシピエントに提供する）の海外渡航による移植の大幅制限により，登録レシピエント数が急増した．そのため，2010年には改正法が施行されてドナー家族の同意による臓器提供が可能となり，年間30〜50症例の提供まで増加した．しかしながら，登録レシピエント数は増加の一途をたどり，現在でも絶対的不足が継続している．心臓では600人前後がレシピエント登録しており，待機期間は4年以上となっている．

海外では年間3,000〜4,000症例の脳死心臓移植手術が施行されており，心臓移植総数は6万症例を超えている．米国では脳死臓器提供者は年間8,000人前後とされており，心臓や肺移植は約2,000症例，肝臓移植は約6,000症例，腎臓移植は約1万症例が毎年施行されている．

日本での移植の特徴として，単一のドナーから数多くの臓器が多くのレシピエントに提供されていることがあげられる．心臓，肺，肝臓，膵臓，腎臓などが多くの症例で提供されており，さらに小腸，角膜，皮膚などの移植提供が追加されることもある．脳死移植総数は心臓，肺，肝臓などで300症例以上である．また，移植後のレシピエント5年生存率は心臓，腎臓，膵臓で90％以上，肺，肝臓，小腸で75％前後と諸外国と比べて良好な成績を残している．

## B 脳死判定から臓器摘出への流れ

### 1 脳死判定

脳死とは生命を維持するための働きを司る脳幹を含む脳全体の機能が失われた状態を意味する．これに対して植物状態とは脳幹機能が残存しており，自発呼吸が残存していることが多く，脳機能が回復する可能性がある状態をいう．現在，日本では年間に約110万人が死亡しているが，その中で0.5％程度が脳死状態となって亡くなっていると推測されている．

脳死と考えられる症例で，臓器提供の意思を署名で残されている方もしくは家族が同意された方には移植コーディネータから臓器提供の説明，意思確認が行われる．同意が得られた症例では，厳格な法的脳死判定が2回，6時間以上の間隔を開けて行われて死亡が確認されることになる（表20-13）．判定は十分な知識と経験をもつ移植に無関係な2名の医師が行う．

その後，臓器移植ネットワークの登録者から優先順位や適応検討によりそれぞれの臓器のレシピエントが決定され，ドナー臓器摘出術の時間調整が行われる．

## 2 臓器摘出術の管理

ドナー臓器摘出術は，コーディネータ主導のもとにそれぞれの臓器摘出チームが配置される．ドナー呼吸循環管理は，当該施設の脳死判定にかかわっていない麻酔科医が担当する．適切な人材が確保できないときには臓器摘出チーム（主に心臓）から麻酔科医が派遣される．

ドナーは挿管人工呼吸下に手術室に搬送されてくる．橈骨動脈ライン，中心静脈ラインは必要なため，留置されていなければ確保する．摘出術では開胸開腹後にそれぞれの臓器別にテーピングや灌流液注入の管が挿入される．肺摘出症例では気管支ファイバーでの状態確認が必要となることもある．出血に合わせて輸液輸血およびバソプレシン，ノルアドレナリンなどの投与量を調節する．時間調整後にそれぞれの臓器の保護液が灌流され，大動脈が遮断されて心臓が摘出される．このときに内頸静脈から留置された中心静脈ラインを抜去する．次に陽圧呼吸をした状態で肺が剝離され，気管チューブを抜去しながら肺が摘出される．その後は肝臓，小腸，膵臓，腎臓，皮膚，角膜の順に摘出が行われる．

心臓は大動脈遮断からの虚血許容4時間以内と短いため，ヘリコプターや飛行機などの搬送手段が選択されることが多い．肺は8時間，肝臓，小腸は12時間が虚血許容時間と設定されている．臓器摘出が終了したら，胸腹部の創が丁寧に閉鎖され，各種ライン類が抜去されて終了となる．

## C 臓器移植手術

### 1 レシピエントの選択基準

腎臓移植希望者は透析施設から移植施設に申し出て臓器移植ネットワークに登録する．その他の臓器移植希望者は移植施設での検査と検討会で適応が決定され，本人や家族のインフォームドコンセントを得ることになる．その後心臓なら日本循環器学会，肝臓なら日本肝臓学会などの関連学会に設置された適応評価検討委員会で必要性が検討されて，臓器移植ネットワークに登録される．

それぞれの臓器ごとにレシピエントの選択基準が決められており，適合条件や優先順位により決定される．適合条件として，血液型，サイズ，抗体反応，虚血許容時間などがあげられる．優先順位としてはStatus分類での待機期間（心臓では補助循環装着期間，カテコラミン投与期間の長さや全身状態などで決定される），年齢（18歳未満ドナーの場合は18歳未満レシピエントが優先される）や医学的緊急性などがある．優先順位に応じて主治医へ連絡があり，適応の検討や本人の意思からレシピエントが決定される．

### 2 心臓移植の麻酔

心臓移植が院内検討会にて決定すると，要請に応じてドナー臓器摘出チーム（ドナー呼吸循環管理麻酔科医や看護師）が結成され派遣される．ドナー心臓到着予定時間に合わせて，手術室，集中治療室などの体制とレシピエント入室時間が決定される（表20-14）．

心臓移植を受けるレシピエントの多くは左室補助装置が装着されており胸骨下組織の癒着が考えられることから，手術開始から人工心肺装着まで3時間程度の時間を加味する．したがって，ドナー心臓到着時間から麻酔導入1時間程度を加えた4時間前あたりにレシピエント入室時間を設定することが多い．

移植手術では免疫抑制が必要となるため，感染予防が重要である．手術室の空気清浄度クラス1,000以下が望ましく，麻酔手技も清潔操作を心がける．抗菌薬や免疫抑制薬の種類や投与時間を確認しておく．濃厚赤血球，新鮮凍結血漿，血小板製剤などの輸血（各40単位）も十分に準備しておく．輸血歴や多くの投薬歴のためHLA抗体などマッチングに難渋することもある．

麻酔導入は循環動態に留意して緩徐に麻酔薬投

**表 20-14　心臓移植の手術手順（Bicaval 法）**

1）ドナー心のトリミング（左心耳の閉鎖）
2）レシピエント心臓の切除
3）ドナー心の左房吻合（レシピエント肺静脈周囲との縫合）
4）下大静脈吻合
5）上大静脈吻合
6）肺動脈吻合
7）大動脈吻合
8）メチルプレドニゾロン 500 mg 静注
9）冠動脈への灌流液注入による再灌流
＊ドナー心虚血時間が 4 時間以上になりそうなときには，肺動脈吻合の前に大動脈吻合

**表 20-15　肺移植の手術手順**

1）レシピエント肺の動静脈を切断
2）レシピエント肺の気管支を切断して肺切除
3）ドナー肺の気管支を気管支断端に縫合（内側に埋没する）
4）ドナー肺の動脈を肺動脈断端に縫合
5）ドナー肺の肺静脈を部分的に遮断した左房に縫合
6）肺動静脈内の空気除去
7）気管支ファイバーでの確認と分泌物除去
8）肺呼吸再開

与を施行する．人工心肺中の麻酔維持を考慮して麻薬系を含めた静脈麻酔持続静注が好まれる．橈骨動脈圧穿刺や内頸静脈ライン確保はエコーガイド下に行う．肺動脈カテーテルも術後管理に有用となる．手術開始前にメチルプレドニゾロン 500 mg を静注する．

手術中は癒着剝離などによる出血量に留意する．循環容量管理や左室補助装置の駆動状態管理に経食道心エコー（TEE）によるモニタリングが有用となる．ドナー心の到着を確認して人工心肺が開始され，大動脈が遮断されて心臓が摘出される．

ドナー心の縫合が終了したら，大動脈遮断が解除されて心拍動が再開される．イソプロテレノール 0.01～0.02 μg/kg/min の持続静注とともに心房ペーシングで 100～110 bpm を維持する．止血操作が終了したら人工心肺からの離脱が行われる．吻合部狭窄がないこと，心腔内空気が除去されていることを確認する．心機能では特に右心機能に問題がないこと，弁逆流がないことなども TEE で確認する．必要に応じて抗菌薬や免疫抑制薬が投与される．

手術後は陽圧空調の清潔集中治療室に搬送される．全身状態に問題がなければ 5～6 時間後には抜管され，1～2 日後には一般病棟へ転室となる．抗菌薬や免疫抑制薬は経口投与へと移行して，1 週間後には経静脈的に心筋生検が行われる．経過をみながら 1～2 か月後に退院となる．

## ❸ 肺移植の麻酔

肺移植が院内症例検討会にて決定すると，摘出チームが結成されて派遣される．肺移植では両肺移植の場合と片肺移植の場合がある．肺の虚血耐性時間は 8 時間のため，到着時間から肺門縫合までの必要時間を逆算してレシピエントの入室時間を決定する（表 20-15）．

肺移植の手術でも右室収縮能が低下している症例，肺高血圧症例，ガス交換能が著しく低下している症例などでは人工心肺（経皮的心肺補助装置）が使用される．人工心肺を使用しない予定の症例でも人工心肺の準備は必要である．麻酔方法は循環動態の安定からも麻薬系を中心とした静脈麻酔持続静注が選択される．分離肺換気チューブが使用され，必要に応じて片肺換気が施行される．

片肺移植症例では側臥位の肋間切開，両肺移植症例では仰臥位の肋間胸骨横切開で手術が行われる．感染や免疫器拒絶が起こりやすいため，清潔手術室や清潔操作に留意する．モニタリングとしては心機能や循環容量を把握するため TEE が有用である．頻回の吸引や分泌物同定のため気管支ファイバーが必要となる．

肺移植後は TEE で肺動静脈内の空気除去の確認と吻合部狭窄がないことを確認する．気管支ファイバーで吻合部の確認を行う．

手術終了後は普通のシングルルーメン挿管チューブに入れ替える．術後は集中治療室で陽圧人工呼吸管理を 1～数日行う．移植肺機能不全がみられる症例では数週間の呼吸管理が必要となる．

### 4 肝臓, 腎臓移植の麻酔

　脳死下の肝臓移植は年間50症例前後であるが, 生体部分肝移植は年間500症例前後で施行されている. 麻酔では大量出血への対処が必要となる. 前腕もしくは内外頸静脈など上大静脈へ流入する血管に輸血ラインを複数確保する. ドナーとのHLA適合やサイトメガロウイルス, 肝炎ウイルスなどに対処した輸血製剤を大量に準備する. 電解質バランスやpH変化に対して迅速に補正を行う.

　脳死下での腎移植は年間100症例前後であるが, 心停止下での移植も年間100症例前後ある. なお, 生体腎移植は年間1,000症例前後施行されている. シクロスポリンやタクロリムスなどの免疫抑制薬が使用されるようになり, 5年生存率は90%以上と良好な成績となっている. 麻酔方法に特に制限はない. 移植腎が正常に働けば, 吻合後数十分以内に自尿がみられる.

## D 臓器移植の今後の問題点

　ドナー提供者家族の善意による移植手術は, 小腸を除くすべてのドナー摘出手術とレシピエント移植手術に保険適用されている(小腸移植も高度先進医療が認められている). ドナー提供の病院への負担は原則なしであり, ドナー提供者家族へは術後レシピエントの経過は報告される.

　手術前の左室補助装置が装着された状態, 安静下での酸素吸入が必要な状態, 週3回の透析が必要な状態などから解放され, 移植手術後にはある程度の制限はあるが, 一般的な日常生活が過ごせる優れた治療である. 新しい免疫抑制剤の開発や術後の厳密な管理により, 日本の移植後の成績は諸外国より優れた成績を残している. 移植治療は日本でも定着してきているが, ドナー提供者数がレシピエント登録者数の増加に追いついていないのが現状である. より多くの人に臓器移植治療を理解していただき, 臓器提供意思表示カードの所持や, インターネットでの登録を増やしていくことが重要である(運転免許証や健康保険証への記入も可能である).

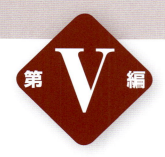

# 麻酔関連領域

# 「第Ⅴ編 麻酔関連領域」の構成マップ

## 第21章 ペインクリニック ☞ 296
- A 疼痛の定義と分類 ☞ 296
- B 疼痛の基礎科学 ☞ 297
- C ペインクリニックにおける診断 ☞ 300
- D 疼痛治療 ☞ 302
- E ペインクリニックにおける難治性疼痛 ☞ 304

## 第22章 緩和医療 ☞ 305
- A 定義 ☞ 305
- B 緩和医療における包括的評価 ☞ 306
- C 症状マネジメント ☞ 306
- D チーム医療 ☞ 309

## 第23章 集中治療 ☞ 311
- A 対象疾患とその役割 ☞ 311
- B 患者評価 ☞ 313
- C 基本的な呼吸管理 ☞ 314
- D 基本的な循環管理 ☞ 315
- E 急性腎障害の診断と基本的な腎機能管理 ☞ 317
- F 基本的な感染管理 ☞ 319
- G 基本的な栄養管理 ☞ 319
- H チーム医療 ☞ 320
- I 疼痛・不穏・せん妄管理 ☞ 321
- J 敗血症の概念 ☞ 322

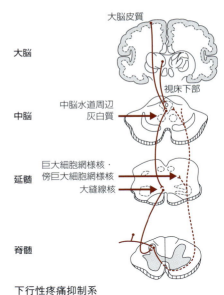

下行性疼痛抑制系

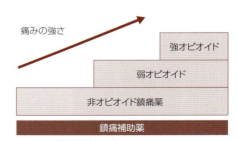

WHO 3段階除痛ラダー

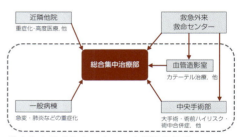

総合集中治療部(ICU)への患者搬入経路

# 第24章 救急医療 ☞ 324

| A | 救急医療の役割 | ☞ 324 |
| B | 救急医療システム | ☞ 324 |
| C | トリアージ | ☞ 325 |
| D | 緊急病態—ショック | ☞ 325 |
| E | 救急蘇生法 | ☞ 326 |

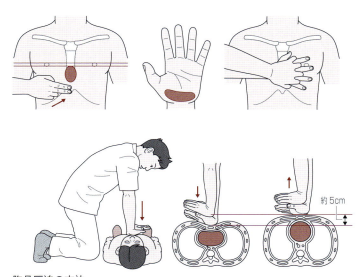

胸骨圧迫の方法

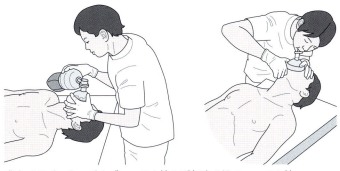

成人でのバック・バルブ・マスク法と呼気吹き込み・マスク法

# 第21章 ペインクリニック

## 学習のPoint

痛みを理解し，ペインクリニックの診断・治療を理解する
① 痛みの定義と分類を説明できる
② 痛みに関する生理学的基礎を理解する
③ ペインクリニックで扱う疾患を理解する
④ 痛みをもつ患者のペインクリニックとしての診断法を説明できる
⑤ 痛みをもつ患者のペインクリニックとしての治療法を説明できる
⑥ ペインクリニックにおける難治性疼痛疾患の特徴と治療法を説明できる

## A 疼痛の定義と分類

ペインクリニックにおいて，まず疼痛の意義を理解し，それを分類することは診断・治療の第一歩となる．

### 1 定義

世界疼痛学会では「疼痛とは，組織の実質的または潜在的損傷に関連するか，あるいは，このような損傷を言い表す言葉で述べられる感覚情動体験である」と定義している．すなわち，**痛みは不快な感覚であり，不快な情動を伴う体験**である．

外部からの侵害刺激，生体内の病的状態なとき，その時点では組織が傷害されてなくても，それらの刺激が長く続くと組織が傷害されると予想されるときに生じる感覚である．したがって，**痛みは「生体の警告」**として重要な役割を果たす．痛みは，血圧，心拍数，呼吸，体温に次いで第5のバイタルサインととらえることができる．

### 2 分類

疼痛を分類することは，治療方針を決定するうえで重要である．原因および発生部位による分類は，診断のまず一歩となりペインクリニックにおける診察の基本となる．

#### A 原因による分類

**1 ● 侵害受容性疼痛**

健常な組織を傷害するか，その危険性をもつ侵害刺激が加わったために生じる痛みであり，侵害受容器を介した痛みである．**手術後の痛みや外傷，炎症など多くの痛み**がこれに分類される．

**2 ● 神経障害性疼痛**

末梢あるいは中枢神経系そのものの機能異常による病的な痛みであり，侵害受容器が侵害刺激を受けていないにもかかわらず，末梢神経あるいは痛みの伝導路ニューロンの興奮が引き金となって生じる疼痛である．**幻肢痛や帯状疱疹後神経痛**などがこれに分類され，治療にも抵抗性を示す痛みが多く含まれる．**複合性局所疼痛症候群**（complex regional pain syndrome：CRPS）は代表的な症候群である．

表 21-1 末梢神経の分類

| 分類 | | 直径($\mu$m) | 伝達速度(m/sec) | 機能 |
|---|---|---|---|---|
| A 線維(有髄) | A$\alpha$ | 12〜20 | 70〜120 | 骨格筋・腱からの感覚(求心性)<br>骨格筋の運動(遠心性) |
| | A$\beta$ | 5〜12 | 30〜70 | 触覚(求心性) |
| | A$\gamma$ | 3〜6 | 15〜30 | 筋紡錘の錘内運動(遠心性) |
| | A$\delta$ | 2〜5 | 12〜30 | 温痛覚(求心性) |
| B 線維(有髄) | | 1〜3 | 3〜15 | 自律神経節前線維 |
| C 線維(無髄) | | 0.4〜1.2 | 0.5〜2 | 温痛覚(求心性)<br>自律神経節後線維 |

〔高崎真弓：硬膜外鎮痛と麻酔―理論から手技までの実際．p7，文光堂，2009 より改変〕

### 3 ● 心因性疼痛

明らかな身体的原因がなく，その発生に心理的因子が大きく関与している痛みであり，痛みに見合うだけの病変が見出されない場合に用いる．しかし，痛みそのものが不快な情動であるので，心理的な影響は常に配慮すべきであり，診断がつかないものをすべて心因性疼痛と定義するという意味ではない．

## B 発生部位による分類

### 1 ● 体性痛

体性痛は表在痛と深部痛に分けられる．一般的に**痛みの部位が限局していて，うずくような痛み**と表現されることが多い．表在痛は皮膚や粘膜の痛みで，組織の障害に関連して生じる．深部痛は骨膜，靱帯，関節，腱，骨格筋などに関連する痛みである．

### 2 ● 内臓痛

一般的に**痛みの部位が明確でなく，締めつけられるような痛みで特有な不快感を伴う**ことが多い．正常な筒状器官は切られたり熱では痛みは感じないが，強い収縮や伸展で痛みが生じる．内臓に障害があるとき，離れた部位に痛みを感じる関連痛が生じる場合がある．

### 3 ● 中枢性疼痛

脳または脊髄に障害があり，末梢の侵害受容器からの入力がなくても，強く刺激されたかのような疼痛が生じることがある．**脳卒中後の視床痛や脊髄損傷後の疼痛**などがその例である．

## B 疼痛の基礎科学

### 1 疼痛の4要素

「有害な刺激」と「痛みを感じるという体験」との間には一連の電気的・化学的変化が存在する．その過程に，変換，伝達，抑制，識別という4つの工程が存在する．

### 2 末梢神経線維

末梢神経は，神経線維の束でできていて，直径の大きさにより，さまざまな速度でインパルスを伝えている．末梢神経系には，**体性神経系と自律神経系の2つの系**がある．体性神経系は，筋肉と皮膚にある感覚受容器を脳や脊髄につなぐ神経からなっている．神経線維は髄鞘の有無，直径，機能により**表21-1**のように分類される．生理的な疼痛は fast pain を司る A$\delta$ 線維と slow pain を司る C 線維の2種類の線維で伝達される．

### 3 痛覚路

#### A 脊髄での痛覚路

脊髄後根に含まれる A$\delta$ 線維と C 線維は Lissauer 路に入り，脊髄後角の二次侵害受容ニューロンとシナプス接続する．二次ニューロンあるいは三次ニューロンの軸索は，前交連で交叉したのち対側の前側索を上行する．脊髄灰白質の侵害受容

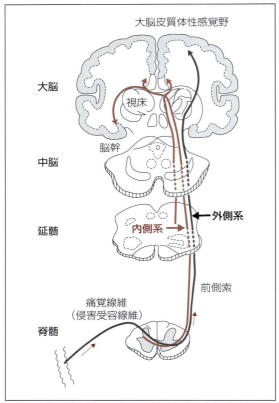

**図 21-1　痛みの主要伝導路**
脊髄の前外側索を上行した痛みの伝導路は，脳幹で外側系と内側系に分かれる．

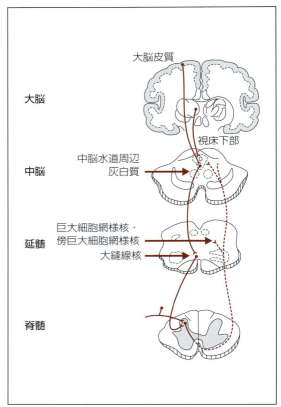

**図 21-3　下行性疼痛抑制系**
大脳皮質と視床下部からの刺激が，中脳水道周辺灰白質を賦活し，延髄の細胞を介して脊髄レベルで疼痛の伝達を抑制する．

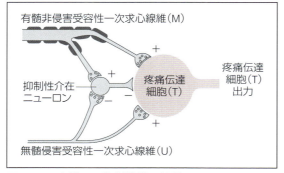

**図 21-2　末梢での抑制機構の仮説**
痛みの強さは有髄（M）線維と無髄（U）線維からの入力の相互作用で決まる．例えば，M線維のみを興奮させる刺激は，T細胞に対して直接的な興奮作用と間接的な抑制作用をもつ．U線維だけ興奮させる刺激は直接的にも間接的にも興奮作用となり，T細胞の活性を増大させ，非常に強い痛みとなる．ほとんどの刺激はM線維とU線維の両方を興奮させ，中等度に抑制された痛みとなる．

ニューロンが軸索を送る上行性伝導路の主要なものは，対側の前外側索に含まれ，新脊髄視床路，旧脊髄視床路および脊髄網様体路に大別される．内臓からの入力を受けて，脊髄でシナプスを変えた二次ニューロンの軸索は，後索を上行する（図21-1）．

### B 脳での痛み関連領域

脊髄から脳へ伝達された痛み刺激は，外側系を通じて大脳皮質体性感覚野に投射され，痛みとして認識される．同時に内側系を通じて視床などに伝えられ，情動としての痛みを体験することとなる（図21-1参照）．情動を含んだ痛みの感覚には多くの脳の部位が関連していることが明らかとなり，ペインマトリックスとよばれている．

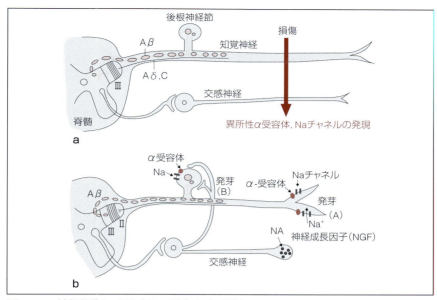

**図 21-4 神経損傷による痛みの発生と交感神経**
a：神経損傷により知覚神経にα受容体が発現し，カテコラミンに反応してインパルスを発生するようになる．
b：交感神経は神経成長因子の作用により発芽し，後根神経節に側枝を出し，これを囲むようになり（basket formation），その場においてもα受容体を介したインパルスの発生が起こるようになる．

〔小川節郎：交感神経と痛み．医のあゆみ 195：644，2000 より〕

## 4 痛みの多様性と調節系

### A 多様性

弱い刺激でも，ある人では強く痛みを感じたり，逆に重症患者であまり痛みを感じなかったりすることもある．この痛みの多様性が痛みの評価を難しくさせる．

この原因の1つは抑制系の作用があり，ある状況では，抑制作用が侵害刺激によって生じた知覚の強さを減少させている可能性がある．逆に神経系の障害は弱い刺激によっても過剰反応を生じる場合もある．**神経障害性疼痛ではもとの障害が治癒したあとでも強い痛みが残ることがある**．

### B 調節系

#### 1 ● 末梢での調節機構

末梢からの**侵害刺激はAδ線維とC線維**によって伝達されるが，このとき**触覚を司るAβ線維**からの入力があると侵害性入力が抑制される．痛いときにさする行為はこの機序が関与しているとされる（図 21-2）．

#### 2 ● 下行性疼痛抑制系

中枢神経内の中脳水道周辺灰白質を起源とし，大縫線核，巨大細胞網様核・傍巨大細胞網様核を起点とする2系統の神経系が脊髄へ下降し，**末梢からの侵害性インパルスを抑制する**（図 21-3）．大縫線核からの神経線維の末端からは**セロトニン**が分泌され，巨大細胞網様核・傍巨大細胞網様核からの神経線維末端からは**ノルアドレナリン**が分泌される．ストレスやモルヒネは抑制系で賦活化する．**抗うつ薬**はこれらの分泌された**神経伝達物質の再吸収を妨げ**，これらの神経系の作用を増強して鎮痛作用を発揮する．

## 5 生理的疼痛の発生

組織が損傷されると，多くの物質が放出され，複雑に互いが作用して反応が促進される．例えば，

発痛物質である**ブラジキニン**が産生され，それが神経膜上のブラジキニン受容体に結合すると，Gタンパクを介した反応が起こり，Naチャネルが開いて活動電位が発生する．

一方，組織損傷によって**ホスホリパーゼ $A_2$** が活性化され，細胞膜の**アラキドン酸**が遊離する．**アラキドン酸**はシクロオキシゲナーゼの作用により**プロスタグランジン**となり，ブラジキニンの作用を増強する．NSAIDsはここを抑える．

その他，組織損傷に伴い，**ヒスタミン，カリウムイオン，サイトカイン，神経成長因子**など多数の痛み関連物質が産生され，直接的あるいは間接的に痛みを増強する．生理的な痛みはAδおよびC線維によって，末梢から脊髄に伝達される．

### 6 病的な疼痛の発生

神経障害が長期にわたると，生理的な痛みの伝達系に変化が生じ，**弱い刺激でも強い痛みと感じたり，刺激がなくても自発痛が生じるようになる**．Aβ線維は通常では触覚を司るが，神経障害性疼痛では触れただけで痛みと認識される．末梢や中枢における**神経組織の神経物質に対する反応性の変化，神経腫の発生，下行性抑制系の機能異常**などが機序として考えられている．**交感神経にも解剖学的な変化が生じて，後根神経節へ発芽を示し，交感神経が刺激されると痛みを感じるようになる**（図21-4）．

神経障害性疼痛においては，生理的な痛みでみられる物質だけでなく，さまざまな物質が痛みに関連することが最近の研究で判明してきている．今後，このような物質をいかに抑制するかが，難治性疼痛の新しい治療法として期待されている．

## C ペインクリニックにおける診断

### 1 疼痛の評価

疼痛とは感覚情動体験であるため，必然的に**主観的**となり，絶対的な測定方法は確立していない．そのことが痛みの評価を困難にしている．しかし，**主観的な評価でも本人の痛みの変化，治療による変遷を把握することには有用**である．また，できるだけ客観的な評価を使用する取り組みもなされている．

#### a Visual analogue scale（VAS）

10 cmの横線上に痛みの程度を患者自身で示してもらう方法．左端を0（痛みなし），右端を10（最高の痛み）としたポイントで示すこともできる．簡単で即時に状態を知ることができ，1人の患者の治療前後の比較が容易である．ただし，痛みには個人差があり，他の患者と比較することは適当ではない．慢性痛では変化が乏しい．

#### b Numerical rating scale（NRS）

痛みの強さの数字を口頭で回答する方法．痛みなしを0として最大を10とする場合が多い．

#### c ペインフェイススケール

顔の表情を描いた絵を患者に示し，もっともあてはまる顔の表情を選んでもらう．小児や高齢者に対しては言葉で説明するよりもわかりやすい．しかし，顔の表情は痛みだけでなく気分やその他の症状も示してしまうことがあり，正しい痛みの評価が難しい（→ 209頁）．

#### d McGill pain questionnaire（MPQ）

痛みの ①部位，②性質の言語表現，③時間的変化，④強さ（0～5段階）の質問からなり，痛みの強さだけでなく，性質を評価できるが，複雑でその解釈も難しい．

#### e Prince Henry Pain Scale

5段階評価で，体動時の痛みを点数化しており，術後痛の評価に適している．

### 2 ペインクリニックで扱う疾患

「ペインクリニック」とは直訳すると「痛みの外来」であり，痛みの患者全般を扱うことになる．しかし，明らかな内科疾患や，外科手術がすぐに適応となる疾患は，原則として専門科に紹介すべきである．多くはその逆で，専門科の治療の対象とならなかったり，神経ブロックの適応がある症例が紹介される場合が多い．神経ブロックの適応に関しては後述するが，痛みだけでなく交感神経を

表21-2 疼痛関連の主な疾患

| | |
|---|---|
| 頭痛・顔面痛 | 片頭痛，群発頭痛，緊張型頭痛，三叉神経痛，側頭動脈炎，顎関節症，非定型顔面痛など． |
| 肩・上肢痛 | 肩関節周囲炎，頚椎症，外傷性頚部症候群など． |
| 体幹部痛 | 肋間神経痛，開胸・開腹術後痛，線維筋痛症など． |
| 腹部内臓痛 | がん性疼痛など． |
| 腰下肢痛 | 腰椎椎間板ヘルニア，腰椎脊柱管狭窄症，変形性脊椎症，腰椎椎間関節症など． |

ブロックすることを主目的とする意味で，虚血性末梢循環不全や多汗症などもペインクリニックの対象疾患である．

### Ⓐ 疼痛関連の主な疾患

疼痛関連の主な疾患を表21-2に示す．

### Ⓑ 交感神経ブロックの対象となる主な疾患

交感神経ブロックの対象となる主な疾患は，① 多汗症，② 虚血性末梢循環障害である．

## ❸ 疼痛に必要な診断

### Ⓐ 問診

診察の前に，問診票で前述のような痛みの評価をしておくと，大まかな痛みの強さや性状が把握しやすい．問診で重要なことは，**痛みの発生時期，持続期間，体性痛か内臓痛か，心因的要因の関与の有無，体動により誘発されるか，日常生活の障害程度，睡眠障害の程度**などである．

各疾患には特徴的な症状がある．例えば，三叉神経痛では激烈な痛みが特徴的で，食事や歯磨きで痛みが誘発されることがよくある．片頭痛では閃輝暗点とよばれる特徴的な前駆症状が認められることがあり，問診である程度診断がつく．

### Ⓑ 視診

表情や歩行状態をみることで，患者の痛みの程度をある程度知ることができる．しかし，痛みを他人に理解してほしいあまりに，オーバーなアクションをとる患者もあり，注意を要する．

皮膚症状はペインクリニックでは非常に重要で，帯状疱疹や帯状疱疹後神経痛は皮疹だけで痛みの診断がつくことが多い．CRPS（complex regional pain syndrome，複合性局所疼痛症候群）では皮膚萎縮，爪の栄養障害などが，虚血性の四肢の疼痛ではチアノーゼがみられることがある．

### Ⓒ 触診

**圧痛点**を探すことは診断上，重要である．特に最近話題の**線維筋痛症**では，特定の圧痛点が診断の決め手となる．絞扼性神経障害では，神経が解剖学的に靱帯などで圧迫を受けやすい部位で圧痛がある．

関節炎などの炎症性疼痛では局所の発赤や腫脹が認められる．交感神経が関与している痛みでは，発汗異常や皮膚温の差がある場合がある．

### Ⓓ 神経学的検査

痛みの部位にもよるが，脳神経，知覚，筋力，反射の各検査は必ず施行する．神経の障害部位確定のため，反射および筋力検査も重要である．

### Ⓔ 画像診断

画像診断はペインクリニックにおいても不可欠な検査である．特に，脳神経に異常が認められる場合には腫瘍性病変の可能性があり，CTやMRIの検査を必ず施行する．X線，CT，MRIはそれぞれ長所がある．スクリーニング的な検査も重要であるが，疑った病変の確定診断にはもっとも適した画像診断法を使用すべきである．慢性的な経過で急激な変化をきたす場合，新たな腫瘍性病変が関与している場合があり，その鑑別には画像診断が効果的である．

### Ⓕ 心理学的検査

慢性疼痛患者では心理的に異常をきたしやすく，また逆に心理的要因で痛みを強く感じる場合もよくみられる．心理的検査で抑うつ状態が見つかり，その治療により痛みが軽快することがしばしばある．簡便な心理検査としてはMinnesota

表21-3 薬物チャレンジテスト

| 薬物 | 関与する機序の可能性 | 陽性例に対する治療法 |
|---|---|---|
| フェントラミン | 交感神経やカテコラミンの関与 | 交感神経ブロック 交感神経遮断薬の内服 |
| チオペンタール | 中枢性機序や心因性機序の関与 | バルビツレートの内服 脳脊髄電気刺激療法 |
| リドカイン | 損傷された神経の異所性異常活動の関与 | メキシレチン内服 リドカインの静脈内投与 |
| ケタミン | NMDA受容体の関与 | NMDA拮抗薬の内服 ケタミンの静脈内投与 |
| モルヒネ | 侵害受容性疼痛の関与 | オピオイドの投与 |

表21-4 代表的鎮痛薬

**主に急性痛に用いられるもの**
- 非ステロイド性抗炎症薬（NSAIDs）：アスピリン，インドメタシン，アセトアミノフェン
- ステロイド：デキサメタゾン
- 麻薬性鎮痛薬：モルヒネ，コデイン，ペンタゾシン

**主に慢性痛に用いられるもの**
- 三環系抗うつ薬：アミトリプチリン，イミプラミン
- 選択的セロトニン再取り込み阻害薬（SSRI）：フルボキサミン
- 抗不安薬：ジアゼパム
- 抗痙攣薬：カルバマゼピン，プレガバリン
- NMDA受容体拮抗薬：ケタミン，デキストロメトルファン
- 漢方薬

Multiphasic Personality Inventory（MMPI）がある．心因性疼痛と診断するためには器質的障害，機能的障害を除外しなければならず，診断は非常に困難である．明らかに心理的異常がある患者では，専門科への紹介を勧めるべきである．

### G 薬物チャレンジテスト

痛みの機序は複雑である．特に慢性疼痛では，一般的な鎮痛薬の効果がなく，治療に難渋する．そこで，薬理学的に疼痛の機序をある程度判別しようとしてテストをすることがある．具体的には痛みの機序に関係したいくつかの薬剤を少量静脈内に投与して，痛みの変化を観察し，痛みの機序を判別しようとするものである（表21-3）．

## D 疼痛治療

### 1 治療法

#### A 薬物療法

鎮痛に用いる薬物の代表は，非ステロイド性抗炎症薬（NSAIDs）および麻薬系鎮痛薬であるが，神経障害性疼痛に対して三環系抗うつ薬や抗痙攣薬も頻繁に使用される．表21-4に主な鎮痛薬をまとめる．

#### 1 非ステロイド性抗炎症薬（NSAIDs）

組織損傷に伴い，リン脂質からアラキドン酸が産生される．アラキドン酸から痛みに関係するプロスタグランジンが産生される段階で必要な酵素が，シクロオキシゲナーゼである．NSAIDsは，**このシクロオキシゲナーゼを阻害**することで，**プロスタグランジンの産生を抑制**し鎮痛効果を示す．強力な抗炎症作用を示す**ステロイド**は，アラキドン酸の産生に必要な**ホスホリパーゼ$A_2$を阻害**することで効果を発揮する．

#### 2 麻薬性鎮痛薬

麻薬性鎮痛薬は，脊髄後角ニューロンを直接的に抑制するとともに，下行性抑制系を賦活して侵害刺激の伝達を抑制する．**下行性抑制系の賦活はノルアドレナリン作動性ニューロンとセロトニン作動性ニューロンの刺激**により生じる．

#### 3 抗うつ薬

抗うつ薬の鎮痛効果はノルアドレナリンやセロトニンの細胞内濃度を上昇させ，抑制系神経活動を活発にして鎮痛作用を生じる．

#### 4 抗痙攣薬

抗痙攣薬はNaチャネルを阻害するが，三叉神経痛などの電撃痛では電気的な異常興奮が起こっており，抗痙攣薬がこの異常興奮を抑制し，鎮痛効果を示す．プレガバリンは新しいタイプの抗痙

攣薬に属するが, カルシウムチャンネルに作用し, 一般的な神経因性疼痛に対しては第一選択となる薬剤である.

## B 理学療法

腰痛や四肢の慢性痛に対しての理学療法は, 痛みによる運動制限を改善させるだけでなく, 症例によっては痛みそのものへの効果があることが認識されてきた. 温熱療法, マッサージ, 経皮的神経電気刺激, 鍼治療など保存的な治療は主に筋・筋膜性疼痛などに効果がある.

## C 神経ブロック

痛みの神経伝達を薬剤で遮断して, 鎮痛を得る方法である. 薬剤としては一般的には局所麻酔薬を用いるが, がん性疼痛などでは, 永久的な神経遮断を目的として, 神経破壊薬を用いる場合もある. また, 薬剤の代わりに神経細胞を熱凝固で変性させて, 神経遮断する方法もある.

### 1 ● 神経ブロックの意義

#### a 痛みの伝達の遮断

痛みの原因神経を遮断することで鎮痛を得る. 多くの神経ブロックは治療目的で用いるが, 痛みの責任神経を診断する意味でも使用される.

#### b 痛みの悪循環の遮断

慢性痛では常時発痛物質などが産生され, 虚血や筋肉の緊張をきたす. この状態がさらに痛み物質の産生に拍車をかける. 局所麻酔薬で一時的にでも無痛状態を作り出すことは, この痛みの悪循環を遮断し, 血流などを改善し, 生体のホメオスターシスの維持に役立つと考えられる.

#### c 血流の改善

交感神経活動を遮断することにより血管拡張が得られる. この作用を利用して四肢の血流障害(閉塞性血栓血管炎など)の治療に用いられる.

#### d 痛みの予防

術後痛など, 強い疼痛が予想されるときに, 前もって神経ブロックを施行することは痛みの発生を予防し, 生理的に有利である. 術前の持続硬膜外ブロックや末梢神経ブロックがこれにあたる.

表 21-5 主な神経ブロックとその適応

| 種類 | 適応 |
| --- | --- |
| **知覚神経ブロック** | |
| ・三叉神経ブロック | 三叉神経痛 |
| ・後頭神経ブロック | 後頭神経痛 |
| ・頚神経叢ブロック | 頚, 肩, 腕の疼痛 |
| ・肩甲上神経ブロック | 肩痛 |
| ・肋間神経ブロック | 肋間神経痛 |
| ・脊髄神経根ブロック | 神経根性疼痛 |
| **交感神経ブロック** | |
| ・星状神経節ブロック | 上肢の疼痛, 循環障害 |
| ・胸部交感神経節ブロック | 上肢の循環障害, 多汗症 |
| ・腰部交感神経節ブロック | 下肢の循環障害 |
| ・腹腔神経叢ブロック | 上腹部のがん性疼痛 |
| ・上下腹神経叢ブロック | 骨盤内臓由来のがん性疼痛 |
| **運動神経ブロック** | |
| ・顔面神経ブロック | 顔面痙攣 |
| **脊髄神経ブロック** | |
| ・硬膜外ブロック | 脊髄神経領域の疼痛 |
| ・くも膜下神経ブロック | 脊髄神経領域の疼痛(がん性疼痛) |
| **その他の神経ブロック** | |
| ・トリガーポイント注射 | 筋筋膜性疼痛, 肩こり |
| ・関節内注射 | 変形性関節症 |

#### e 痙攣性疾患の治療

特殊なケースであるが, 運動神経を神経ブロックで遮断する場合がある. 痙攣性疾患である, 顔面痙攣や痙性麻痺に用いることがある.

### 2 ● 神経ブロックの種類と適応症

部位別としては, 脳神経ブロックと脊髄神経ブロックおよび末梢神経ブロックに分けられる. 機能別には知覚神経ブロック, 交感神経ブロック, および運動神経ブロックに分けられる(表 21-5).

## D 手術療法

神経伝導路を外科的に遮断することで鎮痛を得ようとするもので, 脊髄の痛みの神経伝導路を切断するコルドトミーなどがある. しかし, 知覚神経だけでなく運動神経など他の神経も傷害するリスクが高く, 適応は限られる.

## E 心理学的療法

慢性痛では心理学的要因が大きく関与する場合がある．**認知行動療法**などを組み入れることで，日常生活を大きく改善できる可能性がある．

# E ペインクリニックにおける難治性疼痛

## 1 神経障害性疼痛

### A 疾患概念

神経組織の損傷がきっかけとなって発症した疼痛性の病態を神経障害性疼痛とよぶ．ペインクリニックで診察する疾患のうち，特徴的・代表的な疾患であり，治療に難渋する疾患の１つである．代表的なものに**帯状疱疹後神経痛**，CRPS，三叉神経痛などがある．また，一般的な薬剤や治療法に抵抗を示し，機序もはっきりしない難治性疼痛として線維筋痛症がある．

### B 病態の特徴

1) 組織損傷が治癒したあとも疼痛が続き，その範囲が次第に広がっていく．
2) 普通では痛みを感じない程度の刺激を痛みと感じてしまう（アロディニア）．
3) 通常の鎮痛薬が効きにくい．
4) 痛みに匹敵するような不快な感覚を伴う．
5) 刺激が繰り返されると痛みが増強する．
6) 進行すると運動障害，組織の萎縮が起こる．

### C 発生機序

#### 1 損傷された神経線維の機能的変化

損傷された神経線維において異常な興奮が起こったり，交感神経末端から分泌されたカテコラミンに対する神経の反応性が高まる．痛みの刺激がなくとも知覚神経が反応してしまう．

#### 2 抑制神経の機能低下

脊髄において，痛刺激の伝達が増強する．

#### 3 中枢の神経細胞の過敏化

痛み刺激が長時間続いたり，繰り返されたりすると，痛み刺激を受けている神経細胞の機能的および分子生物学的変化が起こり，痛みの増強，触刺激の疼痛刺激への変換が起こる．

#### 4 交感神経の関与

神経障害により，交感神経系が機能亢進状態となり，痛みを増強する場合がある．神経障害性疼痛の中で，交感神経をブロックすることにより寛解する痛みを sympathetic maintained pain (SMP)，交感神経ブロックによっても疼痛が寛解しないものを sympathetic independent pain (SIP) として，区別している．

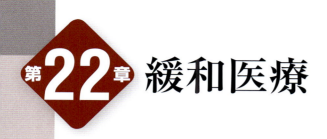

# 第22章 緩和医療

**緩和医療の役割と診療内容を理解する**
① 緩和医療の定義を説明できる
② 緩和医療における包括的評価について説明できる
③ 緩和医療の対象としての痛みを含めた症状の特徴を理解する
④ 緩和医療における治療法（WHO方式がん性疼痛治療法を含む）を説明できる
⑤ 緩和医療におけるチーム医療の必要性とその構成を理解する

## A 定義

緩和医療は，WHOにより「疾患の早期より，患者とその家族に対して，痛み，身体的問題，心理社会的問題，スピリチュアルな問題に関して評価を行い，それが障害とならないように予防したり対処したりすることで，quality of life（QOL：生活の質・生命の質）を改善するためのアプローチである」と定義されており，積極的な医療である．

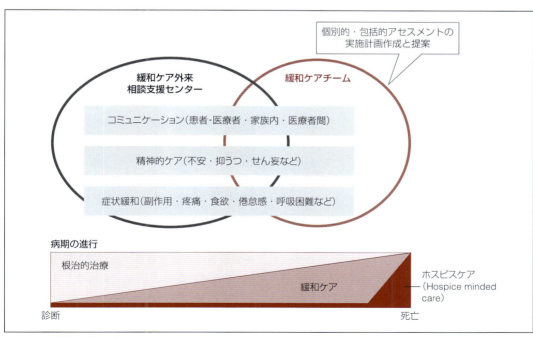

**図22-1 緩和医療の実際**
病期が進行するにつれ，緩和ケアの必要性が増す．

**表22-1 緩和医療における包括的評価**

| 基本的な情報 | 原発，病巣の広がり，病期，PS(performance status)，ADL，身体症状，投薬内容，既往歴，家族歴，地域の状況，患者自身の役割 |
|---|---|
| 手術 | 根治手術か姑息的手術か，術式，病理診断 |
| 化学療法（がんの場合） | 術前化学療法か術後補助療法か，第1選択薬(first line)か第2選択薬(second line)以降か，レジメン，標準治療か，有害事象 |
| 放射線療法（がんの場合） | 照射部位と線量，根治か緩和目的か，有害事象 |
| 積極的治療の中止 | 積極的治療中止の理由，患者や家族の希望 |
| 希望する療養場所 | 転院や在宅が提案された背景，患者の希望，家族の意向，介護力，地域のサポート体制，利用できる社会資源 |

**表22-2 がん疼痛の原因**

| 腫瘍 | 神経・骨・周辺臓器への浸潤 | |
|---|---|---|
| 間接的要因 | 感染 | 帯状疱疹など |
| | 静脈・リンパ管の閉塞 | |
| 治療 | 検査手技による痛み | 生検，髄液検査，内視鏡，血管造影 |
| | 手術 | 術後痛，イレウス，蠕動痛 |
| | 化学療法 | 血管外漏出，粘膜障害，末梢神経障害，筋痛 |
| | 放射線療法 | かゆみ，粘膜障害，皮膚障害 |
| がん以外の原因 | 糖尿病による末梢神経障害<br>活動性の低下による痛み | |

　緩和医療は，急性期医療と対極をなすものではない．病期にかかわらず，患者のQOLを高めることが治療の本質であり，共通の目標をもつものであることを十分認識することが大切である．

　緩和医療の実際を図22-1に示す．疾患初期には患者のセルフケアを支援するためのリソース整備が必要である．緩和ケア外来，相談支援センター，医療連携室など直接相談できるところや，医療情報を提供する患者用図書室などがそれにあたる．病期が進行し，患者が抱える問題が複雑になってくると，患者自身による問題解決は困難になり，主治医の負担も大きくなる．緩和ケアチームによるコンサルテーションや，患者の希望によっては緩和ケア病棟の利用などが必要になる．

　緩和医療はあらゆる疾患において提供されるべきものであるが，わが国では2007年にがん対策基本法が施行されてから急速に広まった．以下，がん医療について重点的に述べる．

　がん以外では，慢性心不全，呼吸不全，筋萎縮性側索硬化症，終末期腎不全などが対象となる．

## B 緩和医療における包括的評価

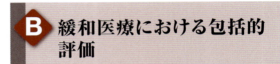

　身体症状だけではなく，精神症状や社会的状況，今後の治療方針も含めた包括的評価が必要になる．まず確認するべき事項をあげる．患者や家族への説明内容と理解についてもあわせて確認する（表22-1）．

　これらを踏まえて患者を診察し，①全身状態（PS，ADL），②疾患の見通し，治療と予後，③身体症状および精神症状，④社会的問題，⑤介護など療養環境，⑥患者，家族の意向，⑦スピリチュアルな問題を評価し，マネジメント計画を立てる．

## C 症状マネジメント

### 1 痛み

　原因，部位，性状を把握し，病態に応じて治療法を選択する．**段階的に，①痛みに妨げられずに夜間眠ることができる，②安静時の痛みの消失，③体動時の痛みの消失，を目標とする．**表22-2にがん疼痛の原因をあげる．

　痛みは機序により次のように分けられる．**機序に応じて疼痛緩和法を検討する．**

## A 侵害受容性疼痛

### 1 ● 体性痛

体性組織への機械的刺激が原因で，局在がはっきりしており，体動によって増強する．骨転移による痛みや術後早期の創部痛がこれにあたる．鎮痛薬が効くが，突出痛に対するレスキュー薬が必要である．

### 2 ● 内臓痛

管腔臓器の内圧上昇や臓器皮膜の伸展，臓器や周辺組織の炎症によって起こる．局在不明確な鈍い痛みで，非オピオイド鎮痛薬やオピオイドがよく効く．

## B 神経障害性疼痛

神経の圧迫や断裂によって起こる痛みで，知覚低下や運動障害を伴う．難治性で，鎮痛補助薬が必要になる．

# 2 薬物療法

鎮痛薬の投与は，WHO 方式がん疼痛治療法（WHO 3 段階除痛ラダー）に沿って行われる（表22-3，図22-2）．WHO 3 段階除痛ラダーで用いられる鎮痛薬は次の通りである．

## A 非オピオイド鎮痛薬

まず非オピオイド鎮痛薬を開始し，オピオイド開始後も継続する．

### 1 ● 非ステロイド性抗炎症薬（NSAIDs）

プロスタグランジン（PG）の合成酵素であるシクロオキシゲナーゼ（cyclooxygenase：COX）の活性を阻害し，鎮痛効果を発現する．PG は，炎症のほか，腎血流維持，胃粘膜保護など，生体恒常性の維持を担っている．PG の合成阻害により，腎障害や消化管粘膜障害が生じるため，腎機能のモニターと，胃粘膜保護薬の併用が必要である．

**表 22-3　WHO 方式がん疼痛治療法**

1. **経口で（by mouth）**
   投与経路は，簡便で用量調節がしやすい経口投与を基本とするが，経口困難な場合は，他の経路を考慮する．
2. **時間をきめて規則正しい投与（by the clock）**
   時間を決めて定期的に薬物を投与する．疼痛が出てからの頓用は好ましくない．
3. **除痛ラダーに沿って効力の順に（by the ladder）**
   WHO 3 段階除痛ラダー（図 22-2）にあるように，病期によらず，痛みの強さと性質によって適切な鎮痛薬を選択する．
4. **個々の患者ごとに量を決める（by the individual）**
   効果と副作用を評価しつつ，個々の患者ごとに調整する．
5. **さらに細かい配慮を行う（with attention to detail）**
   痛みは変化する．鎮痛薬開始後も引き続き評価を行い，適切な鎮痛薬の種類と量を維持する．

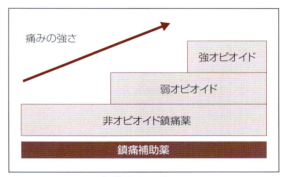

**図 22-2　WHO 3 段階除痛ラダー**
病期や生命予後の長短にかかわらず，痛みの程度に応じて鎮痛薬を選択する．

### 2 ● アセトアミノフェン

抗炎症作用が弱く，中枢性に鎮痛作用を有することから，NSAIDs に分類されない．消化管，腎機能，血小板への作用が少なく，NSAIDs が使用しにくい場合も使用できる．肝毒性に注意する．

## B オピオイド

### 1 ● 弱オピオイド

除痛ラダーの第 2 段階に用いられる．コデインは肝臓で代謝されて約 10％がモルヒネとなる．トラマドールは μ 受容体に対する弱い親和性と，セロトニン，ノルアドレナリン再取り込みをあわせもつことで鎮痛作用を発揮する．

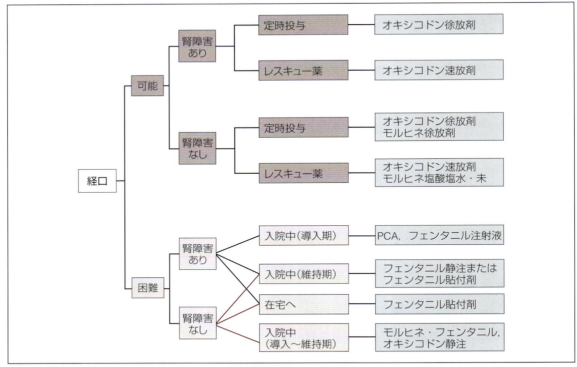

**図 22-3　オピオイド開始時の選択**
腎機能と投与経路によって選択する
＊PCA：patient controlled analgesia

## 2 ● 強オピオイド

### a モルヒネ
　強オピオイドの基本となる薬物で，μ受容体に作用する．剤形が豊富で，さまざまな投与経路が可能である．肝で代謝され腎から排泄されるが，代謝産物に強い活性があるため，腎機能が低下すると作用が遷延する．

### b フェンタニル
　μ受容体への選択性が非常に高く，脂溶性が高いことから，経皮吸収剤の開発が可能となった．モルヒネよりも便秘になりにくく，眠気も少ない．腸管蠕動が弱い患者に対しても使用可能である．代謝産物が活性をもたないため，腎機能に関係なく投与できる．

### c オキシコドン
　μ受容体へ作用するが，κ受容体を介した作用をもつ可能性がある．活性代謝産物はごく微量であり，腎機能低下時にも使用できる．5 mg 錠があり，コデインの代わりに第2段階において使用できる．悪心・嘔吐，眠気，便秘などの副作用はモルヒネと同等である．

## 3 ● オピオイドの選択
　等力価では鎮痛効果に優劣はない．**経口の可否と腎機能によって選択する**（図 22-3）．

## 4 ● 副作用
　主な副作用は，**眠気，悪心・嘔吐，便秘**である．眠気は数日で慣れるため様子をみる．**悪心・嘔吐は中枢性が多く**，制吐薬は中枢性のプロクロルペラジンやハロペリドールを投与する．便秘には通常の緩下薬のほか，末梢性μ受容体拮抗薬であるナルデメジンを併用する．

## 5 ● オピオイドスイッチング
　副作用のために鎮痛に十分な量まで増量できない場合や，鎮痛効果が不十分である場合に，投与中のオピオイドから他のオピオイドに変更するこ

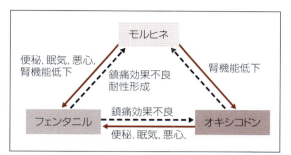

図 22-4 オピオイドスイッチング

とをいう（図 22-4）.

### ◉ 鎮痛補助薬

本来，鎮痛作用はないが，鎮痛薬と併用することで鎮痛効果を高め，特定の状況下で鎮痛効果を示す薬物である．除痛ラダーのどの段階でも併用できる．

#### 1 ● 抗うつ薬

中枢神経系のセロトニン，ノルアドレナリン再取り込みを阻害する．しびれ感や灼熱感を伴う痛みに使用する．アミトリプチリン，デュロキセチンなどがある．

#### 2 ● 抗痙攣薬

$GABA$ 受容体に対する作用，$Ca^+$ 流入の抑制作用などにより，神経の興奮を抑える．電撃痛に使用する．ガバペンチン，プレガバリンなどがある．

#### 3 ● 抗不整脈薬

Na チャネル遮断による鎮痛効果があり，末梢神経の神経障害性疼痛に使う．リドカイン，メキシレチンなどがある．

#### 4 ● ステロイド

抗炎症作用による鎮痛効果のほか，抗浮腫作用や悪心の緩和，全身倦怠感の改善に使用する．デキサメタゾンやベタメタゾンが使用される．

#### 5 ● ビスホスホネート製剤

破骨細胞を抑制して骨吸収を阻害することにより鎮痛効果を発揮する．

### 3 薬物療法以外の鎮痛法

薬物療法が奏効しない痛みには，腹腔神経叢ブロックや硬膜外鎮痛法などの**神経ブロック**や**放射線療法**が行われる．**放射線療法は，骨転移による疼痛に対して第一選択**となる．

### 4 その他の身体症状

QOL を下げる身体症状として，**呼吸困難**や**消化器症状**がある．呼吸困難にはステロイドのほか，**オピオイドも効果がある**．悪心・嘔吐，便秘，下痢などの消化器症状は，消化管機能低下，腸閉塞（がん性腹膜炎も含む），腹水，薬物の影響，電解質異常（高カルシウム血症など）が原因となる．制吐剤や緩下剤のほか，ステロイドなどが使用される．

### 5 精神症状の緩和，心理・社会的問題への配慮

生命を脅かす疾患の場合，罹患そのものが患者にとって脅威となる．**抑うつ**や**適応障害**などの精神症状は，早めに専門家に診療を依頼する．

## D チーム医療

個々の事例に適切に対応しようとする場合，1人の医療専門職の能力をはるかに超える．さまざまな職種がかかわることにより，それぞれの職種が能力を発揮して問題に対応するのがチーム医療である．

### 1 チームに必要とされる職種

緩和ケアチームは，がん医療を行ううえで必須とされている．必要とされる職種は，① 身体症状緩和に携わる医師，② 精神症状の緩和に携わる医師，③ 専門看護師，④ 薬剤師である．このほか，ソーシャルワーカーや，臨床心理士を加えることにより，チーム活動を充実できる．

## 2 麻酔科医の役割

　麻酔科医は，鎮痛薬に関する知識や投与経験，神経ブロック手技，全身管理の経験を生かして疼痛緩和にかかわってきた．さらに中央診療部門である手術室の運営経験から，チームで中心的役割を果たすことができる．一方，主治医としての経験不足，手術室外での経験不足は弱点となる．緩和医療は麻酔科医が進出する分野の1つとなるが，弱い部分を強化するための研修制度の整備が求められる．

●参考文献
1) 日本緩和医療学会(編)：専門家をめざす人のための緩和医療学．南江堂，2014
2) 日本緩和医療学会緩和医療ガイドライン作成委員会(編)：がん疼痛の薬物療法に関するガイドライン2014年版．金原出版，2014
3) 後藤郁男(編)：緩和ケアチームの立ち上げとマネジメント．南山堂，2008
4) 小川朝生, 他(編)：精神腫瘍学クイックリファレンス．創造出版，2009
5) Cherny NI：Oxford textbook of Palliative Medicine (5th ed). Oxford university press, 2015
6) 木澤義之(編)：緩和ケアの基本66とアドバンス44—学生・研修医・これから学ぶあなたのために．南江堂，2015

# 第23章 集中治療

**学習のPoint**

**集中治療の役割と診療内容を理解する**
① 集中治療の対象疾患とその役割について理解する
② 集中治療における患者評価について説明できる
③ 集中治療における呼吸管理について説明できる
④ 集中治療における循環管理について説明できる
⑤ 集中治療における腎機能管理について説明できる
⑥ 集中治療における感染管理について説明できる
⑦ 集中治療における栄養管理について説明できる
⑧ 集中治療におけるチーム医療の重要性を理解する
⑨ 集中治療における疼痛・不穏・せん妄管理について説明できる
⑩ 敗血症の概念について説明できる

## A 対象疾患とその役割

集中治療（日本・欧州では intensive care medicine，米国では critical care medicine と呼称）についてはこれまでさまざまな概念が提唱されているものの，基本的には「外傷あるいは疾患に起因する単一あるいは複数の臓器障害により急に生命危機の状況にある，あるいはその危険性のある患者に対して，迅速かつ継続的な観察と治療を通じてその健康を回復し合併症を防ぐことを目的とした集学的な医学領域」であり，それを実践する場所が**集中治療室**（intensive care unit：ICU）である．急性期重症患者を一箇所に収容したうえで治療するとの考え方は，1952年北欧でのポリオ流行時に初めて提唱され，実践された．

ICUにはさまざまな分類があるが，対象患者年齢より**新生児集中治療室**（neonatal ICU：NICU），乳児，幼児を対象とする**小児集中治療室**（pediatric ICU：PICU），年齢を問わない，あるいは学童期以上を対象とする**集中治療室**（ICU）に大きく分類される．また患者疾患群別の分類として，**外科系 ICU**（surgical ICU：SICU）と**内科系 ICU**（medical ICU：MICU）に加え，**母体胎児 ICU**（maternal-fetal ICU：MFICU），**脳卒中集中治療室**（stroke care unit：SCU），**冠疾患集中治療室**（coronary care unit：CCU）などの分類もなされている．それぞれの領域の集中治療に精通した専任の医師が必要とされているものの，2015年現在，日本集中治療医学会が認定する集中治療専門医は1,000名余りに過ぎず，全国の高度あるいは一般急性期型病院に配置されたICUを網羅するには明らかに不十分である一方，専門医認定試験受験者数は最近，顕著な増加傾向にある．

わが国の診療報酬制度上，ICUは「特定集中治療室」と称され，一定の施設基準を満たす施設には診療報酬加算制度がある．2014年4月に，1段階であった本制度を2段階に層別化し，より高度な施設基準と診療体制を整備し，同時に一定水準以上の重症度の係る項目を満たす患者を入室基準とする施設では，より高い診療報酬点数が付与される仕組みとなった（表23-1）．高い診療報酬を得

### 表 23-1 特定集中治療室施設基準の概要

**その 1**
1) 専任の医師が常時，特定集中治療室内に勤務していること．特定集中治療の経験を 5 年以上有する医師 2 名以上を含む
2) 専任の臨床工学技士が，常時院内に勤務していること
3) 特定集中治療室の広さは，1 床当たり 20 m² 以上であること
4) 重症度，医療・看護必要度について，A 項目 3 点以上かつ B 項目 3 点以上である患者が 9 割以上であること

※7 日以内の期間　13,650 点，8 日以上 14 日以内の期間　12,126 点

**その 2**
その 1 の基準を満たしたうえで，広範囲熱傷特定集中治療を行うための十分な体制整備に対し 60 日まで可（12,319 点）

**その 3**
1) 専任の医師が常時，特定集中治療室内に勤務していること
2) 看護師が常時患者 2 人に 1 人の割合で勤務していること
3) 当該特定集中治療室の広さは 1 床当たり 15m² 以上である
4) 重症度，医療・看護必要度について，A 項目 3 点以上かつ B 項目 3 点以上である患者が 8 割以上であること

※7 日以内の期間　9,361 点，8 日以上 14 日以内の期間　7,837 点

**その 4**
その 3 の基準を満たしたうえで，広範囲熱傷特定集中治療を行うための十分な体制整備に対し 60 日まで可（8,030 点）

〔2016 年 1 月現在〕

### 表 23-2 ICU 入室適応の対象疾患

1) 意識障害または昏睡
2) 急性呼吸不全または慢性呼吸不全の急性増悪
3) 急性心不全（心筋梗塞を含む）
4) 急性薬物中毒
5) ショック
6) 重篤な代謝障害
7) 大手術後
8) 心肺蘇生後
9) その他外傷，破傷風などで重篤なもの

### 表 23-3 集中治療室の入室基準（優先度）と退室基準

**a　入室基準（優先度）**

| | |
|---|---|
| 第 1 優先 | 重症かつ不安定な患者で，人工呼吸や持続的血管作動薬投与などの集中治療が ICU 外では提供できない場合．例）受ける治療に制限がなく，大手術後，人工呼吸を必要とする呼吸不全，ショックあるいは血行動態が不安定で集中的監視と血管作動薬を必要とする場合など |
| 第 2 優先 | 集中的な監視を必要とし，潜在的に可及的治療を必要とする可能性が高い場合．例）複数の慢性的疾患により急性重症化の可能性があるもの |
| 第 3 優先 | 不安定な重症患者ではあるが，回復の可能性が低い場合．例）急性疾患治療を受けるものの気管挿管・心肺蘇生に制限があるもの |
| 第 4 優先 | ICU に不適当な患者．例）① too well to benefits（末梢血管手術血行動態の安定した糖尿病性ケトアシドーシス，軽度のうっ血性心不全，意識下薬物中毒など）② too sick to benefits（重症の不可逆的脳損傷，不可逆的多臓器不全，化学療法・放射線療法に反応しない転移性腫瘍，患者本人が決定能力をもち集中治療を拒否，脳死非臓器提供者，植物状態，永久的昏睡など） |

**b　退室基準**
1) 患者の状態が安定し，ICU 監視と治療が必要ない場合
2) 患者の状態が最重症化し，積極的な ICU 監視と治療が考えられない場合

〔米国集中治療医学会，1999 より改変〕

---

られる「特定集中治療室その 1，その 2」の施設基準の特徴は，1 床当たり 20 m² 以上の面積要件に加え，高度医療機器に関する業務を担う臨床工学技士の院内常駐，さらには専任の医師チーム内に特定集中治療に精通した医師複数名を含むとした手厚い診療体制を義務づけている点である．集中治療医が主治医となる closed ICU あるいは集中治療医が ICU 入室全患者の治療方針に関与する high-intensity ICU における患者予後は，各診療科主治医が ICU 入室患者のすべての診療方針を決定するいわゆる open ICU に比べ有意に良好であり，同時に ICU 在室日数も短く効率的であると報告されている．

ICU 入室適応となる対象疾患は，基本的には急性期重症患者がすべて対象となる（表 23-2）．ICU では限られた高度医療資源を有効かつ公平に利用することが求められ，優先度を示す入室基準および退室基準が米国集中治療医学会から提唱されている（表 23-3）．なかでも，受ける治療に制限のあ

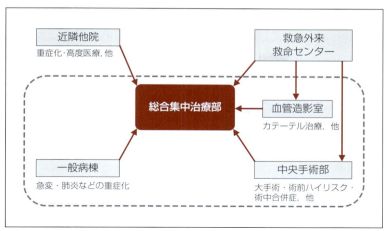

図 23-1　総合集中治療部（ICU）への患者搬入経路

る場合にはその入室優先度は低下する点は常に念頭に置かれている．入室適応となる患者の流れは，院外患者では救急外来あるいは救命センター経由，他院からの直接搬送，院内患者では一般病棟での急変や病態の重症化，あるいは手術部経由などさまざまである（図 23-1）．

## B　患者評価

　一般に医療施設機能を評価するには，提供される医療安全性や患者満足度に加え，設備や人員配置などの構造（structure），実施される手段（process）とその結果となる成果（outcome）など多面的な要素が必要である．ICU においては，入室時の状態が良好であれば自ずと成果は高くなるため，入室時の**患者重症度評価**あるいはその継時的な推移の把握が集中治療の質を評価するうえでもきわめて重要となる．患者重症度評価の目的は 3 つあるといわれている（表 23-4）．

　1 つ目は，客観的な重症度評価により患者予後の予測が可能となり，限られた病床数あるいは設備資源の公平な再分配を可能にすることである．一方，予後予測には倫理的な問題も潜在しており，予後が不良と算出された場合にすでに導入した高度生命維持装置を含む集中治療を中断するか否かについて，医療従事者間のみの議論では解決困難となっている．2 つ目は，施設間の集中治療効率

表 23-4　患者重症度評価の目的

1）予後を予測し，集中治療の再分配をはかる
2）施設間の集中治療効率の比較
3）多施設臨床試験への重症度の集約

の比較を可能とする点である．3 つ目は，新薬あるいは新たな治療手段の**多施設臨床試験**の際に重症度の集約をはかることが可能となる点があげられる．重症度評価から算定する**予測死亡率**と**実死亡率**を比較した**標準化死亡比**（standardized mortality ratio）は施設の治療効率を客観的に比較可能とする 1 つの有力な指標である．以下によく使用されている患者重症度スコアを紹介する．

### A　Acute Physiology and Chronic Health Evaluation（APACHE）

　1981 年に Knaus らにより初めて提唱された重症度スコアで，2015 年現在までに第 4 版が公表されており，1985 年の第 2 版（**APACHE II**）は現在でもよく使用されている．この APACHE II で用いられる項目は，体温，平均血圧，心拍数，呼吸数，A-aDO$_2$，PaO$_2$，動脈血 pH，血清 HCO$_3^-$，血清 Na，血清 K，血清クレアチニン，ヘマトクリット値，白血球数，Glasgow coma scale からなる急性生理学的変数に加え，年齢点と慢性併存疾患点から構成されている．点数が高いほど重症度が高く，院内死亡の危険性が高まる．ICU 入室から 24

### 表23-5　Sequential Organ Failure Assessment (SOFA)

| 評価項目 | 0点 | 1点 | 2点 | 3点 | 4点 |
|---|---|---|---|---|---|
| $PaO_2/FiO_2$ (mmHg) | >400 | ≦400 | ≦300 | ≦200 | ≦100 |
| 血小板数 (×$10^3$/μL) | >150 | ≦150 | ≦100 | ≦50 | ≦20 |
| ビリルビン値 (mg/dL) | <1.2 | 1.2〜1.9 | 2.0〜5.9 | 6.0〜11.9 | >12.0 |
| 低血圧 | なし | MAP<70 mmHg | Dop<5 or Dob | Dop>5, Epi≦0.1 or NE<0.1 | Dop>15, Epi>0.1 or NE>0.1 |
| Glasgow coma scale | 15 | 13〜14 | 10〜12 | 6〜9 | <6 |
| クレアチニン/尿量 (mL/d) | <1.2 | 1.2〜1.9 | 2.0〜3.4 | 3.5〜4.9 or <500 | >5.0 or <200 |

MAP=mean arterial pressure, Dop=ドパミン, Dob=ドブタミン, Epi=エピネフリン, NE=ノルエピネフリン
〔The SOFA (Sepsis-related Organ Failure Assessment) score to describe organ dysfunction/failure. Intensive Care Med 22：707-710, 1996 より改変〕

時間までの最悪値を用いるため，予測死亡率は実死亡率よりも高くなると指摘されている．

### B Simplified Acute Physiologic Score (SAPS)

APACHE スコアと同様，ICU 入室 24 時間以内の最悪値を用いて計算する仕組みで，その名のとおり簡素化された重症度スコアで第 2 版 (SAPS Ⅱ) が広く普及している．点数が高いほど重症を示すが，予後予測については中等症では実死亡率とよく相関する．

### C Sequential Organ Failure Assessment (SOFA) score

6 種類の主要臓器機能から重症度評価する手段で，その名のとおり ICU 入室直後 24 時間と，その後は 48 時間ごとに"継時的に評価"することが特徴である．最大値または平均値がよい予後予測となる(表 23-5)．

### D Mortality Prediction Model (MPM)

ICU 入室時の 15 項目評価で点数を計算する仕組みで，入室後 24 時間で再計算する第 2 版 (MPM Ⅱ) が普及している．昏睡，頭蓋内腫瘍効果，人工呼吸，転移性疾患，肝硬変，入室タイプ，年齢の 7 項目とクレアチニン，8 時間尿量，感染症，循環作動薬，$PaO_2$，プロトロンビン時間の 6 項目を用いる．死亡予測モデルとの名のとおり，予後予測値は実死亡率とよく相関すると評価されている．

## C 基本的な呼吸管理

ICU における人工呼吸は，急性肺傷害に代表される急性呼吸不全のみならずその適応は多岐に及んでいる．**肺炎や肺水腫**などにより肺ガス交換能が低下した呼吸不全，呼吸筋力や協調運動が低下した**神経筋疾患**，急性心不全を含む**循環不全**，**昏睡**などの**重度意識障害**，あるいは**大手術後**などの病態にも適応となる．その目的は「適切な換気の維持」が基本となるが，これ以外にも「気道確保」や「呼吸筋の代替」などもあげられる．

### A 非侵襲的人工呼吸

人工呼吸は，気管挿管あるいは気管切開などの人工気道の留置を伴う「**侵襲的人工呼吸**」と，伴わない「**非侵襲的人工呼吸**(non-invasive positive pressure ventilation：NPPV)」に分類され，NPPV は現在の ICU においても積極的に用いられている．NPPV の利点は早期から陽圧換気を導入できる点に加え，気管挿管の回避や人工呼吸期間や ICU 在室期間の短縮などがある．これまでに**慢性閉塞性肺疾患**の急性増悪や**急性心原性肺水腫**の予後を改善する有効性が認められ，最近は術後呼吸不全や侵襲的人工呼吸離脱困難例などにも適応が広がりつつある．しかし NPPV を導入しても病状が改善しない場合には，速やかに気道を確保したうえで侵襲的人工呼吸に移行することが重要である．

## B 基本的な人工呼吸様式

基本的な換気様式として，**調節換気**(controlled mechanical ventilation：CMV)，**補助換気**(assist mechanical ventilation：AMV)，**間欠的強制換気**(intermittent mandatory ventilation：IMV)，自発呼吸を補助する**圧補助換気**(pressure support ventilation, PSV)がある．CMVとAMVは組み合わせて**調節補助換気**(assist/control ventilation：A/C)として用いる．

CMVにより最低換気量を担保し，強制換気は自発呼吸に同調させることが可能である．**IMV**の換気回数は設定した回数のみで，自発呼吸は**PSV**で補助する．Synchronized IMV(**SIMV**)は強制換気を自発呼吸に同調させる**IMV**で，徐々に強制換気回数を減らすことにより人工呼吸からの**離脱**(weaning)が可能となる．**PSV**は患者の自発呼吸努力を感知し，設定された吸気圧まで流量を補助し，気道内圧を維持する換気様式である．当初，気管チューブによる吸気仕事量の増加を相殺する目的であったが，気道抵抗以上の呼吸仕事量の軽減が可能で，離脱や補助換気の手段としても多用されている．自発呼吸下に**呼気終末陽圧**(**PEEP**)を付加することで呼吸回路内を常に陽圧にする**気道内圧持続陽圧**(continuous positive airway pressure：**CPAP**)も有用な換気様式である．

不必要な人工呼吸の継続は，ICU在室日数や入院期間延長につながるため，可能であれば早い離脱に勝るものはない．一方，早すぎる離脱は呼吸・循環動態の再悪化から再挿管に至る危険性があり，不安定な時期での離脱開始は呼吸筋疲労や酸素化の悪化もまねきかねない．また離脱の失敗は誤嚥性肺炎や無気肺，心筋虚血や不整脈などの重篤な合併症もきたすため，適切な時期と手段を選択したうえで実施することが重要となる．

## C 代表的な合併症

代表的な合併症には，「**人工呼吸器関連肺傷害**(ventilator-associated lung injury：VALI)」と「**人工呼吸器関連肺炎**(ventilator-associated pneumonia：VAP)」がある．

VALIは，気道内圧上昇による気胸，縦隔気腫や皮下気腫などの**圧外傷**(barotrauma)，過大な1回換気量による肺胞過伸展などの**容量損傷**(volu-trauma)，肺胞の虚脱と再膨張の繰り返し，いわゆるずり応力による**化学損傷**(biotrauma)の総称である．いずれも過剰な換気圧や換気量を避け，PEEPを適切に併用するなどの対応が必要となる．肺傷害の程度にも依存するが，肺を保護する"**肺保護戦略**(lung protective strategy)"として「低1回換気量(6 mL/kg)と至適PEEPの組み合わせ」が重要とされている．

VAPは，気管挿管による人工呼吸開始48時間以降に発症する肺炎と定義され，気管挿管，人工呼吸導入前に肺炎がないことが前提となる．気道からの侵入による細菌で惹起されるVAP予防として，頭部挙上，気管チューブカフ上吸引，閉鎖式吸引カテーテル使用や定期的口腔ケアを含む**呼吸ケアバンドル**(表23-6)が推奨されている．

**表23-6 人工呼吸関連肺炎予防のケアバンドル**

1) 手指衛生を確実に実施する
2) 人工呼吸器回路を頻回に交換しない
3) 適切な鎮静・鎮痛をはかり，特に過鎮静を避ける
4) 人工呼吸器からの離脱ができるかどうか，毎日評価する
5) 経鼻挿管の回避
6) 定期的な口腔ケアを実施する
7) 人工呼吸中は仰臥位で管理しない(頭部挙上)

## D 基本的な循環管理

ICU入室患者の循環動態の安定化は優先課題の1つである．ICU患者が多臓器不全を併発する過程には，**炎症性サイトカイン**などさまざまな因子が複雑に関与する．**組織低酸素**も大きく影響し，その原因には貧血性，低酸素性に加え，循環性もあることを理解しておく必要がある(図23-2)．

### A 循環モニタリング

主な循環モニタリングには心電図，動脈圧，中心静脈圧，肺動脈圧，心拍出量，超音波検査がある．

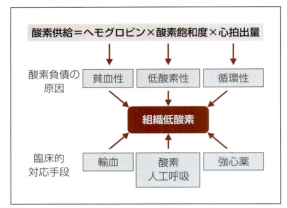

図23-2 重要臓器組織低酸素の原因と臨床的対応手段

### 1 ● 心電図

ST上昇やT波陰性化あるいはQ波出現などから心筋虚血の診断に必須だが，時に頻脈傾向にあるICU患者での診断は容易ではない．

### 2 ● 動脈圧

カテーテル留置を伴う観血的動脈圧と伴わない非観血的動脈圧がある．観血的動脈圧は，連続性である以外に，反復する動脈血採血を可能とし，波形による病態や呼吸性変動による輸液負荷効果を評価するうえでも有用である．

### 3 ● 中心静脈圧

中心静脈カテーテル留置が必要となり末梢静脈ラインの維持困難や，血管作動薬や高浸透圧輸液あるいはショック時の血行動態モニター，急性血液浄化には必須となるが，後述するカテーテル関連血流感染症を含む重篤な合併症併発の危険性もあり，最近その適用は厳格化しつつある．

### 4 ● 肺動脈圧

肺動脈カテーテルは，心拍出量を含む**左心室機能評価**に有用であるが，**肺動脈楔入圧**波形は中心静脈圧波形と類似し，前負荷指標としての有用性は必ずしも高くない．

### 5 ● 心拍出量

同時に連続的測定が可能な心拍出量は，最近では非侵襲的連続心拍出量測定が可能なモニターが臨床応用されてきているため，侵襲的な肺動脈カテーテルの適用は現在では限定的となっている．

### 6 ● 超音波検査

ICU領域における超音波モニタリングは，循環血液量や心室壁運動の評価，肺血栓塞栓症などによる右心負荷の有無の異常発見などに用いることが多い．

## B 急性心不全と対応

欧米では急性心不全の原因の半数以上が**冠動脈疾患**に原因があるが，わが国では弁膜症，高血圧性心疾患や拡張型心筋症も多く，虚血性心疾患の占める割合は比較的少ない．成因により ① **急性非代償性心不全**，② **高血圧性急性心不全**，③ **急性心原性肺水腫**，④ **心原性ショック**，⑤ **高拍出性心不全**，⑥ **急性右心不全**に大きく分類される．

したがって，急性心不全は必ずしも低心拍出ではなく，高心拍出性心不全の存在にも留意する必要がある．その対応は，酸素投与やNPPVの呼吸困難への対処，効果がない場合は気管挿管を伴う侵襲的人工呼吸に加え，鎮痛・鎮静による不穏や疼痛対策，心臓ペーシング，抗不整脈薬などによる心調律や循環作動薬投与などにより循環不全や臓器灌流障害の改善をはかったうえで，重症例では**大動脈内バルーンパンピング**（intra-aortic balloon pumping：IABP）や体外式循環補助装置などの機器を導入する手順となる．

## C ショックの分類

日本救急医学会は，「原因の如何を問わず，急性の全身性循環不全により臓器や細胞の機能を維持できない状態」をショックと称している．ショックとなると交感神経系の賦活化により通常は四肢冷感を伴う**末梢血管収縮**と**頻脈**が顕在化するが，末梢血管が拡張するショックもある点には注意する必要がある．その重症度や臓器不全は組織酸素代謝に依存し，迅速かつ適切な治療が必要であるものの，原因により治療も異なるため，ショック

### 表 23-7　ショックの分類

| 現分類 | 旧分類 |
|---|---|
| 循環血液量減少性（hypovolemic shock） | 出血性（hemorrhagic shock）<br>低容量性（hypovolemic shock） |
| 血液分布異常性（distributive shock） | アナフィラキシー（anaphylactic shock）<br>神経原性（neurogenic shock）<br>敗血症性（septic shock） |
| 心原性（cardiogenic shock） | 心原性（cardiogenic shock） |
| 心外閉塞性（extracardiac obstructive shock） | 心タンポナーデ，緊張性気胸，収縮性心膜炎，肺血栓塞栓症など |

の的確な診断と迅速な治療開始が肝要となる．

現在では**循環血液量減少性ショック**，**血液分布異常性ショック**，**心原性ショック**，**心外閉塞性ショック**の4つに分類されている（**表 23-7**，次章 ➡325頁）．耳慣れない心外閉塞性ショックとは，心臓の拍出力には異常がないものの，周囲の圧迫や血栓により心臓への血液流入あるいは流出路が障害されて心拍出量の減少をきたす病態で，具体的には**心タンポナーデ**，**緊張性気胸**，**収縮性心膜炎**あるいは**肺血栓塞栓症**などが含まれる．また**アナフィラキシー**，**神経原性**あるいは**敗血症性ショック**はいずれも**血液分布異常性ショック**に包括される．

## D 体外式補助循環装置

体外式補助循環装置には，**IABP**，経皮的心肺補助装置（percutaneous cardiopulmonary support：**PCPS**），**補助人工心臓**（ventricular assist device：**VAD**）などがある．IABPやPCPSは短中期的な補助循環装置であり薬物治療抵抗性の心不全あるいは心原性ショックや慢性心不全の増悪などに導入される．その他，体外式あるいは植込型などの**補助人工心臓**などの中長期的な補助循環装置がある．下肢や腹部臓器虚血あるいは出血などの合併症の危険性に加えて，離脱困難となった際には医療倫理上の問題も発生するなど，薬物治療に難治性心原性ショック全例が適応となるわけではない．

倫理上の諸問題については，2014年11月に日本集中治療医学会，日本救急医学会，日本循環器学会の3学会合同の「**救急・集中治療における終末期医療に関する提言**」が公表され，この領域における判断基準が明示されている．それによると，救急・集中治療における終末期にはさまざまな状況があり，① 不可逆的な全脳機能不全（脳死診断後や脳血流停止の確認後などを含む）であると十分な時間をかけて診断された場合，② 生命が人工的な装置に依存し，生命維持に必須な複数の臓器が不可逆的機能不全となり，移植などの代替手段もない場合，③ その時点で行われている治療に加えて，さらに行うべき治療方法がなく，現状の治療を継続しても近いうちに死亡することが予測される場合や，④ 回復不可能な疾病の末期（例：悪性腫瘍の末期）であることが積極的治療の開始後に判明した場合などがあげられている．

## E 急性腎障害の診断と基本的な腎機能管理

腎臓には，過剰な水分を除去する機能と水分を保持する機能の水分調整能，ナトリウム・カリウムあるいはカルシウムといった電解質調整能，$H^+$濃度調節による酸塩基平衡調節能，レニン-アンギオテンシン系，ビタミンDあるいはエリスロポエチンに代表される内分泌機能があり，腎臓が障害されるとそのいずれかあるいはすべての機能が低下あるいは喪失する．急性腎障害では主に水分および電解質調整能が障害される．

### A 急性腎障害の診断

**急性腎障害**（acute kidney injury：**AKI**）の定義には，2004年 Acute Dialysis Quality Initiative working group による **RIFLE 診断基準**（表 23-8）

表 23-8　RIFLE 診断基準

| | 血清クレアチニン濃度 | 尿量 |
|---|---|---|
| Risk | 1.5 倍以上の上昇あるいは GFR 減少＞25% | 6 時間以上＜0.5 mL/kg/h |
| Injury | 2 倍を超える上昇あるいは GFR 減少＞50% | 12 時間以上＜0.5 mL/kg/h |
| Failure | 3 倍を超える上昇, あるいは＞4.0 mg/dL＋0.5 mg/dL の急速上昇, あるいは GFR 減少＞75% | 24 時間以上＜0.3 mL/kg/h あるいは 12 時間以上無尿 |
| Loss | 4 週間を超える腎機能の完全消失 | |
| ESKD | 3 か月を超える末期腎臓病 | |

RIFLE＝Risk, Injury, Failure, Loss of kidney function and End stage of kidney disease
ESKD＝End Stage Kidney Disease
〔Bellomo R, et al：Acute renal failure-definition, outcome measures, animal models, fluid therapy and information technology needs：the Second International Consensus Conference of the Acute Dialysis Quality Initiative（ADQI）Group. Crit Care 8：R204-212, 2004 より改変〕

表 23-9　AKIN 診断基準

| | 血清クレアチニン濃度 | 尿量 |
|---|---|---|
| ステージ 1 | ≧0.3 mg/dL あるいは 150～200%上昇（48 時間以内） | 6 時間以上＜0.5 mL/kg/h |
| ステージ 2 | 200～300%上昇 | 12 時間以上＜0.5 mL/kg/h |
| ステージ 3 | 300%以上の上昇, あるいは＞4.0 mg/dL＋0.5 mg/dL の急速上昇, あるいは腎代替療法 | 24 時間以上＜0.3 mL/kg/h あるいは 12 時間以上無尿 |

AKIN＝Acute Kidney Injury Network
〔Mehta RL, et al：Acute Kidney Injury Network：Report of an initiative to improve outcomes in acute kidney injury. Crit Care 11：R31, 2007 より改変〕

表 23-10　急性腎傷害の診断基準（KDIGO）

| | 血清クレアチニン濃度 | 尿量 |
|---|---|---|
| ステージ 1 | 1.5～1.9 倍（7 日以内）あるいは ≧0.3 mg/dL（48 時間以内）上昇 | 6～12 時間＜0.5 mL/kg/h |
| ステージ 2 | 2.0～2.9 倍 | 12 時間以上＜0.5 mL/kg/h |
| ステージ 3 | ≧3.0 倍あるいは ≧4.0 mg/dL あるいは腎代替療法開始, あるいは 18 歳未満で eGFR＜35 mL/min/1.73 m$^2$ | 24 時間以上＜0.3 mL/kg/h あるいは 12 時間以上無尿 |

KDIGO＝Kidney Disease：Improving Global Outcomes
〔KDIGO Clinical Practice Guideline for Acute Kidney Injury. Kidney Int 2：1-138, 2012 より改変〕

と 2007 年の急性腎障害ネットワーク（acute kidney injury network：AKIN）の診断基準（表 23-9）が代表的であった．

2012 年に Kidney Disease：Improving Global Outcomes（KDIGO）から AKI 診療ガイドラインが公表され，その中で診断基準（表 23-10）が示され，一定の評価を得ている．いずれの診断基準も血清クレアチニンと尿量が主項目であり，臨床現場で診断しやすいのが特徴である．

### B 急性腎不全の治療

AKI の病因には，**腎前性**，**腎性**，**腎後性**があり（表 23-11），これに基づく初期治療が肝要となる．低血圧は腎灌流減少に伴い腎血流の自動調節能を喪失するため，輸液と血管作動薬により血行動態を維持することがもっとも大切である．初期輸液製剤として，膠質液よりも晶質液が出血性ショック以外の重症患者では推奨されている．

また最近，乳酸加リンゲル液やバランス輸液のような低 Cl 濃度の製剤が生理食塩液などの高 Cl 濃度輸液製剤よりも AKI 発症率が低いと指摘されている．

### C 腎代替療法

**腎代替療法**（renal replacement therapy：RRT）は，一般的には生命に危険を及ぼす体液過剰や電解質や酸塩基平衡異常に対して適用される．持続的 RRT が間欠的 RRT より血行動態を安定させ

表23-11 急性腎障害の分類と病因

|  | 病因 |
|---|---|
| 腎前性 | ・循環血液量減少（出血，敗血症，他）<br>・組織灌流不全（低血圧，心不全，他） |
| 腎性 | ・急性尿細管壊死（横紋筋融解，壊死，他）<br>・急性間質性腎炎（アレルギー疾患，他）<br>・糸球体疾患<br>・血管炎 |
| 腎後性 | ・尿管狭窄・尿管結石<br>・前立腺肥大 |

表23-12 Harris-Benedictの式

基礎エネルギー消費量（basal energy expenditure：BEE）を推定する
- 男性　BEE＝66.47＋13.75W＋5.0H－6.76A
- 女性　BEE＝655.1＋9.56W＋1.85H－4.68A
　W：体重(kg)，H：身長(cm)，A：年齢(年)

全エネルギー消費量（total energy expenditure：TEE）はBEEに活動係数と傷害係数を勘案して算出する．

やすいが，予後に有意差はないとされている．早期のRRT適用については議論のあるところで，尿量増加が終了の目安となる．

また敗血症をはじめとする重症患者でよくみられる過剰な炎症性サイトカインや毒素を吸着する治療法として積極的な適用も検討されているが，RRTの非腎適用が予後を改善するとの明らかな証拠はこれまでにはない．

## 基本的な感染管理

### A ICUにおける感染対策の重要性

他院，救急外来あるいは一般病棟を経由して重症患者が搬入されるICUには，多様な病原性微生物をもち込まれやすく，さまざまな感染症を惹起する危険性が高い．また急性期重症患者の免疫力は低下し，薬剤耐性菌による感染症も併発しやすい．これらは医療従事者が介在して院内感染を引き起こす危険性も潜在し，院内の中でもICUは特に厳重な感染対策が求められている．

ICUにおける感染管理では，「**カテーテル関連血流感染**」「**カテーテル関連尿路感染**」「**人工呼吸器関連肺炎**（呼吸管理の項目で詳述）」「**手術部位感染**」などが重要となるが，ここではICUで特に重要なカテーテル関連血流感染について概説する．

### B カテーテル関連血流感染

カテーテル関連血流感染の多くは中心静脈カテーテルの使用と関連し，免疫力が低下した重症患者に発生することが多い．わが国のICUでの発生率は比較的低いものの，中心静脈カテーテル年間使用量とカテーテル関連血流感染発症による死亡危険率から年に約5,000人の患者が本感染で死亡していると推定されている．

この原因は，挿入部や接続部あるいは輸液の汚染がもっとも多く，挿入時の消毒や手技操作には十分な清潔環境で実施するとともに，刺入後の管理や輸液路の長期使用や頻回の側注操作なども大きな要因となる．その確定診断はカテーテル先端培養による検出であるが，その検出率は低く，むしろカテーテル抜去後の解熱などのほうが臨床的には有用な判断基準となっている．感染を疑ったら，直ちに抜去あるいは入れ替えるなどの迅速な対応が重要となる．

## 基本的な栄養管理

栄養管理は，薬物療法とともにICU入室患者の回復に大きく影響する．栄養は，生命を維持するために必要なカロリーやエネルギー基質，必須アミノ酸，ビタミン，微量元素の摂取など生理学的要因と免疫能や感染防御能の向上，炎症の軽減など薬理学的要因の両面において重要である．

### A 栄養評価

ICU入室患者の消費エネルギーは，神経内分泌系，免疫系の賦活化による恒常性の維持する目的で増加しており，特に重症急性期には神経内分泌反応の変化により内因性エネルギーに依存する．

現状では重症患者への"至適エネルギー投与量"は十分解明されておらず，各種計算式や間接熱量測定により算出した値を個別にエネルギー消費量/必要量を考慮して投与目標値を設定している．

わが国では簡易式（25 kcal/kg/day）や約100年前に提唱されたHarris-Benedictの式（表23-12）が用いられることが多い．栄養投与経路より，**経腸栄養**と**中心静脈栄養**に分類される．

### B 経腸栄養

栄養療法は，ICU入室あるいは侵襲後24～48時間以内（可能な限り入室後24時間以内）の早期に，経腸栄養を少量から開始する（腸管を利用できない患者や循環動態が不安定な患者を除く）．腸蠕動音や排便・排ガスは腸管の栄養吸収能を示す指標ではなく，その確認は不要とされている．ICU入室患者の多くで腸管機能異常を認め，腸管を可能な限り早期より使用しないと，腸管壁防御機構の障害，蠕動低下と粘膜層萎縮，腸管関連リンパ組織容量の減少により腸管の機能的統合性は破綻することとなる．

経腸栄養の増量計画は，開始後1週間を目途に目標量（1日投与量）の50%以上を目指すとともに，各施設に合った栄養計画を作成することが重要で，投与計画に則らない経腸栄養はむしろ有害と指摘されている．また循環状態が不安定なショックや高濃度カテコラミン投与時においては，循環動態の安定が得られるまで開始を遅らせる，あるいは慎重に投与する必要がある．

### C 中心静脈栄養

静脈栄養は経腸栄養が不可能な場合に適用するが，初期には設定エネルギー投与量の概ね8割程度を目標とし，過剰なエネルギー投与を避ける．また高血糖や免疫抑制，カテーテル感染には十分留意する必要がある．成分調整にはさまざまな見解があるものの，ICU患者への静脈栄養投与時には抗酸化反応，腸管機能維持，熱ショックタンパク産生に関与するグルタミン添加が死亡率を軽減し推奨されている．

**表23-13 Behavioral pain scale（BPS）**

| 項目 | 説明 | スコア |
|---|---|---|
| 表情 | 穏やかな | 1 |
| | 一部硬い（例：眉が下がっている） | 2 |
| | 全く硬い（例：瞼を閉じている） | 3 |
| | しかめ面 | 4 |
| 上肢 | 全く動かない | 1 |
| | 一部曲げている | 2 |
| | 指を曲げて完全に曲げている | 3 |
| | ずっと引っ込めている | 4 |
| 呼吸器との同調性 | 同調している | 1 |
| | 時に咳嗽，大部分は同調している | 2 |
| | 呼吸器とファイティング | 3 |
| | 呼吸器の調整がきかない | 4 |

〔Ahlers SJ, et al：Comparison of different pain scoring systems in critically ill patients in a general ICU. Crit Care 12：R15, 2008 より改変〕

## H チーム医療

集中治療医学の目的は，医学医療の粋を集め生命危機の状況にある急性期重症患者を迅速かつ継続的な治療により救命することにあり，医学専門領域はもとより多職種にわたるチーム医療は欠くことのできない基本中の基本となる．

これまでは集中治療にかかわる医師や看護師に限定されてきたが，2014年の診療報酬改定に伴う「特定集中治療管理料加算その1，その2」では，高度の生命維持装置や医療機器の正しい作動に精通した「臨床工学技士」の院内常駐が施設基準の要件となった．さらには配合禁忌情報のみならず，正しい医薬品の投与や効果濃度を指標とした薬剤投与計画の中心的役割を担う「薬剤師」，ベッドサイドでの早期リハビリテーション導入に必須の「理学療法士」，あるいは早期経腸栄養を含む栄養管理には重要な「栄養士」などの積極的な集中治療への参画も求められてきている．多剤耐性菌への対処などを含む「感染制御チーム（infection control team：ICT）」の参画はもとより，さまざまな職種横断的なチーム医療の展開がICUという急性期医療の総本山ともいえる場で展開されることが期待されている．

## 表23-14 Richmond Agitation-Sedation Scale(RASS)

| スコア | 用語 | 説明 | |
|---|---|---|---|
| +4 | 好戦的な | 明らかに好戦的な，暴力的な，差し迫った危険 | |
| +3 | 非常に興奮した | チューブ類・カテーテル類を自己抜去：攻撃的 | |
| +2 | 興奮した | 頻繁な非意図的運動，人工呼吸器ファイティング | |
| +1 | 落ち着きのない | 不安で絶えずそわそわ，動きは攻撃的でも活発でもない | |
| 0 | 意識清明・落ち着いている | | |
| −1 | 傾眠状態 | 完全に清明ではないが，呼びかけに10秒以上開眼し応答 | |
| −2 | 軽い鎮静状態 | 呼びかけに10秒未満のアイ・コンタクトで応答 | 呼びかけ刺激 |
| −3 | 中等度鎮静状態 | 呼びかけに動きまたは開眼で応答するが，アイ・コンタクトなし | |
| −4 | 深い鎮静状態 | 呼びかけに無反応，しかし身体刺激で動きまたは開眼 | 身体刺激 |
| −5 | 昏睡 | 呼びかけにも身体刺激にも無反応 | |

ステップ1：30秒間患者を観察する．視診のみによりスコア0〜+4を判定する
ステップ2：① 大声で名前をよぶか開眼するようにいう，② 10秒以上アイ・コンタクトができなければ繰り返す．呼びかけ刺激によりスコア−1〜−3を判定する，③ 動きがみられなければ，肩を揺するか，胸骨を摩擦する．身体刺激によりスコア−4，−5を判定

〔Sessler CN, et al：The Richmond Agitation-Sedation Scale：Validity and reliability in adult intensive care unit patients. Am J Respir Crit Care Med 166：1338-1344，2002 より改変〕

## 表23-15 Sedation-Agitation Scale(SAS)

| スコア | 状態 | 説明 |
|---|---|---|
| 7 | 危険なほど興奮 | 気管チューブやカテーテルを引っ張る，ベッド柵を越える，医療者に暴力的 |
| 6 | 非常に興奮 | 頻繁の注意にも静まらない，身体抑制が必要，気管チューブを噛む |
| 5 | 興奮 | 不安または軽度興奮，起き上がろうとするが，注意すれば落ち着く |
| 4 | 平静で協力的 | 平静で覚醒しており，または容易に覚醒し，指示に従う |
| 3 | 鎮静状態 | 自然覚醒は困難，声かけや軽い揺さぶりで覚醒するが，放置すれば再び眠る |
| 2 | 過度に鎮静 | 意思疎通はなく，指示に従わない，自発的動きがみられることがある |
| 1 | 覚醒不能 | 強い刺激にわずかに反応する，もしくは反応がない．意思疎通はなく，指示に従わない |

〔Riker RR, et al：Prospective evaluation of the Sedation-Agitation Scale for adult critically ill patients. Crit Care Med 27：1325-1329，1999 より改変〕

# I 疼痛・不穏・せん妄管理

最近，集中治療を必要とする急性期重症患者管理で重要度が再認識されているのが，**鎮痛・鎮静・せん妄**対応である．米国集中治療医学会は，2002年に「成人重症患者に対する鎮痛・鎮静管理ガイドライン」を公表したものの十分な普及には至らなかった．2013年に「疼痛・不穏・せん妄の3つの管理」を目的とした指針（2013 PAD guideline. PADは，Pain, Agitation, Deliriumの略）が発信された．これを受け医療制度が異なるわが国での適用を疑問視する意見をもとに，2014年に日本集中治療医学会は日本版PAD(J-PAD)ガイドラインを公表している．

## A 疼痛・不穏管理

国際疼痛学会は，痛みを「実際に何らかの組織損傷が起こったとき，または組織損傷を起こす可能性があるとき，あるいはそのような損傷の際に表現される不快な感覚や情動体験」と定義している．つまり，痛みには感覚や情動体験的要素が含まれ，痛みがあれば自ずと不穏の原因となりうる．したがって，ICU入室患者の定期的な**疼痛評価**は疼痛管理の基本であり，予後を改善する．

人工呼吸の有無にかかわらず，患者が自らの痛みを伝えられる場合はNumerical Rating Scale (**NRS**)やVisual Analogue Scale(**VAS**)で，伝えられない場合はBehavioral Pain Scale(**BPS**)あるいはCritical-Care Pain Observation Tool (**CPOT**)などでの評価が必要となる．NRSは0〜

表 23-16 せん妄の分類

| 過活動型<br>(hyperactive) | 精神運動興奮，錯乱，声高，易刺激性，衝動行為，夜間せん妄，不眠症，了解不能など |
|---|---|
| 低活動型<br>(hypoactive) | 無表情，無気力，昼間の傾眠，的外れ応答，記銘力低下，認知症，失禁など |
| 混合型<br>(mixed) | 活動過型と活動減少型を反復発症する．昼夜が逆転し昼間に傾眠傾向を示す |

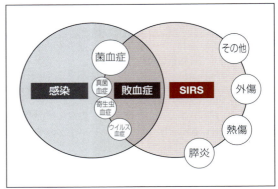

図 23-3　全身性炎症反応症候群(SIRS)，感染，敗血症の関係

10 までの 11 段階評価で口頭あるいは目盛り入り線上で示す方法，VAS は「全く痛まない」〜「想像しうる最大の痛み」を 10 cm スケールで記す方法で目標スコアは 3 未満とされている．一方，BPS は「表情」「上肢」「呼吸器との同調性」の 3 項目からなり，各項目 1〜4 までのスコアからなる（表 23-13）．CPOT は，表情，身体運動，筋緊張，人工呼吸器の順応性または発声の 4 項目からなっている．

鎮静には，快適性と安全性の確保，酸素消費量の減少などの長所がある一方，過剰鎮静は人工呼吸期間や ICU 在室期間を延長し，ICU 退室後の心的外傷後ストレス障害を増幅させることが明らかとなっている．したがって現在では，不穏防止に使用する鎮静薬を必要最小限にした鎮静管理が推奨されている．具体的には，人工呼吸管理中は毎日鎮静を一度中断する，あるいは浅い鎮静深度を目標とする．不穏状況を含む評価指標は数多く公表されているが，有用な指標として Richmond Agitation-Sedation Scale（RASS）と Sedation-Agitation Scale（SAS）がある（表 23-14，15）．

### B せん妄予防の重要性と対策

ICU せん妄は，急性発症する脳の機能障害で重要な臓器障害の一種である．カテーテルやチューブ類の自己（事故）抜去，看護ケアの拒否など治療の継続を妨げる要因となり，ICU 入室中あるいは長期予後を悪化させる因子である．

興奮・錯乱や不穏，幻覚などの症状を示す「過活動型せん妄」，注意低下や不活発などの症状を示す「低活動型せん妄」，双方が混在する「混合型せん妄」に分類される（表 23-16）．せん妄評価を実施しないと特に低活動型せん妄の多くが見逃されることになる．せん妄期間の遷延は死亡の危険性と相関し，1 日あたり 10％の死亡危険性を増加するとの指摘もある．

### J 敗血症の概念

敗血症は ICU 死亡率の第 1 位を占める疾患である．敗血症は「感染により発症した全身性炎症反応症候群（systemic inflammatory response syndrome：SIRS）」と定義されている（図 23-3）．SIRS の診断基準は，以下の 4 項目のうち 2 項目以上が該当する必要があり，血液中に病原微生物検出や毒素が検出される必要はない．

1）体温＞38℃ または ＜36℃
2）心拍数＞90 回/分
3）呼吸数＞20 回/分 または $PaCO_2$＜32 mmHg
4）末梢血白血球数＞12,000/μL または ＜4,000/μL，あるいは未熟型白血球＞10％

その重症型として，臓器障害を伴う敗血症を重度敗血症（severe sepsis），適切な輸液蘇生療法にもかかわらず臓器灌流異常を伴う低血圧を合併した場合を敗血症性ショック（septic shock）と定義している．この定義は 20 年以上にわたり複雑な病態を呈する敗血症の概念を明確にしてきたものの，さまざまな問題点も指摘され，最近この診断基準によると重度敗血症が 8 人に 1 人の割合で診断できないことが明らかとなった．2016 年，米国

**表 23-17 敗血症診療ケアバンドル（初期蘇生）**

**3 時間以内に完遂**
1) 血清乳酸値を測定
2) 抗菌薬投与前の血液培養
3) 広域抗菌薬の投与
4) 低血圧/乳酸値 ≥4 mmol/L の場合，晶質液 30 mL/kg 投与

**6 時間以内に完遂**
1) 平均動脈圧 ≥65 mmHg 維持するために血管収縮薬投与（初期輸液蘇生に反応しない低血圧に対し）
2) 輸液蘇生に反応しない持続低血圧（敗血症性ショック）/初期乳酸値 ≥4 mmol/L の場合
   - 中心静脈圧（CVP）測定
   - 中心静脈血酸素飽和度（$ScvO_2$）測定
3) もし初期乳酸値が上昇していたら再測定

蘇生目標：CVP ≥8 mmHg，$ScvO_2$ ≥70%，正常乳酸値

〔Dellinger RP, et al：Surviving sepsis campaign：International guidelines for management of severe sepsis and septic shock：2012. Crit Care Med 41：580-637, 2013 より改変〕

医師会雑誌に国際的な学会承認を得た新たな定義が公表され，「感染に対する制御不能な宿主反応に起因した生命を脅かす臓器障害」という臓器障害の存在をより明確にした基準に変更された．一方，現段階においては敗血症に高い特異性と感受性のあるバイオマーカーによって敗血症を確実に診断できる状況にはない．

いまだ高い死亡率を呈する敗血症を撲滅しようと敗血症の専門家が2004年以来「敗血症診療キャンペーン（surviving sepsis campaign guideline：SSCG）」と称する敗血症治療の指針を4年ごとに改訂・公表している．重度敗血症あるいは敗血症性ショック患者に対する有効な初期治療とし**重度敗血症ケアバンドル**が推奨され（**表 23-17**），敗血症患者の救命に一定の成果をあげはじめている．2013年日本集中治療医学会のSepsis Registry委員会が中心となり，日本版敗血症診療ガイドラインを公表している．

● 参考文献

1) Pronovost PJ, et al：Physician staffing patterns and clinical outcomes in critically ill patients：a systematic review. JAMA 288：2151-2162, 2002
2) Knaus WA, et al：APACHE II：A severity of disease classification system. Crit Care Med 13：818-829, 1985
3) Kidney Disease：Improving Global Outcomes (KDIGO) Acute Kidney Injury Work Group. KDIGO Clinical Practice Guideline for Acute Kidney Injury. Kidney Int 2(Suppl)：1-138, 2012
4) Barr J, et al：American College of Critical Care Medicine. Clinical practice guidelines for the management of pain, agitation, and delirium in adult patients in the intensive care unit. Crit Care Med 41：263-306, 2013
5) 日本集中治療医学会J-PADガイドライン作成委員会：日本版・集中治療室における成人重症患者に対する痛み・不穏・せん妄管理のための臨床ガイドライン．日集中医誌 21：539-579, 2014
6) Singer M, et al：The third international consensus definitions for sepsis and septic shock. JAMA 315：801-810, 2016
7) 日本集中治療医学会Sepsis Registry委員会：日本版敗血症診療ガイドライン．日集中医誌 20：124-173, 2013

# 第24章 救急医療

**学習の Point**

**救急医療の役割と診療内容を理解する**
① 救急医療の役割と諸制度について理解する
② トリアージについて説明できる
③ 救命の連鎖を理解する
④ 一次救命処置(BLS)について説明できる
⑤ 二次救命処置(ACLS)について説明できる
⑥ 小児の救急蘇生法の特徴について理解する
⑦ 蘇生後の治療法について説明できる
⑧ 蘇生に関連する倫理的側面について理解する

## A 救急医療の役割

**救急医療**とは急性の疾病や外傷により生命の危機に瀕している，もしくはその可能性がある傷病者や患者に対して行われる，**緊急処置や治療**を意味する．広義には，**救急外来(emergency room：ER)**だけでなく緊急手術や集中治療室(intensive care unit：ICU)での治療も意味し，さらにはこれらの急性期医療を最適化するためのシステム構築までも意味する広範な概念である．

緊急性のある患者の生命を救うという点で，救急医療の重要性は論をまたない．また，緊急手術における術前・術中・術後管理の必要性からみても麻酔科医は救急医療とは無縁ではいられない．救急医療に関連する諸制度についても一般的な知識はもっておくべきであろう．

## B 救急医療システム

救急医療システム(emergency medical service system：EMSS)は，**救急情報，救急搬送，救急医療施設**の3つで構成され，わが国のシステムは主に米国と欧州(フランス・ドイツ)のシステムを参考に発展してきた．以下にこの3つの要素について概説する．

救急情報については救急隊を管轄する各自治体の消防本部と，救急医療施設である病院，さらには行政の連携による情報の共有化(病院と患者のマッチング)と一般市民に対する情報提供・啓蒙が進められている．

救急搬送は主に全国自治体の消防機関に配置されている救急車によって行われている．救急車には常時1名の救急救命士が同乗することが目標とされており，救急救命士は特定行為を医師の指示(メディカルコントロール)のもとに行うことができる(表24-1)．近年は救急病院から医師が同乗して現場に直行するドクターヘリ，ドクターカーによる治療・搬送も増加してきている．

救急医療施設は一次，二次，三次の救急医療施設が区分けされており，患者の重症度・緊急度に応じて搬送が行われている．しかし，実際には病院前ですべての患者の重症度・緊急度を適切に判断することは困難であり，オーバートリアージ(例：軽症の患者を三次施設へ搬送)やアンダート

**表 24-1 救急救命士の特定行為**

| 項目 | 適応 |
|---|---|
| 1) 乳酸リンゲル液を用いた静脈路確保のための輸液 | 心停止もしくは呼吸停止のとき |
| 2) 食道閉鎖式エアウェイ，ラリンゲルマスクによる気道確保<br>気管内チューブによる気道確保 | |
| 3) アドレナリンの投与 | 心停止のとき |
| 4) 乳酸リンゲル液を用いた静脈路確保および輸液 | 重度傷病者（ショック状態，クラッシュ症候群が疑われる場合） |
| 5) ブドウ糖溶液の投与 | 簡易血糖測定で低血糖が確認された場合 |

リアージ（例：緊急度の高い患者を二次施設へ搬送）がありうる．アンダートリアージは患者の生命予後に影響するため，これを減らすために**多少のオーバートリアージは許容されるべき**と考えられている．

## C トリアージ

トリアージとは，災害発生現場などにおいて多数の傷病者が発生した場合，**傷病者の緊急度や重症度に応じて適切な処置や搬送を行うために傷病者の治療優先順位を決定する**作業のことである．フランス語の trier からの派生語で，「選別する」という意味である．

トリアージは1800年代，ナポレオンの時代に戦場で負傷した兵隊の医療処置の優先順位をつけるために考えられた．その後，トリアージの手法が改善され，戦場での死傷者数の減少に効果を発揮した．米国の救急医療現場では1900年代に救急専門医が救急外来で多数の救急患者を診察治療しなければならない状況になり，トリアージの手法が採用され効果を発揮するようになった．救急搬送の現場でもトリアージの概念が患者の緊急度の判断や搬送に生かされている．

わが国においても，1995年の阪神淡路大震災や地下鉄サリン事件などの大規模災害を契機に適切なトリアージの重要性が再認識された．また最近では，多数の傷病者が来院する救急外来において**トリアージ・ナースの重要性**が強調されている．集団災害の現場では，もっとも経験のあるスタッフがトリアージ・オフィサーとなりトリアージを行う．トリアージ・オフィサーはトリアージの豊富な経験があれば救急隊員でも看護師でもかまわない．

トリアージでは**スタート方式**（simple triage and rapid treatment：START）のように**呼吸，循環，意識状態の異常を表す簡便な指標で，傷病者をグループ分け**して，各グループの傷病者をトリアージ・タッグなどで**軽症（緑），中等症（黄），重症（赤），死亡（黒）**に識別する．呼吸（気道確保後の自発呼吸：無，呼吸数：9回/分以下，30回/分以上），循環（心拍数：120回/分以上，橈骨動脈脈拍触知不能もしくは微弱），意識状態（従名反応：無）に該当する症例はすべて重症（赤）に分類し，歩行可能なものは原則として軽症（緑）に分類される．この際，処置は気道の確保や止血など簡単な手技で，現場で迅速にできることに限って行うのが原則である．トリアージは患者の様態変化を前提として，繰り返して時系列で評価する．

## D 緊急病態—ショック

ショックとは，**組織の低酸素症**（hypoxia）**をきたす末梢循環不全**によって特徴づけられる緊急度の高い病態である．ショックはその成因・病態生理によって以下の4つに大別される．

### 1 循環血液量減少性ショック
Hypovolemic shock

出血・脱水などにより血管内容量が不足して引き起こされるショックである．ショックが進行するにつれ代償性に頻脈をきたし，代償しきれないレベルになると血圧低下，末梢血管の収縮から末梢冷感，冷汗，チアノーゼなどをきたす．治療は失われた**血管内容量の補充と原因治療**（例：出血に対する原因同定と止血術）である．輸血は，Hb 7〜8 g/dLを目安に行われることが多い．

## 2 血流分布異常性ショック
### Distributive shock

　感染などに代表される全身炎症，アレルゲン，または脊髄損傷による交感神経刺激の途絶などにより惹起される，末梢血管拡張を主徴とするショックである．血管床の拡張により相対的なhypovolemiaをきたし，原因が全身炎症やアレルゲンであれば血管透過性の亢進をきたす．治療は相対的な**hypovolemiaの補正**，血管拡張に対するノルアドレナリン，アドレナリンなどの**血管収縮薬**，ならびに原因に対する**根本治療(感染源やアレルゲンの同定・除去)**である．

## 3 心原性ショック
### Cardiogenic shock

　種々の心疾患による心臓のポンプ失調を主体とするショックである．病態に応じて血管拡張薬，血管収縮薬，強心薬，利尿薬，抗不整脈薬などを用いて行う**心補助と全身管理**．原因の除去が可能であれば，**根本治療**(例:心筋梗塞に対するPCI，弁膜症に対する外科手術)を行う．薬剤による心補助が有効でなければ，大動脈内バルーンパンピング(intra-aortic balloon pumping:IABP)，経皮的心肺補助装置(percutaneous cardiopulmonary support:PCPS, veno-arterial extracorporeal membrane oxygenation:VA-ECMO)のような機械的な**循環補助装置**を使用することもある．

## 4 心外閉塞性ショック
### Obstructive shock

　心臓外の閉塞要因により引き起こされるショックである．物理的な要因が多いため，対症療法とともに**閉塞機転の解除**(例:緊張性気胸-胸腔穿刺・ドレナージ，心タンポナーデ-心囊穿刺・ドレナージ，肺塞栓-血栓溶解療法，抗凝固療法)が必要である．緊張性気胸や心タンポナーデについてはベッドサイドで閉塞機序が解除できることもあり，**早期の診断**が重要である．

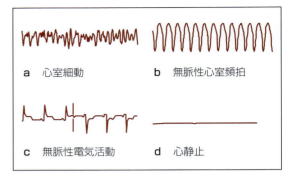

図24-1　心停止の4つの心電図

# E 救急蘇生法

## 1 救急蘇生法とは

　救急蘇生法とは，急性の疾病や外傷により生命の危機に瀕している，もしくはその可能性がある傷病者や患者に対して緊急に行われる手当・処置・治療などを意味する．**心肺停止**(cardio-pulmonary arrest:CPA)や気道異物による窒息(foreign body airway obstruction:FBAO)などに遭遇したときに，救急蘇生法として**心肺蘇生**(cardio-pulmonary resuscitation:CPR)を迅速に行うことで，社会復帰する症例もある．CPRは直ちに行うべき**一次救命処置**(basic life support:BLS)とそののちに医療従事者によって行われる**二次救命処置**(advanced cardiovascular life support:ACLS)に大別される．

## 2 心肺停止(CPA)

　一般に急変するとき，**成人では心停止(心原性心停止)から始まる**ことが多い．心停止した10数秒後に，脳血流が途絶えるために意識が消失し舌根沈下する．その後，1分ほどして呼吸中枢の血流が維持できずに呼吸停止となる．

　心停止の心電図には，4つの心電図所見がある(図24-1)．まず，①**心室細動**，②**無脈性心室頻拍**である．この2つは電気的除細動の適応となり，心停止直後には，心電図の振幅も大きく，除細動

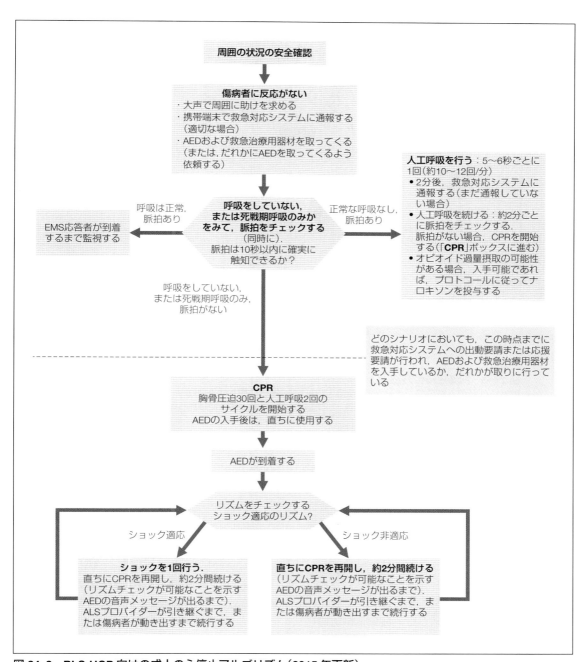

**図24-2　BLS HCP向けの成人の心停止アルゴリズム（2015年更新）**
〔米国心臓協会：AHA心肺蘇生と救急心血管治療のためのガイドラインアップデート2015（AHAガイドライン2015），p12，シナジー，2016より〕

により改善する可能性が高いが，何の処置もないと振幅は小さくなり，③**無脈性電気活動**，あるいは，④**心静止**に至ってしまう．病態によっては，突然，無脈性電気活動や心静止をきたすこともある．無脈性電気活動とは，心臓がポンプとしての機能が保てないにもかかわらず，心電図上電気的な活動の認められるものの総称である．一見，正常にみえる心電図でも，脈が触知されずポンプ機能が破綻していれば無脈性電気活動となる．

一方，**小児と成人でも外傷や溺水などの非心原性の場合，呼吸停止が先行することが多い**．呼吸停止した数分後に意識消失し舌根沈下し，5～10

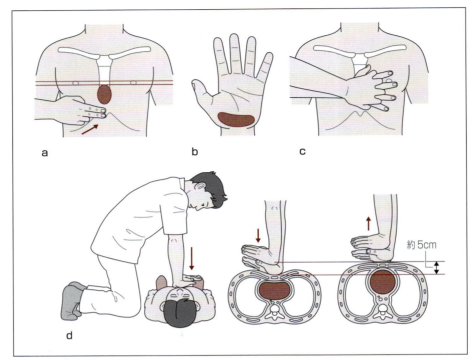

**図 24-3　胸骨圧迫の方法**
患者は仰臥位．胸骨の下半分（a）に掌の母指球と小指球の間（b）が胸骨左右の中央にくるように位置する（c）．両手を重ねて，背中に向かって垂直に押す（d）．成人では約 5 cm 沈む（6 cm を超えない）ように圧迫する．

分後に心停止に至る．よって，意識消失で周囲が気がついたときには，心拍動がまだ残っている可能性があり，**心肺蘇生（CPR）**で救命できる可能性がある．そのため，迅速な通報と CPR の開始が非常に重要である．

## ❸ 救命の連鎖

突然の心肺停止患者あるいは心肺停止が切迫している患者を救命し，社会復帰に導くためには，①心停止の予防，②早期認識と通報，③一次救命処置（CPR と AED），④二次救命処置と心拍再開後の集中治療，の4つの要素が必要となる．これらの要素を「**救命の連鎖**」とよぶ．

## ❹ 一次救命処置（BLS）

一次救命処置の手順は CABD．C（circulation：胸骨圧迫），A（airway：用手的気道確保），B（breathing：人工呼吸），D（defibrillation：除細動）である．急変の発見からの手順を示す（図 24-2）．

1）反応があるか：周囲の安全を確認して，患者に近づく．声をかけたり，刺激をして，反応がなければ，大声で**人手を集め，助けを求める**．院外であれば救急車と AED をよぶ．院内では緊急連絡し，除細動器を求める．

2）安定した呼吸があるか．脈拍を確信できるか：**脈拍の触知**は，成人では通常，頸動脈で行われる（乳児の場合は上腕動脈）．医療従事者は当然，触知の仕方を熟知すべきである．呼吸と脈拍のチェックは 10 秒以内で確認する．

3）反応なく，普段どおりの呼吸もなければ直ちに胸骨圧迫を開始する（図 24-3）：心マッサージともいえる胸骨圧迫は，胸骨の下半分に，掌の母指球と小指球の間が胸骨左右の中央にくるように位置する．両手を重ねて，背中に向かって**垂直に，約 5 cm の深さ**（6 cm

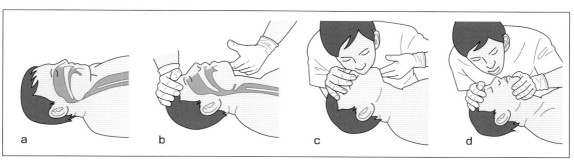

**図 24-4　用手的気道確保と呼気吹き込み法**
a, b：舌根沈下と用手的気道確保（頭部後屈とあご先挙上）
c, d：口対口による呼気吹き込み法

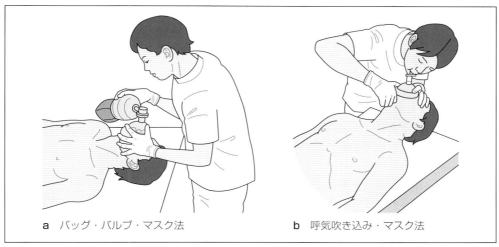

a　バッグ・バルブ・マスク法　　　　b　呼気吹き込み・マスク法

**図 24-5　成人でのバッグ・バルブ・マスク法と呼気吹き込み・マスク法**

を超えない）となるように押す．圧迫と解放は1対1の比率で行い，圧迫後に完全に解放することが重要である．完全に解放しないと末梢からの血液の胸腔内や心臓への灌流量が減少する．

胸骨圧迫は**強く，速く，確実に，絶え間なく**行うことが重要とされている．胸骨圧迫を続ける理由は，上昇した大動脈圧（拡張期圧）が胸骨圧迫を中断すると低下し，冠灌流圧も低下してしまうためである．胸骨圧迫の中断は最小にすべきであるが，かなりの疲労を伴う．1人の場合はやむを得ないが，複数の救助者がいる場合，**2分間（胸骨圧迫5サイクル）で交代**することを勧めている．

4）除細動器が装着されるまで，**30 回（100～120 回/分のリズム）の胸骨圧迫と2回の人工呼吸（呼気吹き込みに1秒かけ，10 回/分のリズム）** を繰り返す．人工呼吸は，用手的に気道を確保しながら（図 24-4a, b），救助者は患者に対して，口対口，あるいは口対口鼻（乳幼児の場合）により呼気を吹き込む（図 24-4c, d）．

### Advanced Studies

**ハンズオンリー CPR について**

目撃のある心肺停止患者に対して，気道を確保した状態で，人工呼吸をしないで，胸骨圧迫のみで蘇生を行うことである．救命例も少なくない．心停止直後は肺にまだ酸素が残っていること，また，胸骨圧迫のみでも多少の換気になっていることなどが考えられている．しかし，外傷，溺水などの非心原性患者や小児の心停止では，呼吸停止が先行することが多く，人工呼吸を組み合わせた CPR を行う．

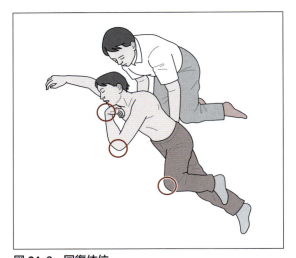

**図 24-6　回復体位**
上側の手首，肘，膝を地面に付着させる．

意識消失すると上部気道が閉塞しやすくなる．中でも舌根沈下がもっとも顕著で，これを解除するための対策が**用手的気道確保**である．患者の前額から頭部にかけてとあご先を支えて，**頭部を後屈し顎先を挙上させる**．これによって舌根部は咽頭後壁を離れて，気道が開通する．

救助者の呼気にも 15～16% の酸素が含まれている．呼気吹き込みの適切な量は，6～7 mL/kg とされ，胸郭の動きがみえる程度である．医療従事者はバッグ・バルブ・マスクにより酸素投与下に気道確保して人工呼吸を行う（図 24-5）．

発見が早く，早期の心肺蘇生により，心拍再開，遅れて呼吸が再開することがある．意識の回復は通常さらに遅れることが多い．そのため医療機関に運ばれるまでの間，**回復体位**をとらせる（図 24-6）．回復体位は呼吸と循環が安定していて意識がない場合に，気道確保と誤嚥予防のためにとる体位である．

## 5　除細動

心停止においては，**心室細動，無脈性心室頻拍**などが適応となる．医療機関で使用される除細動器では，医師の判断のもとにジュール数を選択し，心電図を確認して電気ショックを流すが，自動体

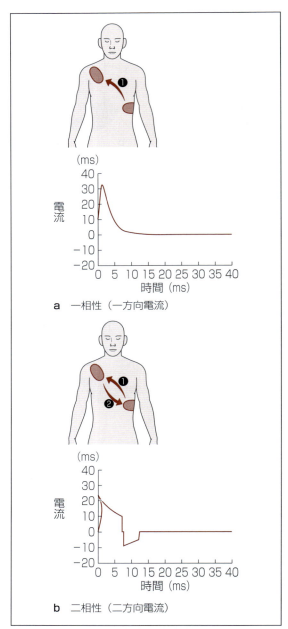

**図 24-7　除細動時の電極の位置と電流波形**

外式除細動器（automated external defibrillator：AED）では装置が心電図を自動的に解析し，必要なときに電気ショックの指示が音声で流れてくる．指示に従って胸骨圧迫と人工呼吸（CPR）を最小限に中断して電極を貼りつけてボタンを押して電気ショックをかけるという一連の動作を行う．

除細動器の通電法は，従来，一方向性の通電（一

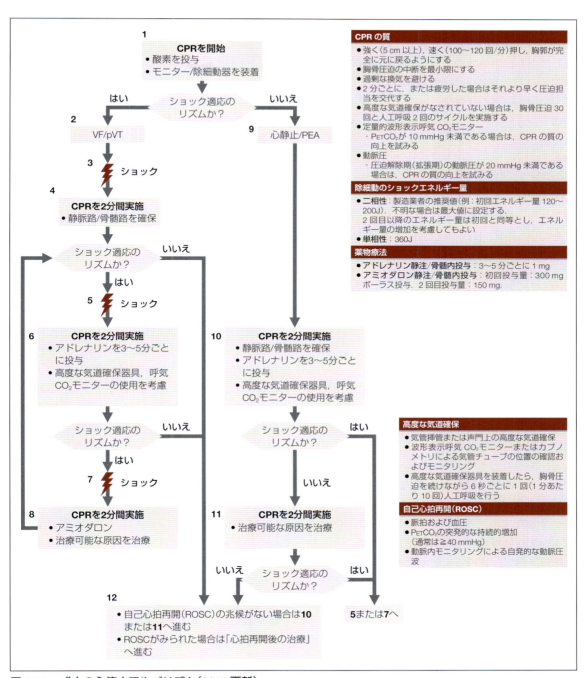

**図 24-8 成人の心停止アルゴリズム（2015 更新）**
pVT：無脈性 VT，$P_{ET}CO_2$：呼気二酸化炭素分圧
〔米国心臓協会：ヘルスケアプロバイダー向け ECC（救急心血管治療）ハンドブック，2015 より〕

相性）のみであったが，近年二方向性（二相性）かそれ以上の通電方法が開発されている（図 24-7）．二相性では同じ効果の得られるジュール数が，一相性のものの半分でよく，心筋に与える障害が少ない．また，初回のショックで回復する率が一相性より高い．現在，一相性では 360 J が，二相性では 120〜170 J（機器によってそれぞれ設定されている）が繰り返しで用いられている．

通電をする際に，救助者や第3者が接触せずに患者から離れていることを確認する．除細動したあとは直ちに2分間のCPRを続ける．その後，心電図の確認，脈拍の触知を行い，必要があればCPRの継続，または電気ショックによる再度の除細動を行う．

## 6 二次救命処置（ACLS）

医療機関に搬送された心肺停止蘇生患者が心拍再開しない場合，器具や薬品を使用し二次救命処置を行う．通常，BLSのCABDに継続し，ABCDと進む．A（airway：器具による高度な気道確保），B（breathing：用手的あるいは機械的人工呼吸），C（circulation：胸骨圧迫に加えて循環作動薬の使用による心拍再開），D（differential diagnosis：鑑別診断）である（図24-8）．

### A Airway

気道確保時の器具（→79頁）が蘇生でも用いられる．気管挿管がスタンダードな手技となる．これらの器具を用いた気道確保をする際に，胸骨圧迫が中断されてはならない．やむを得ず中止する場合，少なくとも10秒以内とする．また，気管チューブの先端位置確認とCPRの質を継続的に評価するために，波形表示のある呼気$CO_2$モニターを使用する．呼気$CO_2$モニターで，①気管チューブの位置確認，②胸骨圧迫の評価，③心拍再開の評価，④循環が安定したあとの心拍出量の予測が可能となる．

### B Breathing

人工呼吸では，酸素の投与も可能となる．自己膨張式バッグにマスクを接続して用手的に換気する場合，これをバッグ・バルブ・マスク換気という．毎回，胸郭の挙上が認められる程度まで換気する．心肺停止患者には純酸素で，1回換気量を6 mL/kgと少なめに維持する．高度な気道確保がなされていれば，**気管挿管下の人工呼吸と胸骨圧迫は非同期でもかまわない**．

換気回数は10回/分（約6秒に1回），閉塞性肺疾患などではエアトラップを防止するため呼気時間を長めにとり，6〜8回/分の換気が推奨されている．気管挿管後，誤嚥や吐物などが気管に流入していることがあり，適宜，気管内吸引を行う．なお過換気は絶対に行ってはならない．

### C Circulation

胸骨圧迫を強く，速く，確実に，絶え間なく行うことは継続する．

薬剤の投与経路は上肢の末梢静脈路または骨髄路とする．そして静脈内投与ののち，生理食塩液など20 mLを後押しして心臓に速く到達させる．また，投与後上肢を10〜20秒挙上する．心肺蘇生のための中心静脈カテーテル挿入は，時間がかかるため推奨されないが，すでに留置されている場合は心臓から近いのでこちらから投与する．

#### 1 ● 心室細動/無脈性心室頻拍の対応原則

電気ショックを1回行い，直ちに胸骨圧迫を再開するワンショックプロトコールを原則とする．胸骨圧迫の中断を避けるためである．除細動器やAEDを手に入れたらすぐに使用し，ショック後は直ちにCPRを2分間（5サイクル）行う．使用できる薬剤は，アドレナリン（1 mg. 3〜5分おきに繰り返す），アミオダロン，リドカイン，ニフェカラントなど（トルサード・ド・ポアントの場合はマグネシウムも可）がある．

#### 2 ● 無脈性電気活動/心静止への対応原則

電気的除細動の適応ではない．心静止の場合，CPRを継続しながら，除細動の適応となるVF/VTが隠れていないかを確認する．電極が正しく貼られているか，コードは外れていないか，心電図の波形をほかの誘導に変えたり，ゲインを上げて潜在性心室細動が隠れていないかを確認する

**Advanced Studies**
**炭酸水素ナトリウム**
炭酸水素ナトリウムはアシドーシスの補正として使用されるが，蘇生の場合は細胞内アシドーシスを助長する．酸素解離曲線を左方移動して末梢での酸素解離を悪くするので，通常は使用しない．しかし，クラッシュ症候群や腎不全など高K血症による心停止の場合は第一選択となる．

（フラットラインプロトコール）．

薬剤はアドレナリン（1 mg）が第一選択である．徐脈性の無脈性電気活動ではアトロピン（1 mg・極量 3 mg）を考慮してもよい．いずれも 3〜5 分ごとに繰り返す．2 分間の胸骨圧迫（毎分 100〜120 回の調律）と人工呼吸（毎分 10 回）による CPR と，脈の触知と心電図のリズムチェックを交互に行いつつ，間に薬剤を投与する．もし，心室細動や無脈性心室頻拍などに変化することがあればワンショックプロトコールへと移る．

### D Differential diagnosis

心停止となる原因にはさまざまな病態があるが，主な病態として A〜K の 12 項目がある（表 24-2）．アルファベット順に記憶すると容易である．これらを念頭に置き，診断を進めていく．

表 24-2 心停止の原因となる主な病態（A〜K）

| | | |
|---|---|---|
| A | acidosis | アシドーシス |
| B | bleeding | 大量出血などによる循環血液量の減少 |
| C | cardiac tamponade | 心タンポナーデ（心嚢液の大量貯留による） |
| D | drug | 薬物（βブロッカー，三環系うつ薬，カルシウム拮抗薬，ジギタリスなどの大量服薬による中毒など） |
| E | emboli | （重症な）肺梗塞 |
| F | freezing | （偶発性の）低体温 |
| G | gas | 低酸素症 |
| H1 | hyper/hypo kalemia | 高・低 K 血症 |
| H2 | hypo glycemia | 低血糖 |
| I | infarction | 広範囲の心筋梗塞 |
| J | jam | 緊張性気胸（jam は「つまっている」の意から） |
| K | kega（trauma） | 外傷 |

## 7 蘇生後のサポート

心拍再開後，心停止に起因する低酸素・低血圧・虚血に加えて，再灌流による臓器障害のために脳障害が増悪する．基本的治療として，呼吸循環動態および体温と代謝を安定させ，臓器組織に必要かつ十分な酸素と血流を確保する．また，心停止の原因となる病態の早期診断と早期治療を行い再心停止を防ぐことが重要である（表 24-2 参照）．

**脳低体温療法**が，蘇生に成功した意識障害のある患者に有効といわれている．心拍再開後の循環動態が安定している昏睡患者には，32〜36℃の低体温療法を少なくとも 24 時間行うことが望ましい．救急現場や心肺停止した場所で蘇生が成功し心拍再開した場合，可及的早期に低体温とする．心拍再開から 4 時間以内に目標体温に達することが重要である．合併症として凝固障害，電解質異常，不整脈，血糖値異常，感染症などがあるが，過剰冷却になったときに起こりやすい．

蘇生から心拍再開 1 時間後まで，種々の検査で予後を予測できるものはない．転帰を予測するには，12〜72 時間後の神経学的所見，脳波，脳幹反射，あるいは画像による頭部 CT 検査，MRI などでの経時的検査が必要となる．

## 8 小児の救急蘇生法

1 歳未満を乳児，1 歳から思春期以前を小児としているが，8 歳以上は成人と同様にしてよい．乳児と小児の心肺停止の原因は，心停止が一次的な原因になることは少なく，呼吸停止に引き続いて心停止（**呼吸原性心肺停止**）となることが多い．いったん心停止となると転帰は不良であるが，呼吸停止のみで発見され，心停止に至る前に治療が開始された場合の救命率は 70％と報告されている．したがって，小児・乳児の心肺停止に直結する呼吸不全やショックを早期に発見し，速やかに対応することが救命率改善に欠かせない．小児の死因の第 1 位は不慮の事故で，不慮の事故による障害をまず予防することを推奨している．

乳児・小児の正常の心拍数は成人よりも速く，心拍数 60 回/分未満は心停止が切迫した状態である．まして呼吸停止，意識障害に続く心停止は予備力のほとんどない状態である．そのため，胸骨圧迫開始基準は，成人よりも早い段階で設定されている．小児では，成人と異なり，その判断が難しいため，より慎重な観察と疑わしい場合には積極的な介入が必要となる．

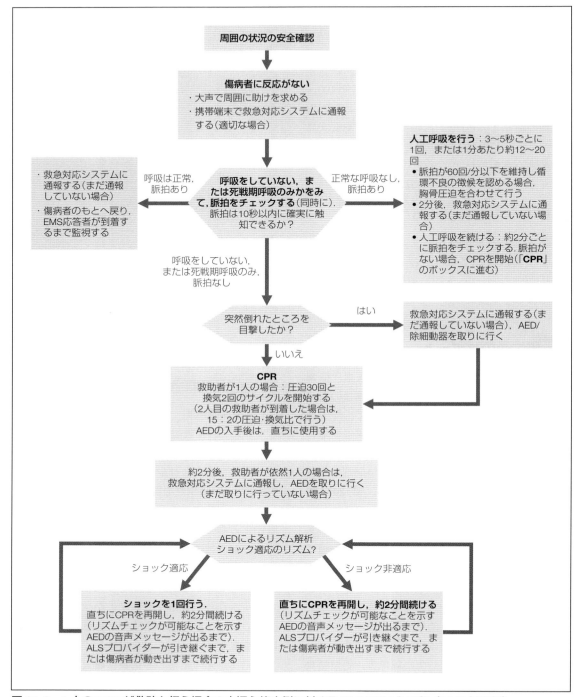

**図 24-9　1 人の HCP が救助を行う場合の小児心停止例に対する BLS アルゴリズム（2015 年更新）**
〔米国心臓協会：AHA 心肺蘇生と救急心血管治療のためのガイドラインアップデート 2015（AHA ガイドライン 2015），p21，シナジー，2016 より〕

　乳児～8 歳未満の小児のアルゴリズム（図 24-9）で，成人と異なる点は以下のとおりである．
1）乳児の場合，脈の触知は上腕動脈で行う．

2）救助者が 2 名以上いる場合，胸骨圧迫と人工呼吸の比は 15：2 で行う．
3）胸骨圧迫は体格に合わせて，両手，片手，示

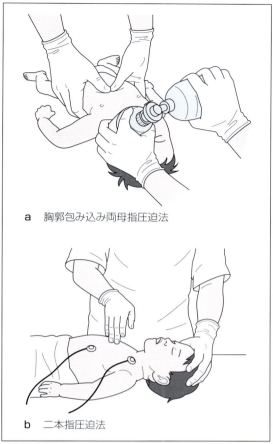

a　胸郭包み込み両母指圧迫法

b　二本指圧迫法

図 24-10　乳児・小児での胸郭包み込み両母指圧迫法と二本指圧迫法による胸骨圧迫

指と中指の2本指圧迫，あるいは胸郭包み込み両母指圧迫法などで行う（図 24-10，11）．
4）圧迫の回数は成人同様100〜120回/分，圧迫の深さは前後径の約1/3．
5）除細動のジュール数は，一相性，二相性を問わず4ジュール/kgとする．原則として小児用の電極を用いる．
6）アドレナリンの投与量は毎回0.01 mg/kgとする．

## ❾ 倫理的問題

心肺蘇生の適応・終了については，その状況，時間経過，家族との関係などを把握し総合的に判断することが求められる．終末期の患者では，前

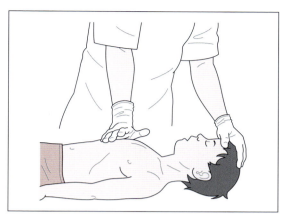

図 24-11　小児での胸骨圧迫と頭部後屈

もって蘇生や延命処置を希望しない患者の意思を示したもの（**事前指示：アドバンスディレクティブ**）がないかを確認する．事前に患者や家族，関係各位の合意のもとに担当医師が書面で蘇生を実施しないことを明示している場合（do not attempt resuscitation：DNAR）もある．

心肺蘇生の終了について普遍的な指標はない．患者を取り巻く要因を総合的に考慮したうえで，**個別的な対応**が必要となる．患者自身の意思が事前指示などによって明示されていれば判断しやすいが，そうでない場合は患者家族の意向と医学的事実（例：回復の可能性がない慢性疾患の終末像，蘇生処置に全く反応しない救命困難例，など）を勘案して決定しなければならない．蘇生を終了するには患者を取り巻く要因に加え，心電図の波形が心静止（救命率がきわめて低く，心停止の終末像であることが多い）であることも重要な判断材料である．

●参考文献
1）日本救急医療財団心肺蘇生法委員会（監修），日本版救急蘇生ガイドライン策定委員会（編）：救急蘇生法の指針2015 医療従事者用．へるす出版，2015
2）2015 American Heart Association Guidelines for cardiopulmonary resuscitation and emergency cardiovascular care. Circulation 112：IV1-203, 2005
（日本語版　日本蘇生協議会（監修）：AHA心肺蘇生と救急心血管治療のためのガイドライン2015．シナジー，2015）
3）日本蘇生協議会（監修）：JRC蘇生ガイドライン2015．医学書院，2016

# 337

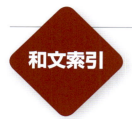

① 電話帳順配列とし，各項のなかは片仮名，平仮名，漢字の順とした．
② ——でつないだ言葉はそのすぐ上の見出し語につなぐものである．また——のあとに，（カンマ）をつけてつないだ言葉は逆引きである．
③ 頭がアルファベットではじまるものは欧文索引に配列し，ギリシャ文字・数字ではじまるものは欧文索引の冒頭に並べた．

和文索引

## あ

アシデミア　168
アシドーシス　168
アセチルコリン受容体　52
アセトアミノフェン　307
　——，術後鎮痛　204
アダムキーヴィッツ動脈　94
アデニル酸シクラーゼ活性薬　145
アドバンスディレクティブ　335
アトロピン　56,72
アナフィラキシーショック　140
アニオンギャップ　168
アピキサバン　179
アヘン　4
アミド結合　45
アムリノン　145
アルカリ血症　168
アルカレミア　168
アルカローシス　168
アルコールによる鎮痛　12
アルブミン　170
アルブミン製剤　160
アレルギー，病歴　67
アンギオテンシンⅡ受容体拮抗薬　146
アンギオテンシン変換酵素（ACE）阻害薬　146
アンチトロンビン　176
アンチトロンビン活性　177
亜酸化窒素　12,14,20
阿片　10
悪性高熱症　54,67,199
　——，合併症　282
圧外傷　315
圧補助換気　315
安全な麻酔のためのモニター指針　117
暗示療法　12

## い

イソフルラン　23
イレウス　225
インフォームドコンセント　74
胃の手術　223
異型コリンエステラーゼ血症　54,67
意識下開頭術　237
意識下挿管　257
閾値温度　193
痛み　209
　——，緩和医療　306
　——の評価法　209
一次救命処置　326,328
一過性徐脈，産科　240
一過性神経障害　101

一酸化窒素　176
一般的手術における麻酔管理　222

## う

うつ病，合併症　284
右室拡張末期容量係数　127
運動ニューロンの障害，合併症　279

## え

エーテル　4
エステル結合　45
エチレフリン　144
エドキサバン　179
エドロホニウム　56
エフェドリン　144
エンケファリン　40
エンドセリン　143
エンフルラン　23
栄養管理，集中治療の　319

## お

オープンドロップ法　15
オキシコドン　308
オピオイド　40,307
　——，硬麻の　108
　——，術後鎮痛　204
　——の鎮痛作用　41
　——の薬物動態　42
　——の薬理作用　40
オピオイド受容体　40
オピオイドスイッチング　308
オルプリノン　145
温冷覚テスト　99
温冷覚の求心路　193

## か

カテーテル関連血流感染　319
カテーテル関連尿路感染　214
カテーテル挿入，硬麻　108
カテコラミン　268
カプノグラム　119
カプノメータ　119
カルシウム拮抗薬　144,146
カルバペネム耐性腸内細菌　213
がん疼痛　306
がん疼痛治療法，WHO方式　307
下顎挙上法　78
下行性疼痛抑制系　299
下腹部手術，術後鎮痛法　208
化学損傷　315
加圧抜管　87
加温　198

加齢
　——に伴う麻酔薬の臨床薬理学的変化　250
　——による生理学的変化　246
　——による臓器機能変化　247
家族歴　67
過灌流症候群　237
過剰塩基　168
回復室　88
回復体位　330
改訂Starlingの法則　162
開胸術後疼痛症候群　208
解離定数　48
拡散性低酸素症　21
覚醒　87
　——，高血圧　140
　——，頻脈　140
喀痰　264
片肺換気　227
活性化部分トロンボプラスチン時間　177
活性凝固時間　177
褐色細胞腫　268
　——，合併症　268
合併症を有する患者の麻酔　259
　——，肝疾患　275
　——，呼吸器疾患　263
　——，循環器疾患　259
　——，神経・筋疾患　277
　——，腎疾患　272
　——，精神疾患　283
　——，臓器移植　288
　——，内分泌・代謝疾患　267
　——，肥満　285
肝血流　144
肝疾患
　——，凝固因子異常　183
　——を有する患者の麻酔　275
肝臓
　——の手術　224
　——の生理学的特徴　275
　——の麻酔　291
冠血流　143
冠疾患集中治療室　311
冠動脈疾患，合併症　261
冠動脈スチール現象　28
患者自己調節鎮痛　111,205
換気　152
　——のモニタリング　119
　——を決める因子　152
換気設定　152
換気抑制　155
換気量モニター　120
間欠的強制換気　315

間欠的空気圧迫法 187
間接視認型喉頭鏡 82
感染経路別予防策 213
感染予防 213, 214
感染をもつ患者の麻酔管理 217
漢方薬，循環への影響 147
関節手術の麻酔管理 253
緩衝塩基 168
緩徐導入 25, 73
―― の実際 86
緩和医療 8, 305
―― における包括的評価 306
―― における薬物療法 307

## き

危機的出血への対応 166
気管支喘息，病歴 66
気管挿管 80
―― に伴う合併症 87
―― の歴史 15
気管挿管困難 78
―― の予測 78
気管挿管補助器具 83
気管挿管用器具 81
気管チューブ 82
気管チューブイントロデューサ 83
気管内異物の麻酔管理 252
気道
―― の解剖 75
―― の評価 76
気道確保 78
――，気管支ファイバースコープ 83
――，外科的 92
気道確保困難症例
―― の予測因子 156
―― への対応 88
気道確保補助器具 80
気道管理 75
――，小児麻酔 244
気道内圧持続陽圧 315
気道内圧モニター 121
気腹 224
希ガス 20
希釈性凝固障害，輸血時の 165, 180
喫煙，術後合併症 156
喫煙歴 65
拮抗性鎮痛薬 38
逆 Trendelenburg 体位 224
吸引抜管 87
吸入麻酔導入の種類 25
吸入麻酔法の歴史 14
吸入麻酔薬 20
――，呼吸への影響 155
―― の条件 24
急性呼吸窮迫症候群 148
急性心不全 316
急性腎障害 317
―― の診断基準 318
急性肺血栓塞栓症（PTE）183, 185
―― の合併症 187
―― の診断 185
―― の治療 186
―― の予防策 187

急速導入 25, 73
―― の実際 86
救急医療 8, 324
救急医療システム 324
救急外来 324
救急救命士の特定行為 325
救急蘇生法 326
――，小児の 333
救命の連鎖 328
胸痛，病歴 65
胸部外科手術の麻酔管理 226
胸部硬膜外麻酔 103
胸部手術，術後鎮痛法 208
強オピオイド 308
仰臥位低血圧症候群 238
凝固因子 163, 174
―― の異常 182
凝固系
―― の抑制因子 175
―― を抑制する因子 173
凝固の粘弾性評価 177
凝固優位型 DIC 188
局所浸潤麻酔 205
局所性ホルモン 143
局所脳組織酸素飽和度モニタリング 127
局所麻酔法 94
―― の分類 111
―― の歴史 16
局所麻酔薬 45
――，硬膜 108
――，術後鎮痛 203
―― の作用機序 46
―― の至適量 100
―― の副作用 50
―― の薬物動態 51
―― の薬理作用 49
局所麻酔薬中毒 50
筋萎縮性側索硬化症，合併症 279
筋細胞障害，合併症 281
筋弛緩拮抗薬 56
筋弛緩のモニタリング 57, 129
筋弛緩薬 52
―― の特徴 53
筋ジストロフィー，合併症 281
緊急手術 324
―― の麻酔管理 256

## く

クラーレ 15, 21, 52
クリオ製剤 181
クリオプレシピテート 181
クロイツフェルト・ヤコブ病患者 218
クロージングボリューム 247
クロロホルム 4, 14
グリコカリックス 162
グルタミン酸 6
くも膜下腔 97
区域麻酔 111
――，術後合併症 156
空気感染 215
空気予防策 215
偶発的低体温症 191
――，全身麻酔中の 195

## け

ケトアシドーシス 168
ケトン体 267
外科系 ICU 311
外科的糖尿病 171, 267
経口エアウェイ 80
経静脈的自己鎮痛法 206
経食道心エコー法 229
経尿道的手術の麻酔管理 254
経鼻エアウェイ 80
経皮的心肺補助装置 232, 317
痙攣誘発性 29
頸部硬膜外麻酔 103
血圧 133
血圧変動，手術操作による 139
血圧モニタリング 124
血液凝固カスケード 174
血液凝固能亢進 184
血液凝固能の変化 180
血液製剤 181
血友病 182
血流調節 142
血流停滞 184
血流分布 143
血流分布異常性ショック 326
血管拡張薬 144
血管作動薬 230
血管収縮，体温調節 194
血管収縮薬 144
血管内皮グリコカリックス 162
血管内皮障害 184
血管内留置カテーテル関連感染 214
血管の抗血栓作用 175
血小板 174
血小板機能低下症 182
血小板減少症 182
血小板製剤 164
血小板濃厚液 163
血漿製剤 163
血漿分画製剤 181
血清浸透圧 159
血栓傾向を呈する疾患 183
結核感染をもつ患者 217
健常肺 148
検査所見の解釈 68
懸滴法 106
幻肢痛 296

## こ

コカ 11
コカイン 16
コルホルシンダロパート塩酸塩 145
コンパートメントモデル 32
コンビチューブ 80
呼気終末陽圧 315
呼気吹き込み・マスク法 329
呼吸管理 148
――，集中治療 314
呼吸器感染症患者の麻酔 266
呼吸器合併症の発症リスク予測 149
呼吸器疾患を有する患者の麻酔 263
呼吸ケアバンドル 315

呼吸性アシドーシス　169
呼吸性アルカローシス　169
呼吸生理　151
呼吸調節　155
呼吸抑制, 薬剤による　154
誤嚥　247
——の予測　78
誤嚥性肺炎　258
甲状腺　271
甲状腺クリーゼ　271
甲状腺疾患, 合併症　271
甲状腺ホルモン　271
交感神経系の分布　95
交差適合試験　72
光学異性体　45
向精神薬, 循環への影響　146
向精神薬服用患者　283
抗うつ薬　302, 309
抗凝固薬使用患者　183
抗痙攣薬　302, 309
抗血小板投与患者　182
抗甲状腺薬, 循環への影響　146
抗コリンエステラーゼ　56
抗コリン薬, 術前　72
抗てんかん薬, 循環への影響　146
抗不安薬
——, 術前　71
——, 循環への影響　146
抗不整脈薬　309
抗利尿ホルモン　144
肛門の手術　226
効果部位　31
拘束性肺疾患患者の麻酔　266
降圧薬　144
——, 循環への影響　146
高AG性代謝性アシドーシス　168
高位脊麻　96
高カリウム血症, 輸血時の　164
高血圧
——, 合併症　260
——, 病歴　65
高体温
——, 周術期の　199
——と発熱　197
高度無菌バリアプレコーション　216
高熱　197
高比重液　97
高頻度換気　228
喉頭鏡　81
喉頭全摘出術の麻酔管理　254
喉頭展開困難　77
硬膜外PCA（PCEA）　206
硬膜外腔
——の解剖　103
——の確認法　106
硬膜外腔穿刺の体位　106
硬膜外血腫　110
硬膜外術後鎮痛法　111
硬膜外麻酔　49, 102, 222
——, 術後鎮痛　204
——による感染の防止　216
——による生理学的変化　104
——の合併症　109

——の禁忌　110
——の作用　103
——の実際　105
——の適応　110
——の副作用　109
硬膜穿刺　109
硬膜穿刺後頭痛　101, 109
膠質液　160
困難気道　77
困難気道患者の抜管戦略　92
混合静脈血酸素飽和度モニタリング　127

## さ

サイカー・ミラー型ブレード　81
サイクリックAMP　145
サクシニルコリン　53
サドルブロック　96
左脚前枝ブロック　249
左室無負荷容量　138
左心室圧容量関係　134
坐骨神経ブロック　115
済生備考　16
細胞外液補充液　159
最小局所麻酔薬濃度　49
最小肺胞濃度　20
酢酸リンゲル液　159
三叉神経痛　304
三叉神経ブロック　113
産科麻酔管理　238
——, 帝王切開術　239
産科麻酔の特徴　238
酸塩基平衡
——に関する化学式　169
——の管理　159
——の原理　165
酸血症　168
酸素運搬　132, 170
酸素化　78, 151
——のモニタリング　118
酸素解離曲線　133
酸素需給　132
酸素需給バランス　123
酸素消費　170
酸素消費量　132, 170
——, 手術後の　171
——, 手術中の　171
酸素の溶解度　151
酸と塩基の例　167

## し

シクロプロペン　21
シバリング　193, 194
ショック　316, 325
——の分類　317
ジエチルエーテル　12, 14
ジブカインナンバー　54
止血凝固機能　177
——に関連する因子　173
——の管理　173
止血凝固の生理　173
四肢の手術, 術後鎮痛法　208
嗜癖　68
耳鼻咽喉科手術の麻酔管理　254

自己調節能　142
自動体外式除細動器　330
事前指示　335
持続陽圧呼吸　228
実効動脈エラスタンス　137
社会歴　68
弱オピオイド　307
手指衛生　214
手指神経ブロック　115
手術後の酸素消費量　171
手術操作による血圧変動　139
手術中の酸素消費量　171
手術部位感染　213
手術歴　67
収縮期圧変動　161
収縮終期圧　135
周術期
——の高体温　199
——の低酸素血症の原因　119
周術期管理　7
周術期心筋虚血　249
周術期低体温　197
集中治療　7, 311
——における合併症　315
——における患者評価　313
集中治療室　311, 324
——の退室基準　312
——の入室基準　312
重症筋無力症, 合併症　280
重炭酸イオン濃度　168
重炭酸系, pHの調節系　167
重炭酸リンゲル　159
重度敗血症　322
出血傾向
——, 病歴　66
——を呈する疾患　182
出血時間　177
出血による低血圧　139
術後悪心・嘔吐　39, 210
術後感染　213
術後感染予防策　215
術後管理
——, 胸部外科手術の　229
——, 緊急手術　258
——, 小児　246
——, 心臓血管外科手術の　232
——, 肥満　287
術後機能回復プログラム　212
術後呼吸器系合併症のリスク因子　156
術後早期の合併症　210
——の原因　210
術後鎮痛　201
——, 術後合併症　156
——に用いられる鎮痛法　203
——に用いられる薬剤　203
術後鎮痛計画　203
術後鎮痛薬の投与法　205
術後痛
——の影響　202
——の種類　201
術後痛管理チーム　212
術後認知機能障害　252
術後の発熱反応　197

術前一般検査 69
術前合併症，小児における 244
術前からの服用薬 72
術前評価 64
　──，関節手術 253
　──，胸部外科手術の 226
　──，緊急手術 256
　──，小児 244
　──，心臓血管外科手術の 229
　──，脊椎外科手術 253
　──，脳神経外科手術の 235
　──，肥満 286
術中管理
　──，胃の手術 255
　──，関節手術 253
　──，胸部外科手術の 228
　──，経尿道的手術 254
　──，小児 244
　──，脊椎外科手術 253
術中術後の酸素消費量 170
術中大量出血 164
循環
　──に影響する術前常用薬 146
　──のモニタリング 121, 123, 315
循環管理 131
　──，集中治療 315
循環器疾患を有する患者の麻酔 259
循環血液量減少性ショック 325
除細動 330
小腸の手術 225
小児
　──における薬理学 243
　──の救急蘇生法 333
　──の年齢別バイタルサイン 242
小児集中治療室 311
小児麻酔 241
昇圧薬 144
消毒 216
笑気 12, 14
晶質液 159
上室性期外収縮 140
上室性頻拍 140
上腹部手術，術後鎮痛法 208
常位胎盤早期剝離 241
静脈血栓塞栓症 287
　──の危険因子 184
静脈内区域麻酔 116
静脈麻酔法の歴史 16
静脈麻酔薬 30
　──，呼吸への影響 155
食道の手術 223
心因性疼痛 297
心外閉塞性ショック 326
心筋虚血 141
心血管作動薬 144
心血管内容量モニタリング 126
心原性ショック 326
心後負荷 135, 137
心室細動 141
心室性期外収縮 140
心室性頻拍 140
心収縮力 135, 136
心前負荷 135

心臓移植の麻酔 289
心臓血管外科手術の麻酔管理 229
心停止の原因となる病態 333
心電図 316
心電図モニタリング 123
心毒性 50
心肺蘇生 326
心肺停止 326
心拍出量 316
心拍出量モニタリング 126
心拍数 135, 138
心不全 316
　──，合併症 262
心房細動 141, 249
心房性ナトリウム利尿ペプチド 145
心房粗動 141
身体活動と運動の強度 132
身体所見 71
侵害受容性疼痛 296
　──，緩和医療 307
侵襲制御 7
神経圧迫法 12
神経筋刺激伝達 52
神経・筋疾患を有する患者の麻酔 277
神経筋接合部の構造 52
神経支配 114
神経障害性疼痛 296, 304, 307
神経性調節，血流調節 142
神経ブロック 303, 309
神経変性疾患，合併症 277
深部痛 201
新生児集中治療室 311
人工膠質液 160
人工呼吸
　──，麻酔管理における 150
　──の歴史 15
人工呼吸管理 79, 152
人工呼吸器関連肺炎 (VAP) 214, 315
人工呼吸器関連肺傷害 (VALI) 315
人工呼吸様式 315
人工心肺 230
　──の合併症 232
人工鼻 198
迅速導入 73
　──，緊急手術 258
腎機能管理，集中治療 317
腎機能の評価 273
腎血流 144
腎疾患を有する患者の麻酔 272
腎切除術の麻酔管理 255
腎臓移植の麻酔 291
腎代替療法 318
腎摘出術の麻酔管理 255
腎不全 272

**す**

スガマデクス 56
スキサメトニウム 53
　──の副作用 54
スコポラミン 13, 72
スタート方式 325
ステロイド 309
ステロイドカバー 270

睡眠時無呼吸症 157
膵臓の手術 225
杉田成卿 4

**せ**

セファゾリン 215
セフメタゾール 215
セボフルラン 24, 155
　──，小児 245
せん妄 251
　──の分類 322
正常 AG 性代謝性アシドーシス 169
正中法 106
生理食塩液 159
声門上器具 80
制吐薬 39
精神神経疾患を有する患者の麻酔 283
整形外科の麻酔管理 253
脊髄 94
脊髄くも膜下ブロック 50
脊髄くも膜下麻酔 94
　──と硬膜外麻酔の比較 101
　──と硬膜外麻酔の併用 102
　──による感染の防止 216
　──の合併症 101
　──の禁忌 98
　──の実際 98
　──の適応 98
　──の副作用 101
　──の分類 96
　──の麻酔範囲 100
脊髄くも膜下麻酔後頭痛 101
脊髄損傷後，合併症 281
脊柱 95
脊椎外科手術の麻酔管理 253
脊椎手術，術後鎮痛法 209
脊椎のメルクマール 99
脊椎部の矢状断図 97
赤血球製剤 163
接触感染 214
接触予防策 214
仙骨硬膜外麻酔 103, 108
先制 (先行) 鎮痛 7, 110, 203
先天性心疾患，合併症 262
浅部痛 201
洗浄 216
穿刺部位の推定法 98
穿刺法，硬麻 106
線溶均衡型 DIC 188
線溶系
　──の活性化 176
　──の生理 173
　──の抑制因子 176
線溶系管理
線溶亢進型 DIC 188
線溶優位型 DIC 188
線溶抑制型 DIC 188
全静脈麻酔 38, 43, 74
全身性炎症反応症候群 322
全身麻酔中
　──の偶発的低体温 195
　──の体温調節機構 195
　──の低体温のパターン 196

——の陽圧換気　148
全身麻酔導入時の低血圧　139
全脊髄くも膜下麻酔　101
前クラーレ化　56
前酸素化　78
前置胎盤　241

## そ
組織因子経路インヒビター　176
組織酸素需給バランスのモニタリング
　　　　127
組織プラスミノゲンアクチベータ
　　　　174, 176
蘇生後のサポート　333
挿管困難　88
総弱酸濃度　169
臓器移植　288, 289

## た
ダイアモックス®テスト　237
ダイノルフィン　40
ダビガトラン　179
多発性硬化症, 合併症　279
大量出血
　——の病態　180
　——の輸血方略　181
　——に対する対策　181
大量輸血時の病態　180
代謝性アシドーシス　168
代謝性アルカローシス　169
代謝性調節, 血流調節　142
代謝の管理　159
体液緩衝系　167
体液分画　159
体温　191
　——のモニタリング　128
体温管理, 小児　245
体温測定部位　192
体温調節機構, 全身麻酔中の　195
体温調節中枢　193
体温調節反応　193
体外式補助循環装置　317
体性痛　297
　——, 緩和医療　307
　——, 術後痛　201
体表の手術, 術後鎮痛法　209
胎児機能不全　240
帯状疱疹後神経痛　296, 304
大(脊髄)前根動脈　94
大腿神経ブロック　113
大腸の手術　225
大動脈内バルーンパンピング　231
脱髄性疾患　279
脱分極性筋弛緩薬　53
炭化水素化合物　21
炭化水素ナトリウム　332
胆嚢の手術　224
弾性ストッキング　187

## ち
チーム医療, 緩和医療　309
チオペンタール
　——の薬物動態　34

　——の薬力学　35
窒素酸化物　20
中心静脈圧　161, 316
中心静脈圧モニタリング　125
中心静脈酸素飽和度モニタリング　127
中枢温　192
中枢神経系毒性　50
中枢性疼痛　297
超音波ガイド下神経ブロック法　112
超音波検査　316
超音波による循環器系モニタリング　128
腸間膜反射　225
調節換気　315
調節補助換気　315
直接Xa阻害薬　179
直接トロンビン阻害薬　179
直腸の手術　226
鎮静薬　30
　——, 術前　71
鎮痛法　204
　——, 術式別　208
鎮痛補助薬　309
鎮痛薬　30
　——, 術前　72
　——, 循環への影響　146

## つ
通仙散　4, 13
通電刺激法　112
痛覚路　297

## て
テタヌス刺激　58
デクスメデトミジン
　——の薬物動態　34
　——の薬力学　36
デスフルラン　25, 155, 197
デルマトーム　97, 99
低位脊麻　96
低カルシウム血症, 輸血時の　164
低血圧
　——, 出血による　139
　——, 脊麻および硬麻　138
　——と徐脈, 全麻　139
低酸素血症, 小児　242
低酸素性応答　155
低酸素性換気応答　155
低酸素性肺血管収縮　227
低体温
　——, 周術期　197
　——, 輸血時の　165
　——のパターン, 全身麻酔中の　196
低体温療法　192
低比重液　97
低分子ヘパリン　178
抵抗消失法　106
帝王切開術の麻酔管理　239
電気痙攣療法(ECT)の麻酔管理　284

## と
トラマドール　43
トリアージ　8, 325
トロンビン-アンチトロンビン複合体　178

トロンボエラストグラフ　177
トロンボエラストメトリー　178
トロンボモジュリン　175
ドパミン　231
ドブタミン　231
ドロペリドール　38, 212
投薬歴　67
疼痛
　——に対する理学療法　303
　——の4要素　297
　——の定義　296
　——の評価　300
　——の分類　296
疼痛治療　302
等比重液　97
統合失調症, 合併症　283
糖代謝　171, 267
糖尿病　267
　——, 合併症　267
　——, 外科的　171
頭蓋内圧　234
頭頚部手術, 術後鎮痛法　208
洞機能不全症候群　249
動脈圧　316
動脈硬化, 病歴　66
動脈コンプライアンス　136
特定行為　324
特定集中治療室　311

## な
ナロキソン　43
内科系ICU　311
内頚動脈内膜切除術　237
内臓痛　297
　——, 緩和医療　307
　——, 術後痛　201
内分泌・代謝疾患を有する患者の麻酔
　　　　267

## に
ニカルジピン　144
ニトログリセリン　145
ニトロプルシド　145
ニフェジピン　144
ニューロレプト鎮痛　38
ニューロレプト麻酔　38
二腔気管支チューブ　82
二酸化炭素産生量　152
二酸化炭素性応答　155
二酸化炭素分圧, 動脈血の　152
二次ガス効果　21
二次救命処置　8, 326, 332
乳酸アシドーシス　168
乳酸リンゲル液　159
妊娠高血圧症候群　241
妊娠に伴う生理学的な変化　238
認知行動療法　304

## ね
ネオスチグミン　56
熱再分布性低体温　196
粘液水腫昏睡　271

## の

脳灌流圧 234
脳灌流障害 249
脳血流 143
——の自己調節能 234
脳死判定 288
脳腫瘍摘出術 236
脳循環・代謝 233
脳神経外科手術の麻酔管理 233
——，意識下開頭術 237
——，内頸動脈内膜切除術 237
——，脳腫瘍摘出術 236
——，脳動脈瘤クリッピング術 237
脳脊髄液の組成 97
脳卒中集中治療室 311
脳低体温療法 333
脳動脈瘤クリッピング術 237
脳波のモニタリング 129
脳モニター 235
濃度効果 21

## は

ハロタン 21, 22
ハロタン肝炎 22
ハロペリドール 16
ハンズオンリー CPR 329
バソプレシン受容体作動薬 144
バックグラウンド投与，PCA 205
バッグ・バルブ・マスク法 329
バランス麻酔 38, 43
バンコマイシン耐性腸球菌 213
パルスオキシメータ 118
播種性血管内凝固 180, 188
馬尾症候群 101
肺移植の麻酔 290
肺損傷 148
肺動脈圧 316
肺動脈圧モニタリング 126
肺動脈カテーテル 126
肺動脈楔入圧 161
肺胞換気量 152
肺保護換気 150
肺保護戦略 315
肺理学療法 264
肺リクルートメント 156
敗血症 322
敗血症ケアバンドル 323
敗血症性ショック 140, 322
発汗，体温調節 194
発達 243
抜管，気管チューブの 87
華岡青洲 4, 13
針刺し事故の防止 216
半減期 31

## ひ

ヒスタミン 143
ヒト免疫不全ウイルス 213
ヒヨス 10
ヒヨスチン 13
ビスホスホネート製剤 309
ピンプリックテスト 99

比重による分類，脊麻 97
皮膚血管収縮 194
皮膚知覚帯 99
皮膚分節 99
泌尿器科手術の麻酔管理 254
肥満患者の麻酔 285
非オピオイド鎮痛薬 307
非経口Xa阻害薬 179
非侵襲的人工呼吸，集中治療 314
非ステロイド性抗炎症薬 302, 307
——，術後鎮痛 204
非脱分極性筋弛緩薬 55
——に影響する薬物 58
非直視下挿管器具 81
非ビタミンK阻害経口抗凝固薬 179
非ふるえ熱産生 194
非連続性毛細血管 162
飛沫感染 214
飛沫予防策 214
脾臓の手術 226
表面麻酔 49
標準化死亡比 313
標準予防策 213, 214
標的濃度調節持続静注 33
病的な疼痛 300
病的肺 148, 154
病歴の聴取 65

## ふ

フィブリノゲン濃度 177
フィブリン/フィブリノゲン分解産物 178
フェニレフリン 144
フェノペリジン 16
フェンタニル 38, 42, 206, 229, 308
フラットラインプロトコール 333
フルストマック 66, 223, 257
フロモキセフ 215
ブトルファノール 43
ブピバカイン 45
ブプレノルフィン 43
ブラジキニン 143
プライミングプリンシプル 55
プラスミノゲンアクチベーターインヒビター 176
プラスミン 176
プラスミン-$\alpha_2$プラスミンインヒビター複合体 178
プレガバリン 302
プレキュラリゼーション 56
プレコンディショニング効果 28
ブロカイン塩酸塩 16
プロスタグランジン 143
プロスタサイクリン 176
プロタミン 179
プロテインC 175
プロテインS 175
プロトロンビン時間 177
プロポフォール 38, 155
——の薬物動態 34
——の薬力学 35
不整脈 140
——，合併症 262
——，病歴 65

副腎手術の麻酔管理 256
腹横筋膜面ブロック 113
腹部外科手術の麻酔管理 222-226
複合性局所疼痛症候群 296
分節性神経遮断 102
分布容積 32
分離神経遮断 48
分離肺換気 227

## へ

ヘパリン 178
ヘパリン様物質 176
ヘモグロビン 132
ベクロニウム 55
ベンゾジアゼピン 38
ベンゾジアゼピン系薬物 71
ペインクリニック 8, 296
——で扱う疾患 300
ペインフェイススケール 210, 300
ペンタゾシン 43
ペントタールナトリウム 16
平均血圧 135
平均循環充満圧 135
閉鎖神経ブロック 115
閉塞性肺疾患患者の麻酔 263
米国麻酔学会 68
扁桃腺摘出術の麻酔管理 254
弁膜症，合併症 261

## ほ

ホスホジエステラーゼIII阻害薬 145, 171
ボーラス投与，PCA 205
ポストテタニックカウント 58
補助換気 315
補助人工心臓 317
母体胎児ICU 311
放射線療法 309
法的脳死判定 288
房室伝導延長 249
房室ブロック 141
傍正中法 106

## ま

マスク 79
マスク換気困難 77
——の予測 78
マッキントッシュ型，喉頭鏡 81
マルチヒット説 148
マルチモーダル鎮痛 203, 206
マンダラゲ 4
マンドレイク 11
麻酔 4, 5
——からの覚醒 74
——と腸管運動 225
——の作用機序 6
麻酔維持法 74
麻酔科医の役割 7
麻酔科学の歴史 10
麻酔管理 61, 241
——，一般的手術における 222
——，関節手術の 253
——，気管内異物の 252
——，胸部外科手術の 226

―, 緊急手術の 256
―, 経尿道的手術の 254
―, 喉頭全摘出術の 254
―, 高齢者の 246
―, 産科 238
―, 耳鼻咽喉科手術の 254
―, 小児の 241
―, 心臓血管外科手術の 229
―, 腎切除術の 255
―, 腎摘出術の 255
―, 整形外科の 253
―, 脊椎外科手術の 253
―, 脳神経外科手術の 233
―, 泌尿器科手術の 254
―, 副腎手術の 256
―, 腹部外科手術の 222
―, 扁桃腺摘出術の 254
―, ラリンゴマイクロ手術の 254
―― における人工呼吸 150
麻酔器の歴史 16
麻酔記録 15
麻酔計画 68
麻酔高 100
―― による分類, 脊髄くも膜下麻酔 96
麻酔効果の判定法 99
麻酔前投薬 71
―, 硬麻 105
麻酔導入法 73, 85
麻酔法
―, 胸部外科手術の 227
―, 心臓血管外科手術の 229
麻酔薬
―, 硬麻 108
―, 小児 245
―― の胎盤通過性 239
麻酔歴 67
麻沸散 11, 13
麻薬拮抗性鎮痛薬 43
麻薬拮抗薬 43
麻薬性鎮痛薬 40, 302
麻薬の呼吸抑制効果 155
末期肝障害の病態 275
末梢神経障害, 合併症 281
末梢神経線維 297
末梢神経ブロック 49, 111, 205
慢性腎臓病 273
慢性貧血, 病歴 66
慢性閉塞性肺疾患 154

## み
ミダゾラム
―― の薬物動態 34
―― の薬力学 36
ミラー型, 喉頭鏡 81

ミルリノン 145
未分画ヘパリン 178
脈圧変動 161
脈拍モニタリング 123
脈波変動指標 161

## む
無気肺 156
―― の予防 264
無痛分娩 241
無脈静電気活動 125

## め
メスメリズム 12
メチシリン耐性黄色ブドウ球菌 213
メトキシフルラン 22
メトクロプラミド 212
メピバカイン 45, 108
メンフィス石 11
滅菌 216

## も
モニタリング 117
―, 換気の 119
―, 胸部外科手術の 227
―, 筋弛緩の 129
―, 酸素化の 118
―, 循環の 121
―, 小児 245
―, 心臓血管外科手術の 229
―, 体温の 128
―, 脳神経外科手術の 235
―, 脳波の 129
―― の選択, 術前 72
モルヒネ 42, 206, 308
毛細血管内皮細胞の種類 162

## や
ヤコビー線 98, 105
薬物アレルギー 67
薬物チャレンジテスト 302
薬物動態学 30
薬力学 30, 35

## ゆ
輸液管理 159
―, 小児 245
輸液製剤
―― の種類 159
―― の選択 73
―― の組成 161
輸液投与量の選択 73
輸液分布 160
輸液療法の指標 160

輸血
―― の管理 159
―― の合併症 163
輸血基準 163
輸血後移植片対宿主病 164
輸血準備 72
輸血製剤
―― の種類 163
―― の適応 163
有窓性毛細血管 162
遊離型局所麻酔薬 47

## よ
予防抗菌薬 215
用手的気道確保 78
羊水塞栓症 241
容量損傷 315
陽圧換気 148
腰部硬膜外麻酔 103
溶存酸素 151
四連刺激 57

## ら
ラテックスアレルギー 67
ラリンゴマイクロ手術の麻酔管理 254
ラリンジアルチューブ 80
ラリンジアルマスク 80

## り・る
リーンフォーストューブ 82
リドカイン 45, 108
リバーロキサバン 179
立体異性体 45
流量モニター 121
類洞血管 162

## れ
レボブピバカイン 45, 108, 203
レミフェンタニル 38, 42, 155, 172, 229
―― の半減期 31
冷却薬 12
連続性毛細血管 162

## ろ
ロクロニウム 38, 55
ロックアウトタイム, PCA 206
ロピバカイン 45, 203

## わ
ワソラン® 144
ワルファリン 179
腕神経叢ブロック 113

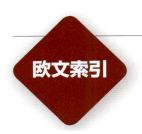

## 欧文索引

### ギリシャ文字・数字

$\alpha_1$アドレナリン受容体作動薬 144
$\alpha_2$プラスミノゲンインヒビター($\alpha_2$-PI) 176
$\beta$エンドルフィン 40
$\beta$遮断薬,循環への影響 146
$\gamma$-aminobutyric acid(GABA) 6
1回拍出量変動 127, 161
Ⅳ-Mask induction 26

### A

A-aDO$_2$ 151
ACLS 332
activated coagulation time(ACT) 177
activated partial thromboplastin time
 (APTT) 177
acute kidney injury(AKI) 317
acute pain service 212
Acute Physiology and Chronic Health
 Evaluation(APACHE) 313
acute respiratory distress syndrome
 (ARDS) 148
advanced cardiovascular life support
 (ACLS) 8, 326
AHA/ACC ステージ分類 132
airborne precautions 214
AKIN 診断基準 318
amrinone 145
amyotrophic lateral sclerosis(ALS) 279
anion gap(AG) 168
ARB 146
ARDS
 ―― のベルリン定義 151
 ―― のリスク 149
ARISCAT 150
ASA DAM アルゴリズム 90
assist mechanical ventilation(AMV) 315
assist/control ventilation(A/C) 315
AT 176
automated external defibrillator(AED) 330
autoregulation 234
awake craniotomy 237

### B

B 型肝炎ウイルス 213
barotrauma 315
base excess(BE) 168
basic life support(BLS) 326, 328
behavioral pain scale(BPS) 320
Bicaval 法 290
Bier A KG 16

biotrauma 315
BIS 値 129
BIS モニター 72, 129
buffer base 168

### C

C 型肝炎ウイルス 213
cAMP 145
carbapenem-resistant *Enterobacteriaceae*
 (CRE) 213
cardio-pulmonary arrest(CPA) 326
cardio-pulmonary resuscitation(CPR) 326
cardiogenic shock 326
catheter-associated urinary tract infection 214
caudal epidural anesthesia 103
cell-based model 174
cervical epidural anesthesia 103
CEZ 215
Child-Pugh の分類 277
chronic kidney disease(CKD) 273
chronic obstructive pulmonary disease
 (COPD) 154
cleaning 216
CMZ 215
CO 133
colloid 159
complex regional pain syndrome(CRPS) 296
concentration effect 21
contact precautions 214
context-sensitive half-time 33
continuous capillary 162
continuous positive airway pressure
 (CPAP) 315
continuous positive airway(CPAP) 228
controlled mechanical ventilation(CMV) 315
core temperature 192
Cormack & Lehane 分類 76
Corning JL 16
coronary care unit(CCU) 311
critical care medicine 311
CRPS 304
crystalloid 159
Cushing 症候群,合併症 270
cutting 針 101
CVP 161

### D

D-ダイマー 178
$d$-ツボクラリン 21, 52

DAM アルゴリズム 90
De Castro 16
delirium 251
DIC 180, 188
differential lung ventilation 227
differential nerve block 48
difficult airway management(DAM) 88
diffusion hypoxia 21
disinfection 216
distributive shock 326
do not attempt resuscitation(DNAR) 335
double product 142
droplet precautions 214
Duchenne 型筋ジストロフィ,病歴 67
Duke 法 177
dynamic hyperinflation 154

### E

Ea 135, 137
Ees 135, 136
effect site 25
effective strong ion difference(SIDe) 170
electroconvulsive therapy(ECT) 284
emergency medical service system
 (EMSS) 324
emergency room(ER) 324
enhanced recovery after surgery(ERAS) 212
epidural anesthesia 102
extradural anesthesia 102

### F

FDP 178
fenestrated capillary 162
Figge 170
FMOX 215
forced air warming 装置 199
Forrester の分類 122
Frank-Starling の心機能曲線 136

### G

GABA 受容体 6
graft versus host disease(GVHD) 164
Griffith HR 15
Guedel AE 15
Guyton の静脈還流曲線 136

### H

H$_1$受容体拮抗薬 42
H$_2$受容体拮抗薬 42
hanging drop 106

hANP 145
Harris-Benedict の式 320
Hb 133
heat-and-moisture exchanging filter 198
HELLP 症候群 241
Henderson-Hasselbalch の式 167
hepatitis B virus(HBV) 213
hepatitis C virus(HCV) 213
high frequency ventilation(HPV) 228
high spinal anesthesia 96
HIV 感染をもつ患者 218
HR 135, 138
Hugh-Jones の分類 65, 227
human immunodeficiency virus(HIV) 213
hyperbaric solution 97
hypobaric solution 97
hypovolemic shock 325
hypoxic pulmonary vasoconstriction (HPV) 227

## I

i-gel 80
ICU せん妄 322
ICU における感染対策 319
ICU 入室適応の対象疾患 312
intensive care medicine 311
intensive care unit(ICU) 311, 324
intermittent mandatory ventilation(IMV) 315
intermittent pneumatic compression(IPC) 187
intraaortic balloon pumping(IABP) 231
intravascular catheter-related infection 214
intravenous patient-controlled analgesia (IV-PCA) 206
isobaric solution 97

## J

Jacoby line 98
Johnson E 15

## K

KDIGO 318
keO 27
Koller C 16

## L

LMWH 178
local anesthesia 111
Long CW 14
loss of resistance 106
low spinal anesthesia 96
lumbar epidural anesthesia 103
Lung Injury Prediction Score 149
lung protective strategy 315

## M

MACawake 24
malignant hyperthermia(MH) 199, 282
Mallampati 分類 77
Mapleson WW 16

maternal-fetal ICU(MFICU) 311
McGill pain questionnaire(MPQ) 300
median approach 106
medical ICU(MICU) 311
Mendelson 症候群 239
mesenteric reflex 225
mesenteric traction syndrome 225
methicillin-resistant *Staphylococcus aureus*(MRSA) 213
METs 132
Meyer-Overton の法則 6
minimum alveolar concentration(MAC) 20
minimum local analgesic concentration (MLAC) 49
Minnesota Multiphasic Personality Inventory(MMPI) 301
Mortality Prediction Model(MPM) 314
Morton 4
Morton W TG 14
multiple sclerosis(MS) 279
Mundeleer 16
muscular dystrophy(MD) 281
Myasthenia gravis(MG) 280
myxedema coma 271

## N

N-methyl-D-aspartate 6
N95 マスク 218
National Surgical Quality Improvement Program(NSQIP)Surgical Risk Calculator 260
neonatal ICU(NICU) 311
neuroleptanalgesia 38
neuroleptanesthesia 38
neuroleptic anesthesia(NLA) 16, 38
NMDA 受容体 6
NO 176
non-cutting 針 101
non-invasive positive pressure ventilation (NPPV) 314
nonshivering thermogenesis 194
NSAIDs 204, 302, 307
numerical rating scale(NRS) 210, 300
NYHA 心機能分類 65, 131

## O

Oberst の伝達麻酔 115
obstructive shock 326
obstructive sleep apnea syndrome(OSAS) 157
one-lung ventilation 227

## P

PAI 176
$P_AO_2$ 151
$PaO_2$ 169
paramedian approach 106
Parkinson 病, 合併症 277
patient-controlled analgesia(PCA) 111, 205
──の投与経路 206

patient-controlled epidural analgesia (PCEA) 111
PCWP 161
PDE Ⅲ阻害薬 145
PDE 5 阻害薬(バイアグラ®), 循環への影響 147
PEA 125
pediatric ICU(PICU) 311
PEEP 315
percutaneous cardiopulmonary support (PCPS) 232, 317
peridural anesthesia 102
Pes 135
Peter Stewart 169
pH
──の調節系 167
──の定義 165
PIH 241
pin-prick test 99
pKa 48
plasmin-$\alpha_2$ plasmin inhibitor complex (PIC) 178
Pleth Variability Index(PVI) 161
Pm 135
PONV 対策 211
postanesthetic care unit(PACU) 88
postoperative cognitive dysfunction (POCD) 252
postoperative nausea and vomiting (PONV) 39, 210
post-tetanic count(PTC) 58
postthoracotomy pain syndrome(PTPS) 208
pre-emptive analgesia 7
preoxygenation 78
pressure support ventilation(PSV) 315
Prince Henry Pain Scale 300
prothrombin time(PT) 177
PS 分類 68
Psf 135
PTE 183
pulse pressure variation(PPV) 161

## R

RAE チューブ 82
rapid induction 21
rate pressure product(RPP) 142
regional anesthesia 111
renal replacement therapy(RRT) 318
renarconization 43
Revised Cardiac Risk Index(RCRI) 260
Richmond Agitation-Sedation Scale (RASS) 321
RIFLE 診断基準 317
RVEDVI 127

## S

saddle block 96
$SaO_2$ 133
second gas effect 21
Sedation-Agitation Scale(SAS) 321
segmental nerve block 102
septic shock 322

Sequential Organ Failure Assessment（SOFA）score 314
severe sepsis 322
sick sinus syndrome（SSS） 249
simple triage and rapid treatment（START） 325
Simplified Acute Physiologic Score（SAPS） 314
Simpson JY 14
SLIP-2 スコア 149
Snow J 15
Spaulding の分類 217
SSI 予防策 215
standard precautions 213
standardized mortality ratio 313
Starling
── の仮説 135
── の法則 162
── の法則，改訂 162
sterilization 216
Stewart approach 169
STOP-BANG テスト 157
stroke care unit（SCU） 311
stroke volume variation（SVV） 161
strong ion difference（SID） 169
Surgical diabetes 267
surgical ICU（SICU） 311
Surgical Lung Injury Prediction 149
surgical site infection（SSI） 213
S$\bar{v}$O$_2$ 133
Swan-Ganz カテーテル 126
sympathetic independent pain（SIP） 304
sympathetic maintained pain（SMP） 304

systemic inflammatory response syndrome（SIRS） 322
systolic pressure variation（SPV） 161

## T
target controlled infusion（TCI） 33
tension-time index（TTI） 141
TFPI 176
The Assess Respiratory Risk in Surgical Patients in Catalonia study 150
thoracic epidural anesthesia 103
threshold 193
thrombin-antithrombin complex（TAT） 178
thyroid storm 271
tissue plasminogen activator（t-PA） 174, 176
TOF 比 57
total intravenous anesthesia（TIVA） 38, 74, 172
total weak acid（A$_{TOT}$） 169
train-of-four ratio 57
transesophageal echocardiography（TEE） 229
transmission-based precautions 213
transurethral resection（TUR） 254
TUR 症候群 254

## U
UFH 178
up-down sequential allocation 法 49
upper lip bite test 77
use-dependent block 47

## V
V$_0$ 138
V$_A$ 152
vancomycin-resistant *Enterococci*（VRE） 213
VCO$_2$ 152
Ved 135
venous thromboembolism（VTE） 287
ventilator-associated pneumonia（VAP） 315
ventilator-associated lung injury（VALI） 315
ventilator-associated pneumonia（VAP） 214
ventilator-induced lung injury（VILI） 148
ventricular assist device（VAD） 317
VIMA 法 26
visual analogue scale（VAS） 209, 300
volatile induction and maintenance of anesthesia（VIMA） 26, 73
volutrauma 315
von Willebrand 病（VWD） 182

## W
Waters RM 16
Wells H 14
WHO 3 段階除痛ラダー 307
WHO 方式がん疼痛治療法 307
Wiggers のダイアグラム 133, 142
Windkessel 機能 259